国家医师资格考试推荐辅导用书

U0620221

# 口腔执业助理医师历年考点精编

编　写　医师资格考试试题研究专家组

编　委　（以姓氏笔画为序）

王　丹　王　浩　王雪丽　王清明　韦毅华

卢瑞华　刘梦玉　齐彩芝　李　娟　杨　刚

杨秀芳　杨晓琴　杨琳琳　吴苗君　吴春虎

谷兴坤　宋俊霞　张蕾蕾　陈　玮　陈　翠

陈世君　陈聪意　周　宇　柯明辉　姜　海

费　威　夏文丽　顾连强　董广艳　董浩磊

科学出版社

北　京

# 内 容 简 介

本书按照口腔执业助理医师最新考试大纲的要求编写。根据考生对最开始复习的内容用功最深、效果最好这一复习特点，本书按历年考点出题频率的顺序进行编排。编写结构分为重点提示和考点串讲两部分。重点提示部分提示了应该掌握的重点内容，可帮助考生把握好复习的大方向。考点串讲部分按照考试大纲的要求展开，既考虑到知识点的全面性，又突出重点，对常考或可能考的知识点详细叙述，对需要重点记忆的知识点用波浪线的形式加以突出。既准确地把握了考试的命题方向，又全面地掌握重要的考试要求和考试细节，是口腔执业助理医师复习应考的必备辅导书。

**图书在版编目（CIP）数据**

口腔执业助理医师历年考点精编 / 医师资格考试试题研究专家组编写. —北京：科学出版社，2018.2

国家医师资格考试推荐辅导用书

ISBN 978-7-03-056528-0

Ⅰ. 口… Ⅱ. 医… Ⅲ. 口腔科学-资格考试-自学参考资料 Ⅳ. R78

中国版本图书馆 CIP 数据核字（2018）第 025883 号

责任编辑：李玉梅 纳 琨 / 责任校对：张小霞
责任印制：赵 博 　　　　 / 封面设计：吴朝洪

**科 学 出 版 社** 出版

北京东黄城根北街 16 号
邮政编码：100717
http://www.sciencep.com

**天津新科印刷有限公司**印刷

科学出版社发行　各地新华书店经销

\*

2018 年 2 月第 二 版　开本：787mm×1092mm　1/16
2018 年 9 月第二次印刷　印张：19
字数：547 000

定价：**78.00** 元

（如有印装质量问题，我社负责调换）

# 出版说明

国家医师资格考试是评价申请医师资格者是否具备从事医师工作所必需的专业知识与技能的行业准入考试。考试分为两级四类，即执业医师和执业助理医师两级，每级分为临床、中医、口腔、公共卫生四类。中医类包括中医、民族医和中西医结合。

医师资格考试分为实践技能考试和医学综合笔试两部分，考试具体时间以国家卫计委医师资格考试委员会公告时间为准。医学综合笔试部分采用选择题形式，共有 A1、A2、A3、A4、B1 五种题型（其中，中医和中西医结合为 A1、A2、B1 三种题型）。执业医师资格考试总题量为 600 题，执业助理医师资格考试总题量为 300 题。

为了帮助广大考生做好考前复习，我社组织了权威专家，联合历届考生，对考试的命题规律和考试特点进行了潜心分析和研究，严格按照考试大纲的要求，出版了国家医师资格考试推荐系列辅导用书，包含了"历年考点精编""实践技能通关指导""模拟试卷及解析""考前冲刺必做"和"考前预测卷"等系列，覆盖了除民族医、公共卫生以外的 3 大类 8 个考试专业。

"国家医师资格考试推荐辅导用书"紧扣最新考试大纲，以历年考点为编写的基本依据，内容的安排既考虑知识点的全面性，又特别针对历年考试通过率不高的现状，重点加强复习的应试效果，使考生在有限时间内扎实掌握大纲要求及隐含的重要知识点，从整体上提高考试的通过率。

"历年考点精编"系列是在分析了数千道考试题的基础上，紧紧围绕历年考点编写，提示考试重点；以条目式的简洁叙述串讲考试命题点，重点、易考点一目了然。

"实践技能通关指导"系列重点突出，条理清晰，编写内容模拟真实的实践技能考试的框架，所选例题接近真实情景，为考生呈现最大化的考试场景还原度。

"模拟试卷及解析"系列，每个考试专业有 3～5 套卷。本系列的突出特点是试题质量高，考点全面，题量适中，贴近真实考试的出题思路及出题方向，附有详尽解析，通过做题把握考试复习的重点和方向。

"考前冲刺必做"系列，每个考试专业有 3～4 套卷。此系列的突出特点是在分析历年考题的基础上总结历年必考重点，抽选高频考点组卷，通过冲刺练习，使考生熟悉考试，轻松应考。

"考前预测卷"系列包含临床和口腔两个考试大类 4 个考试专业,每个考试专业有 3 套卷。剖析历年真题,总结必考重点,试题安排贴近真实考试的出题思路及出题方向。

　　科学出版社医学考试中心团队由原人民军医出版社医学考试中心的骨干核心力量组成。经过十余年的努力,我们在全国护士执业资格考试、全国卫生专业技术资格考试、国家医师资格考试、国家执业药师资格考试等医学考试用书的策划、出版及培训方面积累了宝贵的理论和实践经验,取得了较好的成绩,得到了考生的一致好评。我们将秉承"军医版"图书一贯的优良传统和优良作风,并将科学出版社"高层次、高水平、高质量"和"严肃、严密、严格"的"三高三严"的要求贯彻到图书的编写、出版过程,继续为考生提供更好、更高标准的服务。

　　本套考试用书对考试知识点的把握准确,试题与真实考试接近,对考生通过考试一定会有很大的帮助。由于编写及出版的时间紧、任务重,书中的不足之处,恳请读者批评指正。

更多本书相关免费学习资料,请下载 App

# 目　　录

# 第一部分

# 口腔临床医学综合

# 第1章　口腔颌面外科学

## 第1单元　口腔颌面外科基本知识及基本技术

=== **重点提示** ===

　　本单元内容是口腔颌面外科学的基础，所以相对比较重要。知识点亦比较多，考试经常出现。重点应该掌握张口度判断、唾液腺检查手法；消毒和灭菌在本部分亦是重点，可以结合预防医学、微生物学相应部分一起复习；手术基本操作对于止血、缝合和引流考得较多，要认真掌握，其他内容适当了解。

=== **考点串讲** ===

### 一、口腔颌面外科病史记录

#### （一）门诊病史

1. 封面内容逐项填写，强调药物过敏情况。

2. 初诊病历：包括主诉（内容，2016）、病史、体格检查、实验室检查、诊断、处理意见和医师签名（2003）。

3. 复诊病历：应重点记述前次就诊后各项诊疗结果和病情演变情况。

4. 每次就诊均应填写就诊日期。

5. 请求其他科会诊时，应将请求会诊目的、要求及本科初步意见在病历上填清楚，并由本院高年资医师签名。

6. 被邀请的会诊医师（本院高年资医师）应在请示会诊病历上填写检查所见、诊断和处理意见。

7. 门诊患者需要住院检查和治疗时，由医师填写住院证。

8. 门诊医师对转诊的患者应负责填写病历摘要。

9. 法定传染病应注明疫情报告情况。

#### （二）急诊病史

同门诊病历，急诊病历特别要增添具体时间。

### 二、临床检查

#### （一）口腔检查

遵循由外到内、由前至后、由浅入深的顺序。

1. 口腔前庭检查　依次检查唇、颊、牙龈黏膜、唇颊沟及唇颊系带情况。注意有无颜色异常、质地改变；是否存在瘘管、窦道、溃疡、假膜、组织坏死、包块或新生物；腮腺导管乳头是否红肿、溢脓等。例如，铅、汞等重金属中毒，牙龈边缘可出现蓝黑色线状色素沉着；慢性颌骨骨髓炎和根尖周炎可见瘘管和窦道；溃疡性牙龈炎可见龈乳头消失；化脓性腮腺炎可有腮腺导管口红肿、溢脓。近年来，由于艾滋病患者不断增加，而艾滋病早期症状又主要是口腔表征，因此，对其相关症状如牙龈线形红斑、坏死性牙周炎和口炎、白念珠菌感染等应引起足够重视。必要时应做血清学检查以便明确诊断。

2. 牙及咬合检查　检查咬合关系时，应着重检查咬合关系是否正常。咬合错乱在临床上常与颌骨骨折、假骨畸形、颌骨肿瘤及颞下颌关节病变有关。

　　张口度检查主要应明确是否存在张口受限，并对影响张口运动的因素进行分析。张口受限常表示咀嚼肌群或颞下颌关节受累；也可因骨折移位阻挡，如颧弓骨折阻挡下颌冠（髁）突运动或瘢痕挛缩等原因所致。还须注意面深部间隙恶性肿瘤也可引起张口受限。

　　检查张口度时以上、下中切牙切缘之间的距离为标准。正常人的张口度约相当于自身示指、中指、环指三指末节合拢时的宽度，平均约为3.7cm。临床上张口受限分四度。

　　轻度张口受限：上、下切牙切缘间仅可置两横指，为2～2.5cm。

　　中度张口受限：上、下切牙切缘间仅可置一横指，为1～2.0cm。

　　重度张口受限：上、下切牙切缘间距不足一横指，1cm以内。

　　完全性张口受限：完全不能张口，也称牙关紧闭。

　　3. 固有口腔及口咽检查　对于唇、颊、舌、口底和下颌下区病变，可行双指双合诊或双手双合诊检查，以便准确了解病变范围、质地、动度及有无压痛、触痛和浸润等。检查时以一只手的拇指和示指或双手置于病变部位上下或两侧进行。前者适用于唇、颊、舌部检查；后者适用于口底、下颌下检查。双合诊应按"由后向前"顺序进行。

　　（二）颌面部检查

　　1. 表情与意识神态检查　颜面部表情和意识神态变化不仅是某些口腔颌面外科疾病的表征，也可是某些全身疾病和全身功能状态的反映。颅脑损伤或功能衰竭常伴有瞳孔和意识神态改变，颜面表情也可反映患者的体质状况和病情轻重。

　　2. 外形与色泽检查　观察颌面部外形，比较左右是否对称，比例是否协调，有无突出和凹陷。检查颌面部皮肤色泽、质地和弹性变化对某些疾病的诊断有重要意义。例如，肿瘤、外伤和畸形都有外形改变；而炎症、血管瘤、神经纤维瘤、恶性黑色素瘤、白斑病、麻风病等也伴有皮肤颜色的改变。

　　3. 面部器官检查　眼、耳、鼻等面部器官与某些颌面部疾病关系密切，应同时检查。

　　4. 病变部位和性质检查　对于已发现的病变应做进一步的检查，以明确病变的确切部位、查清病变所在的解剖区域及涉及的组织层面。同时还应明确其形态、范围、大小及有无活动、触痛、波动感、捻发音等体征。

　　对于病变的性质，可以通过扪诊有无压痛，病变软硬程度、是否与周围组织粘连、能否移动，扪之是否光滑、有无结节等体征进行初步判断。一些特殊征象对明确病变性质则有直接提示作用。如脓肿出现的波动感，动脉瘤可有的搏动感，颌骨囊肿触压可有乒乓球样感，海绵状血管瘤的体位试验阳性等。

　　5. 语音及听诊检查　腭裂语音、舌根部肿块为含橄榄音、颞下颌关节紊乱病听诊等。

　　（三）颈部检查

　　1. 一般检查　颈部外形，色泽，轮廓，活动度有无异常，有无肿物等。

　　2. 淋巴结检查　有无肿大，部位，数目，大小，活动度，压痛，有无粘连。

　　（四）颞下颌关节检查（2014）

　　1. 面形及关节动度检查　面部是否对称，髁突有无异常活动度，压痛。

　　2. 咀嚼肌检查　两侧肌肉收缩力是否对称，有无压痛。

　　3. 下颌运动检查　开闭、侧方、前伸运动是否正常，有无弹响，偏斜，开口度，开口型。

　　4. 咬合关系检查　咬合关系是否正常，有无紊乱。

　　（五）唾液腺检查（2000）

　　1. 一般检查　两侧对比，形态大小，分泌物色、质、量观察分析。腮腺和下颌下腺的扪诊应包括腺体和导管。腮腺扪诊一般以示指、中指、环指三指平触为宜，切忌用手指提拉触摸，因此时易将腺叶误认为腮腺肿块。下颌下腺和舌下腺的扪诊则常采用双手双合诊法检查。

　　2. 分泌功能检查　定性检查（酸性刺激分泌量增加，观察导管有无堵塞、腺体有无胀痛等），定量检查（正常分泌量为每日 1000～1500ml，90%来自腮腺和下颌下腺，3%～5%来自舌下腺，剩余来自小唾液腺）。

### 三、消毒和灭菌

#### （一）手术室与手术器械消毒和灭菌

1．灭菌　杀灭一切活的微生物。

（1）高压蒸汽灭菌：应用最普遍，效果可靠。用蒸汽压力 104.0～137.3kPa 时，温度可达 121～126℃，维持 30 分钟，即能杀死包括芽孢在内的一切细菌。多用于一般能耐受高温的物品，如金属器械、敷料、橡胶类、药物等灭菌（2003）。

（2）火烧法：在紧急情况下使用。但此法常使锐利器械变钝，并失去光泽，一般不作为首选。

（3）干热灭菌法：适用于玻璃、陶瓷等器具，以及不宜用高压蒸汽灭菌的吸收性明胶海绵、凡士林、油脂、液状石蜡和各种粉剂（2000）。不耐高热的物品，如棉织品（2015）、合成纤维、塑料及橡胶制品等不能使用此法灭菌。一般 160℃持续 120 分钟，170℃持续 90 分钟，180℃持续 60 分钟。

2．消毒　杀灭病原微生物和其他有害微生物，并不要求清除或杀灭所有微生物（如芽孢等）。

（1）化学消毒法：用于锐利器械、内腔镜（表 1-1）。

表 1-1　常用药物浸泡消毒液

| 溶　液 | 浸泡时间 | 用　途 |
| --- | --- | --- |
| 1：1000 苯扎溴铵 | 30 分钟 | 刀片、剪刀、缝针，1L 加医用亚硝酸钠 5g，配成 "防锈苯扎溴铵溶液"，有防止金属器械生锈的作用 |
| 70%乙醇 | 30 分钟 | 与苯扎溴铵溶液相同 |
| 10%甲醛 | 30 分钟 | 输尿管导管、塑料类、有机玻璃 |
| 2%戊二醛 | 10～30 分钟 | 与苯扎溴铵溶液相同，但灭菌效果更好。 |
| | 12 小时 | 可杀灭包括细菌芽孢在内的各种微生物 |
| 1：1000 氯己定 | 30 分钟 | 抗菌作用较苯扎溴铵强 |

（2）甲醛蒸气熏蒸法：用于电钻直机头、电动骨钻机头。

（3）煮沸灭菌（2005）：适用于耐热、耐温物品，但可使刀刃的锋利性受损。消毒时间在水中煮沸后开始计时，持续 15～20 分钟，但带芽孢的细菌至少需要煮沸 1 小时才能杀灭。如在水中加碳酸氢钠成 2%碱性溶液，沸点可提高到 105℃，灭菌时间缩短至 10 分钟，并可防锈。

#### （二）手术者消毒

更换手术室的衣、裤、鞋、帽，洗手浸泡，穿手术衣，戴橡皮手套等，均与外科手术的要求一致。

#### （三）手术区消毒

1．术前准备　患者术前理发、沐浴，备皮。

2．常用消毒药物

（1）碘酊：颈部用 2%（2003），口腔内用 1%，头皮部用 3%，过敏者禁用。

（2）氯己定：皮肤用 0.5%，口腔内或创口用 0.1%（2015）。

（3）0.5%碘伏：用于皮肤及口腔。

（4）75%乙醇：与碘酊先后使用。

3．消毒方法　应从术区中心开始，逐步向四周环绕涂布，但感染创口相反。与口腔相通的手术及多个术区的手术应分别消毒。

4．消毒范围　头颈部手术消毒范围应至术区外 10cm，四肢、躯干则需扩大 20cm，以保证有足够的安全范围为原则。

## 四、手术基本操作（2003）

### （一）组织切开

切口的设计要考虑手术区的神经、血管、腮腺导管等重要组织结构的位置和行径，切口选择比较隐蔽的部位和天然皱褶处，方向与皮纹一致。

### （二）止血

常用的止血方法有下列几种。

1. 钳夹、结扎止血　此法为术中最基本、最常用的止血方法。对于大块的肌束应采取先钳夹，再剪断，最后缝扎，才能安全可靠，常用的缝扎方法为贯穿缝合法。

2. 阻断止血　此法为临床上止血效果最明显、最可靠的方法。

3. 压迫止血　使用外力压迫局部，可使微小血管管腔闭塞，从而达到止血效果。对于广泛渗血，可用温热盐水纱布压迫止血。对局限性出血又查不到明显出血点的疏松组织出血区，可用荷包式或多圈式缝扎压迫止血。骨髓腔或骨孔内的出血则用骨蜡填充止血。腔窦内出血及颈静脉破裂出血而又不能缝合结扎时，则可用碘仿纱条填塞压迫止血，以后再分期逐渐抽除。对急性动脉出血，可选用手指立即压迫出血点或压迫供应此区知名动脉的近心端，继而再用其他方法止血。

4. 药物止血　使用药物止血，可分为全身用药和局部用药两类。①全身用药止血：常用氨甲苯酸（止血芳酸）、酚磺乙胺（止血敏）等；②局部用药止血：常用吸收性明胶海绵、淀粉海绵、止血粉等药物。

5. 电凝止血　使用电刀或光刀手术，可显著减少术中出血量。

6. 低温止血　低温降压麻醉（体温降至 32℃左右）可减少机体周围组织的血容量，从而有效地减少术中出血。

7. 降压止血　术中使收缩压降至 80mmHg（10kPa）左右，即可有效地减少术中出血量。但时间不能过长，一般以 30 分钟左右为宜，且对有心血管疾病的患者禁用。

### （三）解剖分离

1. 锐性分离　用于精细的层次解剖或分离粘连坚实的瘢痕组织。

2. 钝性分离　用于正常肌和疏松结缔组织的分离及良性肿瘤的摘除。相对安全但创伤较大。

### （四）打结

要求打方结、外科结，从而防止打滑结。口腔颌面外科手术以单手打结和持针钳打结最为常用，前者一般缝合时使用，后者多用于口腔内及深部缝合。

### （五）缝合（2016）

1. 原则　在彻底止血的基础上，自深而浅逐层进行严密而正确的对位缝合，以期达到一期愈合的目的。

2. 基本要求

（1）良好对位，无无效腔：切口两侧组织要接触良好，避免留有无效腔；缝合应在无张力或最小张力下进行。

（2）先游离侧，后固定侧。

（3）防止内卷和外翻：缝合应包括皮肤全层，进针时针尖与皮肤垂直，并使皮肤切口两侧进针间距等于或略小于皮下间距，才可达到满意效果。切口两侧进出针间距大于皮下间距，造成皮肤创缘内卷；相反，进出针间距小于皮下间距则皮肤创缘呈现过度外翻。

（4）皮肤缝合进针点离创缘的距离（边距）和缝合间隔密度（针距）应以保持创缘接触贴合而无裂隙为原则（2014）。

（5）缝合的组织之间不能夹有其他组织，以免影响愈合。

（6）打结松紧适度。

（7）在功能部位（如口角、下睑等）要避免过长的直线缝合，否则愈后瘢痕直线收缩，导致组织器官移位，临床上常以对偶三角瓣法换位呈"Z"曲线缝合。

（8）选用合适的缝线。

（9）张力过大的创口应做潜行分离和减张缝合。

## （六）引流

1. 引流适应证　感染创口、渗出液多、留有无效腔、止血不全创口。

2. 引流方法

（1）片状引流：引流物由废橡皮手套剪成条状制成。主要用于口外创口少量渗液的引流。

（2）纱条引流：多用特制的油纱条和碘仿纱条作为引流物。主要用于脓腔引流；碘仿纱条的防腐、杀菌、除臭作用强，常用于重度和混合感染的创口引流。

（3）管状引流：由普通细橡皮管或导尿管剪成引流物，因系管状，故具有引流作用强和便于冲洗及可注药的特点，多用于颌面、颈部较大创口和脓腔的引流。现临床上亦常应用半管引流。

（4）负压引流：此引流法优点较多，具有较强的引流作用，而且无须加压包扎伤口，患者感觉舒适；因创口内是负压，组织间贴合紧密，利于创口愈合，也不易继发感染。主要用于颌面、颈部较大手术的术后引流，如颈淋巴结清扫术、下颌骨切除术、腮腺摘除术等（2017）。

前3种引流方法，创口是开放的，故称开放引流；后一种创口是封闭的，称闭式引流。

3. 引流时间　24～48小时或以后去除引流。负压引流去除时间：在24小时内引流量不超过20～30ml，及时拔管。

4. 引流部位　开放引流放置创口最低处，负压引流避开大血管、神经附近。

## 五、创口处理

### （一）创口分类、愈合及处理原则

1. 分类　无菌创口、污染创口、感染创口。

2. 愈合

（1）一期愈合：创口经过缝合或本来裂隙很小，其边缘对合良好，上皮迅速再生连接，愈合时间一般是1周左右。局部只有很少量的瘢痕组织，功能良好。

（2）二期愈合：创口较大（未做处理）或并发感染等，主要是通过肉芽组织增生和创口收缩达到愈合。二期愈合又称瘢痕愈合，愈合时间较长。外观和功能（出汗、感觉、弹性等）均不及一期愈合。

3. 处理原则

（1）无菌创口：严密缝合，可放置24～48小时引流；不轻易打开敷料；面部严密缝合的创口可早期暴露并清除渗出物；面部可早期拆线（5天），颈部为7天。

（2）污染创口（2014）：初期缝合；一般不打开敷料观察，除非高度感染；可早期暴露；面部拆线时间5天，口内创口7天，腭裂10天；预防性抗感染治疗；口内创口可给予漱口液含漱。

（3）感染创口（2016）：不做初期缝合；定期换药；有肉芽组织或化脓，创口应湿敷；脓腔引流要通畅，无脓液排出48小时后去除（2015）；瘘管可搔刮或烧灼；处理缝合的创口1周拆线；全身抗感染治疗。

### （二）换药的基本原则、注意事项及换药技术（2003）

1. 原则　严格执行无菌操作技术，凡接触创口的物品，均须无菌。防止污染及交叉感染。

2. 注意事项

（1）换药的动作要准确、轻巧、细致，切忌粗暴。

（2）持镊应在上1/3处，并勿使镊碰及非换药区，应掌握并使用双手持镊。使用过的棉球和纱布等物不可再置入消毒的换药碗内，而应置于另一个药碗中，两碗要严格区分。对特异性感染创口其换药用过的敷料要集中焚烧。

（3）换药次序，应遵循先无菌创口，后污染创口，再感染创口的顺序，并每换一人后重新洗手，以防交叉感染。

3．换药技术

（1）移去外层敷料，将污染敷料的内面向上，放在弯盘内。

（2）用镊子或血管钳轻轻揭去内层敷料，如分泌物干结黏着，可用生理盐水润湿后揭下。

（3）一只镊子或血管钳直接用于接触创口，另一只镊子或血管钳专用于传递换药碗中的物品。

（4）用 75%乙醇棉球消毒创口周围皮肤，生理盐水棉球轻拭去创口内脓液或分泌物，拭净后根据不同创口选择用药或适当安放引流物。

（5）用无菌敷料覆盖并固定，贴胶布方向应与肢体或躯干长轴垂直。

**（三）绷带包扎的目的（2003，2005）**

1．保护术区和创部，防止继发感染，避免再度受损。

2．止血并防止或减轻水肿。

3．防止或减轻骨折错位。

4．保温、镇痛。

5．固定敷料。

**（四）口腔颌面部常用绷带类型及应用**

1．交叉十字绷带：适用于颌面和上颈部术后和损伤的创口包扎（2003）。

2．四头带：用于颏部、面颊部、鼻旁伤口的加压包扎。

3．单眼包扎法：用于半侧头部、眼部、耳部创口的包扎。

4．颅颌弹性绷带。

5．石膏绷带。

6．颈部"8"字绷带。

# 第 2 单元　麻醉

## 重点提示

本单元内容相对不多，但考试经常出现。重点应该掌握各种麻醉药的性能，应用条件，这个每年都有题目；麻醉方法要掌握局部麻醉和阻滞麻醉的区别；麻醉不同神经的方法及麻醉效果；对于麻醉并发症要求掌握几个重点反应（晕厥、过量反应、过敏反应）；其他内容适当了解。

## 考点串讲

### 一、常用局部麻醉药物

**（一）普鲁卡因、利多卡因、布比卡因、阿替卡因和丁卡因的临床药理学特点**

1．普鲁卡因　又名奴佛卡因，酯类麻醉药，偶能产生过敏反应，穿透性差，不做表面麻醉（2005）。临床常用 2%普鲁卡因做阻滞麻醉，0.5%～1%普鲁卡因用于浸润麻醉，一次用量 0.8～1.0g 为限。

2．利多卡因（2015）　又名赛洛卡因，酰胺类，效果强于普鲁卡因。常用阻滞麻醉：1%～2%利多卡因含 1∶100 000 肾上腺素；表面麻醉：2%～4%；浸润麻醉：0.25%～0.5%，还具有抗心律失常作用（2003）。

3．布比卡因　又名麻卡因，麻醉持续时间是利多卡因的 2 倍，一般可达 6 小时以上；麻醉强度为利多卡因的 3～4 倍。常以 0.5%的溶液与 1∶200 000 肾上腺素共用，特别适合费时较久的手术（2015）；术后镇痛时间也较长。不用于表面麻醉和浸润麻醉。

4．阿替卡因　组织穿透性和扩散性较强，给药后 2～3 分钟出现麻醉效果。含 1∶100 000 肾上腺素的阿替卡因牙髓的麻醉时间为 60～70 分钟，软组织麻醉时间可达 3 小时以上。适用于成年人及 4 岁以上的儿童。

5. 丁卡因（地卡因）　穿透性强，易溶于水，临床 2%丁卡因做表面麻醉（2015），因毒性大不做浸润麻醉（2003，2007），即使用作表面麻醉也应注意剂量，一次用量不超过 40～60mg，即 2%丁卡因不超过 2ml（2015）。

### （二）血管收缩药在局部麻醉中的应用

临床应用时常将血管收缩药加入局部麻醉药溶液中，以延缓吸收，降低不良反应，延长局部麻醉时间，以及减少注射部位的出血，使术野清晰。局部麻醉药中是否加入肾上腺素等血管收缩药，应考虑几个因素：手术时间、术中止血及患者的机体状况。含1：100 000肾上腺素的利多卡因可显著延长麻醉时间，牙髓麻醉时间为60分钟，软组织麻醉时间约为6小时。含1：50 000肾上腺素（0.02mg/ml）的局部麻醉药在注射部位有较好的止血效果。一般是肾上腺素以1：（50 000～200 000）的浓度加入局部麻醉药溶液中，即含肾上腺素5～20μg/ml用作局部浸润麻醉和阻滞麻醉。由于肾上腺素可引起心悸、头痛、紧张、恐惧、颤抖及失眠，如用量过大或注射时误入血管，血内肾上腺素浓度上升时，可因血压骤升而发生脑出血；或因心脏过度兴奋引起心律失常，甚至心室颤动等不良反应。因此，临床上应严格限制麻醉药液中的肾上腺素浓度和控制好一次注射量。对健康人注射含1：100 000肾上腺素的利多卡因每次最大剂量为20ml（肾上腺素0.2mg），有心血管疾病者为4ml（肾上腺素0.04mg）。

## 二、常用局部麻醉方法

### （一）表面麻醉、浸润麻醉

1. 表面麻醉　将麻醉药涂布或喷射于手术区表面，药物吸收后麻醉末梢神经，使浅层组织的痛觉消失，常用 2%～5%的利多卡因和 0.25%～0.5%的盐酸丁卡因。适用于浅表黏膜下脓肿切开引流，拔除松动的乳牙或恒牙，以及行气管内插管前的黏膜表面麻醉。

2. 浸润麻醉　是将局部麻醉药液注入组织内，以作用于神经末梢，使之失去传导痛觉的能力而产生麻醉效果。常用0.5%～1%普鲁卡因或0.25%～0.5%利多卡因。

（1）软组织浸润法：注射少量局部麻醉药于皮肤和黏膜内使成一小皮丘，再从此沿手术切口线，由浅至深，分层注射到手术区域的组织中，局部麻醉药扩散、渗透至神经末梢，发生良好的麻醉效果；同时借局部麻醉药在组织内所产生的张力，可使手术区毛细血管的渗血显著减少，手术野清晰，易于分离组织。

（2）骨膜上浸润法：这种浸润方法主要用于上颌和下颌前份牙及牙槽突的手术。一般在拟麻醉牙的唇颊侧前庭沟进针。当注射针头刺入根尖平面的骨膜上后酌量注射麻醉药液0.5～2ml。为了避免骨膜下浸润所致的骨膜分离、疼痛和手术后的局部反应，当注射针头触抵骨面后，应退针0.2cm 左右，然后注入麻药，一般2～4分钟即显麻醉效果。

（3）冷冻麻醉：常用的药物是氯乙烷。麻醉持续时间为3～5分钟，由于麻醉区域表浅，仅适用于黏膜下和皮下浅表脓肿的切开引流，以及松动牙的拔除。

### （二）上牙槽后神经、眶下神经、腭前神经、鼻腭神经、下牙槽神经、舌神经、颊神经的阻滞麻醉

1. 上牙槽后神经阻滞麻醉（上颌结节注射法）

（1）方法（口内法）：上颌第二磨牙远中颊侧根部口腔前庭沟作为进针点；患者取坐位，头微后仰，上颌牙𬌗平面与地面成 45°，半张口，注射针与上颌牙长轴成 40°，向上后内方（2007）刺入；进针针尖沿上颌结节弧形表面滑动，深约 2cm，回抽无血（2005），注入麻醉药物 1.5～2ml。注意针尖刺入不宜过深，以免刺破上颌结节后方的翼静脉丛引起血肿。

（2）麻醉区域：除上颌第一磨牙近中颊根外的同侧磨牙、牙槽突及其颊侧牙周膜、骨膜、龈黏膜。

2. 眶下神经阻滞麻醉（眶下孔法）

（1）方法（口外法）：术者左手示指扪及眶下缘，注射针自同侧鼻翼旁 1cm 处刺入皮肤，针与皮肤成 45°，向上、后、外进针约 1.5cm，刺入眶下孔，注射麻醉药物 1～1.5ml。注意进针深度不宜过深，以免刺伤眼球。

（2）麻醉区域：同侧下睑、鼻、眶下区、上唇、上颌前牙、前磨牙以及这些牙的唇侧或颊侧的牙槽突、骨膜、牙龈和黏膜等组织。

3. 腭前神经阻滞麻醉（腭大孔法，2003）

（1）方法：患者头后仰，大张口，上颌𬌗平面与地面成60°，注射针在腭大孔表面标志稍前处刺入腭黏膜，往上后推进至腭大孔，注入麻醉药物0.3～0.5ml。本法适用于上颌前牙、磨牙拔除术的腭侧麻醉，腭隆突切除及腭裂整复术等，但同时尚需配以其他阻滞麻醉或浸润麻醉。

（2）麻醉区域：同侧磨牙、前磨牙腭侧的黏骨膜、牙根及牙槽突等组织被麻醉。腭前神经与鼻腭神经在尖牙腭侧相吻合，如手术涉及尖牙腭侧组织时，应同时做鼻腭神经麻醉或行尖牙腭侧黏骨膜局部浸润麻醉。

行腭前神经阻滞麻醉时，注射麻醉药物不可过量，注射点不可偏后，以免同时麻醉腭中神经、腭后神经，引起软腭、腭垂麻痹不适而致恶心或呕吐。

4. 鼻腭神经阻滞麻醉（切牙孔/腭前孔法）　腭前孔的解剖位置在左、右尖牙连线与腭中线的交点上。表面有梭形的腭乳头覆盖。前牙缺失者，以唇系带为准，越过牙槽突往后 0.5cm 即为腭乳头。

（1）方法：患者头后仰，大张口，注射针自腭乳头侧缘刺入黏膜，然后将针摆向中线，使之与中切牙长轴平行，向后上方推进 0.5cm，进入腭前孔，注射 0.25～0.5ml。

（2）麻醉区域：两侧尖牙腭侧连线前方的牙龈、腭侧黏骨膜及牙槽突。

5. 下牙槽神经阻滞麻醉（翼下颌注射法）（2005，2013）

（1）注射标志：患者大张口时，可见磨牙后方、腭舌弓（咽前柱）之前，有纵行的黏膜皱襞，名翼下颌皱襞，其深面为翼下颌韧带。另在颊部有一由脂肪组织突起形成的三角形颊脂垫（2014），其尖端正居翼下颌韧带中点而稍偏外处。此二者即为注射的重要标志。若遇颊脂垫尖不明显或磨牙缺失的患者，可在大张口时，上、下颌牙槽突相距的中点线与翼下颌皱襞外侧3～4mm的交点，作为注射标志。

（2）方法：患者大张口，下牙𬌗平面与地面平行。将注射器放在对侧口角，即第一前磨牙与第二前磨牙之间，与中线成45°。注射针应高于下颌𬌗面1cm并与之平行。按上述的注射标志进针，推进2.5cm左右，可达下颌骨骨面的下颌神经沟。回抽无血后注入麻醉药物1～1.5ml。

（3）麻醉区域及效果：麻醉同侧下颌骨、下颌牙、牙周膜、前磨牙至中切牙唇（颊）侧牙龈、黏骨膜及下唇。约5分钟后，患者即感同侧下唇口角麻木、肿胀，探刺无痛；如超过10分钟仍不出现麻醉征，可能是注射部位不准确，应重新注射。

6. 舌神经阻滞麻醉　行下牙槽神经阻滞口内法注射后，将针退出1cm，注射麻醉药物0.5～1ml。麻醉区域：同侧下颌舌侧牙龈、黏骨膜、口底黏膜及舌前2/3处（2003）。

7. 颊神经阻滞麻醉　下牙槽神经阻滞麻醉过程中，针退至肌层、黏膜下时注射麻药物 0.5～1ml。麻醉区域：同侧下颌磨牙颊侧牙龈、黏骨膜、颊侧黏膜、肌及皮肤。

**（三）各类牙拔除术的麻醉选择**

1. 上颌前牙　上颌中切牙、侧切牙，唇、腭侧局部浸润麻醉（2016），也可选择眶下孔和切牙孔等阻滞麻醉。上颌尖牙，唇、腭侧局部浸润麻醉。

2. 上颌前磨牙　颊侧局部浸润麻醉+腭侧局部浸润麻醉或腭大孔麻醉（2016）。

3. 上颌磨牙　上颌结节及腭大孔麻醉（2004，2014）。注意：拔除上颌第一磨牙时还应在其颊侧近中做浸润麻醉。

4. 下颌前牙　下颌前牙的拔除可选择下牙槽神经阻滞麻醉加舌神经阻滞麻醉，或唇、舌侧浸润麻醉。因两侧神经在中线有交叉，故下颌中切牙拔除应采用局部浸润麻醉。

5. 下颌前磨牙、磨牙  同时使用下牙槽神经阻滞麻醉、舌神经阻滞麻醉和颊神经麻醉（2005，2016）。

### 三、局部麻醉的并发症及其防治

1. 晕厥（2000）  晕厥是一种突发性、暂时性意识丧失。通常是由于一时性中枢缺血所致。一般可因恐惧、饥饿、疲劳和全身健康较差、疼痛以及体位不良等因素所引起。

（1）临床表现：前驱症状有头晕、胸闷、面色苍白、全身冷汗、四肢厥冷无力、脉快而弱、恶心和呼吸困难。未经处理则可出现心率减慢，血压急剧下降，短暂的意识丧失。

（2）处理：做好术前检查及思想工作，消除紧张情绪，避免在空腹时进行手术。一旦发生晕厥，应立即停止注射，迅速放平座椅，置患者于头低位；松解衣领，保持呼吸通畅；芳香氨乙醇或氨水刺激呼吸；针刺人中穴；氧气吸入和静脉补液等（2014）。

2. 过量反应  临床上发生局部麻醉药中毒，常因单位时间内注射药量过大或局部麻醉药被快速注入血管而造成。

（1）临床表现：①兴奋型，表现为烦躁不安、多语、颤抖、恶心、呕吐、气急、多汗、血压上升；②抑制型，表现为迅速出现脉搏细弱、血压下降、神志不清，随即呼吸、心搏停止。

（2）处理：应了解局部麻醉药的毒性及一次最大用药量。口腔颌面和颈部的血管丰富，药物吸收较快，一般应使用含适量肾上腺素的局部麻醉药。要坚持回抽无血，再缓慢注射麻醉药物。老年人、小儿、体质衰弱及有心脏病、肾病、糖尿病、严重贫血、维生素缺乏等疾病的患者对麻醉药物的耐受力均低，应适当控制用药量。如一旦发生中毒反应，应立即停止注射麻醉药物。中毒轻微者，置患者于平卧位，松解颈部衣扣，使呼吸畅通。待麻醉药物在体内分解后症状可自行缓解。重者采取给氧、补液、抗惊厥、应用激素及升压药等抢救措施。

3. 过敏反应（2005）

（1）临床表现：①延迟反应，血管神经性水肿（最常见）；②即刻反应，表现为突然惊厥、昏迷、呼吸心搏骤停而死亡。

（2）处理：术前详细询问有无酯类局部麻醉药如普鲁卡因过敏史，对酯类局部麻醉药过敏及过敏体质的患者，应选用酰胺类药物，如利多卡因，并预先做皮内过敏试验。对轻症的过敏反应，可给脱敏药物如钙剂（2016）、异丙嗪、糖皮质激素肌内注射和静脉注射，吸氧。严重过敏反应者应立即注射肾上腺素，给氧；出现抽搐或惊厥时，应迅速静脉注射地西泮10～20mg或分次静脉注射2.5%硫喷妥钠，每次3～5ml，直到惊厥停止；如呼吸、心搏停止，则按心肺复苏方法迅速抢救。

4. 感染  注射针被污染，局部或麻醉药物消毒不严，或注射针穿过感染灶，均可将感染带入深层组织，引起颌下、翼下颌间隙、咽旁间隙等感染。

（1）临床表现：注射后1～5天局部红、肿、热、痛明显，甚至有张口受限或吞咽困难及全身症状。

（2）处理原则：注射器械及注射区的消毒一定要严格；注射时防止注射针的污染和避免穿过或直接在炎症区注射。已发生感染者应按炎症的治疗原则处理。

5. 血肿

（1）临床表现：较常见于上牙槽后神经、眶下神经阻滞麻醉；特别在刺伤静脉丛后，可发生组织内出血，在黏膜下或皮下出现紫红色瘀痕或肿块。数日后，血肿处颜色逐渐变浅呈黄绿色，并缓慢吸收消失。

（2）处理：注射针尖不能有倒钩。注射时避免反复穿刺，以免增加刺破血管的概率。若局部已出现血肿，可立即压迫止血，并给予冷敷，并可酌情给予抗生素及止血药物。48小时后局部热敷或理疗，可促使血肿吸收消散。

6. 感觉异常（2000）

（1）原因及表现：注射针穿刺或注入有乙醇的溶液，可造成神经损伤，出现感觉异常、神经痛或麻木。临床上，大多数神经损伤是暂时性、可逆性的病变，轻者数日后即可恢复，无须治疗；严重的神经损伤则恢复较慢，甚至不能完全恢复。

（2）处理：针刺、理疗、早期给予激素、维生素 $B_1$ 或维生素 $B_{12}$ 等。

7. 暂时性面瘫

（1）一般多见于下牙槽神经阻滞麻醉口内法注射时，麻醉药物注入腮腺内麻醉面神经而发生，也可偶见于咀嚼肌神经阻滞注射过浅。

（2）无须特殊处理。

8. 暂时性牙关紧闭

（1）注射不准确，麻醉药物注入翼内肌或咬肌内。

（2）无须特殊处理，2～3 小时自行恢复。

# 第 3 单元　牙及牙槽外科

## 重点提示

本单元内容比较重要，是考试出题的重点，结合历年真题，我们总结考试的重点大致如下：拔牙的禁忌证必须掌握；拔牙器械重点是牙挺的使用，可以结合病例掌握；关于牙根拔除和阻生牙拔除是重点，应该着重掌握；牙拔除的并发症是考试重点，需要结合所画重点掌握，最后是牙槽突手术，只需要了解。

## 考点串讲

### 一、牙拔除术的基本知识

1. 拔牙的适应证和禁忌证

（1）适应证

①牙体病损：牙体组织龋坏或破坏严重、用现有的修复手段已无法恢复和利用者可拔除。如牙冠破坏严重而牙根经治疗后可用桩核、根帽等方式利用者应尽力保留。一些牙隐裂经一定治疗后可考虑保留。

②根尖周病：根尖周病变不能用根管治疗、根尖切除等方法治愈者可拔除。应当注意的是根尖周病变的恢复需要一定的时间，应慎重判断。

③牙周病：晚期牙周病，牙周骨组织支持大部丧失，采用常规和手术治疗已无法取得牙的稳固和功能。

④牙外伤：冠折通常经过治疗处理是可以保留的。冠根折应依据断面位于龈下的位置、松动度、牙周组织状况、固定条件等综合考虑是否保留；也可经冠延长等手术改良条件后留存患牙。根中1/3折断一般为拔牙适应证。根尖1/3折断可经治疗后观察。脱位或半脱位的牙，如牙体组织基本完整，均应复位保留。

⑤错位牙：影响功能、美观，造成邻近组织病变或邻牙龋坏，不能用正畸等方法恢复正常位置者均可考虑拔除。

⑥额外牙：额外牙常会引起正常牙的萌出障碍或错位，造成错𬌗畸形，常为拔牙适应证。

⑦埋伏牙、阻生牙：引起邻牙牙根吸收、冠周炎、牙列不齐、邻牙龋坏均应拔除。青少年患者发现阻生的恒牙，有条件的可采用正畸治疗。部分阻生牙也可采用牙移植的方法加以利用。

⑧滞留乳牙：影响恒牙萌出者应当拔除。如成年人牙列滞留的乳牙，但对应恒牙先天缺失或无法就位，可暂保留。

⑨治疗需要：因正畸治疗需要进行减数的牙；因义齿修复需要拔除的牙；囊肿或良性肿瘤累及

的牙，可能影响治疗效果者均为拔牙适应证。恶性肿瘤放射治疗前，为减少某些并发症的发生，拔牙适应证可适当放宽。

⑩病灶牙：引起颌骨骨髓炎、牙源性上颌窦炎等局部病变的病灶牙为拔除适应证。内科疾病的病灶感染学说认为在极少数情况下，口腔内患牙的局部病变可能会成为远隔组织、器官疾病的致病因素，可能引发亚急性心内膜炎、某些肾炎、虹膜睫状体炎、视神经炎、视网膜炎等。在相关科医师的要求下可慎重考虑拔除。

⑪骨折累及的牙：因颌骨骨折或牙槽突骨折所累及的牙，应根据牙本身的情况决定，尽可能保留。

（2）禁忌证

1）心脏病：一般而言，心脏病患者如心功能尚好，为一级或二级，可以耐受拔牙及其他口腔小手术。但必须保证镇痛完全；保证患者安静，不激动、恐惧或紧张。

心血管病患者使用的局部麻醉药物以 2%利多卡因为宜。但如有二度以上房室传导阻滞则不宜使用。

以下情况应视为拔牙禁忌证或暂缓拔牙：①6 个月内发生过心肌梗死（2005）；②近期心绞痛频繁发作者；③心功能三至四级或有端坐呼吸、发绀、颈静脉怒张、下肢水肿等症状；④心脏病合并高血压，血压≥180/100mmHg，应先治疗高血压后拔牙；⑤有三度或二度Ⅱ型房室传导阻滞、双束支阻滞、阿-斯综合征病史者。

2）高血压：血压必须<180/100mmHg才可以拔牙。如血压>180/100mmHg，则应先控制血压后再行拔牙。如为异常血压，最好在监护下行牙拔除术。

3）血液病：贫血一般血红蛋白>800g/L（80g/dl），血细胞比容>30%，可以拔牙。白细胞减少症和粒细胞缺乏症，如果中性粒细胞在（2～2.5）×10$^9$/L或白细胞总数>4×10$^9$/L，患者可耐受拔牙及手术。急性白血病为拔牙的禁忌证。恶性淋巴瘤患者必须拔牙时应与有关专家配合，在治疗有效、病情稳定后方可进行。出血性疾病最好在血小板计数>100×10$^9$/L时进行。血友病A患者如必须拔牙时，应补充凝血因子Ⅷ。

4）糖尿病：拔牙时，空腹血糖应控制在8.88mmol/L（160mg/dl）以下，且无酸中毒症状时为宜（2000，2013）。未控制而病情严重的糖尿病患者，应暂缓拔牙。

5）甲状腺功能亢进：拔牙应在本病控制后，静息脉搏在100次/分以下，基础代谢率在+20%以下方可进行。注意减少对患者的精神刺激，力求使之不恐惧、不紧张。麻醉药物中勿加肾上腺素。术前、术中、术后应监测脉搏和血压，注意预防术后感染。

6）肾病：急性肾病患者暂缓拔牙。如处于肾功能代偿期，内生肌酐清除率>50%，血肌酐<133μmol/L（1.5mg/dl），临床无症状则可以拔牙。

7）肝炎：急性肝炎期间应暂缓拔牙，慢性肝炎患者术前应做凝血酶原时间检查。

8）妊娠：妊娠4～6个月进行拔牙或手术比较安全（2002，2014）。

9）月经期：暂缓拔牙。

10）急性炎症期：根据炎症的性质、发展阶段、细菌毒性、手术难易程度和全身健康情况决定。

11）恶性肿瘤：患牙位于恶性肿瘤中或累及，一般应与肿瘤一同切除。放射治疗前7～10天拔牙或治疗、放射治疗后3～5年不拔牙，否则可引起放射性骨坏死。必须拔牙时，要力求减少创伤，术前、术后给予大量抗菌药物以控制感染。

12）长期应用抗凝药物治疗：停药，待凝血酶原时间恢复至接近正常时可以拔牙。

13）长期应用肾上腺皮质激素治疗：此类患者术后20小时容易发生危象，拔牙时应与专科医师合作。

14）神经精神疾病：解决合作问题，不能合作者除非使用全身麻醉方可进行拔牙。

2. 拔牙前的准备

（1）患者术前的思想准备：解除恐惧、树立信心。

（2）手术医师的准备：手术医师首先应对患者的病情、患牙情况有全面细致的掌握。制订恰当的手术预案。对于各项准备工作进行认真的审查。以冷静、平和、自信的心态去迎接手术。手术医师应当穿好手术衣，戴好手术帽和口罩。按照标准手法使用洗手液和流动水洗手。

（3）患者体位：患者取半坐位。拔除上颌牙时，患者头部应稍后仰，使张口时上颌牙的𬌗平面约与地平面成45°，患者的上颌与术者的肩部约在同一水平，便于上臂用力，避免疲劳。拔除下颌牙时，应使患者大张口时下颌牙的𬌗平面与地面平行，下颌与术者的肘关节在同一高度或下颌略低。术者通常立于患者的右前方，如反握牙钳或用牙挺拔右下后牙等情况，术者也可立于患者的右后方。

（4）手术区准备：口腔是多种致病微生物和非致病微生物驻留的环境，但绝不能因此而放弃无菌原则。应尽可能减少口腔内的细菌量，更不能发生医源性感染。在术前准备时，最好先完成牙周根上洁治；术前口腔冲洗或含漱是有效减少细菌量的方法，可用 1∶5000 的高锰酸钾溶液或 0.05% 的氯己定溶液；较为复杂的口腔手术应使用 75%乙醇消毒口周和面部皮肤，然后用无菌孔巾遮盖面部。拔牙术区使用 1%碘酊消毒。

（5）器械准备：根据所拔牙选择牙钳或牙挺，并准备牙龈分离器、刮匙。

3. 拔牙器械及用法

（1）牙钳：由钳喙、钳柄、关节组成。钳柄由手术者握持，钳喙与柄相对平行用于上牙，垂直者用于下牙，其作用主要为夹持牙冠及牙根。牙钳的安放一般应与患牙的长轴平行，以防断根及伤及邻牙。在拔牙的全过程应始终夹紧患牙，以完成各种拔牙动作，并向根方推进。力量的控制极为重要，绝不允许使用未受控制的暴力，操作中力的控制依靠正确的患者体位、术者合理的位置、以上臂和肩作为前臂及手的控制点、正确地握钳、适宜的力度。使用牙钳时应注意保护。拔上颌牙时，术者可用左手两指捏触患牙和邻牙；拔下颌牙时，术者用左手拇指扶于钳喙与钳柄交界区，起到辅助加力和防止伤及对𬌗牙，其他手指托住下颌下缘，起固定颌骨及减小对颞下颌关节损伤的作用。

（2）牙挺

1）组成：由刃、柄和杆组成。

2）分类：根据用途，可分为牙挺、根挺、根尖挺。根据形状，可分为直挺和三角挺。

3）工作原理：①杠杆原理；②轮轴原理；③楔原理。

4）注意事项：使用牙挺时，必须遵循下列原则。

①绝不能以邻牙作支点，除非邻牙亦需同时拔除。

②除拔除阻生牙或颊侧需去骨者外，龈缘水平处的颊侧骨板一般不应作为支点。

③龈缘水平处的舌侧骨板，也不应作为支点。

④操作中应注意保护。必须以手指保护，以防牙挺滑脱伤及邻近组织。

⑤用力必须有控制，不得使用暴力，挺刃的用力方向必须准确。

（3）刮匙：刮除碎片、残渣、肉芽组织、囊肿等，牙周膜应保留。有急性炎症如根尖周炎时，一般不使用刮匙，有脓液时，亦不宜使用。乳牙拔除后不要搔刮牙槽窝，以免伤及恒牙胚。

（4）牙龈分离器：拔牙前分离牙龈，避免拔牙时牙龈撕裂。

## 二、牙拔除术

1. 基本步骤（2015）

（1）分离牙龈。

（2）挺松患牙。

（3）安放拔牙钳。

（4）拔除患牙。牙钳夹紧后，使牙脱离牙槽窝的运动力，主要有3种：摇动、扭转和牵引。

①摇动：摇动是使牙松动的主要方式。主要适用于扁根的下前牙、前磨牙和多根的磨牙。目的是通过缓慢反复地摇动，利用牙槽骨的弹性和韧性，将牙槽窝逐步扩大，并撕断牙周膜。

②扭转：主要适用于圆锥形的单根牙，如上颌中切牙和尖牙（2014）。

③牵引：牵引是使患牙自牙槽窝中脱出必需的、直接的力量，一般是使患牙脱位的最后步骤。适用于任何类型的牙。最终脱位方向沿阻力最小路线进行，应"顺势力导"完成。

（5）拔牙创的检查与处理：牙拔出后，首先检查牙根是否完整、数目是否符合该牙的解剖规律，如发现有残缺，视情况而进一步处理。检查牙龈有无撕裂，明显撕裂者应予缝合，避免术后出血。用刮匙探查拔牙窝，去除异物（牙石、牙片、骨片）、炎性肉芽组织、根端小囊肿等。检查牙槽骨有无折断，折断骨片大部有骨膜附着者应给予复位，基本游离者则取出。过高牙槽中隔、骨嵴或牙槽骨壁，可引起疼痛、妨碍创口愈合，并可能影响义齿修复，应加以修整。将被扩大的牙槽窝用手指垫以纱卷，自唇颊侧和舌侧用力压迫，使之复位。连续拔除多个牙时，牙龈可能游离、外翻，应拉拢缝合。经上述处理后，在拔牙创表面，用消毒的纱布棉卷横架于两侧牙槽突，嘱患者咬紧，30分钟后弃除。有出血倾向者，经检查无活动性出血后方准离院。

2. 基本方法

（1）安放拔牙钳，应注意以下问题：①正确选用；②正确安放；③夹紧牙体；④钳喙在运动中不伤及邻牙；⑤核对牙位。

（2）拔牙方法：用力主要为摇动力（扁根）、扭转力（圆锥形根，如上颌前牙）、牵引力。

（3）拔牙后检查：是否完整，牙龈有无撕裂，牙槽窝有无异物，牙槽窝应复位，过高骨嵴应去除。拔牙后 24 小时内不要刷牙、漱口。

3. 各类恒牙及乳牙拔除术的特点

（1）上颌切牙：唇腭侧向摇动加近远中向扭转（2015），旋转以撕裂牙周膜，旋转的力量要小，猞向牵引。

（2）上颌尖牙：先摇动再扭转，向唇侧向猞向牵引，注意保护唇侧骨板。

（3）上颌前磨牙：颊侧多用力，避免扭转力（2015）。

（4）上颌磨牙：拔前观察 X 线片，先用牙挺挺松，再颊舌向摇动力，不能扭转力，注意上颌窦。第三磨牙可用牙挺向下后方挺出。

（5）下颌切牙及尖牙：充分摇松后用牵引力（2015），向上、唇向牵引，下尖牙可用点扭转力。

（6）下颌前磨牙：主要为颊舌向摇动。

（7）下颌磨牙：摇动力，向颊向牵引拔除。

乳牙拔出与同名恒牙的拔出相同，注意不要遗漏碎片，拔牙创不可搔刮。

## 三、牙根拔除术

1. 手术指征

（1）对于残根、断根，特别是根周组织有各种病变者，原则上都应拔除。

（2）断根短小（5mm 以下），根周组织无明显病变，继续取根创伤过大或可能引起神经损伤、上颌窦穿孔等并发症，可考虑不拔除，注意观察即可。对于全身状况不良、耐受性差、手术复杂时间长者，可考虑暂缓拔除断根。

2. 手术方法

（1）原则：仔细检查分析，结合 X 线片确认，直视下进行。不可盲目操作。

（2）方法

①根钳拔除：适用于高位残根、牙颈部折断的残根。或虽折断部位低于牙槽突嵴，但在去除少许牙槽骨壁后，仍能以根钳夹住断根者。

②牙挺拔除：支点选择牙槽间隔或牙槽骨壁上（2014），根挺从斜面较高一侧插入。

③翻瓣去骨法（2016）。

④进上颌窦牙根拔除。

上颌窦处于上颌后牙的上方，其大小的变异很大。窦底与牙根之间的骨质可能极薄，甚至仅靠黏膜与窦腔隔开。由此形成牙根易移位的薄弱点。

牙根进入上颌窦易发生在拔牙器械直接顶于牙根断面并向上施力时。多发生于上颌第一磨牙、第二磨牙，特别是第一磨牙的腭侧根和第二磨牙的近中颊根。在牢固牙、死髓牙、根尖病变致窦底骨质缺如等情况下更容易发生。

牙根进入上颌窦后可能出现3种情况。①牙根完全进入上颌窦：表现为阻力突然消失，牙槽窝内不见牙根，窝底出血；根尖上方探及大空腔；鼻腔鼓气时，出现牙槽窝漏气征象；X线检查可见牙根位于窦腔内。②窦底已穿破而牙根黏附于窦底黏膜上：一般是有慢性炎症的较少断根，可能出现牙槽窝漏气现象；X线检查见牙根位于窦底穿通处的边缘，未远移。③牙根移至窦底黏膜下方，未穿破黏膜：检查时可发现牙根向深方移动，但无牙槽窝漏气征象；X线检查见牙根未超越上颌窦底。

对于进入上颌窦的牙根可以使用翻瓣去骨法取出：在颊侧做一较大的梯形瓣，近中切口应考虑到做上颌窦前壁开窗的可能性，而应留有向前上延伸的余地。去除颊侧骨板至窦底水平，取腭根时应去除牙槽中隔；如牙根未完全进入窦腔内，此时通常可直视下发现并取出；如在窦底水平未找到牙根，可向上去除窦前壁骨板，直至找到牙根，前壁开窗要尽量小。为减少损伤可结合冲洗法：调整体位，使上牙𬌗平面与地面平行；将冲洗器伸入窦腔，用无菌生理盐水向远中方向用力冲向上颌窦上壁，使水流方向从上壁向后，再向前下流动，经扩大的穿孔流入口腔；吸引器应有过滤装置；嘱患者勿乱吐或咽下。检查冲洗物及创口，牙根是否被冲出或已冲至穿孔附近，最后取出牙根。

取出牙根后，窦底穿孔大者按口腔上颌窦瘘处理，穿孔小者与一般拔牙后处理相同。术后应使用抗生素和滴鼻剂防止上颌窦感染。

对于已完全进入上颌窦内的断根，应用内镜技术可大大减小创伤。

## 四、阻生牙拔除术

1. 阻生牙的概念　由于邻牙、骨或软组织的阻碍而只能部分萌出或完全不能萌出，且以后也不能萌出的牙。引起牙阻生的主要原因是：随着人类的进化，颌骨的退化与牙量的退化不一致，导致骨量相对小于牙量，颌骨缺乏足够的空间容纳全部恒牙。常见的阻生牙为下颌第三磨牙、上颌第三磨牙及上颌尖牙。

2. 下颌阻生第三磨牙的临床分类（2003，2015）　下颌阻生第三磨牙的分类是为了对其在颌骨上的生长位态做出诊断性的描述，为手术方案的设计提供参考。也可为临床科研工作建立比较标准。

（1）根据牙和下颌支及第二磨牙的关系，分为以下三类。

第Ⅰ类：在下颌升支和第二磨牙远中面之间，有足够间隙能容纳阻生第三磨牙牙冠和近远中径。

第Ⅱ类：下颌升支和第二磨牙远中面之间隙小，不能容纳阻生第三磨牙牙冠的近远中径。

第Ⅲ类：阻生第三磨牙全部或大部分位于下颌升支内。

（2）根据牙在骨内的深度分为高位、中位、低位。

高位阻生：牙的最高部位平行或高于𬌗平面。

中位阻生：牙的最高部位低于𬌗平面，但高于第二磨牙的牙颈部。

低位阻生：牙的最高部位低于第二磨牙的牙颈部。骨埋伏阻生（即牙全部被埋于骨内）也属于此类。

（3）根据阻生第三磨牙长轴与第二磨牙长轴的关系，分为垂直阻生、水平阻生、近中阻生、远中阻生、舌向阻生、颊向阻生、倒置阻生等。

（4）根据在牙列中的位置分为颊侧移位、舌侧移位、正中位。

3. 下颌阻生第三磨牙拔除术的适应证

（1）反复引起冠周炎者。

（2）本身有龋坏或引起第二磨牙牙体、牙周病变者。

（3）因压迫导致第二磨牙牙根或远中骨吸收。

（4）已引起牙源性囊肿或肿瘤。

（5）可能为颞下颌关节紊乱综合征诱因者。

（6）因正畸需要保证正畸治疗效果时。

（7）引起第二磨牙与第三磨牙之间食物嵌塞。

（8）因完全骨阻生而被疑为某些原因不明的神经痛病因者或可疑为病灶牙者。

当下颌第三磨牙仅处在下列情况可考虑保留：

（1）正位萌出达邻牙殆平面，经切除远中覆盖的龈片后，可暴露远中冠面，并且与对颌牙可建立正常咬合关系者。

（2）当第二磨牙已缺失或因病损无法保留时，如下颌阻生第三磨牙近中倾斜角度不超过45°，可保留作为修复的基牙，避免游离端缺失。

（3）虽邻牙龋坏可以治疗，但因牙间骨质吸收过多，拔除阻生第三磨牙后邻牙可能松动者，可同时姑且保留阻生第三磨牙和第二磨牙。

（4）完全埋伏于骨内，与邻牙牙周无相通，无压迫神经引起疼痛症状者，可暂时保留。

（5）下颌第三磨牙根尖未形成，下颌其他磨牙因病损无法保留时，可将其拔出后移植于其他磨牙处。

（6）第二磨牙拔除后，如下颌第三磨牙牙根未完全形成，可以自行前移替代第二磨牙，与上颌磨牙建立咬合，如配合正畸治疗，可建立良好的殆关系。

（7）8～10岁的儿童第一恒磨牙龋坏无法保留，如第三磨牙非颊舌位（最好是前倾位），拔除第一磨牙后的间隙可能因第二磨牙、第三磨牙的自然调整而消失，配合正畸治疗，可获得更好的殆关系。

**4. 下颌阻生第三磨牙拔除术的手术设计和方法**

（1）阻力分析：主要考虑牙冠部阻力、牙根部阻力、邻牙阻力、软组织阻力（2003）等。

（2）手术方案：①麻醉方法及麻醉药物选择；②黏骨膜瓣的设计；③选用解除阻力的方法；④估计需去除骨质的量和劈开部位；⑤估计牙脱位的方向。

（3）手术步骤

①麻醉：2%利多卡因加肾上腺素下颌阻滞，以及近中角和远中三点黏膜下注射，拔牙前冲洗盲袋。

②切开及翻瓣：远中切口由距离第二磨牙远中面约1.5mm处开始，直抵达第二磨牙远中面中央，转向颊侧，沿第二磨牙颈部龈缘切开，向下直到第一磨牙、第二磨牙的牙间间隙处。颊侧切口从远中切口末端向下，并与之成45°，切至前庭沟上缘处。远中切口勿过分向舌侧；颊侧切口不宜超过前庭沟底，以免引起颊侧肿胀。

③去骨：如殆面、颊侧及远中皆有骨质覆盖，皆需去除至颈下。

④劈开：解除根部骨阻力，常用的是正中劈开（2013）。

**5. 上颌阻生第三磨牙拔除术的适应证**　①牙本身龋坏；②与邻牙间食物嵌塞；③无对颌牙而下垂；④部分萌出，反复产生冠周炎；⑤咬颊或摩擦颊黏膜；⑥有囊肿形成；⑦妨碍下颌冠突运动；⑧导致第二磨牙龋坏或疼痛；⑨妨碍义齿的制作及戴入。

## 五、牙拔除术的并发症

**1. 术中并发症及其防治**

（1）软组织损伤：牙龈撕裂、黏骨膜瓣撕裂应缝合；注意对软组织的保护。

（2）骨组织损伤：多见于尖牙、上颌第一磨牙或第三磨牙拔除。无骨膜附着去除，有骨膜附着复位。

（3）口腔上颌窦交通：小的穿孔（2mm）拔牙后常规处理；中等大小的穿孔（2～6mm）将两侧牙龈拉拢后缝合；＞7mm的穿孔需用邻近骨膜瓣关闭创口。

（4）下颌骨骨折（2017）：主要阻生第三磨牙。按照下颌骨骨折处理原则处理。

（5）颞下颌关节脱位：预防方法为拔牙时左手支持下颌骨。已发生脱位者常规复位。

（6）邻牙或对颌牙损伤（2015）：牙挺不能以邻牙为支点，保护并控制用力。

（7）神经损伤：受损用预防水肿药，如地塞米松；促进神经恢复药，如维生素 $B_1$、维生素 $B_6$、维生素 $B_{12}$。

（8）断根（2017）或牙移位：技术原因力求避免，牙本身的原因应在术前向患者明确交代。

（9）晕厥：术中恐惧、疼痛等原因均可能导致。

2. 术后并发症及其防治

（1）拔牙术后出血：有术后出血的患者因血液与大量唾液混合，常误认为出血量很多而产生紧张、恐惧，应先向患者解释并给予安慰，稳定其情绪以获取配合。对有全身背景的出血，在积极局部处理的同时，必须结合全身的处理，必要时可输液、输血。残余肉芽组织、软组织撕裂等原因引起出血者，可采用搔刮、缝合的方法解除。对广泛的渗血，可在拔牙窝内置入碘仿海绵、止血纱布，加水平褥式缝合两侧牙龈，结合纱卷压迫止血。如出血未止，且明确出血来自牙槽内者可用长碘仿纱条自牙槽窝底紧密填塞，多可达到止血目的。1 周后取出碘仿纱条，松散放入新碘仿纱条，保护创面，至骨面有肉芽组织生长，停止换药，待自行愈合。拔牙后出血的患者经处理后，应观察30分钟以上，确认无出血后方可离开。

（2）拔牙术后感染：术后彻底清创，除去一切异物，并冲洗创口。

（3）拔牙后疼痛：常规牙拔除一般不需镇痛药物，阻生牙拔除后用点镇痛药物。

（4）面颊部肿胀反应：设计瓣大小适当，切口不过严密，术后给予冰袋，加压包扎等。

（5）干槽症：干槽症在组织病理学上主要表现为牙槽骨壁的骨炎或轻微的局限性骨髓炎。

①干槽症的诊断标准为：拔牙3～4天（2007）后有剧烈疼痛，并可向耳颞部、下颌区或头顶部放射，一般镇痛药物不能镇痛；拔牙窝内可空虚或有腐败坏死物，腐臭味强烈（2000）。有学者提出有上述表现者为腐败型干槽症。而有部分患者有剧烈疼痛和拔牙创空虚，但没有明显的腐败物存在，按干槽症处理后可以镇痛；因此，有学者将这类情况归为非腐败型干槽症。耿温琦统计2000例下颌阻生第三磨牙拔除术，腐败型干槽症发生率为10%，非腐败型干槽症为4.1%。近来随着术后预防使用抗生素的加强，非腐败型干槽症发生率有增高的趋势。

②干槽症的治疗原则：通过彻底地清创及隔离外界对牙槽窝的刺激，以达到迅速镇痛、缓解患者痛苦、促进愈合的目的。

③干槽症的治疗方法：通过传导阻滞麻醉，在完全无痛的情况下彻底清创。使用3%过氧化氢溶液棉球反复擦拭，以去除腐败的坏死物质，直至牙槽窝清洁，棉球干净、无臭味；不要用刮匙反复搔刮牙槽骨壁，只在有大块腐败坏死物时用刮匙。用生理盐水冲洗牙槽窝。将碘仿纱条（可加丁香油和2%丁卡因）填入拔牙创，先将纱条的一端填入牙槽窝底部，再依次叠列严密填满牙槽窝，松紧适度，最后将纱条末端塞入牙槽窝深部避免松脱，也可缝合两侧牙龈。经上述处理后，绝大多数可完全或基本镇痛。如无明显疼痛，次日可不再换药。10天后去除碘条，此时牙槽窝虽空虚，但骨壁表面有一层肉芽组织覆盖，不需再放新碘条。牙槽窝待1～2个月后才能长满结缔组织。

## 六、牙种植术

1. 概念　牙种植术是应用生物或非生物材料制成的人工牙根，植入牙槽骨内的过程。

2. 分类　①骨内种植体，临床常见（2014）；②骨膜下种植体；③牙内骨内种植体；④黏膜内种植体。

3. 种植材料　①金属类，钛是目前应用最广的种植体金属材料（2015）；②陶瓷类；③碳素材料；④高分子材料；⑤复合材料。

4. 骨结合概念　指种植体与骨组织直接接触，其间不存在骨以外等组织，如结缔组织。

5. 适应证

（1）上、下颌部分或个别缺牙，邻牙不宜作基牙或为避免邻牙受损伤者。

（2）磨牙缺失或游离端缺牙的修复。

（3）全口缺牙，尤其是下颌骨牙槽突严重萎缩，传统义齿修复固位不良者。

（4）活动义齿固位差、无功能、黏膜不能耐受者。

（5）对义齿修复要求较高，而常规义齿又无法满足者。

（6）种植区应有足够高度及宽度的健康骨质。

（7）口腔黏膜健康，种植区有足够厚度的附着龈。

（8）肿瘤或外伤所致单侧或双侧颌骨缺损。

（9）耳、鼻、眼-眶内软组织及颅面缺损的颌面赝复体固位。

6. 禁忌证

（1）全身情况差或因严重系统疾病不能承受手术者。

（2）严重糖尿病，血糖过高或已有明显并发症者，因术后易造成感染，应在糖尿病控制后手术。

（3）口腔内有急、慢性炎症者，应在治愈后手术。

（4）口腔或颌骨内有良、恶性肿瘤者。

（5）某些骨疾病，如骨质疏松、骨软化症及骨硬化症等。

（6）严重习惯性磨牙症。

（7）口腔卫生差者。

（8）精神疾病患者。

7. 种植成功标准　成功标准应从长期效果来综合判断，包括医师的客观检查和患者的主观感受两个方面。

1995年中华医学会标准：

（1）功能好。

（2）无麻木、疼痛等不适。

（3）自我感觉良好。

（4）种植体周围无射线透射区，横行骨吸收不超过1/3，种植体不松动。

（5）龈炎可控制。

（6）无与种植体相关的感染。

（7）对邻牙支持组织无损害。

（8）美观。

（9）咀嚼效率达70%以上。

（10）达到上述要求后，5年成功率在85%以上，10年成功率在80%以上。

## 七、牙槽外科手术

1. 牙槽突修整术　去除妨碍义齿就位及承受𬌗力的畸形（2014），如骨尖、锐利骨嵴及倒凹等的手术称为牙槽突修整，拔牙后1个月以上进行（2015）。

（1）麻醉：一般局部浸润麻醉。

（2）黏骨膜切口：单个用弧形切口，范围较大者用梯形切口。

（3）翻瓣：防止黏骨膜撕裂。

（4）去骨修整：适当去骨，两侧上颌结节肥大只去除一侧。

（5）缝合：间断或连续缝合，1周拆线。

2. 系带矫正术

（1）唇系带：发育异常或牙槽突吸收导致附着过低，一般采用局部浸润麻醉，横向切断，纵向缝合。

（2）舌系带：手术最好在1～2岁进行（2016），切断舌系带直达根部，切口纵向拉拢缝合。

3. 口腔上颌窦瘘修补术　①颊侧滑行瓣修补术；②腭黏骨膜旋转瓣修补术。

# 第 4 单元　口腔颌面部感染

=== **重点提示** ===

本单元内容十分重要，需掌握的重点如下：①概论中的解剖特点和感染途径，每年必考；②治疗原则，结合病例出题；③冠周炎病因、临床表现及治疗需全面掌握；④间隙感染要了解各间隙的范围，分析理解；⑤骨髓炎要求掌握各型骨髓炎的病因、临床特点及治疗；⑥疖、痈是考试的重点，需要认真仔细掌握，其他内容适当了解。总体来说，本单元出题很多，许多内容趋向综合性，考生要认真分析加以掌握。

=== **考点串讲** ===

## 一、概论

1. 解剖生理特点与感染的关系（2001）　口腔颌面部位于消化道与呼吸道的起端，通过口腔和鼻腔与外界相通。由于口腔、鼻腔、鼻窦的腔隙，牙、牙龈、扁桃体的特殊解剖结构和这些部位的温度、湿度均适于细菌寄居、滋生与繁殖，因此，正常时即有大量的微生物存在；此外，颜面皮肤的毛囊、汗腺与皮脂腺也是细菌最常寄居的部位，在这些部位遭受损伤、手术或全身抵抗力下降等因素影响下，均可导致正常微生物生态失调的内源性或外源性感染的发生。颜面及颌骨周围存在较多相互连通的潜在性筋膜间隙，其间含疏松的结缔组织（又称蜂窝组织），形成感染易于蔓延的通道，加之颜面部血液循环丰富，鼻唇部静脉又常无瓣膜，致使在鼻根至两侧口角区域内发生的感染易向颅内扩散，而被称为面部的"危险三角区"。

面颈部具有丰富的淋巴结，口腔、颜面及上呼吸道感染，可沿相应淋巴引流途径扩散，发生区域性的淋巴结炎，特别是儿童淋巴结发育尚未完善，感染易穿破淋巴结被膜，形成结外蜂窝织炎。而且面颈部感染可以通过颈深筋膜沿气管前间隙、内脏血管隙和内脏血管后隙向颈部和纵隔扩散，形成更为广泛和严重的颈部及纵隔脓肿。

2. 感染途径与常见致病菌

（1）感染途径：①牙源性感染。病原菌通过病变牙或牙周组织进入体内发生感染者，称为牙源性感染。牙在解剖结构上与颌骨直接相连，牙髓及牙周感染可向根尖、牙槽突、颌骨及颌面部蜂窝组织间隙扩散。由于龋病、牙周病、智齿冠周炎均为临床常见病，故牙源性途径是口腔颌面部感染的主要来源。②腺源性感染（淋巴结）。③损伤性感染。④血源性感染。⑤医源性感染。

（2）常见致病菌：口腔颌面部感染常由金黄色葡萄球菌、溶血性链球菌、大肠埃希菌等引起。口腔颌面部感染最多见是需氧菌与厌氧菌的混合感染。如细菌毒力超过人体抵抗力，或抗菌药物使用不力或无效时，感染可向周围组织蔓延，并通过淋巴管及血液循环扩散，引起淋巴管炎、淋巴结炎或发生菌血症、转移性脓肿、海绵窦血栓性静脉炎、中毒性休克等严重并发症。

3. 临床表现

（1）局部症状

①急性期：化脓性炎症的急性期，局部表现为红、肿、热、痛和功能障碍，引流区淋巴结肿痛等典型症状，但其程度因发生的部位、深浅、范围大小和病程早晚而有差异。炎症累及咀嚼肌部位导致不同程度的张口受限；病变位于口底、舌根、咽旁可有进食、舌咽、言语，甚至呼吸困难。腐败坏死性蜂窝织炎的局部皮肤弥漫性水肿，呈紫红色或灰白色，无弹性，有明显凹陷性水肿，由于组织间隙有气体产生可触及捻发音。当急性炎症局限成脓肿后，由于主要感染菌种的不同，其脓液性状也有差异：如金黄色葡萄球菌为黄色黏稠脓液；链球菌一般为淡黄或淡红稀薄脓液，有时由于溶血而呈褐色；铜绿假单胞菌（绿脓杆菌）的典型脓液为翠绿色，稍黏稠，有酸臭味；混合性细菌

感染则为灰白或灰褐色脓液，有明显的腐败坏死臭味。

②慢性期：感染的慢性期，由于病变组织有大量的单核细胞浸润，正常组织破坏后被增生的纤维组织代替，<u>因此局部形成较硬的炎性浸润块</u>，并出现不同程度的功能障碍。有的脓肿形成未及时治疗而自行溃破，则形成长期排脓的窦（瘘）口。当机体抵抗力减弱或治疗不彻底时，慢性感染可再度急性发作。

（2）全身症状：局部反应轻微的炎症可无全身症状；反之，局部炎症反应较重的，全身症状也较明显。<u>全身症状包括畏寒、发热、头痛、全身不适、乏力、食欲缺乏、尿量减少、舌质红、苔黄及脉数等</u>。化验检查白细胞总数增高，中性粒细胞比例上升，核左移。病情较重而时间长者，由于代谢紊乱，可导致水与电解质平衡失调、酸中毒，甚或伴肝、肾功能障碍。严重感染伴有败血症或脓毒血症时，可以发生中毒性休克。

4. 诊断　炎症初期，感染区红、肿、热、痛是主要表现，也是诊断的基本依据。炎症局限形成脓肿后，<u>浅表脓肿波动感是诊断浅部脓肿主要的特征。深部脓肿，则有压痛点并形成凹陷性水肿</u>（2005）。

5. 治疗原则

（1）局部治疗：注意保持局部清洁，减少局部活动度，避免不良刺激，特别对面部的疖、痈应严禁挤压，以防感染扩散。急性期局部外敷中草药可起到散瘀、消肿、镇痛或促进炎症局限的作用；已有局限倾向时，可促使炎症消散或加速形成脓肿及排脓。外敷药可选用中成药六合丹、抑阳散和金黄散等。

（2）手术治疗

1）脓肿切开引流术

①切开引流的目的（2005）：a. <u>使脓液和腐败坏死物迅速排出体外，以达消炎、解毒的目的</u>。b. <u>解除局部疼痛、肿胀及张力，以防发生窒息（如舌根部、口底间隙脓肿）</u>。c. <u>颌周间隙脓肿引流，以免并发边缘性骨髓炎</u>。d. <u>预防感染向颅内和胸腔扩散或侵入血液循环，并发海绵窦血栓性静脉炎、脑脓肿、纵隔炎、菌血症等严重并发症</u>。

②切开引流的指征（2003，2016）：a. <u>局部疼痛加重，并呈搏动性跳痛；炎性肿胀明显，皮肤表面紧张、发红、光亮；触诊时有明显压痛点、波动感，呈凹陷性水肿；或深部脓肿经穿刺有脓液抽出者</u>。b. <u>口腔颌面部急性化脓性炎症，经抗生素控制感染无效，同时出现明显的全身中毒症状者</u>。c. <u>儿童颌周蜂窝织炎（包括腐败坏死性），如炎症已累及多间隙，出现呼吸困难及吞咽困难者，可以早期切开减压，能迅速缓解呼吸困难及防止炎症继续扩散</u>。d. <u>结核性淋巴结炎，经局部及全身抗结核治疗无效，皮肤发红已近自溃的寒性脓肿，必要时也可行切开引流术</u>。

③切开引流的要求：a. <u>为达到体位自然引流的目的，切口位置应在脓腔的重力低位，以使引流道短、通畅、容易维持</u>。b. <u>切口应尽力选择在愈合后瘢痕隐蔽的位置，切口长度取决于脓肿部位的深浅与脓腔的大小，以能保证引流通畅为准则；一般应首选经口内引流。颜面脓肿应顺皮纹方向切开，勿损伤重要解剖结构，如面神经、血管和唾液腺导管等</u>。c. <u>一般切开至黏膜下或皮下即可，按脓肿位置用血管钳直达脓腔后再用钝性分离扩大创口，应避免在不同组织层次中形成多处腔隙或通道，以减少感染扩散，保证引流通畅</u>。d. <u>手术操作应准确轻柔；颜面部危险三角区的脓肿切开后，严禁挤压，以防感染向颅内扩散</u>。

④引流的建立：根据脓肿的位置、深浅、脓腔的大小，选用不同的引流方法。一般口内用碘仿纱条或橡皮片引流；口外脓肿可用盐水纱条或橡皮片、乳胶管引流。每日更换敷料1～2次。脓腔大、范围广、脓液黏稠时，在更换敷料时应同时选用1%～3%过氧化氢溶液、生理盐水或抗生素液冲洗。

2）清除病灶：炎症好转，注意清除病灶，拔出病灶牙，清除死骨。

（3）全身治疗：支持治疗并有<u>针对性地给予抗菌药物（细菌培养，2014）</u>。

## 二、下颌智齿冠周炎

1. 概念　指第三磨牙（智齿）萌出不全或阻生时，牙冠周围软组织发生的炎症。临床上以下颌智齿冠周炎多见。

2. 病因　①智齿阻生；②牙冠为龈瓣覆盖，龈瓣与牙冠之间形成较深的盲袋，食物及细菌容易嵌塞其内；③咀嚼时易损伤龈瓣，形成溃疡；④机体抵抗力下降、细菌毒力增强时。

3. 临床表现（2000，2013）　智齿冠周炎常以急性炎症形式出现。急性智齿冠周炎的初期，一般全身无明显反应，患者自觉患侧磨牙后区胀痛不适，当进食咀嚼、吞咽、开口活动时疼痛加重。如病情继续发展，局部可呈自发性跳痛或沿耳颞神经分布区产生放射性痛。若炎症侵及咀嚼肌时，可引起肌的反射性痉挛而出现不同程度的张口受限，甚至出现"牙关紧闭"。由于口腔不洁，出现口臭、舌苔变厚、患牙根袋处有咸味分泌物溢出。全身症状可有不同程度的畏寒、发热、头痛、全身不适、食欲缺乏及大便秘结、白细胞总数稍有增高、中性粒细胞比例上升。

慢性冠周炎在临床上多无明显症状，仅局部有轻度压痛、不适。

口腔局部检查，大多数患者可见智齿萌出不全，如为低位阻生或牙冠被肿胀的龈瓣全部覆盖时，需用探针探查，才可在龈瓣下查出未全萌出的第三磨牙或阻生牙。

冠周炎症可直接蔓延或由淋巴管扩散，引起邻近组织器官或筋膜间隙的感染。

（1）智齿冠周炎常向磨牙后区扩散，形成骨膜下脓肿，脓肿向外穿破，在咬肌前缘与颊肌后缘间的薄弱处发生皮下脓肿，当穿破皮肤后可形成经久不愈的面颊瘘（2014）。

（2）炎症沿下颌骨外斜线向前，可在相当于下颌第一磨牙颊侧黏膜转折处的骨膜下形成脓肿或破溃成瘘。

（3）炎症沿下颌支外侧或内侧向后扩散，可分别引起咬肌间隙、翼下颌间隙感染。

此外，亦可导致颊间隙、下颌下间隙。口底间隙、咽旁间隙感染或扁桃体周脓肿的发生。

4. 治疗（2000）　智齿冠周炎的治疗原则：在急性期应以消炎、镇痛、切开引流、增强全身抵抗力的治疗为主。当炎症转入慢性期后，若为不可能萌出的阻生牙则应尽早拔除，以防感染再发。①局部冲洗；②选择抗菌药物及全身支持疗法；③切开引流术；④冠周龈瓣切除术（2003）；⑤下颌第三磨牙拔除术。

## 三、间隙感染

1. 概述　口腔颌面部间隙感染均为继发性，常见为牙源性或腺源性感染扩散所致。多为厌氧菌和需氧菌的混合感染（2015）。

2. 眶下间隙感染

（1）界线：眶下间隙位于眼眶下方、上颌骨前壁与面部表情肌之间。其上界为眶下缘，下界为上颌骨牙槽突，内界为鼻侧缘，外界为颧骨。

（2）感染来源：上颌尖牙、第一前磨牙和上颌切牙根尖炎症和牙槽脓肿；上颌骨髓炎的脓液穿破骨膜；上唇底部与鼻侧的化脓性炎症扩散。

（3）临床表现：肿胀区皮肤发红、张力增大、眼睑水肿、睑裂变窄、鼻唇沟消失。脓肿形成后，眶下区可扪及波动感；感染形成眶内蜂窝织炎，并发海绵窦血栓性静脉炎。

（4）治疗方法：局部外敷，脓肿形成切开引流，常在口内上颌前牙及前磨牙唇侧口腔前庭黏膜转折处做切口，炎症控制后治疗病灶牙。

3. 咬肌间隙感染

（1）界线：上界为颧骨下缘；下界为下颌骨下缘；前界从颧骨下缘至鼻唇沟经口角至下颌骨下缘的连线；后界浅面相当于咬肌前缘；深面为翼下颌韧带。间隙内除含蜂窝组织、脂肪组织及颊脂垫外，尚有面神经分支、腮腺导管、面动脉、面静脉通过，以及颊淋巴结、颌上淋巴结等位于其中。

（2）感染来源（2014）：颊间隙感染常见源于上、下颌磨牙的根尖脓肿或牙槽脓肿穿破骨膜，侵入颊间隙；也可因颊部皮肤损伤、颊黏膜溃疡继发感染，或颊、颌上淋巴结的炎症扩散所致。

（3）临床表现：典型症状为以下颌支及下颌角为中心的咬肌区肿胀、充血、压痛伴明显张口受限。炎症1周以上有凹陷性水肿，长期积脓易形成下颌骨支部的边缘性骨髓炎。

（4）治疗方法：全身应用抗生素，局部外敷，脓肿形成，切开引流，一般口外切口（下颌支后缘绕过下颌角，距下颌下缘2cm处切开，切口长3～5cm），从切开的皮肤向上潜行钝性分离进入颊部脓腔。但应注意避免损伤面神经的下颌缘支及面动脉、面静脉等。

4. 翼下颌间隙感染

（1）界线：前界为颊肌及颊肌；后为腮腺鞘；上为翼外肌的下缘；下为翼内肌附着于下颌支处；呈底在上、尖在下的三角形。此间隙中有从颅底卵圆孔出颅的下颌神经分支及下牙槽动、静脉穿过，借蜂窝组织与相邻的颞下间隙、颞间隙、颊间隙、下颌下间隙、舌下间隙、咽旁间隙、咬肌间隙等相通；经颅底血管、神经还可通入颅内。

（2）感染来源：常见下颌智齿冠周炎及下颌磨牙根尖周炎扩散所致；下牙槽神经阻滞麻醉消毒不严格或拔下颌第三磨牙创伤过大；相邻间隙扩散。

（3）临床表现：先有牙痛史，继而张口受限、咀嚼和吞咽疼痛，口腔检查见翼下颌皱襞处黏膜水肿，下颌支后缘稍内侧轻度肿胀、深压痛。向邻近间隙（颞下间隙、咽旁间隙、下颌下间隙、颌后间隙）扩散（2000，2017）。

（4）治疗方法：初期全身用足量抗生素。口内切口，于下颌支前缘稍内侧（翼下颌皱襞稍外侧）做纵形切口2～3cm；口外切口，与咬肌间隙切口类似。

5. 颞下间隙感染

（1）界线：前界，上颌结节及上颌颧突后面；后界，茎突及茎突诸肌；内界，蝶骨翼突外板的外侧面；外界，下颌支上份及颧弓；上界，蝶骨大翼的颞下面和颞下嵴；下界，借助翼外肌下缘下面与翼下颌间隙分界。

（2）感染来源：从相邻间隙如翼下颌间隙感染扩散而来，也可因上颌结节、卵圆孔、圆孔阻滞麻醉带入，或由上颌磨牙的根尖周感染及拔牙后感染引起。

（3）临床表现：深压痛，伴张口受限，常存在相邻间隙感染。向颅内扩散，引起海绵窦血栓性静脉炎（2000）。

（4）治疗方法：大剂量抗生素治疗，口内在上颌结节外侧前庭黏膜转折处切开，口外沿下颌角下做弧形切口。

6. 下颌下间隙感染

（1）内容物：下颌下三角内，有下颌下腺、下颌下淋巴结、面动脉、面前静脉、舌神经、舌下神经。

（2）感染来源：多见下颌智齿冠周炎、下颌后牙根尖周炎、牙槽脓肿等牙源性感染或下颌下淋巴结炎扩散。

（3）临床表现（2015）：早期表现为下颌下淋巴结炎，后期表现为下颌下蜂窝织炎，出现下颌下三角肿胀，下颌骨下缘轮廓消失，皮肤紧张、压痛，按压有凹陷性水肿，脓肿形成可有波动。易向舌下间隙扩散，伴口底后份肿胀、吞咽不适等。

（4）治疗方法：一般在下颌骨体部下缘以下2cm做与下颌骨下缘平行的切口。

7. 口底多间隙感染　一般指双侧下颌下间隙、舌下间隙及颏下间隙同时受累。其感染可能是金黄色葡萄球菌为主的化脓性口底蜂窝织炎；也可能是厌氧菌或腐败坏死性细菌为主引起的腐败坏死性口底蜂窝织炎，后者又称为路德维希咽峡炎。

（1）界线：双侧下颌下间隙、舌下间隙及颏下间隙同时受累。

（2）感染来源：口底多间隙感染可来自下颌牙的根尖周炎、牙周脓肿、骨膜下脓肿、冠周炎、颌骨骨髓炎的感染扩散，或下颌下腺炎、淋巴结炎、急性扁桃体炎，口底软组织和颌骨的损伤等。

引起化脓性口底蜂窝织炎的病原菌，主要是葡萄球菌、链球菌；腐败坏死性口底蜂窝织炎的病原菌则是以厌氧菌、腐败坏死性细菌为主的混合性感染，除葡萄球菌、链球菌外，常见产气荚膜杆菌、厌氧链球菌、败血梭形芽孢杆菌、水肿梭形芽孢杆菌、产气梭形芽孢杆菌及溶解梭形芽孢杆菌等。

（3）临床表现：化脓性病原菌引起的口底蜂窝织炎，病变初期肿胀多在一侧下颌下间隙或舌下间隙。因此，局部特征与下颌下间隙或舌下间隙蜂窝织炎相似。如炎症继续发展扩散至整个口底间隙时，则双侧下颌下、舌下口底及颏部均有弥漫性肿胀。腐败坏死性病原菌引起的口底蜂窝织炎，则表现为软组织的广泛性水肿。范围可上及面颊部，下至颈部锁骨水平；严重者甚至可到胸上部。颌周有自发性剧痛、灼热感，皮肤表面略粗糙而红肿、坚硬。肿胀区皮肤呈紫红色，压痛，明显凹陷性水肿，无弹性。随着病变发展，深层肌组织发生坏死、溶解，有液体积聚而出现波动感。皮下因有气体产生，可扪及捻发音。切开后有大量咖啡色、稀薄、恶臭、混有气泡的液体，并可见肌组织呈棕黑色，结缔组织为灰白色，但无明显出血。病情发展过程中，口底黏膜出现水肿，舌体被挤压抬高，舌尖可推至上、下前牙之间致前牙呈开𬌗状。舌下肉阜区黏膜有出血，可见青紫色瘀斑。由于舌体僵硬、运动受限，常使患者言语不清、吞咽困难，而不能正常进食。如肿胀向舌根发展，则可出现呼吸困难，以致患者不能平卧（2015）；严重者烦躁不安，呼吸短促，口唇发绀，甚至出现"三凹"征，此时有发生窒息的危险。

（4）治疗方法：足量抗生素，全身支持治疗，有呼吸困难或窒息症状者应气管切开，早期切开引流，采用倒"T"形切口或衣领形。

## 四、化脓性颌骨骨髓炎

1. 概念　多发青壮年，男性多于女性，化脓性最多见，主要发生于下颌骨（2000）。

2. 病因与分类　病原菌主要为金黄色葡萄球菌，其次是溶血性链球菌，以及肺炎双球菌、大肠埃希菌、变形杆菌等；其他化脓菌也可引起颌骨骨髓炎。在临床上经常看到的多是混合性细菌感染。主要感染途径有以下几种。

（1）牙源性感染：临床上最为多见，占化脓性颌骨骨髓炎的90%左右。一般常见在机体抵抗力下降和细菌毒力强时由急性根尖周炎、牙周炎、智齿冠周炎等牙源性感染直接扩散引起。

（2）损伤性感染：因口腔颌面部皮肤和黏膜的损伤；与口内相通的开放性颌骨粉碎性骨折或火器伤伴异物存留均有利于细菌直接侵入颌骨内，引起损伤性颌骨骨髓炎。

（3）血源性感染：临床上多见于儿童，感染经血行扩散至颌骨发生的骨髓炎，一般都有颌面部或全身其他部位化脓性病变或菌血症史，但有时也可无明显全身病灶史。

3. 临床表现

（1）颌骨骨髓炎的临床发展过程可分为急性期和慢性期两个阶段。

①急性期的特点：全身发热、寒战、疲倦无力、食欲缺乏，白细胞总数增高，中性粒细胞增多；局部有剧烈跳痛、口腔黏膜及面颊部软组织肿胀、充血，可继发颌周急性蜂窝织炎；病原牙可有明显叩痛及伸长感。

②慢性期的特点：全身症状轻，体温正常或仅有低热；全身消瘦、贫血、机体呈慢性中毒消耗症状。病情发展缓慢，局部肿胀，皮肤微红；口腔内或面颊部可出现多数瘘孔溢脓，肿胀区牙松动。

（2）根据感染的原因及病变特点，临床上将化脓性骨髓炎又分为两类：即中央型（性）颌骨骨髓炎及边缘型（性）颌骨骨髓炎。

1）中央型颌骨骨髓炎（2000，2016）：多在急性化脓性根尖周炎及根尖脓肿的基础上发生。炎症先在骨髓腔内发展，再由颌骨中央向外扩散，可累及骨密质及骨膜。化脓性中央型颌骨骨髓炎，绝大多数发生在下颌骨。

中央型颌骨骨髓炎按临床发展过程又分为急性期和慢性期。

①急性期：初期全身寒战、发热，体温可达到39~40℃；白细胞计数有时高达$20×10^9$/L以上；食欲缺乏，嗜睡；炎症进入化脓期后，患者全身抵抗力下降，常出现中毒症状及局部症状加重；如经血行播散，可引起菌血症。

骨髓炎发病的初期，炎症常局限于牙槽突或颌骨体部的骨髓腔内。因为炎症被致密骨板包围，不易向外扩散，患者自觉病变区牙有剧烈疼痛，疼痛可向半侧颌骨或三叉神经分支区放射。受累区牙松动，有伸长感，不能咀嚼。

中央型颌骨骨髓炎在急性期如不能及时控制，可见受累部位牙龈明显丰满、充血，有脓液从松动牙的龈袋溢出。炎症继续发展，破坏骨板，溶解骨膜后，脓液始由口腔黏膜和面部皮肤溃破。若骨髓腔内的感染不断扩散，可在颌骨内形成弥散型骨髓炎。

下颌中央型颌骨骨髓炎可沿下牙槽神经管扩散，波及一侧下颌骨，甚至越过中线累及对侧下颌骨；下牙槽神经受到损害时，可出现下唇麻木症状。如果病变波及下颌支、髁突及冠突时，翼内肌、咬肌等受到炎症激惹而出现不同程度的张口受限。在少数患者，炎症还可能向颅底或中耳蔓延。

上颌骨中央型颌骨骨髓炎罕见，很少形成广泛的骨质破坏。在炎症波及整个上颌骨体时，常伴有化脓性上颌窦炎致鼻腔也有脓液外溢。当炎症突破骨外板，可向眶下、颊部、颞部、翼腭窝或颞下等部位扩散，或直接侵入眼眶，引起眶周及球后脓肿。

炎症在急性期内未能得到控制，可因颌骨内的血管栓塞，导致营养障碍与坏死，形成死骨，并进入慢性期。

②慢性期：慢性颌骨骨髓炎常在发病2周以后由急性期转为慢性期。炎症逐渐向慢性期过渡，并逐步进入死骨形成及分离阶段。此阶段患者体温正常或仍有低热。局部肿胀及疼痛症状也明显减轻；饮食、睡眠逐渐恢复正常，但脓液切开部位或自溃形成之瘘孔仍有脓液溢出。

慢性颌骨骨髓炎的临床特点，主要是口腔内及颌面部皮肤形成多数瘘孔，大量炎性肉芽组织增生，触之易出血，长期排脓；有时从瘘孔排出死骨片。如有大块死骨或多数死骨形成，在下颌骨可发生病理性骨折，出现咬合错乱与面部畸形。如不进行及时有效的治疗，病情可延续很久而不愈，造成机体慢性消耗与中毒、消瘦、贫血等症状。从口腔黏膜破溃瘘孔排出的脓液，不断进入消化道，有时可引起明显的胃肠道症状。

儿童化脓性颌骨骨髓炎多由于上颌乳牙牙髓坏死，引起根尖周炎而发生上颌骨骨髓炎。病变过程可破坏颌骨内的牙胚组织，导致恒牙不能正常萌出或缺失，产生咬合错乱，并将影响患侧颌骨正常发育，从而导致面部严重畸形。

2）边缘型颌骨骨髓炎（2013）：常在颌周间隙感染的基础上发生。下颌骨为好发部位（下颌支及下颌角居多）（2015），牙源性感染，以下颌智齿冠周炎最常见，感染首先累及咬肌间隙或翼下颌间隙，后侵犯下颌骨的骨膜，发生骨膜炎，形成骨膜下脓肿，后损伤骨密质，坏死，骨软化似蜡状，小片状死骨形成。边缘性骨髓炎急性期表现与颌周间隙感染相似，慢性期表现为腮腺咬肌区弥漫型肿胀，局部组织坚硬，轻微压痛，无波动感。不同程度张口受限，进食困难，全身症状不重。

根据骨质损害的病理特点，边缘型颌骨骨髓炎再可分为骨质增生型与骨质溶解破坏型两种类型。

①骨质增生型：本型多发生于青年人。由于患者身体抵抗力较强，致病的病原菌毒力相对较弱，骨质破坏不明显。主要呈增生型病变。病理组织学检查可见骨密质增生，骨松质硬化；骨膜反应活跃，有少量新骨形成（2016）。

骨质增生型临床主要特点：一般全身症状不明显，局部的病变发展缓慢。患侧下颌支及腮腺咬肌区肿硬，皮肤无急性炎症，局部压迫有不适感或轻微疼痛。下颌骨X线后前位摄片见有明显的骨密质增生，骨质呈致密影像。

②骨质溶解破坏型：多发生在急性化脓性颌周间隙蜂窝织炎之后。骨膜、骨密质已被溶解破坏，因此，常在骨膜或黏膜下形成脓肿，一旦自溃或切开引流，则遗留瘘孔，常常久治不愈，长期从瘘孔溢出。

骨质溶解破坏型在X线片上可见病变区骨密质破坏，骨质疏松脱钙，形成不均匀的骨粗糙面。由于病程长，局部骨质逐渐软化，肉眼观很像蜡样骨质，伴有脓性肉芽组织及小块薄片状死骨形成。死骨与周围正常骨质有时不能完全分离，而表现边界不明，很少有大块死骨形成。如果病情未能得到彻底控制，虽为慢性炎症，但可反复急性发作，病变逐渐向颌骨内扩展而波及骨髓腔，形成广泛骨坏死。

4. 诊断

（1）急性依据：全身及局部症状明显，病原牙及相邻牙叩痛、松动、牙周溢脓，患侧下唇麻木是诊断下颌骨骨髓炎的有力证据。

（2）慢性依据：瘘管形成和溢脓，排出小死骨片，骨面粗糙，全身症状不明显。

中央型颌骨骨髓炎与边缘型颌骨骨髓炎的鉴别诊断见表 1-2。

表 1-2　中央型颌骨骨髓炎与边缘型颌骨骨髓炎的鉴别诊断

| | 中央型颌骨骨髓炎 | 边缘型颌骨骨髓炎 |
|---|---|---|
| 感染来源 | 龋病继发、牙周膜炎、根尖周炎为主 | 下颌智齿冠周炎为主 |
| 感染途径 | 先破坏骨髓，后破坏骨密质，再形成骨膜下脓肿或蜂窝织炎，病变可累及骨松质和骨密质 | 先形成骨膜下脓肿或蜂窝织炎，主要破坏密质骨，很少破坏骨松质 |
| 临床表现 | 弥漫型较多 | 局限 |
| 病灶牙 | 牙多松动，牙周明显炎症 | 病原牙多无明显炎症或松动 |
| 好发部位 | 颌骨体 | 下颌角及下颌支 |
| 慢性期 X 线表现 | 大块死骨形成，周围骨质分界清楚或伴有病理性骨折 | 骨密质疏松脱钙或骨质增生硬化，或有小死骨块，与周围骨质无明显分界 |

5. 治疗原则

（1）急性治疗：与一般急性炎症相同，注意全身支持治疗及药物治疗，必要时手术治疗。

（2）慢性治疗：必须手术去除已形成的死骨和病灶。

6. 预防　对口腔内牙源性病变如急性根尖周炎、牙周炎、冠周炎等，应及时处理，防止感染侵袭颌骨。对可能引起感染且无治疗价值的患牙及时拔除。对咬肌间隙、翼下颌间隙及颞下间隙等感染，若脓肿形成，应及时切开引流。

## 五、新生儿颌骨骨髓炎

1. 概念　发生在出生后 3 个月以内的化脓性中央型颌骨骨髓炎。多发生于上颌骨，下颌骨罕见。
2. 病因　血源性感染为主，感染细菌多为金黄色葡萄球菌、链球菌（2003，2005）。
3. 临床表现　发病突然，全身高热、寒战、脉快、啼哭、烦躁不安，甚至呕吐，重者发生败血症而出现昏睡、意识不清及休克症状。局部症状，早期面部、眶下及内眦皮肤红肿，以后发展为眶周蜂窝织炎。感染很快波及上牙槽突而出现上牙龈及硬腭黏膜红肿，感染出现骨膜下脓肿、皮下脓肿或破溃形成脓瘘。一般很少形成大块死骨，常形成颗粒状死骨。上颌乳牙萌出受影响，上颌骨及牙颌系统发育障碍，面部畸形。
4. 诊断　根据临床表现做出诊断。
5. 治疗原则　首先大量使用抗生素，一旦眶周、牙槽突或腭部形成脓肿要及时切开引流。换药时最好用青霉素等抗生素冲洗。转入慢性期，不急于进行死骨清除术。牙胚未感染时要尽量保留。治愈后的面及眶周瘢痕及塌陷畸形，适当时行二期整复手术。

## 六、放射性颌骨骨坏死

1. 概念　头颈部恶性肿瘤放射治疗后颌骨继发感染，形成放射性颌骨坏死。
2. 病因　与射线种类、个体耐受性、照射方式、局部防护有关。口腔软组织对射线平均耐受量为 6～8 周给予 60～80Gy。

3. 临床表现　病程发展缓慢，发病初期持续性针刺样剧痛，由于黏膜或皮肤破溃，牙槽突、颌骨骨面暴露，呈黑褐色，继发性感染露出骨面的部位长期溢脓，发生于下颌支可造成牙关紧闭，死骨与正常骨常界限不清。易形成口腔颌面部洞穿性缺损。

4. 治疗原则　治疗考虑全身治疗和局部治疗。

（1）全身治疗：主要应用抗菌药物控制感染，加强营养，高压氧治疗以待死骨分离。

（2）局部治疗：在死骨未分离前每天用低浓度过氧化氢或抗生素冲洗，露出的死骨逐步咬除。死骨形成后，行死骨摘除术。

5. 预防　关键在于根据肿瘤对放射线敏感度及放射治疗在综合治疗中的地位来确定指征，考虑剂量的正确选择。

（1）放射治疗前准备，常规牙周洁治，病灶牙处理，放射治疗前取出金属义齿。

（2）放射治疗过程中，溃疡局部涂抗生素软膏，非照射区用屏障物保护之。

（3）放射治疗后发生牙源性感染，尽量减少手术损伤，术前、术后均使用抗生素。

## 七、面部疖、痈

1. 概念　单一毛囊及其附件的急性化脓性炎症者称疖，病变局限于皮肤浅层；相邻多数毛囊及其附件同时发生急性化脓性炎症者称痈。

2. 临床表现

（1）疖：初期为皮肤上红、肿、热、痛的小硬结，呈锥形隆起，2～3 天硬结顶出现黄白色脓头，周围红色硬盘，自觉局部瘙痒、烧灼感及跳痛，脓头破溃或顶端形成脓栓，创口自然愈合。

（2）痈：好发唇部，上唇多于下唇，男性多于女性。迅速增大紫红色炎性浸润块，皮肤出现多数黄白色脓头，坏死组织溶解排出后可形成多数蜂窝状腔洞。痈周围和深部组织则呈弥散性水肿，唇部肿胀，疼痛，张口受限。全身中毒症状明显。

3. 并发症　由于疖、痈的病原菌毒力较强，上唇与鼻部"危险三角区"内静脉无瓣膜，颜面表情肌和唇部的生理性活动，容易出现海绵窦血栓性静脉炎、败血症或脓毒血症，甚至中毒性休克（2000，2001）。

4. 治疗　炎症早期局部治疗为主，避免挤压、挑刺、热敷或苯酚、硝酸银烧灼。疖初期可用碘酊涂擦局部（2017），保持局部清洁；痈用高渗盐水持续湿敷，促进软化穿破。脓栓一时难以排出者可用镊子夹出。全身应用抗菌药物，重症患者应加强全身支持疗法。

## 八、面、颈部淋巴结炎

1. 病因及分类

（1）病因：化脓性淋巴结炎继发于牙源性感染及口腔感染多见，小儿多由上呼吸道感染及扁桃体炎引起。结核性淋巴结炎来源于结核分枝杆菌感染，一般有结核病史。化脓性细菌（葡萄球菌及链球菌等）引起的化脓性淋巴结炎。

（2）分类：分为化脓性淋巴结炎和结核性淋巴结炎两种。

2. 临床表现（2014）及诊断

（1）化脓性淋巴结炎

①急性由浆液性向化脓性转化，浆液性局部淋巴结肿大变硬，自觉疼痛，淋巴结尚可移动，边界清楚，全身反应甚微。化脓后侵及周围软组织出现炎性浸润块，淋巴结与周围组织粘连，不能移动。脓肿形成时，皮肤有局部明显压痛点及凹陷性水肿，全身反应重。

②慢性淋巴结炎表现为增殖性过程。临床淋巴结内结缔组织增生形成微痛硬结，淋巴结活动、有压痛，全身无明显症状。

（2）结核性淋巴结炎：常见于儿童和青年，轻者仅有淋巴结肿大而无全身症状，重者伴有全身结核病症状。最初为成串淋巴结，继续发展，淋巴结中心干酪样坏死，组织溶解、液化变软，称为寒性脓肿。脓肿破溃后形成经久不愈的窦或瘘。

3. 治疗原则

（1）急性淋巴结炎：多见于幼儿，初期需要休息，全身应用抗菌药物，局部外敷治疗，已化脓者切开引流。

（2）慢性淋巴结炎：一般不需治疗，反复急性发作者寻找病灶并清除。

（3）结核性淋巴结炎：注意全身治疗，加强营养。潜在寒性脓肿可行穿刺抽脓。

（4）局限的、可移动的结核性淋巴结，或虽属多个淋巴结但经药物治疗效果不明显者，均应及早手术摘除。

# 第 5 单元　口腔颌面部创伤

## 重点提示

本单元内容十分重要，考试历年出题量多，综合历年真题分析重点如下：口腔颌面部创伤特点、窒息、包扎和运送为重点，需要认真复习；软组织损伤及清创术需要认真掌握；上、下颌骨骨折表现及颧骨颧弓骨折是考查的重点，骨折的治疗原则及方法也要求全面掌握。总体来说，这个部分的复习，考生需首先掌握各种情况的临床表现，结合解剖关系，综合运用。

## 考点串讲

### 一、概论

口腔颌面部创伤的特点（2014）

1. 口腔颌面部损伤时的利与弊　由于口腔颌面部血液循环丰富，伤后出血较多，容易形成血肿；组织水肿反应快而重，如口底、舌根或下颌下等部位损伤，可因水肿、血肿压迫而影响呼吸道通畅，甚至引起窒息。另一方面，由于血供丰富，组织抗感染与再生修复能力较强，创口易于愈合。因此，清创术中应尽量保留组织，减少缺损，争取初期缝合。

2. 牙在损伤时的利与弊　颌面部损伤时常伴有牙损伤。尤其在火器伤时，被击碎的牙碎片还可向邻近组织内飞溅，造成"二次弹片伤"，并可将牙附着的结石和细菌等带入深部组织，引起创口感染。颌骨骨折线上的龋坏牙有时可导致骨断端感染，影响骨折愈合。另一方面，牙列的移位或咬合关系错乱是诊断颌骨骨折的最重要体征之一，而恢复正常的咬合关系又是治疗颌骨骨折的重要指标。在治疗牙及牙槽骨或颌骨骨折时，常需利用牙或牙列作结扎固定的基牙，是颌间牵引固定的重要基础。

3. 易并发颅脑损伤　颌面部上接颅脑，遭受撞击力后容易传导到颅脑，因此，上颌骨或面中1/3部位损伤容易并发颅脑损伤，包括脑震荡、脑挫伤、颅内血肿和颅底骨折等（2013）。其主要临床特征是伤后有昏迷史。颅底骨折时可伴有脑脊液从鼻孔或外耳道流出。

4. 有时伴有颈部伤　颌面部下连颈部，为大血管和颈椎所在。下颌骨损伤容易并发颈部伤，要注意有无颈部血肿、颈椎损伤或高位截瘫。颈部钝器伤及颈部大血管时，有时可能在晚期形成颈动脉瘤、假性动脉瘤和动、静脉瘘。

5. 易发生窒息　口腔颌面部位于呼吸道上端，损伤时可因组织移位、肿胀及舌后坠、血凝块和分泌物的堵塞而影响呼吸或发生窒息。救治患者时应首先注意保持呼吸道的通畅，防止窒息。

6. 影响进食和口腔卫生　口腔是消化道入口，损伤后或由于治疗需要做颌间牵引时可能会影响张口、咀嚼、言语或吞咽功能，妨碍正常进食。需要选用适当的食品和喂食方法，以维持患者的营养，进食后应注意清洗口腔，注意口腔卫生，预防创口感染。

7. 易发生感染　口腔颌面部窦腔多，有口腔、鼻腔、鼻窦及眼眶等。这些窦腔内存在着大量细菌，如与创口相通，则易发生感染。在清创处理时应尽早关闭与这些窦腔相通的创口，以减少感染的机会。

8．可伴有其他解剖结构的损伤　口腔颌面部有唾液腺、面神经及三叉神经分布，如腮腺受损，可并发涎瘘；如损伤面神经，可发生面瘫；而三叉神经损伤时则可在相应分布区域出现麻木感。

9．面部畸形　颌面部受损伤后，常有不同程度的面部畸形，从而加重患者思想上和心理上的负担，治疗时应尽早恢复其外形和功能，减少畸形的发生。

## 二、急救

### （一）窒息

1．原因

（1）阻塞性窒息：①异物阻塞咽喉部。损伤后如口内有血凝块、呕吐物、碎骨片、游离组织块及其他异物等，均可堵塞咽喉部或上呼吸道造成窒息，尤其是昏迷患者更易发生。②组织移位。上颌骨横断骨折时，骨块向后下方移位，可堵塞咽腔，压迫舌根而引起窒息。下颌骨颏部粉碎性骨折或双发骨折时，由于口底降颌肌群的牵拉，可使下颌骨前部向后下移位，引起舌后坠而阻塞呼吸道。③肿胀与血肿。口底、舌根、咽侧及颈部损伤后，可发生血肿或组织水肿，进而压迫呼吸道引起窒息。

（2）吸入性窒息：主要见于昏迷患者，直接将血液、唾液、呕吐物或其他异物吸入气管、支气管或肺泡内而引起窒息。

2．临床表现　窒息的前驱症状为患者烦躁不安、出汗、口唇发绀、鼻翼扇动和呼吸困难。严重时在呼吸时出现"三凹"（锁骨上窝、胸骨上窝及肋间隙明显凹陷）体征。如抢救不及时，随之发生脉搏减弱、加快，血压下降及瞳孔散大等危象以至死亡。

3．急救处理

（1）阻塞性窒息的急救

①及早清除口、鼻腔及咽喉部异物：迅速用手指或器械掏出或用吸引器吸出堵塞物，保持呼吸道通畅。

②将后坠的舌牵出：可在舌尖后约2cm处用大圆针和7号线穿过舌的全厚组织，将舌拉出口外，并使伤员的头部垫高，偏向一侧或采取俯卧位，便于唾液或呕吐物的引流，彻底清除堵塞物，解除窒息。

③悬吊下坠的上颌骨骨块（2002）：当上颌骨折块下坠移位，出血多，可能引起呼吸道阻塞或导致误吸时，在现场可临时采用筷子、压舌板等物品横放于上颌双侧前磨牙位置，将上颌骨骨折块向上悬吊，并将两端固定于头部绷带上。有条件时，也可用手法将上颌骨骨折块向上托住，迅速用便携式电钻在梨状孔和颧牙槽嵴处骨折线的两侧钻孔，拧入钛颌间结扎钉，用金属丝做颌间结扎，使上颌骨骨折复位并起到止血作用。

④插入通气导管，保持呼吸道通畅：对于咽部和舌根肿胀压迫呼吸道的患者，可经口插入通气导管，以解除窒息。如情况紧急，又无适当导管时，可用1～2根粗针头做环甲膜穿刺，随后改行气管切开术。如患者呼吸已停止，可紧急做环甲膜切开术进行复苏，随后改行常规气管切开术。

（2）吸入性窒息的急救：应立即行快速气管切开术，通过气管导管，充分吸出进入下呼吸道的血液、分泌物和其他异物，解除窒息。这类患者术后要特别注意防治肺部并发症。

### （二）出血

1．压迫止血

（1）指压止血法：是用手指压迫出血部位供应动脉的近心端，适用于出血较多的紧急情况，作为暂时性止血，然后再改用其他确定性方法做进一步止血。如在咬肌止端前缘的下颌骨面上压迫面动脉；在耳屏前压迫颞浅动脉等。压迫颈总动脉时，持续时间一般不超过5分钟，也禁止双侧同时压迫，否则会导致脑缺血。

（2）包扎止血法：可用于毛细血管、小静脉及小动脉出血。方法是先清理创面，将软组织复位，然后在损伤部位覆盖或填塞吸收性明胶海绵，覆盖多层纱布敷料，再用绷带行加压包扎。注意包扎的压力要合适，不要造成额部皮肤过度受压缺血，也不要加重骨折块移位和影响呼吸道通畅。

（3）填塞止血法：开放性或洞穿性创口。

2．结扎止血　是常用而可靠的止血方法。如条件许可，对于创口内活跃出血的血管断端都应以血管钳夹住做结扎或缝扎止血。在战时或大批伤员等待的紧急情况下，可先以止血钳夹住血管断端，连同止血钳一起妥善包扎并后送伤员。口腔颌面部较严重的出血如局部不能妥善止血时，可考虑结扎颈外动脉。

3．药物止血　适用于创面渗血、小静脉和小动脉出血。常用的止血药物有各种中药止血粉、止血纱布、止血海绵等。使用时可将药物直接置于出血处，然后外加干纱布加压包扎。全身可辅助使用卡巴克洛（安络血）、酚磺乙胺（止血敏）等药物。

（三）休克

休克分创伤性休克和失血性休克。抗休克治疗的目的是恢复组织灌注量。创伤性休克的处理原则为安静、镇痛、止血和补液，可用药物协助恢复和维持血压。对失血性休克则以补充有效血容量、彻底消除出血原因，制止血容量继续丢失为根本措施。对休克早期或处于代偿期患者，应迅速建立输液通道，快速补充血容量，可输入晶体溶液和胶体溶液，成年人首剂量一般为2000ml（小儿20ml/kg），在此初步处理的基础上，观察血压和全身状况变化，再做进一步处理。如能在30分钟内纠正低血压，使血压达到80mmHg以上，患者常有较好预后。中度休克者则以输全血为主，适当补充其他液体，第1个小时可输血1000ml，然后根据患者的临床表现、对失血量的估计和血细胞比容等，调整补充其他液体。对于收缩压低于70mmHg的重度休克患者，在10～30分钟快速输入全血1500ml，以后根据需要调整输血、补液的量和速度。

（四）颅脑损伤

1．颅脑损伤包括脑震荡（诊断，2015）、脑挫伤、硬脑膜外血肿、颅骨骨折和脑脊液漏等。如鼻孔或外耳道有脑脊液漏出，禁止外耳道或鼻腔填塞和冲洗，以免颅内感染。

2．对烦躁不安患者给予镇静药，但禁止使用吗啡，以免抑制呼吸，影响对瞳孔变化的观察及引起呕吐，增高颅内压。

3．脑水肿、颅内压升高患者常用 20%甘露醇快速静脉滴注，注意补钠、补钾，防止电解质紊乱。

4．患者昏迷后一度清醒，随后又昏迷，伤侧瞳孔散大，对光反应消失，呼吸、脉搏变慢是硬脑膜外血肿的表现，应会诊并及时开颅减压。

5．在抢救颅脑伤的同时，颌面部伤可进行简单包扎，昏迷患者严禁做颌间结扎固定。

（五）感染防治

1．有条件时要尽早清创缝合，无条件时也应包扎创口，防止外界细菌污染。

2．给予开放性创口患者皮下注射破伤风抗毒素。

3．应用抗生素以预防创口感染。

（六）包扎运送

1．包扎作用　压迫止血；暂时固定骨折，减少活动，防止进一步移位；保护并缩小创口，减少污染或唾液外流。

2．常用包扎方法　四尾带包扎法、十字绷带包扎法。注意不要压迫颈部，以免影响呼吸。

3．运送　昏迷患者取俯卧位（2003），额部垫高，利于唾液外流和防止舌后坠；一般患者取侧卧位或头偏向一侧。疑有颈椎损伤者，多人协调整体平移到担架上，颈下放置小枕，头两侧固定。

## 三、软组织创伤

### (一)创伤类型

软组织创伤分为擦伤、挫伤、刺割伤、撕裂或撕脱伤、咬伤。

### (二)临床表现

1. 擦伤　皮肤表层破损,创面附泥沙或其他异物,点状或少量出血,痛感明显。

2. 挫伤　皮下深部组织内渗血形成瘀斑,血肿。局部皮肤变色、肿胀和疼痛。

3. 刺割伤　皮肤和软组织有裂口,多为非贯通伤(盲管伤),创缘整齐,可能伤及血管、神经及腮腺对于面颊部和腮腺咬区的损伤应注意探查面神经主干、分支以及腮腺导管有无断裂(2017)。

4. 撕裂或撕脱伤　伤情重,出血多,疼痛剧烈,易发生休克,边缘不整齐,皮下及肌组织均有挫伤,常有骨面暴露。

5. 咬伤　面颊及唇组织撕裂、撕脱或缺损,常有骨面裸露,功能毁损严重,污染较重。

### (三)处理原则

1. 擦伤　清洗创面,去除附着异物,防止感染。

2. 挫伤　止血、镇痛、预防感染、促进血肿吸收和恢复功能。

3. 刺割伤　早期行外科清创术。

4. 撕裂或撕脱伤　及时清创,将组织复位缝合,血管吻合组织再植或皮瓣移植。

5. 咬伤　轻创后复位、缝合,组织缺损则应用邻近皮瓣及时修复。

### (四)各部位软组织创伤清创术特点

1. 舌损伤

(1)舌组织有缺损时,缝合创口应尽量保持舌的长度,将创口按前后纵行方向进行缝合。不要将舌尖向后折转缝合,防止因舌体缩短而影响舌的发声功能。

(2)如舌的侧面与邻近牙龈或舌腹与口底黏膜都有创面时,应分别缝合各自的创口。如不能封闭所有创面时,应先缝合舌的创口,以免日后发生粘连而影响舌的活动。

(3)舌组织较脆,活动度大,损伤后肿胀明显,缝合处易于撕裂,故应采用较粗的丝线(4号以上缝线)进行缝合,进针距创缘要大(>5mm),深度要深,最好加用褥式缝合,力争多带组织,打三叠结并松紧适度,以防止因肿胀而使创口裂开或缝线松脱。

2. 颊部贯通伤　无组织缺损,将黏膜、肌和皮肤分层缝合;黏膜缺损较少而皮肤缺损较大者严密缝合口腔伤口,隔绝与口腔相通,颊部皮肤缺损立即行皮瓣转移或游离植皮修复;洞穿型颊部贯通伤直接将创缘黏膜与皮肤相对缝合,消灭创面。遗留的洞穿缺损待后期进行修复。但伤情条件允许时,也可在清创后用带蒂皮瓣、吻合血管的游离皮瓣及植皮术早期修复洞穿缺损。

3. 腭损伤　硬腭软组织撕裂黏骨膜缝合;软腭贯通伤分别缝合鼻腔侧、肌和口腔黏膜;硬腭缺损或与鼻腔、上颌窦相通,可转移黏骨膜瓣封闭瘘口和缺损。腭部创面过大,不能立即修复者,可做暂时腭护板,使口、鼻腔隔离,择时手术修复。

4. 唇、舌、耳、鼻及眼睑断裂伤　如离体组织尚完整,伤后时间不超过 6 小时,应尽量设法缝回原处,以减轻因组织丢弃给日后修复带来的困难。缝合前,离体组织应充分冲洗,并浸泡于抗生素溶液中备用。伤区创面彻底清创,并修剪成新鲜创面,用细针、细线将离断组织做细致的缝合。术后妥善固定,注意保温,全身应用抗生素,有条件者可加用高压氧和高氧液治疗,以增加成活的概率。如修复失败,可在瘢痕软化以后采用其他外科技术修复。

5. 腮腺、腮腺导管损伤　单纯腺体损伤,清创后缝扎,分层缝合伤口,伤区加压包扎 10 天左右。腮腺导管断裂立即行端-端吻合,若未及时发现将形成涎瘘。

6. 面神经损伤　早期处理效果较佳,后期可发展成永久性面瘫。

## 四、硬组织创伤

### （一）牙槽突骨折

牙槽突骨折常是外力（如碰撞）直接作用于牙槽突所致。多见于上颌前部。可单独发生，也可与颌面部其他损伤同时发生。可以是线形骨折，也可以是粉碎性骨折。

临床上牙槽突骨折常伴有唇和牙龈组织的撕裂、肿胀、牙松动、牙折或牙脱落。当摇动损伤区的牙时，可见邻近数牙及骨折片随之移动。骨折片可移位而引起咬合错乱。

治疗应在局部麻醉下将牙槽突及牙复位到正常解剖位置，然后利用骨折邻近的正常牙列，采用牙弓夹板、金属丝结扎和正畸托槽方丝弓等方法固定骨折。注意牙弓夹板和正畸托槽的放置均应跨过骨折线至少3个牙位，才能固定可靠。

牙槽突骨折常伴有牙脱位及牙髓坏死，应由牙髓病专科医师共同处理。

### （二）颌骨骨折

1. 下颌骨骨折

（1）骨折段移位：下颌骨骨折好发于正中联合部、颏孔区、下颌角及髁突颈部。

①正中联合部骨折：单发骨折常无明显移位；两侧双发骨折，正中骨折段向后下方退缩；粉碎性两侧向中线移位，牙弓变窄，舌后坠，可引起呼吸困难甚至窒息。

②颏孔区骨折：一侧骨折，前骨折段向下移位，偏外侧，后骨折段向上前移位，偏内侧；双侧骨折，两侧后骨折段向上前移位，前骨折段向下后移位，舌后坠，呼吸困难甚至窒息。

③下颌角骨折：骨折段正位于下颌角，不发生移位；骨折线位于肌群附着线之前，前骨折段向下内移位，后骨折段向上前移位。

④髁突骨折（2016）：发生在翼外肌附着上方，仅在关节面骨折，不受翼外肌影响，不移位；发生于翼外肌附着以下，受翼外肌牵拉向前、内移位（2003），若脱出关节窝，移位方向和程度与外力撞击方向及大小有关。

单侧骨折，不能做侧𬌗运动，后牙早接触，前牙及对侧牙出现开𬌗；双侧骨折，下颌不能前伸，下颌支向后上移位，后牙早接触，前牙开𬌗更明显（2000）。

（2）咬合错乱：早接触、开𬌗、反𬌗。

（3）骨折段异常动度：正常情况下下颌骨运动是整体运动，只有在发生骨折时才会出现异常活动。

（4）下唇麻木：下牙槽神经损伤（2015）。

（5）张口受限：由于疼痛和升颌肌群痉挛，大多数下颌骨骨折患者存在张口受限症状。

2. 上颌骨骨折

（1）骨折线（2013）

①LeFortⅠ型骨折：又称上颌骨低位骨折或水平骨折。骨折线，梨状孔水平→牙槽突上方→向两侧水平延伸到上颌翼突缝。

②LeFortⅡ型骨折：又称上颌骨中位骨折或锥形骨折，鼻额缝横过鼻梁→眶内侧壁→眶底→颧上颌缝→上颌骨侧壁至翼突，出现脑脊液鼻漏（2005）。

③LeFortⅢ型骨折：高位骨折，鼻额缝横过鼻梁→眶部→颧额缝→翼突（颅面分离），常导致面中部拉长和凹陷。多伴颅脑损伤或颅骨骨折，出现耳出血、鼻出血和脑脊液漏（2004）。

（2）骨折块移位：上颌骨未附着强大的咀嚼肌，受肌牵拉移位的影响较小，故骨折块多随撞击力的方向而发生移位，或因其重力而下垂，一般常出现向后下方向移位。

（3）咬合关系错乱：上颌骨骨折段的移位必然引起咬合关系错乱。如一侧骨折段向下移位，该侧就会出现咬合早接触。上颌骨与翼突同时骨折时，由于翼内肌向下牵拉，常使后牙早接触，前牙呈开𬌗状。

（4）眶及眶周变化：上颌骨骨折时眶内及眶周常伴有组织内出血、水肿，形成特有的"眼镜症状"表现为眶周痕斑，上、下睑及球结膜下出血，或有眼球移位而出现复视。

（5）颅脑损伤。

3. 颌骨骨折治疗原则

（1）治疗时机：颌骨骨折患者应及早进行治疗。倘若合并颅脑、重要脏器或肢体严重损伤，全身情况不佳时，应首先抢救患者的生命，待全身情况稳定或好转后，再行颌骨骨折的处理。但应注意，在救治其他部位伤的同时，不能忽视与颌面外科的衔接，以免延误治疗。即使由于各种原因延误了早期治疗，也应争取时间做延期处理，防止骨折错位愈合，使后期处理复杂化。

（2）骨折治疗原则：正确的骨折复位和可靠稳定的固定，以恢复患者原有的咬合为治愈标准。

（3）功能和外形兼顾。

（4）合并软组织伤一并处理。

（5）骨折线上牙的处理：颌骨骨折治疗时常利用牙齿做骨折段的固定，应尽量保存，即使在骨折线上的牙也可考虑保留。倘若骨折线上的牙已松动、折断、龋坏、牙根裸露过多或有炎症者，应给予拔除，以防止骨折感染或并发骨髓炎。

（6）局部治疗与全身治疗相结合。

4. 颌骨复位方法

（1）手法复位：主要用于新鲜骨折且移位不大的线形骨折。方法是在局部麻醉下，用手法推动骨折段到正确的位置，如牙槽突骨折、颏部线形骨折的复位。复位后应辅助颌间固定，属于非手术治疗。

（2）牵引复位：①颌间牵引，单纯下颌骨固定4~6周（2003），上颌骨固定3~4周（2000）。上、下颌同时骨折，用颌间固定恢复咬合关系后，需将上颌骨做坚强内固定或加用颅颌固定。②颅颌牵引，主要用于上颌骨骨折（2003），被坚强内固定代替。

（3）手术切开复位：主要用于有开放性创口的骨折、闭合性颌骨复杂骨折或已有错位愈合的陈旧性骨折。

①冠状切口入路：用于面中部骨折的显露。

②睑缘下切口：眶下缘、眶底和颧骨骨折的显露，常用作辅助切口。

③耳屏前切口：颧骨、颧弓和髁突颈部骨折显露。

④下颌下切口：下颌角、髁突基部和下颌支骨折显露。

⑤局部小切口：眶下缘和颧弓骨折可采用。

⑥口内前庭沟切口：下颌骨颏部、体部和下颌角骨折。

5. 颌骨固定方法

（1）单颌固定：用于线形骨折且移位不大的骨折，包括单颌牙弓夹板固定和金属丝骨间内固定。

（2）颌间固定：指利用牙弓夹板将上、下颌单颌固定在一起的方法。是颌面外科最常使用的固定方法。优点是能使移位的骨折段保持在正常的咬合关系上愈合。单纯采用该方法治疗骨折，下颌骨一般固定4~6周，上颌骨3~4周。目前，它的作用只是在术前牵引和手术中维持咬合关系。

6. 坚固内固定　目前颌骨骨折的首选治疗方法。

**（三）颧骨及颧弓骨折**

1. 临床表现　颧骨、颧弓骨折的分类（Knight、North 提出）：①无移位骨折；②颧弓骨折；③颧骨体骨折后向内下移位，不伴转位；④向内转位的颧骨体骨折；⑤向外转位的颧骨体骨折；⑥复杂性骨折。

（1）颧面部塌陷畸形：颧骨、颧弓骨折后骨折块移位主要取决于外力作用的方向，多发生内陷移位。在伤后早期，可见颌面部塌陷，两侧不对称，随后由于局部肿胀，塌陷畸形可能被掩盖，易被误认为单纯软组织损伤。而肿胀消失后，又出现局部塌陷畸形。典型单纯的颧弓骨折亦可存在塌陷畸形。

（2）张口受限（颞肌、咬肌受压迫）。

（3）复视：颧骨构成眶外侧壁和眶下缘的大部分。颧骨骨折移位后，可因眼球移位、外展肌渗血和局部水肿及撕裂的眼下斜肌嵌入骨折线中，限制眼球运动等原因而发生复视。

（4）神经症状：眶下神经受损（麻木感），同时损伤面神经额支（眼睑闭合不全）（2015）。

（5）瘀斑：骨眶壁骨折时，眶周皮下、眼睑和结膜下出现出血性痕斑。

2．诊断　根据病史、X线检查、临床特点可诊断。

3．治疗　轻度移位、无复视、无张口受限等功能障碍，可非手术治疗，倘若有张口受限和复视，均要切开复位。

（1）单纯颧弓骨折用巾钳牵拉复位、颧弓单齿钩切开复位、口内切开复位和颞部入路。

（2）粉碎性骨折可用上颌窦填塞法。

（3）多发性陈旧性骨折采用头皮冠状切口复位固定。

**（四）骨折愈合过程**

1．骨折二期愈合

（1）血肿形成：骨折后，由于骨折部骨髓、骨膜及周围软组织中的血管断裂出血，形成血凝块。通常在伤后4～8小时即可在骨折断端之间形成血肿。

（2）血肿机化：骨折后24～72小时，骨折周围软组织的急性炎性反应不断加重，血管扩张，血浆渗出，炎症细胞浸润，出现多核粒细胞、组织细胞和肥大细胞，开始吞噬和清除坏死组织；同时骨折断端的骨膜出现增生、肥厚，成纤维细胞增殖，骨膜内层增殖出成骨细胞，与毛细血管一起向血肿内生长，使血肿逐渐机化。

（3）骨痂形成：骨折1～2周后（2015），机化的血块被纤维血管组织所替代，再沉积胶原纤维和钙盐，通过成骨细胞和多种内源性生长因子的作用，逐渐产生骨样组织和新骨，形成骨痂。

（4）骨痂改建：骨折2周后，骨样组织内不断有钙盐沉积，并逐渐钙化为坚实的骨组织，与骨折断端的骨组织连接、融合在一起。新形成的骨小梁排列很不规则，以后通过较长时间对应力作用的功能适应和骨质的吸收与改建，逐渐调整恢复到和原来骨组织一样的结构。在骨内、外骨痂和桥梁骨痂基本骨化，愈合后其强度已能够承受因肌肉收缩或外力引起的变化，即达到骨折的临床愈合，下颌骨骨折的临床愈合时间一般为6～8周（2015）。骨折固定12周，骨密度进一步增加，5～6个月后X线片上看不到骨折线，此时已达到组织学上的骨性愈合。

2．骨折一期愈合　直接愈合，X线片上没有外骨痂形成，6周骨折线基本消失。

3．牵张成骨愈合　通过截骨及程序性对截骨区施加机械牵引力，调动并激活机体自身抗损伤的再生能力，来修复骨缺损或延长骨髓。

# 第6单元　口腔颌面部肿瘤及瘤样病变

## 重点提示

本单元内容十分重要，是考试出题重点，主要的重点内容是：软组织囊肿的分类和特点，如皮样囊肿的好发部位，与表皮样囊肿的区别；颌骨囊肿要求掌握不同肿瘤的组织来源及特点。另一个重点是成釉细胞瘤，要求全面掌握，包括其组织来源、临床表现；关于鳞癌是本单元的重中之重，掌握各种癌症的临床特征及诊断治疗，这是出题重点。熟悉血管瘤的分型及临床表现。总体来说，这个部分在口腔外科学出题很多，考生需多花点时间掌握重点内容，另外对于非划定重点也应了解，以应对综合类题目。

## 考点串讲

### 一、概论

1．概念及病因　肿瘤是人体组织细胞由于内在和外界致病因素长时间作用，使细胞DNA发生突变，对细胞的生长、分裂失去控制而发生异常增生和功能失调所造成的一种疾病。

2. 致病因素

（1）外来因素：物理性因素、化学因素、生物性因素、营养因素。

（2）内在因素：神经精神因素、内分泌因素、机体免疫状态、遗传因素、基因突变。

（3）其他：年龄、地区、民族、环境、风俗、生活习惯等。

3. 临床表现

（1）良性肿瘤：良性肿瘤一般生长缓慢，能够存在几十年，重量可达数千克，如唾液腺多形性腺瘤。有的可呈间断性生长，偶尔会停止生长或发生退化，如血管瘤、脂肪瘤等。良性肿瘤的生长方式大多为膨胀性生长，体积不断增大，挤开和压迫邻近组织。外表形态多为球形，如邻近有坚实组织时，肿瘤可因受压而呈扁圆或椭圆形；肿瘤生长部位的表面如受纤维条束的阻止，肿瘤可呈分叶状。生长在颜面皮肤或口腔黏膜表面的肿瘤，常突出于皮肤或黏膜表面呈结节状或球形。良性肿瘤因有包膜，故与周围正常组织分界清楚，一般多能移动。除骨肿瘤性质较硬外，一般质地中等。如有坏死、液化则质地较软。

良性肿瘤一般无自觉症状，若压迫邻近神经，发生继发感染或恶变时，则发生疼痛。不发生淋巴转移，对患者的危害较小。但是，如果肿瘤生长在一些重要部位，如舌根、软腭等，如不及时治疗，也可发生呼吸、吞咽困难，威胁患者的生命。

（2）恶性肿瘤：生长较快，无包膜，口腔癌表现为溃疡型、外生型及浸润型，肉瘤起自深部组织，早期即边界不清、质地较硬、不能移动，可发生淋巴结转移和血行转移。

原位癌：癌初起局限于黏膜内或表层之中，称原位癌。

（3）临界瘤：肿瘤病程长，但具有局部浸润性，其生物学行为介于良、恶性之间的肿瘤，如多形性腺瘤、成釉细胞瘤。

4. 诊断（2015）　早期发现，正确诊断是根治恶性肿瘤的关键。

（1）病史采集。

（2）临床检查。

（3）影像学检查：X线检查、造影、CT、MRI、B超、放射性核素，诊断颌骨恶性肿瘤主要用$^{99m}$Tc。

（4）穿刺及细胞学检查（6号针头）。

（5）活体组织检查（活检）：从原则上说，应争取诊断与治疗一期完成；必须先行活检明确诊断者，活检时间与治疗时间应越近越好。

（6）肿瘤标志物检查。

5. 治疗原则

（1）良性肿瘤：以外科治疗为主。

（2）恶性肿瘤：根据肿瘤组织来源、生长部位、分化程度、发展速度、临床分期、患者机体状况选择适当的治疗方法。

（3）严格"无瘤"操作：①保证切除手术在正常组织内进行；②避免切破肿瘤，污染手术野；③防止挤压瘤体；④应行整体切除，不宜分块挖出；⑤对肿瘤外露部分应以纱布覆盖、缝包，表面溃疡者可采用电灼或化学药物处理，避免手术过程中污染种植；⑥缝合前应用大量低渗盐水及化学药物做冲洗湿敷；⑦创口缝合时必须更换手套及器械；⑧可用电刀，也可手术中及术后应用静脉或区域性动脉注射化学治疗药物；⑨辅以电灼、冷冻、激光、局部注射抗癌药物或放射治疗。

（4）肿瘤对放射线敏感程度：①敏感，见于恶性淋巴瘤、浆细胞肉瘤、未分化癌、淋巴上皮癌、尤因肉瘤；②中度敏感，见于鳞癌、基底细胞癌；③不敏感，见于骨肉瘤、纤维肉瘤、肌肉瘤、腺癌、脂肪肉瘤、恶性黑色素瘤。

（5）低温治疗是口腔黏膜恶性黑色素瘤原发病灶首选的治疗方法。

## 二、软组织囊肿

1. **分类**　唾液腺囊肿（黏液腺囊肿、舌下腺囊肿、腮腺囊肿等）、皮脂腺囊肿、皮样囊肿、甲状舌管囊肿、鳃裂囊肿。

2. **病因**

（1）皮脂腺囊肿：主要因皮脂腺排泄管阻塞，皮脂腺囊状上皮被逐渐增多的内容物膨胀而形成的潴留性囊肿。囊内为白色凝乳状皮脂腺分泌物。

（2）皮样囊肿或表皮样囊肿：胚胎发育时期遗留于组织中的上皮细胞发展而形成囊肿；后者也可以由于损伤、手术使上皮细胞植入而形成。

（3）甲状舌管囊肿：甲状舌管未退化引起。

（4）鳃裂囊肿：鳃裂未退化引起。

3. **临床表现**

（1）皮脂腺囊肿：常见于面部，小的如豆，大则可至小柑橘样。囊肿位于皮内，并向皮肤表面突出。囊壁与皮肤紧密粘连，中央可有一个小色素点。临床上可根据这个主要特征与表皮样囊肿做鉴别。

皮脂腺囊肿发生缓慢，呈圆形，与周围组织界线明显，质地软，无压痛，可以活动。一般无自觉症状，如继发感染时可有疼痛、化脓。此类囊肿可能发生恶变——皮脂腺癌。

（2）皮样囊肿或表皮样囊肿：皮样囊肿或表皮样囊肿多见于儿童及青年。皮样囊肿好发于口底、颏下，表皮样囊肿好发于眼睑、额、鼻、眶外侧、耳下等部位。生长缓慢，呈圆形。皮样囊肿常位于黏膜或皮下较深的部位或口底诸肌之间。囊膜表面的黏膜或皮肤光滑，囊肿与周围组织、皮肤或黏膜均无粘连，触诊时囊肿坚韧而有弹性，似面团样。

皮样囊肿或表皮样囊肿一般无自觉症状，但位于口底正中，下颌舌骨肌、颏舌骨肌或颏舌肌以上的囊肿，则多向口内发展。囊肿体积增大时可将舌推向上方，使舌体抬高，影响言语，甚至发生吞咽（2000，2002）和呼吸功能障碍；位于下颌舌骨肌或颏舌骨肌以下者，则主要向颏部发展。

皮样囊肿的诊断除根据病史及临床表现外，穿刺检查可抽出乳白色豆渣样分泌物，有时大体标本可见毛发（2014）。在镜下可见有脱落的上皮细胞、毛囊和皮脂腺等结构。

（3）甲状舌管囊肿：甲状舌管囊肿多见于1～10岁的儿童，亦可见于成年人。囊肿可发生于颈正中线，自舌盲孔至胸骨切迹间的任何部位，但以舌骨上下部为最常见。囊肿生长缓慢，呈圆形，临床上常见者多如核桃大，位于颈正中部位，有时微偏一侧，质软，边界清楚，与表面皮肤及周围组织无粘连。位于舌骨以下的囊肿，舌骨体与囊肿之间可能扪及坚韧的条索与舌骨体粘连，故可随吞咽及伸舌等动作而移动。患者多无自觉症状。若囊肿发生于舌盲孔下面或前后部，可使舌根部肿胀，发生吞咽、言语及呼吸功能障碍。囊肿可以经过舌盲孔与口腔相通而继发感染。囊肿感染自行破溃或误诊为脓肿行切开引流，则形成甲状舌管瘘（2015）。亦可见出生后即存在的原发瘘。甲状舌管瘘如长期不治，还可发生癌变。

甲状舌管囊肿的诊断可根据其部位和随吞咽移动等而做出。有时穿刺检查可抽出透明、微浑浊的黄色稀薄或黏稠性液体。对甲状舌管瘘还可行碘油造影以明确其瘘管行径。

（4）鳃裂囊肿：鳃裂囊肿可发生于任何年龄，但常见于20～50岁；临床上最多见的是第二鳃裂来源的鳃裂囊肿；其次为第一鳃裂来源；第三鳃裂、第四鳃裂来源的则比较少见。

第二鳃裂囊肿常位于颈上部，大多在舌骨水平，胸锁乳突肌上1/3 前缘附近。有时附着于颈动脉鞘的后部或自颈内、外动脉分叉之间突向咽侧壁。囊肿表面光滑，但有时呈分叶状。肿块大小不定，生长缓慢，患者无自觉症状，如发生上呼吸道感染后可骤然增大，则感觉不适。若有继发感染，可伴发疼痛，并放射至腮腺区。触诊时肿块质地软，有波动感，但无搏动，此可与颈动脉体瘤相区别。鳃裂囊肿穿破后，可以长期不愈，形成鳃裂瘘；先天未闭合者，称原发性鳃裂瘘。前者常为不完全瘘，即有外口而无内口；后者常为完全瘘即有内口也有外口。第二鳃裂的内口系通向咽侧壁，因在胚胎时第二咽囊形成扁桃体窝。原发性第二鳃裂瘘外口一般多位于颈中上1/3，胸锁乳突肌前缘处。

鳃裂囊肿可根据病史、临床表现及穿刺检查做出诊断。做穿刺抽吸时，可见有黄色或棕色的、清亮的、含或不含胆固醇的液体。鳃裂瘘时可有黏液样分泌物（第一鳃裂瘘可伴有皮脂样分泌物）溢出。行造影检查可以明确其瘘管走向，协助诊断。

鳃裂囊肿可以恶变或在囊壁上查到原位癌。原发性鳃裂癌极为罕见，只有在排除任何转移癌的可能性后，才能诊断为鳃裂癌。

4. 诊断　根据发生部位、临床表现可做出诊断。

5. 治疗原则

（1）皮脂腺囊肿：在局部麻醉下手术切除。沿颜面部皮纹方向做梭形切口，应切除包括与囊壁粘连的皮肤。切开皮肤后锐性分离囊壁，将囊肿全部摘除，然后缝合。如囊肿并发感染时，应切开排出脓液和豆渣样物质，并用中药（七三丹或八二丹）或苯酚等腐蚀剂烧灼囊腔，待囊壁腐蚀脱落后多可愈合。

（2）皮样囊肿或表皮样囊肿：手术摘除。在口底下颌舌骨肌，特别是颏舌骨肌或颏舌肌以上的囊肿，应在口底黏膜上做弧形切口，切开黏膜，显露囊壁。因囊壁较厚，故可用手指或钝器分离囊肿，完整摘除；如囊肿位下颌舌骨肌以下，则应在颏下部皮肤上做切口。囊肿被摘除后，分层缝合创口。颜面部表皮样囊肿，应沿皮纹在囊肿皮肤上做切口，切开皮肤及皮下组织，显露囊壁，然后将囊肿与周围组织分离，完整摘除，分层缝合。

（3）甲状舌管囊肿：手术彻底切除囊肿或瘘管，一般还应将舌骨中份一并切除。

（4）鳃裂囊肿：根治的方法是手术彻底切除，如遗留有残存组织，可导致复发。做第二鳃裂囊肿或瘘手术时应慎勿损伤副神经；行第一鳃裂囊肿或瘘手术时应特别注意保护面神经。

## 三、颌骨囊肿

1. 分类、病因及临床表现

（1）牙源性颌骨囊肿

1）根尖周囊肿（2003）。

①病因：根尖肉芽肿慢性炎症刺激，增生上皮团中央液化变性，周围组织液渗出、形成囊肿。

②临床表现：上前牙区多见，伴深龋、残根等，早期无症状，缓慢长大，骨质破坏，乒乓球样感，合并感染时疼痛，穿刺抽出淡黄色囊液。

2）始基囊肿。

①病因：成釉器星网状层变性，并有液体渗出（2000）。

②临床表现：好发于下颌第三磨牙区及下颌支部。青少年多见。初期无自觉症状。骨质逐渐向周围膨胀，则形成面部畸形。

3）含牙囊肿（2012）。

①病因：牙冠或牙根形成后，在缩余釉上皮与牙冠间出现液体渗出而形成。囊壁内有牙源性上皮岛。

②临床表现：好发于10～39岁，男性多于女性，好发于下颌第三磨牙区，其次是上颌尖牙区，生长缓慢，无自觉症状的颌骨膨胀性生长，X线检查见囊壁包裹未萌出的牙齿（2003）。穿刺有草黄色囊液。

4）牙源性角化囊性瘤。

①病因：牙胚或牙板残余，较薄的复层鳞状上皮，囊壁内有微小子囊（2013）或上皮岛。

②临床表现：好发于10～29岁，男性多于女性，下颌第三磨牙区及下颌支部好发，生长缓慢，1/3角化囊性瘤向舌侧膨胀，并穿破舌侧骨壁。上颌可侵袭上颌窦。牙发生倾斜移位。穿刺物为皮质样物质，X线片见圆形或卵圆透光区，单房或多房。易复发，可癌变。

5）痣样基底细胞癌综合征：多发性角化囊性瘤，伴皮肤基底细胞痣，分叉肋、眼距增宽、颅骨异常、小脑镰钙化等症状。

（2）非牙源性囊肿：多见于青少年。可发生于面部的不同部位。其症状与牙源性囊肿大致相似，主要表现为颌骨骨质的膨胀。根据不同部位可出现相应的局部症状。

①球上颌囊肿：发生于上颌侧切牙与尖牙之间，牙常被排挤而移位。X线片上显示囊肿阴影在牙根之间，而不在根尖部位。牙无龋坏变色，牙髓均有活力。

②鼻腭囊肿：位于切牙管内或附近（来自切牙管残余上皮）。X线片上可见切牙管扩大的囊肿阴影。

③正中囊肿：位于切牙孔之后，腭中缝的任何部位。X线片上可见缝间有圆形囊肿阴影，亦可发生于下颌正中线处。

④鼻唇囊肿：位于上唇底和鼻前庭内。可能来自鼻泪管上皮残余。囊肿在骨质的表面。X线片上骨质无破坏现象。在口腔前庭外侧可打出囊肿的存在。

上述囊肿主要凭借特定的部位及与牙的关系，借以与牙源性囊肿相鉴别。

2．诊断　根据病史及临床表现可以诊断。穿刺角化囊性瘤可见黄、白色角蛋白样物质。根端囊肿可发现深龋、残根或死髓牙。

3．治疗原则　外科手术摘除。切口充分显露手术野，注意彻底清除囊壁。角化囊性瘤容易复发，刮除囊壁后用苯酚或硝酸银等腐蚀剂涂搽骨床，或加用冷冻疗法，消灭子囊。如病变范围较大，可考虑连同下颌骨一起切除，立即植骨。

## 四、牙龈瘤

1．分类及病因

（1）来源于牙周膜及颌骨牙槽突结缔组织。与机械刺激、损伤及慢性炎症刺激、内分泌有关。根据病理结构不同，可分为巨细胞性牙龈瘤、纤维性牙龈瘤和血管性牙龈瘤。

（2）巨细胞性牙龈瘤主要由肉芽组织所构成，其中含有较多的炎症细胞及毛细血管，纤维组织较少，血管壁为单层内皮细胞所构成。

（3）纤维性牙龈瘤含有较多的纤维组织和成纤维细胞。肿块颜色较淡，与正常牙龈颜色无大差别，表面光滑，不易出血。

（4）血管性牙龈瘤血管特多，颇似血管瘤。血管间的纤维组织可有水肿及黏液性变。损伤后极易出血。妊娠性牙龈瘤多属此类。

2．临床表现　牙龈瘤女性多见，以青年及中年人为常见。多发生于牙龈乳头部。位于唇、颊侧者较舌、腭侧者多。最常见的部位是前磨牙区。肿块较局限，呈圆球或椭圆形，有时呈分叶状，大小不一，直径由几毫米至数厘米。肿块有的有蒂如息肉状；有的无蒂，基底宽广。一般生长较慢，但在女性妊娠期可能迅速增大，较大的肿块可以遮盖一部分牙及牙槽突，表面可见牙压痕，易被咬伤而发生溃痛、伴发感染。随着肿块的增长，可以破坏牙槽骨壁；X线片可见骨质吸收、牙周膜增宽的阴影。牙可能松动、移位。

3．诊断　根据临床表现和病理诊断可以确诊。

4．治疗原则　可在局部麻醉下手术切除。切除必须彻底，否则易复发。一般应将病变所波及的牙同时拔除。手术时，应在围绕病变蒂周的正常组织上做切口，将肿块完全切除，拔除波及的牙，并用刮匙或骨钳将病变波及的牙周膜、骨膜及邻近的骨组织去除，将创面缝合。如果创面较大不能缝合时，可用碘仿纱条覆盖或在创面上用牙周塞治剂保护。近年来，除手术治疗外，采用平阳霉素等硬化剂治疗也取得不错效果。

## 五、血管瘤与脉管畸形

1．分类及命名

（1）血管瘤。

（2）脉管畸形：微静脉畸形、静脉畸形、动静脉畸形、淋巴管畸形、混合畸形。

2. 临床表现

（1）血管瘤：自发性消退，病程分增生期、消退期、消退完成期三期。最初毛细血管扩张，迅即变红斑并高出皮肤，高低不平呈草莓状，婴儿4周后快速生长，一般1年进入静止消退期。消退缓慢，遗留色素沉着。

（2）静脉畸形（海绵状血管瘤）：静脉畸形好发于颊、颈、眼睑、唇、舌或口底部。位置深浅不一，如果位置较深，则皮肤或黏膜颜色正常；表浅病损则呈现蓝色或紫色。边界不太清楚，扪之柔软，可以被压缩，有时可扪到静脉石（2015）。当头低位时，病损区则充血膨大；恢复正常位置后，肿胀亦随之缩小，恢复原状，此称为体位移动试验阳性（2005，2016）。一般无自觉症状。如继续发展、长大时，可引起颜面、唇、舌等畸形及功能障碍。若发生继发感染，则可引起疼痛、肿胀、表面皮肤或黏膜溃疡，并有出血的危险。

（3）微静脉畸形（葡萄酒色斑）：多发于颜面部皮肤，常沿三叉神经分布区分布。口腔黏膜较少。呈鲜红或紫红色，与皮肤表面平，周界清楚。其外形不规则，大小不一，从小的斑点到数厘米，大的可以扩展到一侧面部或越过中线到对侧。以手指压迫病损，表面颜色退去；解除压力后，血液立即又充满病损区，恢复原有大小和色泽。

（4）动静脉畸形（蔓状血管瘤）：动静脉畸形多见于成年人，幼儿少见。常发生于颞浅动脉所在的颞部或头皮下组织中。病损高起呈念珠状，表面强度较正常皮肤为高。患者可能自己感觉到搏动；扪诊有震颤感，听诊有吹风样杂音。若将供血的动脉全部压闭，则病损区的搏动和杂音消失。肿瘤可侵蚀基底的骨质，也可突入皮肤，使其变薄，甚至坏死出血。

（5）淋巴管畸形：常见于儿童及青年，好发于舌、唇、颊及颈部。微囊型皮肤黏膜上呈现孤立或多发散在小圆形囊性结节状或点状病损，无色，柔软，无压缩性，边界不清楚。大囊型主要发生于锁骨上区，一般呈多房性，彼此间隔，内有透明、淡黄色水样液体，大小不一，色泽正常，扪诊柔软，有波动感，体位移动试验呈阴性，透光试验呈阳性。

（6）混合型脉管畸形：存在一种类型以上的脉管畸形时都可称为混合型脉管畸形。如前述的微静脉畸形与淋巴微囊型畸形并存；动静脉畸形伴发局限性微静脉畸形；自然，静脉畸形也可与淋巴管大囊型畸形同时存在。

3. 诊断　位置较深的血管瘤或血管畸形可以借助体位移动试验和穿刺确定，对动静脉畸形以及深层组织内的静脉畸形、大囊型淋巴管畸形可采用超声、造影或磁共振检查协助诊断。

4. 治疗原则　根据病损类型、位置及患者的年龄等因素决定。婴儿或儿童时期血管瘤对激素治疗敏感。血管畸形对激素治疗不敏感，一般手术治疗。静脉畸形可用3%鱼肝油酸钠或其他血管硬化剂行病损腔内注射。面部微静脉畸形采用激光治疗较好。动静脉畸形主要采用手术治疗。颌骨中心性血管畸形现在倾向介入治疗。淋巴管畸形主要采用手术治疗。

## 六、成釉细胞瘤

1. 病因　组织来源：①釉质器或牙板上皮（主要）（2002，2003）；②牙周膜内上皮残余或口腔黏膜基底细胞；③始基或含牙囊肿发展而来。剖面实性或囊性，囊腔内含黄色囊液。镜下见肿瘤细胞大小不同，团状或条索状，分散于结缔组织内。边缘为单层高柱状细胞，中央为星网状细胞。属于临界瘤。

2. 临床表现　多发生于成年人。男、女发病无明显差别。下颌骨比上颌骨多。成釉细胞瘤除发生于颌骨外，极少数可发生在胫骨或脑垂体内。成釉细胞瘤多发生于青壮年。以下颌体及下颌角部为常见。生长缓慢，初期无自觉症状；逐渐发展可使颌骨膨大，造成畸形，左、右面部不对称。如肿瘤侵犯牙槽突时，可使牙松动、移位或脱落；肿瘤继续增大时，使颌骨外板变薄，甚至吸收，这时肿瘤可以侵入软组织内。由于肿瘤的侵犯，可以影响下颌骨的运动度，甚至可能发生吞咽、咀嚼和呼吸障碍。肿瘤表面常见有被对牙合牙造成的压痕，如果咀嚼时发生溃疡，可能造成继发性感染而化脓、溃烂、疼痛。当肿瘤压迫下牙槽神经时，患侧下唇及颊部可能感觉麻木不适。如肿瘤发展很大，骨质破坏较多，还可能发生病理性骨折。上颌骨的成釉细胞瘤较少，当其增大时，可能波及鼻腔，发生鼻阻塞。侵入上颌窦波及眼眶、鼻泪管时可使眼球移位、突出及流泪。若向口腔发展时可使殆错乱。

3．诊断　根据病史、临床表现和 X 线可做出初步诊断。成釉细胞瘤的典型 X 线表现：早期呈蜂房状，以后形成多房性囊肿样阴影，周围囊壁边缘常不整齐、呈半月形切迹。在囊内的牙根尖有不规则吸收现象，呈燕尾状（2003，2015，2016）。

4．治疗原则　主要为手术治疗。对较小的肿瘤可行下颌骨方块切除，以保存下颌骨的连续性；对较大的肿瘤应将病变的颌骨整块切除，以保证手术后不再复发。下颌骨部分切除后，可采用立即植骨，如口腔有继发感染或软组织不够时，可选用血管吻合，血液循环重建的组织移植术，或用克氏钢针及其他生物材料如钛板固定残端，以保持缺隙，后期再行植骨手术（2014，2016）。

对于囊性（壁性）成釉细胞瘤可采用开窗减压术，但应严密随访。

如手术前不能与颌骨囊肿或其他牙源性肿瘤鉴别，可于手术时做冷冻切片检查，以明确诊断。如有恶性变时，应按恶性肿瘤手术原则处理。

## 七、鳞状细胞癌（2015）

1．分类　按发病部位不同可分为舌癌、牙龈癌、颊黏膜癌、腭癌、口底癌、唇癌、上颌窦癌、口咽癌（2015）等。按照病理分化程度，鳞状细胞癌一般可分为三级：Ⅰ级分化较好，Ⅲ级分化最差；未分化癌的恶性程度最高。

2．病因　环境因素（紫外线和电离辐射），生活因素（吸烟、饮酒、嚼槟榔、营养不良），口腔卫生因素（局部长期不良刺激、口腔卫生差、病毒感染、黏膜病变）等。

3．临床病理　鳞状上皮增殖而成，增殖上皮侵入结缔组织，形成癌巢，癌巢角化则形成癌珠（2014）。不角化则恶性度较高。

4．临床表现

（1）舌癌：最常见口腔癌，舌癌多发生于舌缘，其次为舌尖、舌背。常为溃疡型或浸润型。一般恶性程度较高，生长快，浸润性较强，常波及舌肌，致舌运动受限。有时说话、进食及吞咽均发生困难。晚期舌癌可蔓延至口底及下颌骨，使全舌固定；向后发展可以侵犯腭舌弓及扁桃体。如有继发感染或侵犯舌根常发生剧烈疼痛，疼痛可反射至耳颞部及整个同侧的头面部（2015）。

舌癌常发生早期颈淋巴结转移，且转移率较高（2015），因舌体具有丰富的淋巴管和血液循环，加上舌的机械运动频繁，这些都是促使舌癌转移的因素。舌癌的颈淋巴结转移常在一侧，如发生于舌背或越过舌体中线的舌癌可以向对侧颈淋巴结转移；位于舌前部的癌多向下颌下淋巴结及颈深淋巴结上、中群转移；舌尖部癌可以转移至颏下淋巴结或直接至颈深中群淋巴结（2015）。此外，舌癌可发生远处转移，一般多转移至肺部。

（2）牙龈癌：口腔鳞状细胞癌构成比中居第一或第三位。如将上牙龈与下牙龈分开计算，则下牙龈癌居第三位，上牙龈癌居第五位。下牙龈癌较上牙龈癌为多见。男性多于女性。牙龈癌多为分化度较高的鳞状细胞癌，生长较慢，以溃疡型为最多见。早期向牙槽突及颌骨浸润，使骨质破坏，引起牙松动和疼痛。上牙龈癌可侵入上颌窦及腭部；下牙龈癌可侵及口底及颊部，如向后发展到磨牙后区及咽部时，可引起张口困难。下牙龈癌比上牙龈癌淋巴结转移早，同时也较多见。下牙龈癌多转移到患侧下颌下淋巴结及颏下淋巴结，以后到颈深淋巴结；上牙龈癌则转移到患侧下颌下淋巴结及颈深淋巴结。远处转移比较少见。

（3）颊癌：在口腔癌中居第二或第三位。多为分化中等的鳞状细胞癌，少数为腺癌及恶性多形性腺瘤。颊黏膜癌的区域，按UICC的规定应在上下颊沟之间，翼下颌韧带之前，并包括唇内侧黏膜。颊黏膜癌常发生于磨牙区附近，呈溃疡型或外生型，生长较快，向深层浸润。穿过颊肌及皮肤，可发生溃破，亦可蔓延至上、下牙龈及颌骨。如向后发展可波及软腭及翼下颌韧带，引起张口困难。

颊黏膜鳞癌常转移至下颌下淋巴结及颈深上淋巴结，有时也可转移至腮腺淋巴结，远处转移较少见。

（4）口底癌：指原发于口底黏膜的癌，与来自舌下腺的癌应有所区别。我国口底癌较少见（2013）。早期常发生于舌系带的一侧或中线两侧，多为中度分化的鳞状细胞癌。生长于口底前部者，其恶性程度较后部为低。早期鳞状细胞癌常为溃疡型，以后向深层组织浸润，发生疼痛、口涎增多、舌运动受限，并有吞咽困难及语言障碍。口底癌可向周围邻近组织蔓延，侵犯到舌体、咽前柱、牙龈、下颌骨、舌下腺、下颌下腺导管及下颌下腺，或穿过肌层进入颏下及下颌下区。口底癌常早期发生淋巴结转移，转移率仅次于舌癌，一般转移至颏下淋巴结、下颌下淋巴结及颈深淋巴结，但大都先有下颌下区转移，以后转移到颈深淋巴结，并常发生双侧颈淋巴结转移。

（5）唇癌：唇癌主要为鳞状细胞癌，腺癌很少见。多发生于下唇，常发生于下唇中外1/3 间的唇红缘部黏膜。早期为疱疹状结痂的肿块或局部黏膜增厚，随后出现火山口状溃疡或菜花状肿块。唇癌生长较慢，一般无自觉症状，以后肿瘤向周围皮肤及黏膜扩散，同时向深部肌组织浸润；晚期可波及口腔前庭及颌骨。下唇癌常向颏下淋巴结及下颌下淋巴结转移；而上唇癌则向耳前淋巴结、下颌下淋巴结及颈淋巴结转移。上唇癌的转移较下唇早，并较多见。唇癌的转移一般较其他口腔癌为少见，且转移时间较迟。

5. 诊断　根据临床表现结合病理检查结果可确诊。

6. 治疗原则　以外科为主的综合序列治疗（2013，2014），扩大切除，颈淋巴结清扫，术后配合放射治疗、化学治疗。

7. 预后　与分化程度、生长部位、组织来源有关。

# 第7单元　唾液腺疾病

## 重点提示

本单元内容是口腔颌面外科学的考试重点，需要重点掌握如急、慢性腮腺炎的病因及特点；下颌下腺多发涎石病的原因及临床表现；涎瘘的定义；熟悉舌下腺囊肿、黏液囊肿、多形性腺瘤的特点。总体来说，这个部分在口腔外科学领域有其特殊性，考试也应特别重视。

## 考点串讲

### 一、急性化脓性腮腺炎

1. 病因　常见病原菌是金黄色葡萄球菌。严重的全身疾病（脓毒血症、急性传染病等），严重的代谢紊乱（腹部大手术），腮腺区损伤及邻近组织急性炎症的扩散等。

2. 临床表现　常单侧腮腺受累，早期症状轻微，腮腺区轻微疼痛、肿大、压痛，导管口轻度红肿、疼痛。而后进入化脓、腺体组织坏死期，疼痛加剧，腮腺区以耳垂为中心肿胀更明显，耳垂抬起。进一步发展，炎症扩散至腮腺周围组织，伴发蜂窝织炎。皮肤发红、水肿，硬性浸润，触痛明显。按摩腺体有脓液自导管口流出，全身中毒症状明显。

3. 诊断　依靠病史及临床检查，不宜腮腺造影（以防感染扩散）。

4. 治疗原则

（1）针对发病原因，纠正脱水及电解质紊乱，维持体液平衡，必要时静脉输入复方氨基酸等以提高机体抵抗力。

（2）选用有效抗生素，可及早应用大剂量青霉素或适量头孢菌素等抗革兰阳性球菌的抗生素，并从腮腺导管口取脓性分泌物做细菌培养及药物敏感试验，选用最敏感的抗生素。

（3）非手术治疗，如热敷、理疗、外敷等。

（4）切开引流。

①指征：局部有凹陷性水肿；局部有跳痛并局限性压痛点，穿刺出脓液；导管口有脓液排出；全身感染中毒症状明显。

②方法：局部浸润麻醉。在耳前及下颌支后缘处从耳屏往下至下颌角做切口，切开皮肤、皮下组织及腮腺咬肌筋膜。脓液积聚于筋膜下者，即可得到引流。如无脓液溢出，可用血管钳插入腮腺实质的脓腔中引流脓液。因常为多发性脓肿，应注意向不同方向分离，分开各个腺小叶的脓腔。冲洗后置橡皮引流条，以后每日用生理盐水冲洗，更换引流条。

如脓液已穿破腮腺咬肌筋膜达皮下时，可在波动明显处切开。如果脓肿扩散至其他间隙，应补做附加切口引流。

## 二、慢性复发性腮腺炎

**1. 病因**

（1）儿童：先天性发育异常；自身免疫功能异常；细菌逆行感染。

（2）成年人：由儿童复发性腮腺炎迁延不愈发展而来。

**2. 临床表现**　儿童复发性腮腺炎发病年龄自婴幼儿至 15 岁均可发生，以 5 岁左右最为常见。男性稍多于女性，发病可突发，也可逐渐发生。腮腺反复肿胀，伴不适，肿胀不如流行性腮腺炎明显，仅有轻度水肿，皮肤可潮红。个别患儿表现为腮腺肿块，多为炎性浸润块。挤压腺体可见导管口有脓液或胶状液体溢出，少数有脓肿形成。大多数持续 1 周左右。静止期多无不适，检查腮腺分泌液偶有浑浊。间隔数周或数月发作一次不等。年龄越小，间隔时间越短，越易复发。随着年龄的增长，间歇时间延长，持续时间缩短（2005）。

**3. 诊断**　主要根据临床表现及腮腺造影诊断。患儿双侧或单侧腮腺反复肿胀，导管口有脓液或胶冻样分泌物。随年龄增长，发作次数减少，症状减轻，大多在青春期后痊愈。腮腺造影显示末梢导管呈点状、球状扩张，排空迟缓，主导管及腺内导管无明显异常。临床表现为单侧腮腺肿胀者，做双侧腮腺造影，约50%的患者可见双侧腮腺末梢导管点状扩张（2013，2014），故应常规做双侧腮腺造影（2014）。

**4. 治疗原则**　复发性腮腺炎具有自愈性，因此，以增强抵抗力、防止继发感染，减少发作为原则。嘱患者多饮水，每天按摩腺体以帮助排空唾液，用淡盐水漱口，保持口腔卫生。咀嚼无糖口香糖，刺激唾液分泌。若有急性炎症表现，可用抗生素。腮腺造影本身对复发性腮腺炎也有一定的治疗作用。复发频繁者可肌内注射胸腺素，调节免疫功能。

## 三、慢性阻塞性腮腺炎

**1. 病因**　局部原因造成导管狭窄，如第三磨牙萌出时咬伤导管口黏膜；不良义齿修复后致导管口、颊黏膜损伤，从而导致瘢痕形成等。导管扩张、腺泡萎缩、导管腔内分泌物潴留是慢性阻塞性腮腺炎的主要病理特征。

**2. 临床表现**　男性发病略多于女性，大多发生于中年。多为单侧受累，也可为双侧。患者常不明确起病时间，多因腮腺反复肿胀而就诊。约 50%的患者肿胀与进食有关；发作次数变异较大，多者每次进食都肿胀，少者一年内很少发作。大多数患者平均每个月发作 1 次以上。发作时伴有轻微疼痛，这是因为进食时唾液分泌增加并黏稠，排出受阻所致。有的患者腮腺肿胀与进食无明确关系，晨起感腮腺区发胀，自己稍加按摩后即有"咸味"液体自导管口流出，随之局部感到松快。

临床检查腮腺稍增大，能扪到肿大的腮腺轮廓，中等硬度，轻微压痛。导管口轻微红肿，挤压腮腺可从导管口流出浑浊的雪花样或黏稠的蛋清样唾液，有时可见黏液栓子。病程较久者，可在颊黏膜下扪及粗硬、呈条索状的腮腺导管。

**3. 诊断**　主要根据临床表现及腮腺造影诊断。患者有进食时腮腺肿胀史，挤压腺体，腮腺导管口流出浑浊液体。有时在颊部可触及条索状导管。腮腺造影显示主导管、叶间导管、小叶间导管部分狭窄、部分扩张，呈腊肠样改变。部分患者伴有"点状扩张"，但均为先有主导管扩张，延及叶间导管、小叶间导管后，才出现"点状扩张"。

4. 治疗原则　阻塞性腮腺炎多由局部原因引起，故以去除病因为主。有涎石者，先去除涎石。导管口狭窄者，可用钝头探针插入导管内，先用较细者，再用较粗者逐步扩张导管口。也可向导管内注入药物，如碘化油、抗生素等，具有一定的抑菌或抗菌作用。也可用其他的非手术治疗，包括自后向前按摩腮腺，以促使分泌物排出；咀嚼无糖口香糖或含维生素 C 片，促使唾液分泌。用温热盐水漱口，有抑菌作用，减少腺体逆行性感染。经上述治疗无效者，可考虑手术治疗。无效可考虑手术，包括导管结扎术和保存面神经的腮腺腺叶摘除术。

## 四、涎石病及下颌下腺炎

1. 病因　80%的涎石病发生于下颌下腺，其次是腮腺，偶见于小涎腺。涎石病好发于下颌下腺的原因：①下颌下腺为混合腺体，分泌液黏稠，钙含量高；②下颌下腺导管自下而上，分泌液逆重力流动；③导管长并弯曲，液体易于淤滞（2005）。

2. 临床表现（2016）　涎石病患者性别无明显差异，可见于任何年龄，但以 20～40 岁的中、青年为多见。病期短者数日，长者数年甚至数十年。小的涎石一般不造成唾液腺导管阻塞，无任何症状。导管阻塞时则可出现排唾液障碍及继发感染的一系列症状及体征：①进食时，腺体肿大，患者自觉胀感及疼痛；有时疼痛剧烈，呈针刺样，称为"涎绞痛"。可伴同侧舌或舌尖痛，并放射至耳颞部或颈部。停止进食后不久，腺体自行复原，疼痛亦随之消失。但有些阻塞严重的患者，腺体肿胀可持续数小时、数天，甚至不能完全消退。②导管口黏膜红肿，挤压腺体可见少许脓性分泌物自导管口溢出。③导管内的涎石，双手触诊常可触及硬块，并有压痛。压痛部的口腔黏膜下有炎性浸润。④涎石阻塞引起腺体继发感染，并反复发作。下颌下腺因包膜不完整，组织疏松，炎症扩散到邻近组织，可引起下颌下间隙感染。有的患者导管阻塞症状不明显，一开始即表现为下颌下或舌下区的急性炎症。

慢性下颌下腺炎患者的临床症状较轻，促使患者就医的主要原因是进食时的反复肿胀，疼痛症状并不重。检查腺体呈硬结性肿块，导管口可有脓性或黏液脓性唾液流出。

3. 诊断　根据进食时下颌下腺肿胀及伴发疼痛的特点，导管口溢脓及双手触诊可扪及导管内结石等，临床可诊断下颌下腺涎石并发下颌下腺炎。确诊应做 X 线摄片检查（2014），下颌下腺涎石投照下颌横断殆片及下颌下腺侧位片，前者适用于下颌下腺导管较前部的涎石，后者适用于下颌下腺导管后部及腺体内的涎石。钙化程度低的涎石，即所谓阴性涎石，在 X 线片上难以显示。在急性炎症消退后，可用唾液腺造影检查，涎石所在处表现为圆形、卵圆形或梭形充盈缺损。对于已确诊为涎石病者，不做唾液腺造影，以免将涎石推向导管后部或腺体内。

4. 治疗原则　目的：去除结石，消除阻塞因素。尽最大可能保留下颌下腺，不能保留者及时将病灶清除。

（1）非手术治疗。

（2）切开取石：适用于能扪及、相当于下颌第二磨牙以前部位的涎石，无下颌下腺反复感染史，腺体尚未纤维化、功能尚存者。

（3）腺体摘除术：适用于涎石位于下颌下腺内或下颌下腺导管后部，腺门部的涎石，腺体功能丧失者。

（4）其他治疗方法：碎石机、激光碎石。

## 五、涎瘘

1. 病因　腮腺最常见（2015），主要病因为损伤，化脓性感染少见。

2. 临床表现

（1）腺体瘘：腺体皮肤小的点状瘘孔，瘘管腺端通向一个或多个腺小叶的分泌管，瘘口有清亮唾液流出。瘘口周围皮肤潮红，湿疹糜烂，口腔内导管流出的唾液尚正常。

（2）导管瘘：可分为完全瘘，即唾液经瘘口完全流向面部；不完全瘘，即导管虽破裂，但未完全断离，仍有部分唾液流入口内。瘘口有清亮唾液流出，继发感染时可浑浊。瘘口周围皮肤潮红，湿疹糜烂。

3. 诊断　根据病史和临床表现即可诊断。不完全断裂可用1%亚甲蓝导管注射观察损伤部位，需要更明确时可以行腮腺造影。

4. 治疗原则　分泌量少，直接加压包扎，失败者需行瘘管封闭术。新鲜导管断裂伤可做导管端-端吻合术，接近口腔可行导管改道术，不能改道则利用口腔黏膜行导管再造术。若腺体为慢性炎症，其他手术方式失败，则可考虑行腮腺摘除术。

## 六、舌下腺囊肿

1. 病因　导管损伤造成外渗性黏液囊肿（无上皮衬里）或导管阻塞引起潴留性黏液囊肿。

2. 临床表现　最常见于青少年，临床上可分为3种类型。

（1）单纯型（2015）：为典型的舌下腺囊肿表现，占舌下腺囊肿的大多数。囊肿位于下颌舌骨肌以上的舌下区，由于囊壁菲薄并紧贴口底黏膜，囊肿呈浅紫蓝色，扪之柔软、有波动感。囊肿常位于口底的一侧，有时可扩展至对侧，较大的囊肿可将舌抬起，状似"重舌"。囊肿因创伤而破裂后，流出黏稠而略带黄色或蛋清样液体，囊肿暂时消失。数日后创口愈合，囊肿又长大如前。囊肿发展很大时，可引起吞咽、言语及呼吸困难。

（2）口外型：又称潜突型。囊肿主要表现为下颌下区肿物，而口底囊肿表现不明显。触诊柔软，与皮肤无粘连，不可压缩，低头时因重力关系，肿物稍有增大。穿刺可抽出蛋清样黏稠液体。

（3）哑铃型：为上述两种类型的混合，即在口内舌下区及口外下颌下区均可见囊性肿物。

3. 诊断　根据病史和临床表现可做出诊断。

4. 治疗原则（2014）　根治舌下腺囊肿的方法是切除舌下腺，残留部分囊壁不致造成复发。对于口外型舌下腺囊肿，可全部切除舌下腺后，将囊腔内的囊液吸净，在下颌下区加压包扎，而不必在下颌下区做切口摘除囊肿。对全身情况不能耐受舌下腺切除的患者及患儿，可做简单的成形性囊肿切开术，即袋形缝合术，切除覆盖囊肿的部分黏膜和囊壁，放尽液体，填入碘仿纱条。待全身情况好转或婴儿长至4~5岁后再行舌下腺切除。

## 七、黏液囊肿

1. 病因　舌体运动受下前牙摩擦及不自觉咬下唇导致黏膜下腺体受伤。

2. 临床表现　是最常见的小唾液腺瘤样病变，好发于下唇及舌尖腹侧。囊肿位于黏膜下，表面仅覆盖一薄层黏膜，故呈半透明、浅蓝色的小疱，状似水疱。大多为黄豆至樱桃大小、质地软而有弹性。囊肿很容易被咬伤而破裂，流出蛋清样透明黏稠液体，囊肿消失。破裂处愈合后，又被黏液充满，再次形成囊肿。反复破损后不再有囊肿的临床特点，而表现为较厚的白色瘢痕状突起，囊肿透明度减低。

3. 诊断　根据病史和临床表现做出诊断。

4. 治疗原则　常用手术切除。

## 八、多形性腺瘤

1. 病因　上皮性肿瘤，由肿瘤性上皮组织和黏液样或软骨样间质组成（2015）。

2. 临床表现（2017）　在大唾液腺中，多形性腺瘤最常见于腮腺（2015），其次为下颌下腺，舌下腺极少见。发生于小唾液腺者，以腭部为最常见。任何年龄均可发生，但以30~50岁为多见，女性多于男性。

多形性腺瘤生长缓慢，常无自觉症状，病史较长。肿瘤界线清楚，质地中等，扪诊呈结节状，高起处常较软，可有囊性变，低凹处较硬，多为实质性组织。一般可活动，但位于硬腭部或下颌后区者可固定而不活动。肿瘤长大后除表现畸形外，一般不引起功能障碍。

当肿瘤在缓慢生长一段时期以后，突然出现生长加速，并伴有疼痛、面神经麻痹等症状时，应考虑恶变。但有的肿瘤生长速度快慢不等，可突然生长加快。因此，不能单纯根据生长速度来判断有无恶变，应结合其他表现综合考虑。

3．诊断　根据病史、临床特点及病理检查结果诊断。

4．治疗原则　手术切除，不能用剜除术。手术原则：①在肿瘤包膜外正常组织范围内切除；②腮腺保留面神经（2014）；③下颌下腺肿瘤应将下颌下腺一并切除。

# 第8单元　颞下颌关节疾病

=== 重点提示 ===

本单元内容相对不多，但有几个知识点考试也经常出现，如关节紊乱病的临床表现，特别不同的弹响做出不同诊断及治疗；急性关节盘前移位的临床表现要求掌握；关节强直的病因及临床表现是重点，需要了解并结合真题掌握。

=== 考点串讲 ===

## 一、颞下颌关节紊乱病

1．病因　①心理社会因素；②𬌗因素；③免疫因素；④关节负荷过重；⑤关节解剖因素；⑥其他因素（2003）。

2．临床表现　好发于青壮年，20～30岁发病率最高；常见症状是疼痛、下颌运动异常、关节弹响、破碎音及杂音；病期较长，经常反复发作，有自限性，预后良好（2015，2016）。颞下颌关节紊乱病的发展一般有3个阶段，即功能紊乱阶段、结构紊乱阶段和关节器质性破坏阶段；主要有以下3个症状：

（1）下颌运动异常：包括开口度异常（过大或过小）；开口型异常（偏斜或歪曲）；开闭运动出现关节绞锁等。正常成年人自然开口度平均约为3.7cm，开口型不偏斜，呈"↓"。

（2）疼痛：主要表现在开口和咀嚼运动时关节区或关节周围肌群的疼痛。一般无自发痛。但是在症状发作时如急性滑膜炎，也偶有自发痛。

（3）弹响和杂音：正常关节在下颌运动时无明显弹响和杂音。本病常见的异常声音有：①弹响音，即开口运动中有"咔、咔"的声音，多为单音，有时为双音，可复性关节盘前移位时可出现这类弹响；②破碎音，即开口运动中有"咔叭、咔叭"的破碎声音，多为双声或多声，关节盘穿孔、破裂或移位可出现这类杂音；③摩擦音，即在开口运动中有连续的似揉玻璃纸样的摩擦音，骨关节病、骨软骨面粗糙可出现这类杂音。

（4）亚型临床症状

①翼外肌功能亢进：开口末或开口末闭口初出现弹响，开口度过大，呈半脱位状。弹响发生在一侧时，开口型在开口末偏向健侧（2016）。

②翼外肌痉挛：疼痛和中度开口受限，开口度2～2.5cm。

③可复性关节盘移位：开、闭口有弹响。开口型在弹响发生前偏向患侧，弹响发生后回到中线。

④不可复性关节盘移位：有典型的关节弹响病史，继之有间断性关节绞锁史，进而弹响消失，开口受限。

3．诊断　根据病史和主要症状诊断颞下颌关节紊乱病并不困难。辅助诊断常用的方法有：①X线片（许勒位片和髁突经咽侧位片），可发现有关节间隙改变和骨质改变，如硬化、骨破坏和增生、囊样变等；②关节造影（上腔造影因操作容易而多用，下腔造影国内应用较少）和磁共振检查，可发现关节盘移位、穿孔及关节盘诸附着的改变等。近年来，不少学者应用关节内镜检查，可发现本病的早期改变。如关节盘表面粗糙变性；滑膜充血、渗出、增生；关节骨面软骨剥脱、骨面裸露；关节腔内有絮状物、纤维素渗出及关节盘和关节面粘连、瘢痕条索等。由于本病有许多类型，治疗方法各异。因此，应做出具体类型的诊断。如翼外肌痉挛、可复性关节盘移位或关节盘穿孔等。

4．治疗原则

（1）以非手术治疗为主，采用对症治疗和消除或减弱致病因素相结合的综合治疗。包括：①减少和消除各种可能造成关节内微小创伤的因素，如𬌗创伤、经常吃硬食物等；②减弱和消除自身免疫反应，如清洗关节腔内免疫复合物、皮质激素类药物关节腔内注射等。

（2）治疗关节局部症状的同时应改进全身状况和患者的精神状态，包括积极的心理支持治疗。

（3）应对患者进行医疗知识教育，有时需反复进行，使患者能理解本病的性质、相关的发病因素及有关的下颌运动的知识，以便患者进行自我治疗，自我保护关节，改变不良生活行为。如不控制地打哈欠，一口咬半个苹果，用牙咬开瓶盖等。

（4）遵循一个合理的、合乎逻辑的治疗程序。

（5）治疗程序应先用可逆性非手术治疗，如服药、理疗、封闭𬌗和咬合板等，然后用不可逆性非手术治疗，如调𬌗、正畸矫治等，最后选用关节镜外科和各种手术治疗。当然，如果由明显𬌗因素引起的，应首选相应的𬌗治疗；或有明显手术适应证者，也可先采用手术疗法，但应严格掌握适应证。

## 二、颞下颌关节脱位

1．病因　咀嚼肌紊乱或关节结构紊乱；过大开口；暴力；急性脱位未及时治疗引起复发性脱位或陈旧性脱位。

2．临床表现（2013）

（1）急性前脱位：最常见（2015），可为单侧，亦可为双侧。

双侧脱位的症状：①下颌运动异常，患者呈开口状，不能闭口，唾液外流，言语不清，咀嚼和吞咽均有困难；检查时可见前牙呈开𬌗、反𬌗，仅在磨牙区有部分牙接触。②下颌前伸，两颊变平，因此脸形也相应变长。③因髁突脱位，耳屏前方触诊有凹陷，在颧弓下可触到脱位的髁突。X线片可见髁突脱位于关节结节前上方（2000，2016）。

单侧急性前脱位的症状类同，只是以上症状显示在患侧，患者开、闭口困难，颏部中线及下前切牙中线偏向健侧（2014），健侧后牙呈反𬌗（2005）。

因暴力所致的脱位，应与下颌骨髁颈骨折相鉴别；后者𬌗中线偏向患侧（单侧骨折）或前牙呈开𬌗状态（双侧骨折）。髁突颈部有明显压痛，皮下血肿。X线片检查可证实。

（2）复发性脱位：复发性脱位可为单侧，亦可双侧。在大哭、打哈欠、进食等大开口时，患者突然感到下颌骨不能自如运动，前牙不能闭合，其临床表现与急性前脱位相同。有时几个月发作一次，有时一个月发作几次。顽固性、复发性脱位患者，仅轻微的下颌运动即可发作，甚至一天数次。由于患者惧怕关节脱位，不敢说话，经常用手托着颏部。关节造影可见关节囊扩大，关节盘诸附着松脱。

（3）陈旧性脱位：有关节脱位病史，关节周围不同程度的结缔组织增生，相应咀嚼肌群痉挛。

3．诊断　根据病史和临床表现，并结合造影检查可诊断。

4．治疗原则

（1）急性脱位：复位方法，固定下颌2～3周，限制开颌运动；开口不宜超过1cm。固定的方法以采用颅颌绷带最为简便、适用。如果复位后未得到固定或固定时间太短，被撕裂的组织未得到完全修复，可以继发复发性脱位及颞下颌关节紊乱病。

（2）复发性脱位：对于复发性关节脱位，单纯限制下颌活动不能达到防止再脱位的目的。一般可注射硬化剂，若硬化剂治疗无效，可采用手术治疗，如关节镜外科手术、关节结节增高术、关节囊紧缩及关节结节凿平术等。

（3）陈旧性脱位：一般应以手术复位为主。术后配合颌间牵引，数天后可使下颌逐渐回复到正中𬌗关系。切不可因在手术时不能完成复位而误认为手术失败，轻易将髁突切除。当然，若脱位时间过长，发生纤维粘连，确实不能撬动移位的髁突，则可切除粘连的髁突。复位后下颌应制动2～3周。

### 三、颞下颌关节强直

1. 病因

（1）关节内强直：关节损伤（下颌骨损伤、使用产钳）、类风湿关节炎。

（2）关节外强直：损伤（上颌结节、下颌支部的开放性骨折或火器伤），颜面部各种物理的、化学的三度烧伤等。

2. 临床表现（2014）

（1）关节内强直（2002，2003）

①开口困难：是进行性开口困难或完全不能开口，病史较长，开口困难造成进食困难，通常只能由磨牙后间隙处缓慢吸入流质或半流质，或从牙间隙用手指塞入小块软食。

②面下部发育障碍畸形：多发生在儿童，下颌畸形一般随年龄的增长而日益明显。表现为面容两侧不对称，颏部偏向患侧。患侧下颌体、下颌支短小，相应面部反而丰满（2015）；健侧下颌由于生长发育正常，相应面部反而扁平、狭长，因而常容易误诊健侧为强直侧。双侧强直者，由于整个下颌发育障碍，下颌内缩、后退，而正常上颌却显前突，形成特殊的小颌畸形面容。

③𬌗关系错乱：面下部垂直距离变短，牙弓变小而狭窄，𬌗关系明显错乱。下颌磨牙常倾向舌侧，下颌牙的颊尖咬于上颌牙的舌尖，甚至无接触；下颌切牙向唇侧倾斜呈扇形分离。如果关节强直发病于成年人或青春发育期以后，因下颌骨已发育正常或基本正常，则面部和𬌗关系无明显畸形，仅有开口受限。

④髁突活动减弱或消失。

⑤X线检查示关节间隙模糊或消失。

（2）关节外强直

①开口困难：是开口困难或完全不能开口。在询问病史时，常有因坏疽性口炎引起的口腔溃烂史，或上、下颌骨损伤史，或放射治疗等病史。

②口腔或颌面部瘢痕挛缩或缺损畸形：颌间挛缩常使患侧口腔龈颊沟变浅或消失，并可触到范围不等的条索状瘢痕区；但当瘢痕发生在下颌磨牙后区以后的部位时，则不易被查到。由坏疽性口炎引起者，常伴有软组织缺损畸形，牙排列错乱。由于损伤或灼伤引起的颌间瘢痕或缺损畸形，诊断比较容易。

③髁突活动减弱或消失。

④X线检查髁突、关节窝和关节间隙可见。

（3）混合性强直：症状为两者之综合。

3. 诊断 根据病史、临床表现和X线检查可诊断。

4. 治疗原则 关节内强直和关节外强直的治疗一般都需采用外科手术。在施行手术前，必须有正确的诊断。首先要确定是关节内强直、关节外强直或混合性强直；确定强直的性质是纤维性还是骨性；病变是单侧或双侧及病变的部位和范围，才能制订正确的手术计划。手术时应注意不能将患侧搞错，否则将给患者带来不必要的痛苦。一般应在全身麻醉下进行手术。

# 第 9 单元 颌面部神经疾病

=== **重点提示** ===

本单元内容不多，但也有几个知识点考试经常出现，如三叉神经痛的临床表现，和其他疾病的鉴别诊断、诊断和治疗；面神经麻痹主要在于其临床表现，其次是鉴别诊断，可根据不同的临床表现分辨出是哪段面神经受损。

=== **考点串讲** ===

## 一、三叉神经痛

1. 病因

（1）原发性三叉神经痛：病因尚不完全明确，长期存在多种假说。

①中枢病变学说：属于一种感觉性癫痫发作。

②周围病变学说：血管、神经压迫是重要因素之一。解剖结构异常，如三叉神经压迹处有尖锐小骨刺、颞骨岩部肥厚、岩嵴过高、局部硬脑膜增厚等；颈内动脉管前端的骨质缺陷；神经分支所经过的骨孔因骨膜炎而变窄，压迫神经。机体，特别是面部遭受过于寒冷的刺激。高血压病、供应神经血供的动脉僵硬、血管张力的破坏等。

（2）继发性三叉神经痛病因：可能为颅中窝和颅后窝的颅内病变如多发性硬化、原发性或转移性颅底肿瘤、鼻源性和耳源性的颅底蛛网膜炎、脑血管动脉瘤等；病灶感染如额窦炎、上颌窦炎、骨膜炎、中耳炎、化脓性岩骨炎等。

2. 临床表现　主要是在三叉神经某分支区域内，骤然发生闪电式的极为剧烈的疼痛（2000，2015）。疼痛可自发，也可由轻微地刺激"扳机点"所引起。如表情肌的运动、微笑、轻微地触摸面部、微风的吹拂、头部的转动，以及刷牙、漱口等均能引起疼痛发作。所谓"扳机点"是指在三叉神经分支区域内某个固定的局限的小块皮肤或黏膜特别敏感，对此点稍加触碰，立即引起疼痛发作。疼痛先从"扳机点"开始，然后迅速扩散至整个神经分支。"扳机点"可能是 1 个，但也可能为 2 个以上，一般取决于罹患分支的数目。由于此点一触即发，故患者不敢触碰。此点常位于牙龈、牙齿、上下唇、鼻翼、口角及颊部黏膜等处。为避免刺激，患者常不敢洗脸、刷牙、剃须、微笑等，致面部表情呆滞、木僵、颜面及口腔卫生不良，常患湿疹、口炎，牙石堆积、舌苔增厚、少进饮食、身体消瘦。

疼痛如电击、针刺、刀割或撕裂样剧痛，发作时患者为了减轻疼痛而做出各种特殊动作：有的患者用手掌紧按患侧面部或用力揉搓痛处；有的患者则做一连串迅速的咀嚼动作；而另一些患者则相反，咬紧牙关，或迅速摆动头部或上身；还有的患者咬唇、伸舌、咂嘴等。发作时还常伴有颜面表情肌的痉挛性抽搐，口角被牵向患侧。有时患者还可出现痛区潮红，结膜充血或流泪、出汗、流涎及患侧鼻腔黏液增多等症状，称为痛性抽搐。发作多在白天（2005），每次发作时间一般持续数秒、数十秒或 1～2 分钟后又骤然停止。两次发作之间称间歇期，无任何疼痛症状。只有少数患者于间歇期中在面部相应部位有轻微钝痛。疾病的早期一般发作次数较少，持续时间较短，间歇期较长；但随着疾病的发展，发作愈来愈频繁，间歇期亦缩短。

病程可呈周期性发作，每次发作期可持续数周或数月，然后有一段自动的暂时缓解期。缓解期可为数天或几年，在此期间疼痛缓解甚至消失，以后疼痛复发。三叉神经痛很少有自愈者。部分患者的发作期与气候有关，一般在春季及冬季容易发病。

有的患者由于疼痛发作时，用力揉搓面部皮肤，可发生皮肤粗糙、增厚、色素沉着、脱发、脱眉，有时甚至引起局部擦伤并继发感染。

有些患者疼痛牵涉牙时，常疑为牙痛而坚持要求拔牙，故不少三叉神经痛患者都有拔牙史。

原发性三叉神经痛患者无论病程长短，神经系统检查无阳性体征发现，仍保持罹患分支区域内的痛觉、触觉和温度觉的感觉功能和运动支的咀嚼肌功能。只有在个别患者中有某个部位皮肤的敏感性增加。

继发性三叉神经痛可因病变部位的不同，伴有面部皮肤感觉减退，角膜反射减退，听力降低等神经系统阳性体征。

但在原发性三叉神经痛患者中也有因摩擦局部皮肤增厚、粗糙，或由于做过封闭、理疗或局部敷药等而造成局部感觉减退。对这类患者应仔细检查有无其他神经系统阳性体征，以便与继发性三叉神经痛相鉴别。

3. 诊断　根据病史、疼痛部位、性质、发作表现和神经系统无阳性体征可诊断。查找"扳机点"是有重要意义的方法。可采用诊断性封闭：第Ⅰ支痛，应封闭眶上孔及其周围；第Ⅱ支痛，封闭眶下孔、切牙孔、腭大孔、上颌结节部或圆孔；第Ⅲ支痛，封闭颏孔、下牙槽神经孔或卵圆孔。

(1) 各分支常见的"扳机点"部位

①眼支：眶上孔、上眼睑、眉、前额及颞部。

②上颌支：眶下孔、下眼睑、鼻唇沟、鼻翼、上唇、鼻孔下方或口角区、上颌结节或腭大孔等。

③下颌支：颏孔、下唇、口角区、耳屏部、颊黏膜、颊脂垫尖、舌颌沟等处。

(2) 检查"扳机点"的方法：拂诊、触诊、压诊、揉诊。

4. 治疗（2015）

(1) 治疗原则：对于原发者采取以非手术治疗为主的综合治疗。继发者应针对病因治疗；肿瘤应切除。循序渐进的原则。

(2) 治疗方法

①药物治疗：卡马西平为治疗首选药物（2014）；苯妥英钠可引起牙龈增生；以上两药无效可选氯硝西泮。

②半月神经节射频温控热凝术：是治疗本病较好的方法，一般应采用最终加热温度 75℃左右。

③针刺疗法：按循经穴与神经分布的解剖位置相结合的原则，选择邻近神经干的穴位，以患者有强烈针感为宜。第Ⅰ支痛时常用穴位为下关、太阳、头维、丝竹空等，配合谷。第Ⅱ支痛时选下关、四白、迎香、颊车、听会，配合谷。第Ⅲ支痛时选下关、颊车、大迎、地仓、合谷等。

④封闭疗法：1%～2%普鲁卡因疼痛神经支阻滞麻醉，也可加入维生素B$_{12}$做神经干或穴位封闭，每日1次，10次为1个疗程。

⑤理疗：可用维生素B$_1$或维生素B$_{12}$和普鲁卡因用离子导入法，将药物导入疼痛部位或采用穴位导入法，均可获得一定疗效。

⑥注射疗法：常用无水乙醇或95%乙醇注射于患病部位周围神经干或三叉神经半月节。

⑦手术疗法：病变性骨腔清除术；三叉神经周围支切断撕脱术。

⑧冷冻、激光疗法。

对三叉神经痛选择治疗方法时，应本着循序渐进的原则。应首选对机体无损害或损害性最小的治疗方法。一般应先从药物治疗或封闭、理疗等开始，如无效时再依次选择半月神经节温控热凝、注射疗法、神经撕脱等。只有当这些方法均无效时才考虑做颅内手术。

## 二、周围性面神经麻痹

1. 病因

(1) 特发性面神经麻痹（贝尔麻痹）：确切病因尚不明了（2017）。①一般认为面部受凉是主要原因；②可能由病毒感染，如单纯疱疹病毒、水痘-带状疱疹病毒、流行性腮腺炎病毒、脊髓灰质炎病毒等；③可能与遗传因素有关；④血管压迫是其病因之一。

（2）永久性面神经麻痹：①常见的有颅内肿瘤，中耳、颞骨手术或外伤损伤面神经；②颌面部外伤、火器伤及颌面部血管瘤、淋巴管瘤及腮腺的恶性肿瘤等因手术不可避免地损伤；③少数特发性面神经麻痹经治疗无效。

2. 临床表现

（1）特发性面神经麻痹（属周围性面瘫）：特发性面神经麻痹起病急骤，且少自觉症状，不少患者主诉临睡时毫无异常，但晨起盥洗时，忽觉不能喝水与含漱；或者自己并无感觉而为他人首先所察觉。这种不伴其他症状或体征的突发性单侧面瘫，常是特发性面神经麻痹的特殊表现。面瘫的典型症状有：患侧口角下垂，健侧向上歪斜；上下唇因口轮匝肌瘫痪而不能紧密闭合，故发生饮水漏水和不能鼓腮、吹气等功能障碍。上、下眼睑不能闭合的原因是由于眼轮匝肌瘫痪后，失去了与受动眼神经支配的上睑提肌保持平衡协调的随意动作，致睑裂扩大、闭合不全、露出结膜；用力紧闭时，则眼球转向外上方，此称贝尔征（Bell sign）；由于不能闭眼，故易患结膜炎。在下结膜囊内，常有泪液积滞或溢出，这种泪液运行障碍，一般是由于泪囊肌瘫痪与结膜炎等原因所引起。前额皱纹消失与不能蹙眉是特发性面神经麻痹或周围性面瘫的重要临床表现，也是与中枢性面瘫鉴别的主要依据。

（2）永久性面神经麻痹：临床症状与其他原因所导致的中枢性或周围性面神经麻痹相同，不同的只是面部表情肌功能未恢复。

3. 诊断　突然发作病史和典型的周围性症状诊断。面神经损害部位定位如下。

（1）茎乳孔以外：面瘫。

（2）鼓索与镫骨肌神经节之间：面瘫＋味觉丧失＋唾液腺分泌障碍（2005）。

（3）镫骨肌与膝状神经节炎之间：面瘫＋味觉丧失＋唾液腺分泌障碍＋听觉改变。

（4）膝状神经节炎：面瘫＋味觉丧失＋唾液腺、泪腺分泌障碍＋听觉改变。

（5）脑桥与膝状神经节之间：面瘫＋轻微分泌功能障碍＋可发生耳鸣、眩晕。

（6）核性损害：面瘫＋轻微分泌功能障碍，可出现对侧偏瘫。

4. 治疗原则（2014，2015）　特发性面神经麻痹分为急性期、恢复期、后遗症期 3 个阶段。

（1）急性期：起病 1～2 周可视为急性期。此阶段主要是控制组织水肿，改善局部血液循环，减少神经受压。此期应用糖皮质激素联合抗病毒药物治疗效果最佳（2015）。可采用地塞米松 10mg 静脉滴注，连续 7～10 天；或口服泼尼松，每天 30mg，顿服或分 2 次服，连服 5 天，渐减量停药，疗程共 10～14 天。联合抗病毒药疗效更佳，常选用阿昔洛韦或利巴韦林（病毒唑）口服或静脉滴注。此外，为促进神经髓鞘修复，给予维生素 $B_1$ 100mg 肌内注射，每天 1 次；维生素 $B_1$ 2500μg 肌内注射，每天 1 次，也可口服维生素 $B_1$、维生素 $B_{12}$。可做理疗，可给超短波透热疗法或红外线照射茎乳孔部。此时期不宜应用强烈针刺、电针等治疗，以免导致继发性面肌痉挛（2016）。可做局部热敷，肌按摩。应嘱患者注意保护眼睛，以防引起暴露性结膜炎，特别是要防止角膜损害，可用眼膏，入睡后应以眼罩掩盖患侧眼睛，不宜吹风和持续用眼，减少户外活动。

（2）恢复期：第 2 周末至 1～2 年为恢复期。此期的治疗主要是尽快使神经传导功能恢复和加强肌收缩。除可继续给予维生素 $B_1$、维生素 $B_{12}$ 外，可给予烟酸、地巴唑等。可给予面部肌电刺激、电按摩等。针刺可取较多穴位，如加取地仓、翳风、太阳、风池、合谷、足三里等穴，强刺激、留针时间延长，并可加用电针。此时期患者应继续注意保护眼睛。

恢复期可根据病情进行面肌的被动运动和主动运动锻炼。可对着镜子按摩面肌，练习各种瘫痪肌的随意运动。大多数患者在起病后 1～3 个月可完全恢复。药物治疗在 6 个月后已很少有效，但 1～2 年仍有自行恢复的可能。2 年后有 10%～15% 的患者仍留有程度不等的各种后遗症。

（3）后遗症期：2 年后不恢复按永久性面神经麻痹处理。

永久性面神经麻痹主要是手术治疗：①神经吻合术；②神经游离移植术。

# 第10单元　先天性唇裂和腭裂

## 重点提示

本单元内容也是口腔外科特有的，因此也比较重要，考试经常出现的内容有：唇裂、腭裂的分类，临床特点及手术；手术部分主要是时机的掌握，术后出现的问题等；其余内容可适当了解。

## 考点串讲

### 一、唇裂

1. 致病因素

（1）遗传因素：有些颅面裂患者，在其直系或旁系亲属中可发现类似的畸形发生，因而认为唇、腭裂畸形与遗传有一定的关系。遗传学研究还认为颅面裂属于多基因遗传性疾病。

（2）营养因素：各种原因造成妇女妊娠期间维生素的缺乏。动物实验发现小鼠缺乏维生素A、维生素$B_2$及泛酸、叶酸等时，可以发生包括腭裂在内的各种畸形，但人类是否也会因缺乏这类物质而导致先天性畸形的发生，尚不十分明确。

（3）感染和损伤：临床发现，母体在妊娠初期如遇到某些损伤，特别是引起子宫及邻近部位的损伤，如不全人工流产或不科学的药物堕胎等均能影响胚胎的发育而导致畸形。母体在妊娠初期，罹患病毒感染性疾病如风疹等也可能影响胚胎的发育而成为畸形发生的诱因。

（4）内分泌的影响：在妊娠期，如孕妇因生理性、精神性及损伤性等原因，可使体内肾上腺皮质激素分泌增加，从而诱发先天性畸形。

（5）药物因素（2004）：多数药物进入母体后都能通过胎盘进入胚胎。有些药物可能导致畸形的发生，如环磷酰胺、甲氨蝶呤、苯妥英钠、抗组胺药物、美克洛嗪、沙利度胺（反应停）等均可能致胎儿畸形。

（6）物理因素：胎儿发育时期，如孕妇频繁接触放射线或微波等有可能影响胎儿的生长发育而导致唇腭裂的发生。

（7）烟酒因素：流行病学调查资料表明，妇女妊娠早期大量吸烟（包括被动吸烟）及酗酒，其子女唇腭裂的发生率比无烟酒嗜好的妇女要高。

2. 分类及临床表现

（1）畸形特点：正常上唇有完整的口轮匝肌结构，且与邻近的面部表情肌有着固有的连接，从而有吸吮及唇部各种细腻的活动和表情等功能。正常上唇的形态特点是红唇缘明显，两侧对称性地构成唇弓；上唇下1/3部微向前翘；红唇中部稍厚，呈珠状，微向前下突起；上下唇厚度、宽度比例协调；鼻小柱及鼻尖居中，鼻底宽度适中，两侧鼻翼和鼻孔呈拱状，鼻孔大小位置对称。

①单侧唇裂：当上唇一侧的连续性发生中断时，两侧口轮匝肌不再围绕口周形成环状结构，而是分别沿裂隙附着于鼻小柱基部和患侧鼻翼基部。当肌肉收缩时，分别牵拉鼻小柱向健侧偏斜和牵拉患侧鼻翼基部向下、向后和外的方向扩展，致鼻中隔软骨呈扭曲状，患侧鼻孔大而扁平。健侧唇的唇峰和人中切迹因不能随上颌突与内侧鼻突的融合正常下降而停留在较高的位置上（2005，2015）。

②双侧唇裂：当上唇两侧的连续性均发生中断时，两侧口轮匝肌因不能在中线连接而附着在两侧鼻翼基部，牵拉两侧鼻孔外展。前唇因缺乏口轮匝肌的作用，往往发育的较为短小，鼻小柱过短。在伴有两侧腭裂时，还会因鼻中隔软骨与前颌骨的过度生长，而使前唇翻转上翘，状似与鼻尖相连（2015）。

（2）分类

1）国际上常用的分类法

①单侧唇裂：单侧不完全性唇裂（裂隙未裂至鼻底）；单侧完全性唇裂（整个上唇至鼻底完全

裂开）。

②双侧唇裂：双侧不完全性唇裂（双侧裂隙均未裂至鼻底）；双侧完全性唇裂（双侧上唇至鼻底完全裂开）；双侧混合性唇裂（一侧完全裂，另一侧不完全裂）。

2）国内常用的分类法

①单侧唇裂

Ⅰ度唇裂：仅限于红唇部分的裂开。

Ⅱ度唇裂：上唇部分裂开，但鼻底尚完整（2015）。

Ⅲ度唇裂：整个上唇至鼻底完全裂开（2013）。

②双侧唇裂：按单侧唇裂分类的方法对两侧分别进行分类，如双侧Ⅲ度唇裂、双侧Ⅱ度唇裂、左侧Ⅲ度右侧Ⅱ度混合唇裂等。

此外，临床上还可见到隐性唇裂，即皮肤和黏膜无裂开，但其下方的肌层未能联合（2015），致患侧出现浅沟状凹陷及唇峰分离等畸形。

**3. 治疗原则**

（1）手术目的：恢复上唇的正常生理功能及正常形态（2017）。

（2）手术时间：一般单侧最适合为 3～6 个月（2014，2015），体重 5～6kg；双侧一般 6～12个月为宜（2007，2014）。

（3）术前准备：术前必须进行全面体检。包括体重、营养状况、心肺情况；有无上呼吸道感染及消化不良；面部有无湿疹、疥疮、皮肤病等，此外，还应常规摄胸部X线片，特别注意有无先天性心脏病、胸腺有无肥大。还应做血、尿常规检查，以判定血红蛋白、白细胞、出血时间及凝血时间是否正常。对全身或局部出现的不正常情况，均应查明原因，并给予适当治疗，待恢复正常后才可安排手术。术前3天应尽可能开始练习用汤匙或滴管喂饲流质或母乳，从而使患儿在术后能适应这种进食方式。术前1天做局部皮肤的准备。可用肥皂水清洗上、下唇及鼻部，并用生理盐水擦洗口腔；如系成年人，应剪除鼻毛及剃须、洁牙、清除病灶，并用含漱剂漱口。婴幼儿应在术前也给予10%葡萄糖液口服或进食糖水100～150ml。手术尽量安排在上午进行。术前30分钟按0.1mg/10kg注射阿托品或东莨菪碱，成年人可按3～4mg/kg注射苯巴比妥钠或其他镇痛、镇静药。手术当日，根据患儿情况，适当予以补液支持。

（4）手术方法：采用下三角瓣法或旋转推进法。

（5）术后护理

①患儿在术后全身麻醉未醒前，应使患儿平卧，将头偏向一侧，以免误吸。

②全身麻醉患儿清醒后4小时，可给予少量流汁或母乳；应用滴管或小汤匙喂饲。

③术后第1天即可去除唇部创口包扎敷料，涂敷抗生素油膏，任其暴露。每日用生理盐水清洗创口，保持创口清洁但切忌用力擦拭创口。如创口表面已形成血痂，可用过氧化氢溶液、生理盐水清洗，以防痂下感染。对幼儿更应加强护理，约束双手活动，以免自行损伤或污染创口。

④术后应给予适量抗生素，预防感染。

⑤正常愈合的创口，可在术后5～7天拆线，口内的缝线可稍晚拆除或任其自行脱落，特别是不合作的幼儿，无须强行拆除。如在拆线前出现缝线周围炎时，可用抗生素溶液湿敷；必要时提前拆除有感染的缝线，并行清洁换药和加强减张固定。

⑥如使用唇弓至少应在10天后去除。在使用唇弓期间，应注意观察皮肤对胶布有无过敏反应和皮肤压伤，如有发生应及时拆除。

⑦术后或拆线后，均应嘱咐家属防止患儿跌跤，以免创口裂开。

## 二、腭裂

**1. 致病因素** ①遗传因素；②营养因素：缺乏维生素A、维生素B$_2$和泛酸及叶酸；③感染和损伤：风疹；④内分泌的影响；⑤药物因素；⑥物理因素；⑦烟酒因素。

2. 分类及临床表现

（1）畸形特点

①腭部解剖形态的异常：软、硬腭完全或部分由后向前裂开，使腭垂一分为二。完全性腭裂患者可见牙槽突有不同程度的断裂和畸形。在临床上偶尔可见一些腭部黏膜看似完整，但菲薄，骨组织缺损，这类患者的软腭肌肉发育差，腭咽腔深而大，通常在临床上以综合征形式表现较多见，如同时可伴听力障碍或伴先天性心脏病等先天性疾病。

②吸吮功能障碍：由于患儿腭部裂开，使口、鼻相通，口腔内不能或难以产生负压，因此，患儿无力吸母乳或乳汁从鼻孔溢出，从而影响患儿的正常母乳喂养，常迫使有些家长改为人工喂养。这不但增加了喂养难度，同时也在一定程度上影响患儿的健康生长。应特别指出的是，对一位吸吮困难的新生儿，虽然腭部没有显而易见的形态异常，应仔细检查有无腭隐裂和腭部运动神经麻痹的存在，临床上有些先天性颌面部畸形的患者，腭部形态可以完全正常，但功能却十分低弱，如腭-心-面综合征。

③腭裂语音：这是腭裂患者所具有的另一个临床特点。这种语音的特点是发元音时气流进入鼻腔，产生鼻腔共鸣，发出的元音很不响亮而带有浓重的鼻音（过度鼻音）；发辅音时，气流从鼻腔漏出，口腔内无法或难以形成一定强度的气压，使发出的辅音很不清晰而且软弱（鼻漏气）。这样的语音当然听不清楚，不同程度地影响与他人的交流，从而可加重改变患者的性格，重者可出现身心障碍。年龄较大的患者，因共鸣腔的异常而难以进行正常的发音和讲话，反而形成各种异常的发音习惯来替代正常发音，并造成更难以听懂的腭裂语音，也增加语音治疗的难度。

④口鼻腔自洁环境的改变：由于腭裂使口、鼻腔直接相通，鼻内分泌物可很自然地流入口腔，容易造成或加重口腔卫生不良；同时在进食时，食物往往容易逆流到鼻腔和鼻咽腔，既不卫生，又易引起局部感染，严重者可造成误吸，所以，临床上应特别注意腭裂患儿喂养的指导，就是这个原因。

⑤牙列错乱：通常，完全性腭裂可伴发完全性或不完全性唇裂，牙槽突裂隙的宽窄不一，有的患者牙槽突裂端口可不在同一平面上。唇裂修复后，部分患者牙槽突向内塌陷，牙弓异常；同时，由于裂隙两侧牙弓前部缺乏应有的骨架支持而致牙错位萌出，由此导致牙列紊乱和错𬌗，在临床上常发现裂隙侧的侧切牙可缺失或出现牙体的畸形。

⑥听力降低：腭裂造成的肌性损害，特别是腭帆张肌和腭帆提肌附着异常，其活动量降低，使咽鼓管开放能力较差，影响中耳气流平衡，易患分泌性中耳炎。同时由于不能有效地形成腭咽闭合，吞咽进食时常有食物反流，易引起咽鼓管及中耳的感染。因此，腭裂患儿中耳炎的发生率较高；部分患儿常有不同程度的听力障碍。

⑦颌骨发育障碍：有相当数量的腭裂患者常有上颌骨发育不足，随年龄增长而越来越明显，导致反𬌗或开𬌗，以及面中部凹陷畸形。

（2）分类

①软腭裂：为软腭裂开，但有时只限于腭垂（2014）。不分左右，一般不伴唇裂，临床上以女性比较多见。这类患者腭部解剖畸形虽然不严重，但临床上以综合征出现者较多，因此，在治疗上要特别慎重。

②不完全性腭裂：亦称部分腭裂。软腭完全裂开伴有部分硬腭裂，有时伴发单侧不完全唇裂，但牙槽突常完整。本型也无左、右之分。出现综合征者也较常见，尤其裂隙呈U形者在治疗时应特别小心，术后出现腭咽闭合功能不全者在临床上较多见。

③单侧完全性腭裂：裂隙自腭垂至切牙孔完全裂开，并斜向外侧直抵牙槽突，与牙槽突裂相连（2015）；健侧裂隙缘与鼻中隔相连；牙槽突裂有时裂隙消失仅存裂缝，有时裂隙很宽；常伴发同侧唇裂。

④双侧完全性腭裂：在临床上常与双侧唇裂同时发生，裂隙在前颌骨部分，各向两侧斜裂，直达牙槽突；鼻中隔、前颌突及前唇部分孤立于中央（2014）。

3. 治疗原则

（1）手术目的和要求：主要目的是整复腭部的解剖形态；改善腭部的生理功能，重建良好的腭咽闭合功能，为正常吸吮、吞咽、语音、听力等生理功能恢复创造必要条件（2017）。整复的基本原则是封闭裂隙，延伸软腭长度；尽可能将移位的组织结构复位；减少手术创伤，保留与腭部的营养和运动有关的血管、神经和肌的附着点，以改善软腭的生理功能，达到重建良好的腭咽闭合功能之目的。同时应尽量减少因手术对颌骨发育的干扰，确保患儿的安全。

（2）治疗原则：腭裂的治疗应采取综合序列治疗的原则来恢复腭部的解剖形态和生理功能，重建良好腭咽闭合和获得正常语音；对面中部有塌陷畸形、牙列不齐和咬合紊乱者也应予以纠正，以改善他们的面容和恢复正常的咀嚼功能；对有鼻、耳疾病的患者也应及时治疗，以预防和改善听力障碍。有心理障碍的患者更不应忽视对他们进行精神心理治疗，从而使腭裂患者达到身心健康。

（3）手术年龄：一种意见主张早期进行手术，在8～18个月手术为宜（2000，2014）；另一种意见则认为在学龄前，即5～6岁施行为好，近年来一些发达国家对腭裂整复术的手术年龄通常在3～6个月进行。

（4）麻醉选择：腭裂整复手术均采用全身麻醉，以气管内插管为妥，以保证血液和口内的分泌物不流入气管，保持呼吸道通畅和氧气吸入。腭裂手术的气管内插管可以经口腔插管，也可经鼻插管，但临床上以前者为多。经鼻插管可借鼻孔固定，又可不干扰口内的手术操作；但对于行咽后壁组织瓣转移手术，则应采用经口腔插管，用胶布将其固定于左侧口角或下唇的一侧，最好用缝线在口角处缝合一针加强插管的固定，以防插管移动或滑脱。幼儿的喉黏膜脆弱，气管内插管可能损伤喉或气管而引起喉水肿，造成严重并发症，故操作时应细致、轻柔、正确。

（5）手术方法：腭成形术、咽成形术。

（6）术后处理

①腭裂手术后，需待患儿完全清醒后才可拔除气管内插管；拔管后患儿往往有一嗜睡阶段，因此回到病室或复苏室后，应仍按未清醒前护理，严密观察患儿的呼吸、脉搏、体温；体位宜平卧，头侧位或头低位，以便口内血液、唾液流出，并可防止呕吐物逆行性吸入。病房应配有功能良好的吸引设施，以便及时吸出口、鼻腔内过多的分泌物。在嗜睡时可能发生舌后坠，妨碍呼吸，可放置口腔通气道；必要时给予氧气，在对有条件的科室，应为患者配置血氧监测仪以防止因缺氧而引起其他并发症的发生，并可有效地预防危及生命险情的发生。如发现患儿哭声嘶哑，说明有喉水肿，应及时用激素治疗并严密观察呼吸。可用地塞米松5mg肌内注射或静脉注射。发现呼吸困难时应及时尽早行气管切开术，防止窒息。术后高热，应及时处理，预防高热抽搐、大脑缺氧导致意外发生。

②注意术后出血。手术当天唾液内带有少量血水而未见有明显渗血或出血点时，局部无须特殊处理，全身可给予止血药。如口内有血凝块则应注意检查出血点，少量渗血无明显出血点者，局部用纱布压迫止血。如见有明显的出血点应缝扎止血；量多者应及时送回手术室探查，彻底止血。不应盲目等待、观察。

③患儿完全清醒2～4小时后，可喂少量糖水；观察0.5小时，没有呕吐时可进流质饮食，但每次进食量不宜过多。流质饮食应维持至术后1～2周，半流质饮食1周，2～3周后可进普食。目前，国内外一些学者对咽成形术后不主张行过长时间的流质饮食，他们主张3～5天后便可进半流食，8～10天可进普食。

④每日应清洗口腔，鼓励患儿食后多饮水，有利于保持口腔卫生和创口清洁。严禁患儿大声哭叫和将手指、玩具等物放入口中，以防创口裂开。术后8～10天可抽出两侧松弛切口内填塞的碘仿油纱条；创面会很快由肉芽和上皮组织所覆盖。腭部创口缝线于术后2周拆除；如线头感染，可提前拆除，如患儿不配合，缝线可不拆除而任其自行脱落。对松弛切口置止血纱布者，术后2～4天便可出院。

⑤口腔为污染环境，腭裂术后应常规应用抗生素2～3天，以预防创口感染；如发热不退或已发

现创口感染，应用抗生素的时间可适当延长。术后出现其他全身症状时，如上呼吸道感染等，可及时请相关科室医师会诊、处理。

⑥为了术后利于保持口腔清洁，可用呋麻滴鼻液滴鼻，每日2～3次。

（7）术后并发症

①咽喉部水肿：由于气管内插管的创伤和压迫，以及手术对咽部的损伤，都可能导致咽喉部水肿，造成呼吸和吞咽困难，甚或发生窒息。其防治：根据患儿年龄选择适宜大小的插管，防止导管对气管壁持续性压迫；插管动作要熟练轻巧，尽量减少创伤；手术时尤其行咽成形术时操作须仔细、轻巧，止血必须彻底，减少对组织损伤和避免血肿形成。在关闭创面时，术者必须确认两侧缝合层次正确无误。术后给予适量激素，可以减轻或防止发生喉水肿，必要时应做气管切开。

②出血：腭裂术后大出血并不多见，但在幼儿患者，虽有少量出血，也能引起严重后果，故术后应严密观察是否有出血现象。术后的早期出血（原发性出血）多由于术中止血不全。出血部位可来自断裂的腭降血管、鼻腭动脉、黏骨膜瓣的创缘，以及鼻腔侧暴露的创面。尤其在成年腭裂整复术者，一旦腭瓣末端缝扎线头松动或脱落，可见明显的出血点，应予及时缝扎或电凝止血，不宜盲目等待观察。对经常规处理后仍顽固渗血者，应考虑有无血友病或凝血功能障碍等疾病，故应进一步检查，并请相关科室医师会诊，协助处理。术后较晚期的出血（继发性出血）常由于创口感染所引起。如果发现出血，先要查明准确部位和出血原因。如为渗血，可用吸收性明胶海绵或止血粉、止血纱布或用浸有肾上腺素的小纱布行局部填塞和压迫止血。如出血在鼻腔侧创面，可滴入1%麻黄碱溶液数滴或以浸有麻黄碱液的纱条填塞和压迫止血。发现有明显的出血点时，应及时缝扎止血。如查明是由于凝血功能障碍而引起的出血，应输鲜血，并给予相应的止血药，如维生素$K_1$、酚磺乙胺（止血敏）等，必要时应请相关科室医师会诊，协助进一步明确诊断和处理。

③窒息：腭裂术后发生窒息极为罕见，一旦发生窒息将严重威胁患者的生命，应加以足够的重视，积极预防窒息的发生。腭裂术后患儿应平卧，头偏向一侧，以免分泌物及渗血或胃内容物误入气道。腭裂术后患儿的腭咽腔明显缩小，加上局部的肿胀，使患儿的吞咽功能较术前明显下降。尤其对那些手术时间长或伴小下颌的患者，更应加以注意。防治措施：同咽喉部水肿。患儿完全清醒后进流质，速度不宜过快，一次进食量不宜过多；患儿在咳嗽和大声哭闹时暂时不宜进食。一旦发生窒息，应迅速吸清口内、咽喉部的液体，速请麻醉科医师行气管插管，并请相关科室人员共同抢救。

④感染：腭裂术后严重感染者极少见，偶有局限性感染。严重感染可见于患儿抵抗力差、手术操作技能不熟练，对组织损伤太大，以及手术时间过长等原因，为此，术前必须对患儿行全面检查，在健康状况良好的情况下方可手术。术中对组织损伤要小，提倡微创，创缘缝合不宜过密，缝线以0号或3-0号线为宜。术后注意口腔卫生，鼓励患儿饮食后多喝水，防止食物残留创缘，常规用抗生素2～4天。

⑤打鼾及睡眠时暂时性呼吸困难：这类现象多发生在咽后壁组织瓣转移术或腭咽肌瓣成形术后，由于局部组织肿胀引起，可随组织肿胀消退而呼吸逐渐恢复正常。如发生永久性鼻通气障碍，需再次手术矫治。

⑥创口裂开或穿孔（腭瘘）：腭裂术后创口可能发生裂开或穿孔，常位于硬、软腭交界处或腭垂处，也可能发生在硬腭部位；也有极少数情况是创口全部裂开或腭部的远心端部分坏死。常见的主要原因是由两侧黏骨膜瓣松弛不够，尤其在软腭部位因血管神经束游离不足，两松弛切口处肌张力未加以完全松解，腭帆张肌未松弛等，阻碍了组织瓣向中线靠拢，从而使缝合张力过大；又因吞咽动作使软腭不断活动，加之硬、软腭处组织很薄，鼻腔侧面裸露，极易发生感染等原因，导致软、硬腭交界处创口复裂或穿孔。在腭垂创口裂开常由于术中组织瓣撕裂或缝合不良等原因造成。腭部较大面积的穿孔，较常见的原因可能是供应腭瓣的血管神经束在术中切断所致。应该指出的是，完全性腭裂术后近牙槽突裂区的裂隙，一般不属于腭瘘。这一区域的裂隙可在行牙槽突裂植骨术时一并处理。

有些较小的术后穿孔，常可随创口愈合而自行缩小闭合。腭裂术后穿孔不论大小，都不要急于立即再次手术缝合，因组织脆弱、血供不良，缝合后常会再次裂开，以术后8～12个月行二期手术为好。

# 第 11 单元　口腔颌面部影像学诊断

## 重点提示

本单元内容较零乱，首先了解摄片的原理及各种片子的适用，这是出题的难点，正常片子的结构不需要具体掌握，关于疾病的 X 线表现，几个特征性的表现一定要记住。本单元考试所占比例较小，结合真题加以复习。

## 考点串讲

### 一、口腔颌面部 X 线投照技术

1. 口内片　将胶片放置于口腔内，X 线由口腔外面射向口腔内（角度）。

（1）根尖片：常用，用作观察牙组织及牙周的情况。

（2）𬌗片：比根尖片大，主要用于摄取较大范围的病变和上、下颌的情况（如上颌脓肿、阻生牙的位置等），有时可用以测定异物和唾液腺结石的位置。

（3）𬌗翼片：少见，多见于科研。

2. 口外片

（1）华特位（鼻颏位）片：观察上颌窦、额窦、筛窦、上颌骨、颧骨、眼眶、鼻腔的病变，也可显示颌间间隙的情况。在上颌骨肿瘤、炎症及颌面部外伤时，常用此片检查。怀疑牙源性上颌窦炎时，可用此片协助诊断。

（2）颧弓位片：主要用于检查颧弓骨折。

（3）下颌骨侧位片：用于检查下颌骨体部、升支及髁突的病变。又可分为尖牙位、体位及升支侧位。尖牙位对下颌骨尖牙区病变显示较好。当病变位于前磨牙及磨牙区时，则应选用下颌骨体位。下颌升支侧位更适用于观察升支及髁突病变。

（4）下颌骨后前位片：此片可显示双侧上下颌骨的后前位影像。可用于观察升支骨质改变，并可清晰地显示上、下颌间隙。

（5）下颌骨开口后前位片：主要用于对比观察两侧髁突内、外极的影像。对髁突骨折的移位方向（2014）、髁突两侧发育不对称、髁突骨瘤有诊断价值。

（6）下颌骨升支切线位片：用于检查一侧升支外侧骨密质膨出、增生及破坏情况。下颌骨边缘性骨髓炎时常需摄此片。

（7）颞下颌关节侧斜位片：亦称许勒位，用于检查关节间隙（低密度，2015）及髁突、关节结节、关节窝的骨质改变。临床上髁突骨折、脱位、肿瘤、先天畸形及颞下颌关节紊乱病常用此片。

（8）髁突经咽侧位片：此片可显示髁突前后斜侧位影像，骨质的微细结构显示好。对颞下颌关节紊乱病髁突器质性改变、髁突高位骨折及髁突肿瘤的诊断有较大价值，但不能用于检查关节间隙。

（9）曲面体层片（2014）：分为上颌牙位、下颌牙位、全口牙位 3 种位置，以全口牙位最为常用。全口牙位曲面体层片可以在一张胶片上显示双侧上、下颌骨，上颌窦、颞下颌关节及全口牙齿等，常用于观察上下颌骨肿瘤、外伤、炎症、畸形等病变及其与周围组织的关系（2014，2015）。

3. 唾液腺造影技术　只限于腮腺和颌下腺，国内常用显影剂有 40%碘化油、60%泛影葡胺。用于检查唾液腺慢性炎症、肿瘤、涎腺瘘、涎石及腺体周围病变是否累及腺体和导管。

## 二、正常 X 线影像

1. 牙

（1）牙釉质：被覆在牙冠的牙本质表面，属人体中钙化程度最高的组织，X 线片上影像密度最高（2000）。牙釉质在后牙𬌗面、前牙切缘最厚，由𬌗面和切缘向侧方至牙颈部逐渐变薄，终止于牙颈部。

（2）牙本质：X 线影像的密度稍低于牙釉质。牙本质围绕牙髓构成牙齿主体，形状与牙体外形一致。

（3）牙骨质：被覆于牙根表面牙本质上，很薄，在 X 线片上影像与牙本质不易区分。

（4）牙髓腔：X 线片上显示为密度低的影像。下颌磨牙髓腔似 H 形，上颌磨牙髓室多呈圆形或椭圆形。年轻人牙髓腔较为宽大。老年人随着年龄增长、继发牙本质形成，其牙髓腔逐渐变窄，根管逐渐变细。

（5）牙槽骨：X 线片显示影像比牙密度稍低。上牙槽骨骨密质薄，骨松质多，骨小梁呈交织状，X 线片显示为颗粒状影像。下牙槽骨骨密质厚而骨松质少，骨小梁呈网状结构，牙间骨小梁多呈水平方向排列，而根尖部有时见放射状排列，骨髓腔呈三角形或大小不等的圆形低密度影像。注意，牙槽骨的正常高度应达到牙颈部。

（6）骨硬板：即固有牙槽骨，为牙槽窝的内壁，围绕牙根，X 线片上显示为包绕牙根的连续的高密度线条状影像。

2. 牙周组织 牙周膜 X 线片上显示为包绕牙根的连续不断的宽度均匀一致的低密度的线条状影像，其厚度为 0.15～0.38mm。

3. 颌面骨解剖结构 观察骨密质、骨松质的区别，重要解剖结构的正常结构。

4. 颞下颌关节 许勒位片（2017）、TMJ 侧位体层片、TMJ 造影片。

## 三、典型病变 X 线影像

1. 牙体病

（1）龋病。

①分类：浅龋、中龋、深龋、继发龋。

②X 线表现：圆弧形低密度影，中央密度最低。

③X 线检查的作用：观察较小的牙颈部邻面龋，了解龋坏程度，是否伴有根尖周病，发现邻面深龋和一些隐匿性龋洞，显示继发龋、深龋穿髓与否的鉴别。

（2）牙髓病：牙髓钙化、牙内吸收。

2. 根尖周病

（1）急性根尖周炎：以病原牙为中心的骨质破坏，边界模糊。

（2）慢性根尖周炎

①脓肿：边界清，边缘不光滑。

②囊肿：边界清，圆形或卵圆形，有硬化边。

③肉芽肿：边界清，圆形或卵圆形，无硬化边，较小。

（3）致密性骨炎：根尖区骨小梁增粗，骨密度增高，与正常骨组织无明显分界（2015）。

3. 牙周病

（1）牙槽骨吸收：水平型、垂直型、混合型（2013）。

（2）吸收程度：轻度、中度、重度。

（3）其他表现：牙周膜间隙、骨硬板、牙槽骨骨质、牙石堆积、牙根固连。

4. 颌骨骨髓炎

（1）牙源性中央型颌骨骨髓炎

1）弥散破坏期：①骨小梁结构模糊；②充血、水肿、脱钙；③点状至斑片状骨质破坏；④以病原牙区为中心，移行于正常骨组织，无截然分界；⑤骨膜反应：骨膜下脓汁刺激形成，骨皮质外致密线条状影，与皮质可有 1～2mm 透明间隙。

2）病变开始局限期：①较大骨质破坏区，边界逐渐清楚；②死骨形成；③可有病理性骨折。

3）新骨显著形成期：①病灶明显局限，边界清楚；②周围骨小梁增多、粗密度增高；③死骨分离，小死骨排出。

4）痊愈期：①骨小梁增粗，密度增高，排列紊乱，形成一片致密影；②颌骨外形可有明显改变。

（2）牙源性边缘型骨髓炎：X 线表现主要为骨质增生，骨质破坏少。升支切线位，早期可见线状骨膜反应，后期骨皮质外新骨增生成堆，外缘整齐，骨皮质无明显破坏。

5. 颌骨骨折

（1）牙外伤

1）牙折：牙折线表现为不整齐细线条状低密度影。

2）牙脱位：①粭向脱位，牙周膜间隙增宽；②嵌入性脱位，有牙周膜间隙消失。

（2）牙槽突骨折：多发于颌面前部，常伴有牙折、牙移动、牙脱位、牙嵌入。X 线片以根尖片、咬合片最好，骨折线为横形、斜形或纵形，表现为不规则、不整齐的低密度细线状影。

（3）下颌骨骨折：颏部骨折、颏孔区骨折、下颌角部骨折、髁突骨折，常为间接骨折。X 线检查可选择曲面体层片、下颌骨侧斜位片、下颌开口前位等（2017）。

（4）颧骨、颧弓骨折。

1）片位：鼻颏位、颧弓位。

2）颧骨骨折分为 3 型：①无移位骨折，表现为一线骨折或骨缝分离；②颧弓骨折，表现为一线骨折、二线骨折、三线骨折，三线骨折常呈 M 形；③复杂型骨折，表现有颧骨内陷、内外旋转移位或 OMZ 骨折（2009）。

（5）鼻骨骨折：鼻骨侧位片，可单发于一侧、双侧或与面中部骨折同时发生，骨折线常为横形、斜形，也可为纵形骨折、凹陷性骨折或粉碎性骨折，骨折注意与鼻额缝鉴别。

（6）上颌骨骨折分型：见前文。X 线检查首选华特位片（2017）。

6. 颞下颌关节强直　颞下颌关节强直 X 线表现（2013）。

（1）纤维性强直：关节骨性结构有不同程度的破坏，形态不规则，关节间隙模糊不清且密度增高。

（2）骨性强直：关节正常骨结构形态完全消失，无法分清髁突、关节窝、颧弓根部的形态及其之间的界线，而由致密的骨性团块所代替。

7. 颌骨囊肿

（1）含牙囊肿：颌骨中边缘光滑的类圆形透射影，囊腔内可含有发育不同阶段的牙，牙冠朝向囊腔，囊壁通常连于牙冠与牙根交界处。

（2）残余囊肿：拔牙后的牙槽窝下方颌骨内出现圆形囊性密度减低影像。

8. 成釉细胞瘤

（1）共同 X 线表现：①颌骨膨胀明显，以向唇侧为主，边界清；②牙根呈锯齿状吸收；③肿瘤可造成牙根之间的牙槽骨浸润。

（2）多房型 X 线表现：①分房大小不等，呈圆形或卵圆形；②房隔可为高密度骨嵴或纤维条索。

（3）单房型 X 线表现：①颌骨内较大的单房低密度影；②边缘呈分叶状；③肿瘤周边多有子瘤、切迹。

9. 涎石病（2017）

（1）阳性涎石：X 线片即可显示沿导管走行方向单个或多个圆形、卵圆形或柱状高密影，数毫米至 20mm 不等。

（2）阴性涎石：造影片上显示导管内圆形或卵圆形充盈缺损，其远心段可见导管扩张或完全不显影。

10. 唾液腺炎

（1）慢性复发性腮腺炎：X线表现为主导管一般无异常改变或可扩张，呈导管炎表现；分支导管显示较少；末梢导管扩张呈点状、球状；排空功能迟缓。

（2）慢性阻塞性唾液腺炎：X线表现首先为主导管扩张呈腊肠状；逐渐波及叶间导管及小叶间导管，晚期也可看到末梢导管扩张，即"点扩"的征象。

## 四、CT

1. 概念　CT根据人体不同组织对X线的吸收与透过率的不同，应用灵敏度极高的仪器对人体进行测量，然后将测量所获取的数据输入电子计算机，电子计算机对数据进行处理后，就可摄下人体被检查部位的断面或立体的图像，发现体内任何部位的细小病变。

2. 适应证　口腔颌面部肿瘤、炎症、外伤、唾液腺及颞下颌关节检查与疾病的诊断。

更多本书相关免费学习资料，请下载 App

# 第2章　口腔修复学

## 第1单元　口腔检查与修复前准备

===== **重点提示** =====

本单元内容相对重要，属于整篇的总纲，也应熟练掌握，复习时要结合其他章节加以练习。最常见考点是开口度及口腔修复准备治疗有哪些？总体来说，本部分内容难度不大，考生只要记住几个基础的常识内容就能得分。

===== **考点串讲** =====

### 一、病史采集（2015）

1. **主诉**　是患者就诊的主要原因和迫切要求解决的主要问题。内容如下。

（1）患者的感受，如疼痛、过敏、肿胀等。

（2）功能障碍，如咀嚼发音问题。

（3）影响社交和美观，如缺牙、牙折、牙形态问题、牙变色、口臭等。

2. **全身病史**

（1）与治疗安全性有关的内容：如心血管疾病、免疫系统疾病及过敏史，目前正在接受的全身疾病治疗。既往住院史，严重疾病史，是否使用抗凝药或类固醇等。

（2）能导致修复体的支持能力降低的系统性疾病：如糖尿病、绝经期、妊娠或抗惊厥药的使用。

（3）患者传染病史：防止交叉感染。

（4）心理卫生状况及精神疾病史。

3. **口腔专科病史**

（1）牙周病史：是否有牙周病，曾做何种治疗，效果如何。

（2）修复治疗史：是否曾做过牙体或牙列缺损、牙列缺失的修复，采用何种修复方式及现有修复体使用的时间等。了解这些情况对确定治疗方案和推断修复的预后有一定的帮助。

（3）牙体、牙髓治疗情况：对无完整病历记录的患者，应详细询问牙体、牙髓的治疗情况，必要时摄X线片予以确定。

（4）正畸治疗情况：有些牙根吸收是由于曾经做过正畸治疗所致。临床上应注意分析其原因，按照修复的原则和要求调整咬合。

（5）口腔外科治疗情况：对于要求先行正颌外科治疗后进行修复的患者，应了解外科治疗的有关资料，将外科治疗与修复治疗计划全面整体地加以考虑。

（6）X线图像资料：必要时辅以X线片，了解患者当前的有关情况。患者以前的X线片资料具有重要的参考价值。

（7）颞下颌关节病（2002，2015）：是否曾经有颞下颌关节疼痛和（或）弹响、神经肌肉紧张疼痛等症状，发病与治疗情况如何。患者的口腔病史是接诊医师下一步进行临床检查、制订治疗计划、定期随诊观察的参考资料。

4. **家族史**　有些疾病有无家族史、有无遗传因素，有助于了解病情。

## 二、口腔检查

### （一）临床一般检查

1. 口腔外部检查

（1）颌面部检查：通过视诊仔细观察患者颌面部的外形及其他特征。

①面部皮肤颜色、营养状态。

②颌面部外形的对称性。

③颌面各部分之间比例关系是否协调对称，有无颌面部畸形等。

④口唇的外形，唇部松弛程度，笑线的高低，上、下前牙位置与口唇的关系。

⑤侧面轮廓是直面形、凸面形还是凹面形，颅、面、颌、牙各部分的前后位置和大小比例是否正常，有无颌骨前突或后缩等异常情况。

（2）颞下颌关节区检查：让患者做开闭口、侧𬌗、前伸𬌗等运动，做视诊、触诊和听诊，检查以下内容。

①颞下颌关节的活动度检查：用手指触摸颞下颌关节区，检查双侧髁突的大小及对称性，触诊时注意患者有无疼痛反应、疼痛的部位、疼痛的性质和触发区等。

②颞下颌关节弹响的检查：活动时有无弹响，弹响的性质，出现在哪一阶段，是否伴有疼痛等。

③外耳道前壁检查：双手指放在外耳道前壁，嘱患者做开闭口正中咬合，检查上、下牙列紧咬时双侧髁突对外耳道前壁的冲击强度是否一致。

④开口度及开口型：开口度是指患者大张口时，上、下中切牙切缘之间的距离。可用双足规或游标尺测量。<u>正常人的开口度为37～45mm</u>，低于该值表明有张口受限。开口型是指下颌自闭口到张大的整个过程中下颌运动的轨迹。正常的开口型下颌向下后方，左右无偏斜，正面观直向下。若发现张口受限或开口型异常，可进一步用下颌迹图检查。

⑤下颌侧𬌗运动：<u>正常情况下，下颌最大侧方运动范围约为12mm。</u>

（3）咀嚼肌检查：通常是对咬肌和颞肌进行扪诊，检查有无压痛及压痛点的部位。同时嘱患者紧咬，检查肌肉收缩的强度及左右的对称性，判断有无因𬌗干扰而引起的咀嚼肌功能紊乱，如发现问题则须对翼内肌及颈部诸肌扪诊，必要时做进一步检查。

2. 口腔内检查

（1）牙体及牙髓：缺损、折裂（隐裂）、磨损程度、牙本质暴露、牙髓状态、龋坏等。

（2）牙周检查：牙周检查能提供菌斑及牙周健康状况或破坏的程度。这些资料对于选择基牙及推断修复体的预后有重要的意义。检查牙龈应在稍干燥的条件下进行，因为湿的环境可能掩盖龈组织的细微变化。牙龈检查的项目包括龈组织的颜色、质地、大小和形态，然后轻轻挤压龈袋，检查是否有渗出物或脓液溢出。用牙周探针测量牙周袋深度。通常情况下需对每颗牙测量和记录6个部位的牙周袋深度，同时检查有无牙龈增生或萎缩现象、根分叉受累的情况及牙的松动度。

临床上常用的牙松动度测量和记录的方法有两种。

①<u>以牙的松动幅度计算。</u>

<u>Ⅰ度松动：松动幅度≤1mm。</u>

<u>Ⅱ度松动：松动幅度为1～2mm。</u>

<u>Ⅲ度松动：松动幅度<2mm。</u>

②<u>以牙的松动方向计算。</u>

<u>Ⅰ度松动：仅有唇（颊）舌向或颊舌向松动。</u>

<u>Ⅱ度松动：唇（颊）舌向及近远中向均有松动。</u>

<u>Ⅲ度松动：唇（颊）舌向及近远中向松动，并伴有垂直向松动。</u>

修复治疗前应对牙周病进行有效的治疗和控制。

（3）余牙位置排列：详细的天然牙检查资料有助于治疗计划的制订。采用图表的方式记录检查结果可以保证资料收集的完整性并提高工作效率。完整的牙列检查记录图表应包括牙列缺损的部位及数目，天然牙的健康状况，有无龋坏，牙髓活力，有无牙折裂、牙缺损及磨耗情况，口内充填及修复情况等。另外，检查还包括牙列的大小，形状，基牙是否有移位、倾斜和伸长的现象。正中𬌗时上下牙列是否有广泛均匀的𬌗接触，上、下牙列中线是否一致，是否为中性𬌗关系，有无错𬌗畸形，如拥挤、扭转等，覆𬌗覆盖是否在正常范围以内。

（4）𬌗关系检查

①正中𬌗位的检查：上、下牙列是否有广泛均匀的𬌗接触关系；上、下颌牙列中线是否一致；上、下第一磨牙是否是中性𬌗关系；前牙覆𬌗、覆盖是否在正常范围之内；左、右侧𬌗平面是否匀称。

②息止颌位的检查：比较息止颌位与正中𬌗位时，下牙列中线有无变化；𬌗间隙的大小有无异常。

③𬌗干扰检查：仔细检查正中咬合和前伸、侧向咬合移动时，有无牙尖干扰。

（5）缺牙区情况检查：检查缺牙区间隙大小是否正常，牙槽嵴有无妨碍修复治疗的骨尖、倒凹、骨隆突等。一般拔牙 3 个月后，伤口可以形成良好的愈合，牙槽嵴吸收趋于稳定，可以开始进行修复。为避免患者长期忍受无牙之苦，为缩短无牙期，过渡性全口义齿和可摘局部义齿的修复治疗可提前到拔牙 1~2 周后进行，待牙槽嵴吸收稳定后行义齿重衬或重新制作。

对伴有牙槽嵴和颌骨缺损的患者，应视缺损的部位、大小和范围、影响功能和美观的程度，选择合适的修复方法。一般而言，对于少量牙槽嵴缺损的牙缺失，既可用固定义齿也可用可摘式义齿修复；对于有较大牙槽嵴缺损的牙缺失，需选择可摘式义齿修复，可利用其基托恢复缺损的外形；对更大范围的牙槽嵴缺损甚至颌骨缺损，则需按照颌骨缺损的修复原则处理。

（6）无牙颌口腔专项检查

①上、下颌弓及牙槽嵴的大小、形态和位置。

②牙槽嵴的吸收情况。

③口腔黏膜检查：口腔黏膜色泽是否正常，有无炎症、溃疡及瘢痕。

④舌的检查，包括舌体的大小、形状、静止状态时的位置，以及功能活动的情况。

⑤唾液分泌量及黏稠度的检查。

（7）原有修复体的检查：患者如戴有修复体，应了解患者要求重做的原因，检查原义齿与口腔组织的密合情况，咬合关系是否正确，外形是否合适，人工牙的色泽及排列，义齿对牙龈、黏膜有无刺激及该义齿行使功能的效率如何等。分析评价原修复体的成功与失败之处，并作为重新制作时的参考。

值得注意的是，对年老体弱、全身健康状况差，特别是有严重心血管疾病患者的检查，动作要轻巧，尽量缩短患者就诊时间。

**（二）X 线检查**

常规 X 线片、曲面断层片、颞下颌关节 X 线侧位片、头颅定位片。

**（三）模型检查**

通过取印模灌注牙列石膏模型，可作为口腔检查的一个重要手段。模型检查可以弥补口腔内一般检查之不足，便于仔细观察牙的位置、形态、牙体组织磨耗印迹及详细的𬌗关系等，必要时可将上、下颌模型在𬌗架上进行研究，制订治疗计划和修复体设计等。

## 三、修复前准备

**（一）诊疗计划**

1. 诊断　医师根据收集到的信息资料、检查发现、X线片、研究模型、化验检查结果、会诊结论加以综合分析，根据专业知识对病情做出判断。

2. 治疗计划　一方面包括以解决主诉问题为中心的治疗方案；另一方面，包括对检查中发现其他问题的治疗建议。确定治疗计划应充分了解患者就诊的目的和要求。让患者了解自己的口腔情况、修复条件，可能的修复方法、时间及费用等。手术前征得患者的同意等。

### （二）修复前处理（2015）

1. 口腔一般处理

（1）处理急性症状：对由牙折、急性牙髓炎、慢性牙髓炎急性发作、牙槽脓肿、急性冠周炎或龈炎，以及颞下颌关节功能紊乱病引起的不适，应及时处理。

（2）保证良好口腔卫生：口腔卫生状况直接关系到牙龈、牙周组织的健康以及修复效果和修复体的使用寿命。同时，牙结石、牙垢等在牙面上的大量附着，将影响印模的准确性，所以修复前对牙结石和牙垢应彻底洁治清除。

（3）拆除不良修复体：对设计不当、制作粗糙、质量低劣、危害健康组织的修复体，或修复体已经失去功能并刺激周围组织而又无法改正时，应予以拆除。

（4）治疗和控制龋病及牙周病

①龋病：对龋坏造成硬组织缺损的牙，若常规充填治疗可获得满意疗效者可选作义齿的基牙。牙髓病变时应行根管治疗，对拟做固定义齿基牙的牙髓情况疑有病变时，应做预防性的根管治疗，避免修复完成后又不得不将修复体拆除重做而造成不必要的损失。

②牙周病：慢性牙周炎伴有不可逆性持续的骨丧失，应尽早予以控制和治疗，必要时进行系统的牙周病治疗。

2. 余留牙的保留与拔除

（1）松动牙：对松动牙的处理应视其具体情况而定，有些松动牙是由不良修复体或创伤粉所致，病因去除后可逐渐恢复稳定。一般来说，对于牙槽骨吸收达到根 2/3 以上，牙松动达Ⅲ度者予以拔除；对未达到这一严重程度的松动牙，经有效治疗后尽量予以保留。

（2）残根：确定残根的拔除或保留应根据牙根的缺损破坏范围、根尖周组织的健康情况，并结合治疗效果与修复的关系综合考虑。如果残根破坏较大，缺损达龈下，根尖周组织病变范围较广泛，治疗效果不佳者，可考虑拔除；如果残根较稳固，根尖周组织无明显病变或病变范围较小，同时对义齿的支持和固定有作用者，则应进行根管治疗后保留。

国际口腔修复界积极推进"无缺牙期"的修复理念，主张在拔牙前为患者制作预成义齿（或即刻义齿），拔牙后即刻戴入以提高患者的生活质量。

（3）根分叉受累牙：健康成年人牙槽骨嵴顶端位于轴牙、骨质交界根尖方向 1.5mm 左右。根分叉病变的程度根据临床指标可分为四度（2014）。

Ⅰ度：牙周支持结构在垂直方向有不超过3mm的少量丧失。在根分叉处做水平横向探诊可测得1mm深度。X线片上无明显的骨吸收。

Ⅱ度：牙周支持结构垂直方向丧失超过3mm，根分叉水平方向可探入1mm以上，但尚不能穿通到对侧。X线片上显示骨吸收比较明显，但仍有相当的骨与牙周膜结构保持完整（2017）。

Ⅲ度：根分叉处牙槽骨已发生穿通性损坏，用探诊器械可穿透到对侧（如从颊侧穿到舌腭侧），但穿通的隧道为龈组织所充填，肉眼观无贯通现象（2014）。

Ⅳ度：X线片上有明显的骨丧失，根分叉完全暴露，水平方向的穿通凭肉眼可感知。多根牙根分叉病变较轻时，通过龈上洁治、龈下刮治、牙龈切除术或牙龈成形术以及保持良好的口腔卫生等措施，能够有效地控制其病变且预后较好。

如果根分叉病变严重，则需另外采取牙-骨成形术、牙根切断术或分根术，尽可能将患牙保留。

3. 口腔软组织处理　如口腔黏膜有溃疡、白色损害等黏膜病症，必须先做治疗，以免修复操作和修复体本身对黏膜产生刺激作用而使疾病加剧（2015）。

4. 牙槽骨的处理　牙槽骨修整在拔牙后 1 个月修整较好。

（1）唇、舌系带的矫正术：唇、舌系带接近牙槽嵴顶或舌系带过短，影响义齿的固位和功能，活动时应进行外科系带矫正术。

（2）瘢痕或松动软组织的切除修整术：口腔内瘢痕组织对义齿的稳定和固位有影响时，可考虑切除修整。有些患者由于戴用不良修复体时间过久，导致骨质大量吸收，牙槽嵴表面为一层松软、可移动的软组织所覆盖。这些软组织不但不能有效地支持义齿，有时还会因受压产生炎症及疼痛，可在修复前予以切除修整。

（3）牙槽嵴修整术：拔牙时由于创伤过大造成牙槽嵴变形甚至骨折而又未能及时复位者，或拔牙后骨质吸收不均者，常形成骨尖或骨突。若一段时间后仍不消退，且有疼痛或有明显倒凹妨碍义齿摘戴时，应进行牙槽骨修整术去除过突的骨尖或骨突。手术时间一般在拔牙后1个月左右较为合适。

（4）骨性隆突修整术：骨隆突系正常骨髓上的骨性隆起，组织学上与正常骨组织无区别。过大的骨隆突在义齿摘戴时可引起组织破溃疼痛，严重者义齿无法戴入使用。修复前应有充分的估计和判断，及时施行修整术。骨隆突常发生在①下颌磨牙和前磨牙舌侧，一般双侧对称，也可为单侧，其大小不一，也称为下颌隆突；②腭中缝处，可呈分叶状，也称为腭隆突；③上颌结节，结节过度增生形成较大的骨性倒凹。对双侧上颌结节肥大的情况，通常只需修整一侧的上颌结节，解决妨碍义齿就位的问题即可。

（5）前庭沟加深术：牙槽嵴过度吸收致使义齿的固位差时，可施行前庭沟加深术。该手术通过改变黏膜及肌肉的附着位置（在上颌位置上移，在下颌位置下移），增加牙槽嵴的相对高度，从而增加义齿基托的伸展范围，扩大基托接触面积，达到增强义齿稳定性和固位力的作用。

（6）牙槽嵴重建术：该手术是治疗无颌槽嵴严重吸收、萎缩的一种方法。目前应用较多的是用骨牵引的方法增加颌骨和牙槽嵴的高度。

5.  **修复前正畸治疗**　对各种原因引起的牙的错位（扭转牙、低位牙等），尤其是牙缺失后长期未曾修复造成缺隙两侧倾斜移位，在修复前，用牙少量移动的正畸技术将有关牙矫正到正常位置后再进行修复，能扩大修复治疗的范围，尽量保存牙体组织，明显改善修复预后。

6.  **暂时性修复**　对修复前准备治疗较复杂、周期较长的患者采用此法。

# 第 2 单元　牙体缺损

## 重点提示

本单元内容非常重要，基本所有知识点都是考试经常出现的，每年题量也很大。通过分析历年考题，我们发现最热的考点是关于修复治疗的原则，需要明确三大原则具体的要求；关于固位原理，需要掌握各种影响因素，并了解改变某影响因素后的变化；另外，题目集中在嵌体、全冠、3/4 冠及桩冠的设计和制备上，这需要我们根据重点各个击破，最好的复习方法是结合临床；最后一个重点是关于修复体戴入后的问题及解决，需要我们学会分析。总体来说，这个部分在口腔修复学是一个大单元，出题很多，出题特点是结合具体病例分析。

## 考点串讲

### 一、病因及影响

1.  **牙体缺损的病因**　牙体缺损最常见的病因是龋病，其次是外伤、磨损、楔状缺损、酸蚀和发育畸形等。

（1）龋病：龋病可以使牙体硬组织脱钙而缺损。缺损的大小、深浅及形状均可不同。随着病情的发展可引起牙髓充血、牙髓炎、牙髓坏死、尖周炎和尖周脓肿等病症。轻的缺损可以表现为脱钙、变色、龋齿形成；重者牙冠部分破坏；严重缺损甚至牙冠全部丧失而仅存残根。

（2）牙外伤：交通事故、意外碰击或咬硬食物等造成的牙体缺损称为牙折。由于外力的大小、部位的不同，造成的缺损的程度也不同。轻者仅伤及切角或牙尖，重者可使整个牙纵折、斜折、冠折或根折。一般来说，牙外伤是容易发现的，临床上容易忽视的是隐裂。后牙在受到外伤后，在粭面有不易发现的裂纹，多半发生在磨牙上，特别是上颌磨牙和大面积充填的死髓牙。前者常表现为牙本质过敏的症状，如再遇到较大的外力，则极易产生牙折。

外伤的牙经常导致症状不明显的慢性牙髓病变、尖周病变，以及根折或牙槽骨折断，检查时不可忽略。

（3）磨损：牙在行使咀嚼功能时要产生磨耗，这属于生理性的。由于不良习惯或夜磨牙等原因可造成病理性磨损。磨损程度严重者，可出现牙本质过敏、牙髓炎或尖周感染等症状，甚至使垂直距离变短而引起颞下颌关节功能紊乱病症状。

（4）楔状缺损：可能是酸和机械摩擦共同作用的结果，一般发生在牙唇面、颊面的牙颈部釉牙、骨质交界处，形成两个斜面组成的楔状缺损，常伴有牙龈萎缩、牙质过敏等症状，重者也可使牙髓感染或引起牙横折。

（5）酸蚀症：经常与酸接触的工作人员，牙受到酸雾和酸酶的作用而脱钙，使牙组织逐渐丧失。这种情况主要表现在前牙。对牙危害最大的酸类是盐酸和硝酸。盐酸作用于牙上，早期可引起牙过敏，严重者唇面切缘处形成刀削状的光滑斜面，切端变薄，容易折裂。硝酸引起的损害使牙面脱钙形成褐色斑，也可形成缺损。

（6）发育畸形：最常见者为牙釉质发育不全，轻者呈自主色或褐色斑，重者则有牙体缺陷或牙钙化不良，影响牙的硬度、形态与颜色。

①斑釉牙：在发育期，饮水氟含量过高，为引起牙釉质发育不全最常见的原因。可形成特殊的牙釉质钙化不全，表面出现斑釉，呈白垩状或黄褐色斑，严重者可造成牙体缺损或畸形。

②牙体形态异常：如过小牙、锥形牙等。

③四环素牙：是牙在发育矿化期间，由于受到四环素族药物的影响所引起的牙变色和釉质发育不全，表现为牙颜色、光泽及透明度的改变，重者可发生坑凹状的缺损。造成牙损害的重要原因有四环素与牙硬组织形成稳固的四环素复合物，从而抑制牙硬组织的再矿化；四环素抑制牙髓中造牙本质细胞的胶原合成。

2. 牙体缺损的影响　　牙体缺损需要及时治疗与修复，否则将可能产生下列影响。

（1）对牙体和牙髓组织的影响：牙体缺损初期，损伤比较浅，症状很轻甚至无任何症状，容易被忽略；如果发展到牙本质以内，变化加快，症状较明显；再进一步可使牙髓组织充血、炎性变甚至坏死，进而可引起尖周病变。

（2）对牙周组织的影响：缺损波及邻面，就会影响正常邻接关系，引起食物嵌塞，进而发生牙周病变。由于邻接关系的破坏，可使患牙倾斜移位，咬合关系受到影响，产生程度不等的咬合创伤，进一步促使牙周组织的损伤。

（3）对咀嚼功能的影响：少量牙体损伤，可能对咀嚼功能的影响较小，如果缺损较大则直接影响咀嚼功能；有时由此而产生偏侧咀嚼习惯，不仅丧失一侧的咀嚼功能，日久可出现面部畸形，左右不对称，年轻患者正在生长发育过程中，造成的影响就更为明显。

（4）对美观和发音的影响：前牙对面容与发音有明显的影响，即使一些较轻的变化，对某些患者亦可产生较重的影响。后牙的严重磨损，可使垂直距离变短，影响面形。

## 二、治疗设计及方法选择

### （一）修复治疗的原则（2017）

牙体缺损修复治疗设计时要遵循生物、机械与美观三大原则。

1. 修复的生物原则

（1）正确地恢复形态与功能

1）正确恢复轴面形态

①恢复唇、颊、舌面的突度：唇、颊、舌面的正常生理突度能维持颈部龈组织的张力和正常接触关系；保持食物正常溢出道及食物对牙龈的刺激；修复体自洁。

②恢复邻面的突度及邻接关系：<u>正常的邻接关系，可维持牙弓稳定，防止食物嵌塞，分散殆力</u>（2003，2012）。不同牙位接触区位置：前牙接触区靠近切缘；第二前磨牙与第一磨牙邻面接触区多在邻面颊 1/3 和中 1/3 交界处；第一磨牙远中与第二磨牙近中接触区在邻面中 1/3；后牙邻面接触区近中靠近殆缘，远中在殆缘以下。

2）恢复外展隙和邻间隙：在邻接区四周，环绕着向四周展开的空隙，称为外展隙。在唇、颊侧者，称唇外展隙或颊外展隙；在舌侧者，称舌外展隙；在切缘或殆面者，称切外展隙或殆外展隙。外展隙可作为食物的溢出道，在咀嚼时，一部分食物可由外展隙排溢。

邻间隙位于邻接点的龈方，呈三角形，其底为牙槽骨，两边为邻牙的邻面，顶则为邻接点。正常时，邻间隙被龈乳头充满，对牙槽骨和邻牙起保护作用。邻间隙也随邻面的磨耗而变小，龈乳头随年龄的增长而逐渐退缩。在修复时，应根据具体情况，尽可能恢复到原状。

3）恢复良好的殆面形态和咬合关系

①具有稳定而协调的咬合关系：正中殆位与正中关系位是一致的或协调的，从正中关系位到正中殆位的过程中无障碍点。正中殆位时，上、下颌尖窝相对，交叉关系正常，有广泛的接触而无早接触。上、下颌牙列存在着合适的覆殆与覆盖关系。

②非正中殆关系亦协调：上、下颌牙列在非正中殆的咬合接触，如前伸、侧向咬合等，有较多的牙接触，不能有创伤性的个别牙早接触。临床实践证明，自然牙列在前伸殆时，前牙应成组牙接触，两侧后牙不应有接触，否则容易引起颞下颌关节功能紊乱。在侧殆时，工作侧应有组牙接触，发挥咬合功能，有更多的牙分担殆力，这样可以避免个别牙受力过大，造成创伤；同时在平衡侧不应有接触，否则也同样是创伤性的，容易引起颞下颌关节的功能紊乱。在侧殆时，上、下颌牙在工作侧是以上颌尖牙作为制导，使该侧后牙免于受到创伤，从而起到保护作用。尖牙具有较为理想的冠根比例，牙根粗长，并有适于制导的舌窝。

4）咬合力的方向：应接近牙的长轴方向，与牙周支持能力相协调。

5）咬合功能恢复的程度应与牙周条件相适应：在以人造冠修复牙体缺损时，咬合功能的大小，应与该牙的牙周条件相适应。必要时，可以适当改变殆面形态，充分建立正中殆，争取轴向殆力；降低高尖陡坡，减小侧向殆力；加深沟槽，以提高咀嚼效能。

（2）保护软、硬组织健康：牙体预备必须达到下列要求。

1）去除病变组织：牙体缺损是由各种病因所引起的。例如龋病，需要去除龋坏腐质，软化牙本质也要尽量除去，直到硬化牙本质层，以免患牙继发龋坏。如是外伤牙折，也需要做一定的处理和预备。

2）防止损伤邻牙：若不注意容易损伤邻牙，受损的部位容易积聚菌斑，增加龋的易感性。为了保护邻牙，选用细锥形金刚车针分离切割牙的邻面容易控制，较为安全。

3）保护软组织：正确使用口镜或吸引器。

4）保护牙髓（2005，2012，2015）

①使用高速高效切割牙体：预备用的机器转速要快，磨切器械要坚硬锐利，使用的力量要轻，并间断性地磨切；同时用冷水降温，防止产热和振动。

②牙体预备：在牙体预备时尽量一次完成，不论采用何种措施，对牙髓组织或多或少将产生一些刺激，使它处于受激惹状态。所以，一般情况下，一个牙若在短期内做第2次牙体预备，患者会感到更痛苦，损伤也越大，应予以避免。

③应尽量争取活髓：如果深龋接近牙髓，牙髓处于充血阶段，为避免牙髓的暴露，在去除软化牙本质后，以刺激性较小的药物消毒，在该部敷一层盖髓剂，再用氧化锌丁香油粘固粉充填，其上做锌汀粘固粉基底。如无不良反应，可在此基础上预备修复体。如果健康牙髓意外穿髓，清创消毒后或经安抚治疗后做盖髓术。患牙预备至接近牙髓处或虽不近髓但已很过敏者，应用临时性冠，用

暂汀粘在患牙上加以保护，直至戴正式修复体前再予以去除。

④局部麻醉下预备：在局部麻醉下进行牙体预备时，由于患者不能感觉牙髓受到刺激的情况，更应注意防止损伤牙髓。

⑤术中保护：手术过程中，亦应采取有效的措施，防止对口腔软组织及邻牙的损伤。

⑥暂时冠保护：患牙预备完成到戴用正式修复体前，应戴用暂时冠，保护牙髓，维持间隙。

5）适当磨除牙体组织：为了取得良好的就位道，使人造冠能顺利就位，需要磨除轴面部分健康牙体组织，将轴面的最大周径降到人造冠所设计的边缘区。必须根据修复体所用的材料，磨除相当的牙体组织，以保证修复体达到强度所需的厚度，特别在咬合面上，更为重要。<u>牙体预备时应遵循以下原则，以避免过多地磨除牙体结构。①能用部分冠获得良好固位时尽量不选择全冠修复；②各轴面聚合度不宜过大；③牙体面组织应按牙体解剖外形均匀磨除；④对严重错位的牙，必要时先进行正畸治疗；⑤应了解不同修复体边缘形态对保存牙体组织的影响；⑥避免将修复体边缘向根方做不必要的延伸（2015）</u>。

6）保护牙周组织：①牙体制备尽量不损伤牙龈；②恢复牙冠解剖外形、颊舌面的生理凸度、邻面接触点；③修复体边缘密合，无悬突或台阶，高度抛光；④牙周支持组织较弱患者可适当减少修复体的𬌗面颊舌径宽度；⑤恢复良好的𬌗接触关系，防止产生𬌗干扰。

**2. 牙体缺损修复的机械原则**

（1）建立良好的抗力形

①设计时，必须注意保护和覆盖脆弱的牙体组织，首先要去除无基釉柱和薄壁弱尖，牙体预备时要避免形成锐角和薄边缘。特别对无髓牙，因丧失了牙髓的代谢功能，牙体组织较脆，易于折裂；同时亦因龋坏范围过大或在牙髓治疗时，牙体磨切较多且深，缺乏足够的健康牙本质支持，故特别需要制成适当的抗力形以预防牙折，必要时可在牙本质内置入牙本质钉，在根管内置入金属支架以增强患牙的抗力。在预备Ⅱ类洞邻𬌗阶时，其峡部不可太宽，一般约占颊舌尖间距的1/3，如采用保护牙尖的铸造修复体恢复Ⅱ类洞时，则𬌗面峡部可为颊舌尖间距的1/2，当然峡部也不能过窄，否则修复体容易折断。

②修复体不因受咬合压力而折断、破裂：根据修复体的要求，选择合适的优质材料。由于各种材料的理化性能不同，所以修复体应根据材料的性能，在不同的部位，保证有一定的体积，以达到足够的机械强度。

如果牙体严重缺损，修复时可采用先做金属或非金属"核桩"，在"核桩"的基础上再做修复体的方法。那么"核桩"就应该具备足够的抗力形与固位形，使修复体具有良好的基础。

（2）建立良好的固位形：①制备体各相对轴壁近乎平行，𬌗（切）向聚合度为6°；②尽量增加修复体与制备体间的接触面积；③修复体与制备体之间非常密合；④必要时增加辅助固位，如设计轴沟、针道和箱型固位；⑤选择性能良好的黏结材料；⑥制备体的各线角圆钝，避免应力集中。

（3）具备良好的机械强度：①选择机械性能良好的合金及其他材料；②牙体制备，磨除足够的牙体组织厚度，功能牙尖至少1.5mm，非功能牙尖至少1.0mm；选择合适的边缘类型，如铸造金属全冠应采用0.5mm的无角肩台。

**3. 牙体缺损修复的美观原则**　注重于前牙的形态、颜色等与相邻天然牙的协调，如对前牙金属烤瓷冠的牙体制备要达到以下要求：唇侧磨除的厚度至少1.2～1.5mm，切端磨除2mm，以模拟出自然牙切端的半透明特性。唇侧边缘的位置应处于龈下，避免金属边缘的暴露。

<u>根据修复体边缘与牙龈嵴顶的位置关系可分为龈上、龈缘平齐和龈下。使用龈下边缘的情况：①牙体缺损至龈下；②牙冠高度不足，需要增加固位力；③为了美观，前牙金属烤瓷冠的唇面边缘要放在龈下；④牙颈部过敏，需要修复体加以覆盖；⑤邻面接触区较低至龈嵴顶（2015）</u>。

**（二）固位原理（2015）**

**1. 约束和约束反力**　约束指物体位移时受到一定条件限制的现象。约束加给被约束物体的力称为约束反力。为使人造冠获得大的固位力，可将患牙预备成一定几何形状，限制人造冠的运动方向，并合理设计沟、洞、钉洞等以增加约束和约束力。用以保证修复体获得固位力的几何形状称为固位形。

2. **摩擦力**　两个相互接触而又相对运动的物体间所产生的作用力，称为摩擦力。根据摩擦力的要求，修复治疗时临床要求：①修复体与制备牙或窝洞表面要紧密接触。②尽可能增大修复体与牙体的接触面积。③制备体的轴壁应平行。④窝洞要底平、壁直、点线角清除。⑤可采取辅助固位形，防止侧向移位。鸠尾固位形，鸠尾峡为𬌗面宽度的 1/3～1/2（2014）；邻轴沟固位；钉洞固位形等。

3. **黏结力**　是指黏结剂与被黏结物体界面上分子间的结合力。影响黏结力的因素（2003，2015）有以下几种。

（1）黏结力与黏结面积成正比：在同样情况下，黏结面积越大，黏结力越强。

（2）黏结力与粘固剂的厚度成反比：粘固剂厚黏结力反而小，要求两黏结面尽量密合。

（3）黏结面适当粗糙可增强黏结力：两黏结面不但要紧密吻合，而且表面应有适当的粗糙度，以加强机械的嵌合、扣锁。

（4）黏结面状况：黏结面应保持清洁，干燥，没有水分、油质、唾液等异物。

（5）粘固剂调拌的稠度应适当：粘固剂过稀或过稠都影响黏结力。常用的磷酸钵粘固剂，其稠度以调拌刀沾起粘固剂时，呈长丝状为宜。过稀，则黏结力与抗压碎力均差，而且游离磷酸会刺激牙髓；过稠则缺乏黏结力，粘固时产热也较大，且可能造成修复体不易就位。

黏结力还受粘固剂的理化性能的影响。如聚羧酸锌粘固剂，对牙体组织及某些金属有较好的黏附作用，其强度、性能类似磷酸锌粘固剂，特点为刺激小，粘固力强，在水中的溶解度低。

另外，各种合成高分子化合物粘固剂的出现，特别是丙烯酸环氧粘固剂，在牙面经酸处理后，由于材料能进入牙釉质脱钙的微隙中，其黏结强度大为增加。这种材料的优点是不溶于唾液。

4. **常用的固位形**

（1）环抱面固位形：这是基本的固位形式，每一个修复体都将尽量利用，它磨切牙体组织较浅，对牙髓的影响较小。

在环抱面固位形中，𬌗龈高度是重要因素，𬌗龈高度越大，固位力越强。在脱位力作用下，相同的环抱面积，𬌗龈高度高者较𬌗龈高度低者形成非脱位道方向约束力的机会多，阻力区范围大，故获得阻止向脱位道方向脱位的摩擦力的机会亦多，旋转脱位的可能性则更小。

𬌗龈高度过低者，当人造冠，特别是全冠的一侧受力时，将产生以一侧冠边缘为支点的旋转，对侧因无牙体组织的阻挡而易脱位。所以在牙体预备时，应尽量保留适当的牙尖高度和牙尖斜坡的形态，既保持了𬌗龈高度，增加了接触面积，又使牙尖的三角嵴抗衡各种相对方向的咬合力。必要时增设洞、沟、钉等来辅助固位，以增强抗旋转能力。

（2）钉洞固位形：是一种比较好的固位形，牙体磨除较少，与钉之间可获得较大的固位力。过去由于害怕损伤牙髓和数个钉洞间不易取得平行，应用受到了限制，近年来已越来越多地采用。钉洞的一般要求如下。

①深度：钉固位力量的大小，主要决定于钉的长度，而钉的长度又取决于钉洞的深度。钉洞一般深1.5mm，根据需要，可增加到2mm，只要不伤及牙髓即可。短于1mm的钉缺乏最低限度的固位力，如果是无髓牙，则可根据需要，采取较大的深度，也可利用髓室和根管。

②直径：约1mm，太细则钉容易折断，特别在与金属面的交界处。为了预备方便，可逐渐缩小，呈锥形，但锥形减小了钉的固位力。

③分布：两个以上的钉洞，其分布越分散，可获得的固位力也越大。一般前牙做1～3个，后牙可做2～4个钉洞。

④位置：钉洞一般预备在患牙𬌗面接近牙釉本质界的牙本质内。这个部位远离牙髓，也不易造成牙釉质折裂。前牙一般置于舌面窝的深处和舌面切缘嵴与近远中边缘嵴交界处，后牙一般置于牙尖之间的窝沟处。

⑤方向：所有钉洞均需与人造冠的就位道相平行。为了保证钉的彼此平行，除了用肉眼观察外，最好采用器械控制。

⑥钉的表面形态：有光滑状、锯齿状和螺纹状。螺纹状者固位力最强。

（3）沟固位形：沟固位形不同于钉洞固位形，它有一个面不被牙体组织包围，所以常用于患牙轴面的表面上，以取得较长的长度。

①深度：沟固位力量的大小，首先取决于沟的深度，一般为1mm，过深则易损伤牙髓。

②长度：沟越长，固位越好，虽受解剖条件的限制，不能任意延长，但加大长度是在牙体浅层切割，对牙髓的刺激也较小，应尽量争取，但止端必须在边缘内0.5mm。

③方向：如果在一个患牙上有两条以上的沟，那么它们必须彼此平行并与就位道方向一致，两条沟之间的距离越大，则固位越好。

④外形：为了制作方便，沟可做成锥形，从起点到止点，逐渐变浅变细，其止端有3种形式。最常用的形式是逐渐变浅，但有一定的止端，这样固位较好，对患牙损伤较小，也便于预备；另一种是基本等深，止端形成明确的肩台，这种形式固位力最强，但对牙体切割要深一些，适用于牙体较厚而牙冠较短的后牙；另一种形式是逐渐变浅而无明显的止端，它对牙体损伤较小，适用于切龈高度大的前牙。

（4）洞固位形：牙体缺损，特别是由龋病产生的缺损，常已形成龋洞，可利用其作为固位之用，但必须达到下列要求。

①深度：这是洞固位形固位力强弱的主要因素，洞深应该在2mm以上，洞越深固位越强。一般来说，龋洞越深，缺损范围也较大，余留牙体组织的抗力形可能较差，如果遇到薄壁、弱尖，尤其是死髓牙，应特别注意患牙的抗力形，可采取措施加以保护。

②底平：平底可以抗衡来自垂直方向的咬合压力，洞越浅则越需要底平，否则在受到不同方向的𬌗力作用时会出现修复体的松脱。洞深，修复体在受到不同方向𬌗力作用时，较高的轴壁就能抗衡而不会松脱，所以对深洞就不一定强调底平，否则容易损伤牙髓。

③壁直：所有的轴壁要求与就位道方向一致，相互平行，不能有倒凹，为了就位方便，可微向洞口敞开，一般不超过2°～5°，否则会影响其固位力。<u>点角、线角要明确，可增加固位（2015）</u>。

④鸠尾扣：邻𬌗洞应在𬌗面做成鸠尾扣，防止水平方向的移位。鸠尾扣的形状、大小应根据𬌗面形态而定，要能起扣锁的固位作用，又不削弱余留牙体组织的抗力形；在𬌗面沟槽处可适当扩展，尽量保留牙尖的三角嵴，自然形成鸠尾扣；在邻𬌗交界处的峡部，其宽度磨牙一般为颊舌尖宽度的1/3左右，前磨牙为1/2，过窄修复体容易折断，过宽则牙尖容易折裂。如果为死髓牙或缺损较大者，应采用保护牙尖的铸造修复体。

⑤洞缘斜面：在箱状洞形的洞面角处做成斜面，其作用是为了防止无支持的牙釉柱折断，以保护薄弱的洞壁和脆弱牙尖，也可使修复体边缘与洞形边缘更加密合，使粘固剂不易被唾液所溶解。根据釉柱方向与材料的强度和性能，在洞的边缘上做成长短、斜度不同的斜面，一般在𬌗面的洞缘斜面与轴壁约成45°，如果斜面过深、过大，则相对降低了洞的深度，会削弱固位。近来修复体更多地采用延伸斜面，覆盖脆弱的牙尖，凡𬌗面有咬合的部分都包括在修复体之内，以确保修复体的抗力形与固位形。

**（三）修复体的种类**

1. **嵌体**　为嵌入牙冠内的修复体。其中部分嵌入牙冠内、部分高于牙𬌗面的修复体称为高嵌体。

2. **部分冠**　覆盖部分牙冠表面的修复体。

（1）3/4冠：没有覆盖前牙唇面或后牙颊面的部分冠修复体。

（2）开面冠：在唇颊面或舌面开窗的部分冠。

（3）罩面或贴面：以树脂或瓷制作的覆盖牙冠唇颊侧的部分冠。

（4）半冠：又称导线冠，冠边缘止于牙冠导线处的部分冠修复体。

3. **全冠**　覆盖全部牙冠表面的修复体。

（1）金属全冠：以金属材料制作的全冠修复体。

①铸造金属全冠：以铸造工艺过程制作的金属全冠修复体。

②锤造冠：又称壳冠，以冷加工方式如锻压、冲压或锤打制成的金属全冠修复体。

（2）非金属全冠：以树脂、瓷等修复材料制作的全冠修复体。

①树脂全冠：以各种树脂材料制作的全冠修复体。

②全瓷冠：以烤瓷或铸造玻璃陶瓷材料制作的全冠修复体（2012）。

（3）混合全冠：以金属与瓷或金属与树脂材料制成的复合结构的全冠修复体。

①烤瓷熔附金属全冠：又称金属烤瓷全冠，真空高温条件下在金属基底上制作的金瓷复合结构的全冠。

②树脂-金属混合全冠：在金属基底上覆盖树脂牙面的混合全冠。

4．核冠　是在残冠或残根上先形成金属桩核或树脂核，然后再制作全冠修复体的总称。

5．桩冠　利用冠桩插入残根根管内固位的全冠修复体。

6．种植体牙冠　在置入牙槽骨内的种植体上制作的人工牙冠。

7．CAD/CAM　修复体是在牙体预备后，由光电探测系统采集光学印模，经微机信息处理，并指挥自动镜床制作的陶瓷或金属修复体。

**（四）各类修复体的适应证与禁忌证**

1．嵌体

（1）适应证：能够采用充填法修复的牙体缺损，原则上都可以采用嵌体修复（2015）。

（2）禁忌证（2016）：①年轻恒牙和乳牙；②缺损小且表浅，未涉及切角；③缺损大，残留牙体组织不能获得足够固位形；④根管治疗后的无髓牙牙体组织抗折性能差；⑤磨耗重，不能预备足够箱状洞形深度，影响固位或致牙本质过敏。

2．部分冠

（1）适应证：①某些倾斜基牙固定桥修复的固位体；②患牙颊舌面完整，且保留该面不用并不会使修复体的固位与抗力不足者；③牙冠较大，尤其唇舌径大且龋患率较低者；④恢复咬合或𬌗面改形。

（2）禁忌证：①牙体缺损面较大，无法预备出足够抗力形和固位形；②龋病易感人群、口腔卫生保持不佳者不宜使用。

3．铸造金属全冠

（1）适应证（2014，2016）：①后牙牙体严重缺损，固位形、抗力形较差者；②后牙存在咬合低、邻接不良、牙冠短小、位置异常、牙冠折断或半切除术后需要以修复体恢复者；③固定义齿的固位体；④后牙隐裂，牙髓活力未见异常或已经牙髓治疗无症状者；⑤龋坏率高或牙本质过敏严重伴牙体缺损；⑥牙周固定夹板的固位体。

（2）禁忌证：①对金属材料过敏者；②牙体无足够固位形、抗力形者；③牙体尚无足够的修复空间者；④龋坏牙的致龋因素未得到有效控制者；⑤要求不暴露金属的患者。

4．烤瓷全冠的适应证与禁忌证

（1）适应证

①因氟斑牙、变色牙、四环素染色牙、锥形牙、釉质发育不全等，不宜用其他方法修复或患者要求美观而又永久性修复的患牙。

②因龋坏或外伤等造成牙体的缺损较大，而充填治疗无法满足要求的患牙。

③不宜或不能做正畸治疗的前后错位、扭转的患牙。

④烤瓷固定桥的固位体。

（2）禁忌证

①恒牙尚未发育完全的青少年，未经治疗的牙髓腔宽大的或严重错位的成年人患牙。

②无法取得足够的固位形和抗力形的患牙（2015）。

③深覆殆、咬合紧，没有矫正而且又无法预备出足够间隙的患牙。

④患者身心无法承受修复治疗或不能配合治疗者。

5. 桩核冠的适应证与禁忌证

（1）适应证（2004，2015）：①牙冠大部分缺损而无法充填治疗，做全冠固位不良或患牙抗力形差者；②牙冠缺损至龈下，牙周健康，牙根有足够长度，经牙冠延长术或正畸牵引术后能暴露出断面以下最少 1.5mm 的根面高度；③错位牙、扭转牙，没有条件正畸治疗者；④牙冠短小的变色牙、畸形牙不能做全冠修复者。

根管充填后选择桩核冠修复的时间，参考治疗情况和全身状况而定。原牙髓正常或牙髓炎未累及根尖者，观察时间可缩短，根管治疗 3 天后无症状，可开始修复（2015）。有根尖周炎的患牙，一般完善的根管治疗后，观察 1～2 周，无临床症状后可以开始修复。

（2）禁忌证：①根尖未发育完成的年轻恒牙；②根管治疗不完善、根尖病变范围过大、瘘管未闭合；③根过短，根管弯曲；④缺损范围大，根面位于龈下，无法通过正畸牵引或冠延长术获得足够生物学宽度。

**（五）修复材料的选择**

1. 铸造用合金（2014）

（1）镍铬合金：镍为主要成分，铬占 7%～19%，属于高熔合金（熔点，2012），铸造温度 1400℃左右。适用于不影响美观的后牙全冠、部分冠、嵌体、桩核。由于硬度高，镍铬合金冠长期使用易导致对殆天然牙过度磨耗；用作桩核时易导致牙根折裂。

（2）金合金：硬度与天然牙接近（2015），耐腐蚀性更强，延展性好，更有利于修复体边缘的密合。

2. 烤瓷合金（2015，2016）

（1）镍铬合金：常用的烤瓷合金，金属烤瓷结合性好。前牙烤瓷冠唇侧牙龈缘易灰染变色。

（2）金合金：与陶瓷结合性好，烤瓷颜色更佳，金属基底与预备体更容易密合，不会出现牙龈缘灰染问题。

3. 非金属桩核材料　纤维增强树脂桩与瓷桩核。

**（六）金瓷结合机制**

1. 金瓷结合机制（2015）　烤瓷合金与瓷之间的结合力可高达 4.01～6.39kg/mm² （397.0～632.7MPa）。4 种结合方式，即化学结合力、机械结合力、范德华力、压应力结合（2015）。

（1）化学结合力：烤瓷合金在预氧化处理过程中表面会形成一层氧化膜，该氧化膜与瓷产生化学结合，是金-瓷结合力的主要组成部分（占 52.5%）。贵金属烤瓷合金中含有 Sn、In、Cu，非贵金属中含有的 Cr、Ni、Be 等元素在氧化过程中生成 $SnO_2$、$In_2O_3$、$CuO_2$、$Cr_2O_3$、$NiCr_2O_4$、$BeO_2$ 等氧化物与瓷中的氧化物形成同种氧化物的过渡层（如聚硅酸锡等），实现很强的化学结合力。

（2）机械结合力：金-瓷结合面上经过氧化铝喷砂处理后，会产生一定程度的粗糙面，这既增加瓷粉对烤瓷合金的润湿性，又增大了接触面积，大大提高了机械结合力（占金-瓷结合力的 22%）。瓷粉熔融后进入合金表面的凹陷内，还会产生压缩力（约占金瓷结合力的 25.5%）。

（3）范德华力：从理论上分析，金属与瓷之间熔融结合后，会产生紧密贴合后的分子间的引力，即范德华力，该力在二者结合中起多大作用有待进一步的研究证实。

（4）压应力结合：占金瓷结合强度的 25%。

2. 金瓷结合的重要影响因素

（1）界面润湿性的影响因素：金-瓷结合的润湿性，是瓷有效而牢固熔附到金属表面的重要前提。影响这一性质的可能因素有：①金属表面的污染，包括未除净的包埋料；金属表面因不适当地使用碳化硅磨头打磨残留在金属表面的 SiC；待涂覆瓷的金瓷结合面受到不洁物的污染，如手指、灰尘等。②合金质量差，基质内含有气泡。③铸造时因熔融温度过高，铸件内混入气泡。④金-瓷结合面预氧化排气不正确等。

（2）金-瓷热膨胀系数的影响因素：金属和瓷粉的热力学匹配性即热膨胀系数，涉及界面残余应力的大小，是瓷裂和瓷层剥脱的重要原因。影响热膨胀系数的主要因素有：①合金和瓷材料本身的热膨胀系数值匹配不合理或使用不匹配的产品。②产品自身质量不稳定。③瓷粉调和或筑瓷时污染。④烧结温度、升温速率、烧结温度和烧结次数变化，如增加烘烤次数，可提高瓷的热膨胀系数。⑤环境温度的影响，如修复体移出炉腔的时间，炉、室温温差大小，冷却速度等。如果适当增加冷却时间，可提高热膨胀系数的匹配性等。

## 三、治疗步骤

1. 金属嵌体的设计与牙体预备

（1）嵌体洞形的设计要求

①无倒凹：嵌体从"inlay"一词翻译而来，原意中并无须用外力挤入凹处而后卡住的意思。一个嵌体洞形无论多么复杂，有多少个轴壁，都只能有一个就位道，这意味着轴壁之间应彼此平行，任一壁上都不能有倒凹，否则嵌体将无法就位，如加外力使其就位则会导致牙折。以肉眼判断轴壁间绝对平行是不易的，但外展6°以内则可以做到，此时仍可保持较好的固位力。

②有洞缘斜面：嵌体的洞形，大多数情况下应该在洞缘处做45°洞缘斜面。𬌗面做洞缘斜面有两个原因：一是去除无支持的牙釉质边缘防止折裂；二是由嵌体合金形成相应的斜面边缘覆盖预备出的洞缘斜面，合金的强度较高，边缘虽薄而不会折裂。它也可使边缘位置选择性地避开𬌗接触点1mm。因为，任何修复体的边缘位置相对牙修复体与牙体而言，总是一个薄弱环节，原则上不应放在𬌗接触点上，但轴壁切割时又必须遵循保存原则，此时用洞缘斜面将其边缘外移便可一举两得。

邻面的洞缘也应有洞缘斜面，它在去除无基釉的同时还可酌情使边缘位于自洁区。龈阶处也应做出洞缘斜面，它的角度也多是45°，有时为避免预备时伤及邻牙也可与邻牙的凸度平行。但邻面的洞缘斜面往往被包括在邻面的片切面内，在邻面凸度较小时，45°洞缘斜面不足以使邻颊舌边缘位于自洁区，应在邻面预备出一个较大的片切面。

（2）可有辅助固位形：按照以上设计预备要求，洞形外展不超过6°，根据缺损的深度，预备出洞形的高度如在 2mm 以上（2015），嵌体的固位较好，但这是对𬌗面嵌体而言。

邻𬌗嵌体，其邻面箱形增加了3～4个轴壁，对辅助提高抵抗𬌗向脱位的固位力大有帮助，但𬌗龈向就位的嵌体，还需在功能状态下有抵抗邻向脱位的辅助固位形。为此，需要在预备𬌗面洞形时，由𬌗面洞形向邻面箱形的连接处可相对于𬌗面部分窄些或𬌗面中央处稍做扩展，便可形成从𬌗面观类似鸠尾外形的固位形，称为牙𬌗鸠尾。除此之外，还可采用针形、沟形等辅助固位形，用以帮助某些固位力不足的洞形增加某一方向的固位力。

（3）牙体预备（2014，2015）

①𬌗面牙体预备：去龋（2015），预防性扩展，为防止继发龋适当扩大洞形，洞深＞2mm、底平壁直，轴壁可外展2°～5°，共同就位道，洞缘预备成45°斜面，精修完成。

②邻𬌗嵌体的牙体预备（2002）

𬌗面：延伸育沟预备，形成鸠尾洞形，洞深 2～3mm，轴壁平行或外展2°～5°。

邻面片切：单面金刚砂切盘在近中边缘嵴内 1.0mm 处，由𬌗方向龈方片切，要求与牙体外形一致，且与牙轴平行或向𬌗方聚拢2°～5°，颊舌向扩展到自洁区。

箱状洞形预备，精修完成。

邻面突度大，可做箱状洞形，龈壁位于龈下 0.2mm 处。邻接关系不佳或缺损表浅可做片切。

③高嵌体牙体预备：𬌗面均匀降低 0.5～1.0mm，用钉洞固位，深度 2mm 且超过釉牙本质界，多个钉洞要求有共同就位道。

2. 铸造金属全冠的设计与牙体预备

（1）设计

①修复材料：选生物学性能好的材料；注意避免异种微电流刺激问题。

②固位力：𬌗龈距离短、牙体小、轴壁缺损大、𬌗力大，牙周支持差，边缘设计龈缘下。

③𬌗力：固位形、抗力形不足，尽量减少𬌗面面积；加深食物排溢沟，注意𬌗力平衡。

④老年患者：牙冠长、冠根比例大，冠边缘应设计龈缘上，适当增加轴面突度。

⑤抗旋转固位：增加轴沟、小箱形或钉洞固位形，修平过大牙尖斜面。

⑥牙冠严重缺损：桩、钉加固。

⑦预防食物嵌塞。

⑧就位道。

（2）牙体预备

①𬌗面预备：𬌗面预备的目的是为金属全冠提供𬌗面空间，一般为1mm，并为修复体恢复正常的解剖外形和𬌗关系提供条件。

𬌗面预备时，先用球形或柱形的金刚砂车针在牙体𬌗面中央窝磨出几个深1.0mm的定深窝，开辟成等深的沟；也可用引导沟钻、柱形金刚砂车针在牙体𬌗面的颊舌斜面上分别磨出引导沟。然后以此沟为参照，按𬌗面解剖形态均匀磨切，保持𬌗面正常外形。为防止预备过多或不足，必要时用软蜡片或多层咬合纸检查磨除空间。注意在正中𬌗、前伸𬌗及侧𬌗时均应有足够间隙。

②颊舌面预备：颊舌面预备的目的是消除倒凹，将颊舌面最大周径线降到全冠的边缘处，并预备出金属全冠需要的厚度。

预备时分两阶段进行，即先用锥形或柱形金刚砂车针预备引导沟，消除全冠边缘处到颊舌面外形最高点之间的倒凹，使轴壁与就位道平行，并保证冠边缘处应有的修复间隙。然后从外形高点处到𬌗缘，顺着牙冠外形均匀预备出修复体足够的间隙，预备后的外形尽量与牙冠的外形基本相似。注意预备出咬合运动所需的间隙，如上颌后牙舌尖的舌斜面与下颌后牙颊尖的颊斜面预备后，在正中𬌗及侧𬌗运动时均应使修复体有足够空隙。如果预备不足，可出现𬌗干扰，在颞下颌关节紊乱病的病例中应特别注意。颊舌轴面的𬌗向聚合度一般为2°～5°。若聚合度过小或平行，虽有利于固位，但会使全冠就位困难，特别是临床牙冠较长者；如聚合度过大，可造成冠固位不良。在下颌磨牙区，当颊面的倾斜度较大时，只需要使颊面龈 1/3 与舌面平行，若整个颊面与舌面平行，将会造成颊面龈缘处形成过大的台阶或磨除过多的组织。临床上可随𬌗龈向高度略调整𬌗聚合度，即𬌗龈向高度越大，在保证基本固位力的前提下可适当增加聚合度，以降低戴入难度，反之亦然。颊舌面的预备要足够，否则会使冠外形比天然牙大，并注意预备出牙冠的颊沟、舌沟外形。

③邻面预备：邻面预备的目的是消除邻面的倒凹，形成预期的戴入道，并预备出全冠修复材料所要求的邻面空隙。

先用柱形金刚砂车针将邻轴面角处预备出足够的间隙，然后以此间隙为标志再用细长的金刚砂车针沿患牙邻面颊舌向磨切，直至预备出足够的间隙，将冠边缘线降至龈缘，消除龈缘以上的倒凹。磨切时应注意邻面方向与戴入道一致，𬌗向聚合度2°～5°为宜。采用间歇磨切手法，应不断校正磨切方向，防止损伤邻牙，防止误切割造成𬌗向聚合度过大或在邻面上形成过大台阶。

④轴面角预备：轴面角的预备直接关系到全冠外展隙的外形，食物的排溢和全冠的自洁作用，也与全冠铸件收缩的均匀性有关。在𬌗面、邻面、颊舌面分别预备后会留下明显的线角，轴面角预备就是消除所有线角，将各个面连成一个整体。

⑤颈部预备：以一定顺序按照设计的颈缘位置沿牙体颈缘线逐步进行预备。通常颈缘线的位置有平齐龈缘、龈缘线以上 1.0mm、龈缘线以下 0.5～1.0mm。

在临床上，根据修复体固位、牙冠𬌗龈高度、缺损或充填物与牙龈的位置关系、美观等因素而定。铸造金属全冠牙体预备边缘形式最常见的为带浅凹形肩台，根据设计要求，选择不同的形式，做相应的预备。

　　非贵金属铸造全冠颈部肩台通常为0.5～0.8mm宽（2017）；贵金属冠的颈部肩台宽度通常为0.35～0.5mm。边缘应连续一致、平滑而无肩台粗糙面和锐边。为使视野更清楚，保证颈部预备的质量，避免损伤牙龈组织，可事先以专用药物收缩性排龈牙线或无蜡牙线浸血管收缩药压在龈沟内2～3分钟，待游离龈缘退缩后，用火焰状或135°角的金刚砂车针沿牙颈部均匀磨切。

　　⑥精修：预备出牙尖功能斜面并检查。𬌗面在 3 个不同𬌗位上修复间隙及基本外形；轴壁有无倒凹；邻面及颊舌面𬌗向聚合角；颈部肩台宽度、均匀性、是否平滑；各个轴面角、𬌗缘嵴是否圆滑等。

　　**3. 烤瓷熔附金属全冠的设计与牙体预备**

　　（1）设计

　　1）覆盖面设计：全部瓷覆盖（咬合关系正常，上、下前牙咬合接触应距<u>金瓷衔接线 2mm 以上</u>）<u>（2016）</u>；部分瓷覆盖（咬合紧、𬌗覆盖小、𬌗力大的前牙或作为固定桥的固位体）。

　　2）<u>金属基底冠设计（2015）</u>

　　①金属表面不能有锐角、锐边，表面要形成光滑曲面，防止应力集中导致瓷裂。

　　②要设计成瓷能将金属全部包绕的形态，可增强金-瓷结合强度，防止切缘部瓷裂。

　　③要尽可能保证瓷层厚度一致。瓷层厚度过厚不仅瓷易发生裂纹，同时构筑也比较困难。

　　④完成线应保证金属支撑面积，使金瓷呈对接形式。这种形式可保证完成线部的瓷强度，防止遮色瓷从此处暴露。

　　⑤完成线处容易发生强度问题，因此，金-瓷结合部应避免放在与对颌牙相接触区。这种设计还有利于防止对对颌牙磨损。

　　⑥金属基底应尽可能地厚一些。由于瓷承受拉伸、剪切的力量很弱，如果金属基底过薄，在承受咬合力时就会发生复合应力，从而导致瓷产生裂纹或破折。因此，在瓷全罩面形前牙的舌侧及磨牙的𬌗面应<u>尽可能地保证金属基底的厚度，一般为0.3～0.5mm（2016）</u>。

　　3）金-瓷结合部设计

　　①前牙金-瓷衔接线：咬合正常，可设计成只有舌侧颈缘的全部瓷覆盖；咬合紧，可瓷层只覆盖舌侧切缘2～3mm 处；上、下前牙正𬌗在切 1/3 处，但𬌗力不大时可衔接在舌 1/2 处。

　　②后牙金-瓷衔接线：正常情况设计在舌侧距𬌗边缘嵴 2mm 处，𬌗龈距小处于中央沟处；牙冠小、𬌗力大、𬌗龈距过短，置于𬌗面距颊侧𬌗边缘嵴 1mm 处；金-瓷结合避开邻接区。

　　4）颈缘设计

　　①瓷颈环：<u>颈部预备成宽 0.8mm 以上的肩台（2015）</u>；美观，但易发生破裂。

　　②金属颈环：0.5mm 宽肩台，1.0mm 𬌗龈高度；龈缘密合性好，不易绷瓷，但不美观。

　　③金-瓷混合颈环：金属基底采用贵金，有龈退缩倾向者慎用。

　　5）邻接设计：前牙邻面为瓷覆盖，金-瓷结合部位于邻接区的舌侧，舌邻轴面角近邻面处，前磨牙或磨牙的邻接区可为瓷或金属。

　　（2）预备

　　1）前牙预备

　　①切缘：高速金刚砂车针磨出深 1.5～2.0mm 引导沟 2～3 条，依次向近远中扩展，磨出 1.5～2.0mm 间隙；上、下颌前牙切缘预备出向舌侧倾斜的 45°小斜面，保证前伸时有足够的空间。

　　②唇面：切 1/2 磨出深 1.0～1.5mm 引导沟，近远中扩展，切 1/4 向舌侧倾斜 10°～15°，唇面龈 1/2 磨除同样深度，方向与牙体长轴相同。

　　③邻面：除去邻面倒凹，预备出金-瓷复间隙保证颈部肩台预备外，还应保持邻面适当的切向聚合度 2°～5°。一侧邻面切割量通常上前牙为 1.8～2.0mm 以上，下前牙为 1.0～1.6mm。但有时牙冠的近远中径较小时，也可设计成邻面无瓷覆盖，在颈部预备出 0.35～0.5mm 肩台，并保持肩台以上无倒凹，切向聚合 2°～5°。此种情况下邻面可相应减少切割量。

　　④舌面：根据设计舌侧若不覆盖瓷，只预备出金属的修复间隙并保证颈部肩台及肩台以上无倒

四。若设计金-瓷层覆盖则要求在保证金属厚度的基础上增加瓷层的空隙。通常舌侧预备均匀磨除0.8～1.5mm。但颈 1/3 部应保持 2°～5° 切向聚合的颈圈，以增加全冠的固位力。

⑤前牙颈圈或颈缘：修复体的边缘一般放在龈下 0.5～0.8mm 的位置。金-瓷冠特别重视美观性，边缘形态要在考虑到会话、微笑时能见到的范围，龈缘的厚度和颜色，牙的部位等条件下选择肩台型、斜面肩台、斜面形、浅凹形、浅凹-斜面形等形式。

直角肩台（2015）：肩台与长轴呈直角，这种形态磨切牙体组织较多，但颈部瓷较厚，故能恢复美观。对美观要求较高的人，用瓷形成颈缘能达到理想的效果，但与其他各型相比，边缘适合性稍差。

斜面肩台：在肩台的外缘形成45°～60° 的0.3mm左右的小斜面，可以提高边缘适合性，这种方式不能形成瓷颈缘。

斜面形：与牙长轴形成135°～150° 的斜面，这种方法磨切牙体组织较多，但边缘密合性好。

浅凹形边缘：肩台形或斜面形肩台是带角度的面与轴相交，并形成台阶，而此型是浅凹形肩台与轴面呈斜坡移行过渡，边缘适合性好。金-瓷冠唇面的浅凹是深浅凹型。

浅凹-斜面形：深浅凹的外侧形成斜面，边缘适合性好，但形成困难，实际中并不采用。

2）后牙预备：后牙PFM全冠牙体预备的要求与铸造全冠及前牙烤瓷全冠相近。应按照设计满足固位、金-瓷修复材料空隙和美观方面的要求。前磨牙𬌗面通常设计为瓷覆盖，故𬌗面降低厚度为2.0mm，磨牙视患者要求或美观需要或为瓷覆盖或为部分瓷覆盖，少数情况下也可设计成瓷颊面，根据修复设计降低𬌗面的高度也不同。颊侧实现颈缘肩台0.8～1.0mm，舌、邻面0.7～1.0mm。𬌗面在正中𬌗、前伸𬌗、侧𬌗时各牙尖嵴和斜面，特别是功能尖应保证足够的修复间隙。

**4. 桩核的类型及固位要求与牙体预备**

（1）桩核的类型：金属桩核、预成桩、非金属桩（纤维桩、玻璃纤维桩、瓷桩）（适应证，2014）。

（2）固位要求（2001，2004，2005）

1）桩的长度：桩核冠固位力的获得，大部分是依靠桩与根管壁间的摩擦力与粘固剂的黏结力，桩的长度对于固位力的意义相当于全冠预备体的高度，即长度越长，固位力越强。但这受根总长的限制，有以下3个要求。

①根尖部保留3～5mm的充填材料作为根尖封闭。根管治疗后，预防了根尖病变的发生，口腔内是一个污染环境，在根管内的所有操作都与口腔环境相通。为此，必须保留一定长度的根充材料隔离口腔与根尖周；如只保留1～2mm，很容易将根充物推出根尖或带出来，根充还得重做。

②根管侧支、根尖分叉等连接根管和牙周组织间的细小通道多在根尖区，而现有的根管治疗技术要完全充满这些通道是非常困难的。为此，保留根尖区主根管内的充填材料以确保对这些细小通道的封闭有助于预防感染。从力学角度分析，根尖区的根直径小，抗力形差，一般认为，牙根直径<3mm的部分因易造成根折而利用价值不大。

③保证桩的长度不短于临床冠的长度，为根长的 2/3～3/4。

保证桩在牙槽骨内的长度大于根在牙槽骨内总长度的1/2。以往所说的桩的长度应达到根长的2/3～3/4包含了以上后两个指标，但临床上常犯的一个错误是根很长大，但牙槽骨有一定程度吸收，所做的桩从长度看已比临床冠长了，但桩的根尖处距牙槽嵴顶很近，从而导致根折发生。牙槽骨外的根是缺少支持的，建𬌗后根受力时此处形成危险截面，所以强调桩进入有骨支持的根内达一定长度是十分有意义的。

2）桩的直径：这是一个对桩的固位与抗力都有影响的因素。增大桩的直径，也就增大了桩与根管内壁的接触面积，这样既增加了固位力，又增加了抗力；但根管壁的厚度是有一定限制的，根管壁过薄时，受力时易折断。可如果桩过细，不仅固位力不足，受力时桩易弯曲折断也不行。那么桩做多粗合适呢？从发育过程看，年轻内根长度的1/2恒牙时，髓腔大，继发牙本质少，有机物含量相对多，此时根管壁最薄，根髓腔≥1/3根径，正常情况下并不会发生根折；随着年龄的增长，髓腔逐渐变小，继发牙本质增多，有机物含量逐渐降低，无机物含量逐渐增高，虽殆力增大，但根管壁越来越厚，正常情况下也不会发生根折。所以桩的直径在1/4～1/3根径范围内对根来说是安全的，然后再考虑所用桩材料的强度，使之满足功能要求。

3）桩的形态：桩的形态取决于根的形态，其含义是根的三维形态制约着桩的长度、粗细以及水平截面的外形。

①根在龈-根尖向的形态：目前所使用的做桩的材料都不能弯曲，不能弯曲就位，所以说根的长度，不如说从根管口开始可以笔直利用的长度有多少。如果该长度可以大于等于临床冠的高度，并可以让桩在骨内的长度大于根在骨内高度的1/2是最好的。根可以发育弯曲，但桩不能弯曲地做。

②根在各个横切面的形态：桩的直径达根径1/4～1/3的做法是指在横切面360°的各个径上，很少有根能发育成圆形，即使在根管口呈圆形，在骨内的各个层面上也不一定是圆形，为此，熟悉牙根解剖并适当保守些是有必要的。各个牙根的形态与其受力状态有着直接的联系，横切面外形如下。

上切牙：受力偏唇向，根横切面呈圆三角形，唇侧宽于舌侧。

上尖牙：位于牙弓拐角处，制导殆运动形式，椭圆形，较切牙粗大，唇舌径大于近远中径。

下切牙：轴向舌向受力为主，细小椭圆形，哑铃形，唇舌径大于近远中径。

下尖牙：轴向舌向受力为主，椭圆形，较上尖牙细，唇舌径大于近远中径。

上前磨牙：轴向舌颊向受力大于近远中向，颊舌径大于近远中径，呈不规则椭圆形、肾形、马铃薯形，双根管居多。

下前磨牙：轴向颊舌向受力为主，近似圆形的椭圆形，单根管居多。

上磨牙：轴向颊舌向受力为主，根干矩形，颊舌径大于近远中径，颊侧宽于舌侧；腭根椭圆形，近远中径大于颊舌径；近中颊根椭圆形或哑铃形，远中颊根椭圆形，颊舌径大于近远中径。

下磨牙：轴向颊舌向受力为主，根干矩形，第一磨牙近远中径大于颊舌径，第二磨牙两径近似；近中根哑铃形，颊舌径大于近远中径；远中根哑铃形或椭圆形、肾形。

4）冠于根面关系：①桩冠的冠与根面的关系与桩核冠的冠与根面的关系是不同的。②桩冠是一次整体就位，必须服从一个就位道，那么，这个就位道就只能是所预备根管的就位道，在这种情况下，桩冠的冠与根面设计成端面相接是最不影响桩就位的一种形式。③桩核冠是二次分别就位，冠作为最终修复体，其就位道不受根管方向的影响，冠与根面的关系不同于核与根面的关系，即桩核冠可以不按桩冠来做。④要尽可能保留剩余牙体组织的高度，尽可能使牙本质肩领处牙体厚度≥1mm，高度≥1.5mm，这对于提高患牙的抗折强度、增强桩核的固位有重要意义。

（3）牙体预备：牙体预备前，对已确定适应证的患牙，再次检查口内情况并参照X线片，从前庭的隆起外形与X线片估计牙根的长度、方向，根管充填情况与根尖周情况，选择好器械，调整体位。

1）做初始全冠预备，不论还保留有多少牙体组织，都应按全冠预备要求与方法进行牙体预备，但此时不必做出龈沟内边缘，也不要修整。

2）去净残冠上所有的旧有充填体及龋坏组织。

3）去除薄弱的、无支持的牙体组织，将余留的根面修平整，估计一下最终边缘，确定后，牙本质肩领处厚度≥1mm，高度≥1.5mm（2016）。

4）根管预备：①按X线片量好长度，标记在扩孔钻上，再根据牙冠高度切除量适当降低工作长度。②按根管方向，低速进钻并做提拉动作将切碎的氧化锌糊剂牙胶带出，直至预定的工作长度。③根据根的长度、外形、直径，用相应型号的裂钻或根管钻作为最终预备钻针，将根管预备至预定的工作长度。

5. 3/4冠的牙体预备

（1）前牙3/4冠的牙体预备（2016）

①舌面预备：轮状金刚砂车针均匀磨除0.7mm间隙。

②切缘预备：轮状金刚砂车针切缘的舌侧部分均匀磨除0.7mm并形成45°斜面，尖牙形成近远

中两个斜面。

③邻面预备：针状细长车针从舌隆突下轴壁的邻舌线角处向唇面切割，去除倒凹，近远中两邻面彼此平行或内聚6°。

④邻轴沟预备：目的是形成两个轴沟的舌侧壁，抵抗舌向脱落。适当粗细的平头锥形车针在预备好的邻面内预备出两个互相平行的1mm深度轴沟，尽可能靠近唇侧，沟与唇面切2/3（2012）及颈釉轴壁平行，向切端逐渐变浅，龈端止于距颈缘线0.5mm处以内。

⑤切沟预备：适用于切端唇舌径较厚、牙透明度不高，牙冠较短的病例，辅助其抗舌向脱位力及增加固位力。

倒锥车针在切缘预备好的平面上，做一平行于切嵴的0.5mm深、1mm宽的切嵴沟，沟两端与邻面轴沟开口相连。

⑥修整：各壁光滑移行相连，使龈缘位于龈下0.2～0.5mm。

（2）后牙3/4冠的牙体预备

①𬌗面预备：预备出1.0mm的间隙。

②舌面预备：圆头柱状车针去除倒凹，形成与牙长轴一致的轴壁，形成0.5mm宽凹面肩台。适当加大舌外展隙。

③邻面预备：针状车针去除倒凹，止于邻颊线角，修整邻面轴壁并与邻面舌侧肩台连续，有共同就位道。

④邻轴沟预备：平头锥形车针在预备好的3个邻面上尽量靠近颊侧位置，与舌侧壁平行，在边缘肩台0.5mm处做出2个深1mm左右相互平行的轴沟。

⑤𬌗面沟预备：平头锥形短车针，在上颌颊尖舌斜面，下颌舌尖颊斜面，连接两侧轴沟成一深度均匀的V形𬌗面沟。

⑥修整：各壁光滑移行相连。

6. 暂时冠制作

（1）暂时冠作用：保护作用、自洁作用、维持与稳定作用、恢复功能作用、诊断作用。

（2）制作方法

①直接法：成品塑料牙面成形法、印模成形法、真空薄膜印模直接成形法。

②间接法：涂塑法、真空薄膜印模间接成形法、成品冠法。

7. 印模与模型

（1）椅旁印模：弹性印模料取患牙印模；藻酸盐印模取对颌牙印模；咬合记录。

（2）取模托盘：普通托盘、个别托盘。

托盘的要求：托盘的形态、大小与牙弓形态、大小相一致，比牙弓略大，有3～4mm间隙容纳印模材。托盘边缘距黏膜皱襞2mm，不影响唇颊舌系带及口底黏膜活动。印模包括所有与修复有关的组织。

（3）取模方法：两步法；一步法。

（4）印模的要求：印模取出后要检查印模是否完整，清晰，要修复的区域是否取全，边缘伸展是否适度，主要功能区有无气泡，发现有缺陷影响修复效果，需要重取。

（5）模型要求：清晰，准确度高，尺寸稳定，无表面缺陷。

8. 修复体试合、磨光、粘固

（1）先在代型上检查就位、邻接及咬合。

（2）去除暂时冠，去尽粘固剂，修复体消毒后试戴。

（3）就位（标志）（2017）：人造冠完全就位的理论标志是戴入患牙上的人造冠𬌗面内表面与患牙𬌗面之间的间隙≤50μm。临床上可使用显示蜡或硅橡胶类检查材料检查人造冠是否彻底就位。将这类材料放入冠内，使冠在口内就位，待材料固化后再将冠从患牙上摘下，人造冠组织面只应存留非常薄的一层材料。如果该层过厚，则说明冠没有就位。

（4）磨光、抛光后用 75%乙醇擦洗，消毒，干燥备用。

（5）清洗患牙，必要时酸蚀，冲洗，除湿、干燥后涂布粘固剂加压粘固。

## 四、修复体戴入后的问题及处理

1. 疼痛

（1）过敏性疼痛

①修复体粘固后过敏性疼痛：患牙若为活髓牙，在经过牙体磨切后，暴露的牙本质遇冷、热刺激会出现牙本质过敏现象。若牙体预备时损伤大，术后未采取保护措施，牙髓常充血处于激惹状态。粘固时，消毒药物刺激、戴冠时的机械刺激、冷刺激加上粘固剂选择不当致使其中的游离酸刺激，可引起患牙短时疼痛。待粘固剂充分结固后，疼痛一般可自行消失。由于粘固剂为热、电的不良导体，在口内对患牙起到保护作用，遇冷、热不再出现疼痛。修复过程中应选择刺激小的粘固剂，操作细心，减小对牙髓的损害。

以上刺激如果在牙髓耐受范围内，疼痛可在短时间内消失。若粘固后牙长时间持续疼痛，说明牙髓受激惹严重或可发展为牙髓炎，随时观察，出现牙髓症状时则需要做牙髓治疗或根管治疗，往往要破坏修复体。因此，在粘固前，应对患牙牙髓状态有一个估计，过敏性疼痛严重者应先做安抚治疗。

②修复体使用一段时间之后出现过敏性疼痛：这类疼痛出现的主要原因有继发龋、牙龈退缩、粘固剂脱落或溶解。多由于牙体预备时龋坏组织未去净或未做预防性扩展；修复体不密合、松动；粘固剂或粘固操作不良，粘固剂溶解、脱落、失去封闭作用；修复时牙龈有炎症、水肿或粘固后牙龈萎缩等，均造成牙本质暴露，引起激发性疼痛。

处理时，除边缘粘固剂溶解，添加粘固材料重新封闭修复体边缘外，一般要将修复体破坏或拆除重做。

（2）自发性疼痛：修复体粘固后出现自发性疼痛，其常见原因为牙髓炎、根尖炎或牙周炎。粘固后出现的自发性疼痛，多是由于牙体切割过多，粘固前未戴暂时冠，未做牙髓安抚治疗，牙髓受刺激由牙髓充血发展为牙髓炎。

修复体戴用一段时间后出现的自发性疼痛，多见于继发龋引起的牙髓炎；或由于修复前根管治疗不完善，根尖周炎未完全控制；或根管侧壁钻穿未完全消除炎症；或咬合创伤引起的牙周炎。

牙髓炎引起的自发性疼痛因修复体覆盖不易定位，应仔细检查修复体有无松动、破损、缝隙及𬌗障碍等，再做牙髓温度测试和活力试验，有时可辅助X线检查。明确诊断后，再决定是拆除修复体还是局部打孔，做牙髓治疗。

如有创伤𬌗，应仔细调𬌗观察。对于牙周炎或尖周炎，应做X线牙片检查，确诊后，根据病因做相应治疗。

桩核冠修复后出现的牙周或根尖周感染，要区别是由于牙体预备时根管侧穿引起的牙周炎还是根管治疗不完善产生的根尖炎。要判断是否有牙根的折裂。在做出明确诊断后，依具体情况处理，对可保留患牙做牙周治疗，或根据病情做尖周刮治或根尖切除等手术治疗。

（3）咬合痛：修复体粘固后短期内出现咬合痛，多是由创伤𬌗引起。患者有咀嚼痛伴有叩痛，发病病程不长，创伤性牙周炎不严重，通过调𬌗，症状就会很快消失。调𬌗时根据正中𬌗及非正中𬌗的早接触仔细调整，磨改不合理的陡坡和过锐尖嵴。如调𬌗在修复体上进行，应注意磨光。如咬合过高而调𬌗有困难时，或是因粘固时修复体未就位者，应拆除修复体重做。

在修复体戴用一段时间之后出现咬合痛，应结合触诊、叩诊和X线牙片检查，确定是否有创伤性牙周炎、尖周炎、根管侧穿、外伤性或病理性根折等，然后再做针对病因的治疗，如调𬌗、牙周治疗或拆除重做和拔牙等（2003）。

2. 食物嵌塞

（1）原因（2012）：①修复体与邻牙、修复体与修复体之间无接触或接触不良。②修复体轴面外形不良，如𬌗外展隙过大、龈外展隙过于敞开。③𬌗面形态不良，𬌗边缘嵴过锐，颊舌沟不明显，食物排溢不畅。④𬌗平面和邻牙不一致，形成斜向邻面的倾斜面。⑤修复体有悬突或龈边缘不密合。⑥对𬌗牙有充填式牙尖。

（2）表现：胀痛不适，嵌入的食物压迫牙龈引起疼痛或腐败分解刺激引起龈炎，导致疼痛、龋病和牙周炎。

（3）治疗：食物嵌塞的治疗应针对其原因进行。属邻接不良、外展隙过大者，一般需拆除修复体重做。𬌗面形态不良者，在不影响修复体质量的前提下，可适当少许磨改，如修去过锐边缘嵴，加深颊舌沟，磨出食物排溢沟，调磨对颌充填式牙尖，修改修复体的悬突，用树脂材料充填不密合缝隙等。所有上述措施均属不得已而为之，修改过的修复体应仔细磨光，最好的办法是试冠时仔细消除上述引起食物嵌塞的因素后再粘固。

如修复体不易拆除，而邻牙有牙体缺损，可利用邻牙充填治疗或做修复体恢复正常邻接。此外，对上颌磨牙、近缺隙处的患牙及𬌗平面受力不平衡的患牙做修复体时，应有动态的观念。许多上述类型的修复，粘固时邻接正常，使用一段时间之后，出现邻接异常和食物嵌塞，应拆除重做。

3．龈缘炎

（1）原因：①修复体轴面外形不良，如短冠修复体轴面突度不足，食物冲击牙龈；轴面突度过大，食物向龈方滑动时无法与龈组织接触，使龈组织失去生理按摩作用，也可造成局部龈缘。②冠边缘过长，边缘抛光不良、悬突。③试冠、戴冠时对牙龈损伤。④嵌塞食物压迫。⑤倾斜牙、异位牙修复体未能恢复正常排列和外形。

（2）治疗：局部消炎，调𬌗，若不缓解应拆除重做（2014）。

4．修复体松动、脱落

（1）主要原因：修复体固位不足，如轴壁聚合角过大，𬌗龈距太短，修复体不密合，冠桩过短，固位形不良；创伤𬌗，𬌗力过大，𬌗力集中，侧向力过大；粘固失败，如粘固时，材料选用不当，粘固剂失效，牙面及修复体粘固面未清洗干净，干燥不彻底，油剂、唾液污染，粘固剂尚未完全结固时，患者咀嚼破坏了结固等。

（2）处理（2003）：修复体一旦松动，应尽早取下，仔细分析松动、脱落的原因。如为设计、制作的原因应重做。如因创伤𬌗所致，应磨改、调𬌗、抛光后重新粘固。如因粘固失败，可去除残留粘固剂，粘固面做常规处理，选用优质粘固材料重新粘固。如根管呈喇叭口状或修复体与牙体不密合，可在清除陈旧粘固剂、清洗干燥后，酸蚀牙体表面，以树脂类粘固剂黏结。如因为固位形差，则要重新修改预备基牙，改善固位后重新制作修复体。

5．修复体损坏

（1）原因：①外伤，如受外力、咬硬物后，以瓷修复体和前牙多见。②材料因素，如瓷的脆性较大，树脂强度较低，特别是在薄弱处。③制作因素，如局部棱角锐边，应力集中处易折断及铸造修复体表面砂眼等。④𬌗力过大，在深覆𬌗、咬合紧，存在创伤𬌗时，容易出现折断。⑤调𬌗磨改过多，由于牙体预备不足或患牙预备后伸长，戴牙时已经将𬌗面磨得过薄。⑥磨耗过多，如咀嚼硬物、磨牙症等。

（2）处理：前牙陶瓷全冠或 PFM 冠局部破裂、折断，可用氢氟酸溶液酸蚀断面 1～2 分钟，冲洗、吹干后，在口内添加光固化复合树脂恢复外形，也可在瓷层做小的固位洞形，以增加树脂材料的固位。大范围破损，应将修复体拆下重做。对于穿孔的金属修复体原则上应重做。

对于牙冠部分折断的桩冠，如冠桩固位良好不易拆除，可将残留树脂牙冠预备成核，然后做冠修复。

6．修复体的拆除　修复体一旦出现松动或不可补救的破损，应拆除重做。拆除修复体的方法如下。

（1）用去冠器卸下：适合于松动修复体的拆除。利用去冠器上的钩缘钩住修复体的边缘，沿就位道相反方向用去冠器柄上的滑动锤冲击末端，依靠冲击力将残留粘固剂震碎，破坏其密封，使修复体脱位。使用时应注意用力的大小及方向，观察患者的反应，切忌用力过猛，防止牙尖折裂或损伤牙周膜。修复体快脱位时，以左手手指夹持修复体，防止冠飞落或患者误吞。

（2）冠的破除：属破坏性拆冠方法，适合于固位较牢的冠的去除。可用裂钻沿修复体近中轴面角处切割，全冠可在颊舌侧，前牙在舌侧处切穿修复体，然后用小凿撬松冠边缘，用去冠器轻轻震松取下。

（3）嵌体的拆除：磨切和撬松相结合的方法拆除。

# 第 3 单元　牙列缺损

## 重点提示

本单元内容也非常重要，是口腔修复学的关键单元，各个知识点考试都经常出现，而且本单元又同时涉及固定和活动修复，所以有承前启后的作用。总结本单元内容，需着重掌握固定和活动修复差异点；固定义齿设计是重中之重，要求全面掌握；可摘义齿掌握其组成部件的要求及 Kennedy 分类；还有就是掌握戴牙后出现的问题，要学会分析解决。总体来说，这个部分在口腔修复学出题最多，考生相应要花的时间也应最多。

## 考点串讲

### 一、病因及影响

1. 牙列缺损的病因（2014）　龋病、牙周病、根尖周病、颌骨和牙槽骨外伤、颌骨疾病、发育障碍等。

2. 牙列缺损的影响　①咀嚼功能减退；②牙周组织改变；③发音功能障碍；④影响美观；⑤颞下颌关节改变。

### 二、治疗设计及方法选择

#### （一）固定义齿适应证与禁忌证

1. 适应证（2012，2017）

（1）缺牙的数目：固定桥的𬌗力主要由缺牙区两侧或一侧的基牙承担，必要时将相邻牙共同选作基牙，所有基牙共同分担桥体的𬌗力。固定桥较适合于少数牙缺失的修复，或者少数牙的间隔缺失，即1颗或2颗牙缺失，由2颗基牙支持。如为间隔的少数牙缺失，可增加中间基牙作支持。对多数牙的间隔缺失，应持谨慎态度，在有条件设计中间种植基牙时，也可以设计固定桥。若前牙的咬合力不大，中切牙和侧切牙累加达到3～4颗时，只要尖牙的条件好，也可以设计前牙固定桥。总之，考虑缺牙的数目是防止基牙超过负荷能力造成牙周损害，导致固定桥修复失败。对于口内缺失牙太多而余留牙很少，在没有其他辅助固位、支持措施时，不能采用固定桥修复。

（2）缺牙的部位：牙弓内任何缺牙的部位，只要符合少数牙缺失或少数牙的间隔缺失，而基牙的数目和条件均能满足支持、固位者，都可以考虑固定桥修复。对缺牙的部位要求较为特殊的是末端游离缺失的病例。如第二磨牙、第三磨牙游离缺失的病例，要求单端固定桥修复，其桥体受力会对基牙产生杠杆作用，可以用第二前磨牙和第一磨牙同时作基牙，基牙支持力量足够，桥体选择减轻𬌗力设计形式，设计单端固定桥修复第二磨牙。如果只用第一磨牙作基牙，则要求基牙条件好，对颌牙为可摘局部义齿的病例，且桥体的颊舌径和𬌗面近远中径均应减小；对颌牙为天然牙或固定桥时，通常不应设计单基牙的单端固定桥。对于多个磨牙游离缺失的病例，牙槽骨条件允许种植者，可以借助种植基牙，设计种植基牙固定桥或种植基牙-天然牙联合固定桥，以解决末端游离病例固定修复的问题。

（3）基牙的条件：固定桥基牙和桥体承受的粭力几乎全部由基牙来承担，故基牙的条件是患者能否接受固定桥修复治疗的关键性因素，也是适应证选择中最重要的条件。

①牙冠理想的基牙：牙冠粭龈度应适当，形态正常，牙体组织健康。临床上常常遇到牙冠硬组织缺损或牙冠发育畸形者，只要不影响固位体固位形的预备，能满足固位的要求，可以作为固定桥的基牙；如果牙冠缺损面积过大、牙冠形态不良、临床牙冠过短等，均必须采取增强固位力的措施。例如牙体形态调整预备为有利于固位的形态；增加牙体的粭龈向垂直高度；预备辅助固位形；使用根管内桩核固位等，必要时增加基牙数目以满足固定桥的固位要求。达到上述条件的牙冠，可选作基牙。

②牙根基牙：牙根应粗壮并有足够的长度。多根牙的牙根有一定的分叉度最好，支持力最强。随着患者年龄的增长和牙周疾病等原因，牙根周围可能出现牙槽骨吸收，要求最多不超过根长的1/3。必须选用牙槽骨吸收较多的牙作基牙时，应增加基牙数。对于牙根短、小、细的患者，除使用根桩固位的措施外，也应增加基牙数。

③牙髓基牙：最好是健康的活髓牙。如系牙髓有病变的牙，应进行完善的牙髓治疗，并经过一定时间的观察，证实病变已治愈，不影响固定桥的效果者，可以选作基牙。经牙髓治疗后，考虑到牙体组织脆性增加，应采取桩核等措施增加牙体强度。牙髓治疗不彻底或治疗导致余留牙体组织大量减少时，应重新做牙髓治疗及采取加强措施。

④牙周组织基牙：要承担自身的和桥体的粭力，必须要求基牙牙周组织健康。最为理想的情况是牙周无进行性炎症，根尖周无病变，牙槽骨及颌骨结构正常，牙槽骨几乎无吸收。但是在临床上很难遇到理想的状况，较为常见的是牙周炎症，无病理性动度，牙槽骨虽有不同程度的吸收，<u>其吸收最多不超过根长的1/3（2012）</u>。牙周病患者经过综合治疗后，要求用固定桥修复少数缺失牙，条件可适当放宽，增加基牙的数目，设计类似牙周夹板的多基牙固定桥。

⑤基牙位置：通常要求基牙的位置基本正常，无过度的牙体扭转或倾斜移位，以便牙体预备时，易于获得基牙间的共同就位道和少磨除牙体组织。个别严重错位的牙，征得患者同意后，可以将牙髓失活后用核冠改变牙冠轴向并用作基牙，取得基牙之间的共同就位道。

（4）咬合关系：缺牙区的咬合关系要求基本正常，缺牙间隙有适当的粭龈度，对颌牙无伸长，有良好的粭间锁结关系，缺隙侧邻牙无倾斜移位。如果邻牙倾斜，对颌牙伸长等，只要能采取措施，调粭磨短伸长牙或调磨基牙倾斜面，或改变固位体的设计，均可以制作固定桥。对于牙缺失导致咬合紊乱者或伴有余留牙磨耗严重，垂直距离降低不能单独使用调粭的方法，应该在经过调粭、咬合板治疗后做咬合重建。对于缺牙间隙的粭龈高度过小的病例，一般不宜设计固定桥。

患者牙列的覆粭关系对适应证有一定的影响，通常不适宜为重度深覆牙的患者设计固定桥，原因是前伸运动时，下前牙容易撞击上前牙造成创伤。对其他的深覆粭的病例，应结合口内情况分析，只要牙体预备能够为固位体提供足够的间隙，患者无咬合和颞下颌关节症状，就可以考虑做固定桥修复，并注意避免正中粭与前伸粭的早接触。

（5）缺牙区的牙槽嵴：缺牙区的牙槽嵴在拔牙或手术后3个月完全愈合，牙槽嵴的吸收趋于稳定，可以制作固定桥。缺牙区的牙槽嵴的愈合情况与拔牙时间、手术创伤范围、患者的愈合能力等有关。对缺牙区剩余牙槽嵴要求是愈合良好，形态基本正常，无骨尖、残根、增生物及黏膜疾病。临床上常有患者要求立即修复或拔牙后短期内修复，早期修复有助于患者恢复功能和美观，功能性刺激可能减缓牙槽嵴的吸收，可行暂时桥修复。随着牙槽嵴的吸收，桥体龈端与牙槽嵴黏膜之间会形成间隙，影响美观和自洁，待牙槽骨吸收稳定后，可做永久性固定桥。

不同患者牙槽嵴的吸收程度不同，不同的部位牙槽嵴的吸收程度亦不同，对适应证和设计有影响。前牙缺失牙槽嵴吸收较多时，桥体龈端至牙槽嵴顶通常留有间隙或勉强关闭间隙，但桥体牙过长，都会影响美观，用可摘式基托关闭此间隙可行，但是必须注意保持清洁卫生；也可将过长的桥体牙颈部上龈色瓷，使之与邻牙的颈缘协调。后牙牙槽嵴的吸收较多时，由于对美观影响小，可以设计非接触式桥体或设计接触面积较小的桥体。

（6）年龄：患者的年龄对固定桥适应证的选择有一定的影响，随着临床诊疗水平的提高，年龄对适应证的影响正在逐步减小，一般来说，青年和壮年阶段是最佳年龄段，即20～55岁。年龄过小的恒牙特点是临床牙冠短、髓腔大、髓角高，有时根尖尚未发育完全，牙的患龋率较高，在做牙体预备时容易发生意外穿髓。而老年患者经常有牙周组织萎缩的情况发生，若年龄过大，牙周组织萎缩明显，牙根暴露，牙周支持力下降，还可因牙的倾斜或移位较难于取得共同就位道；老年患者常伴有牙松动、颈部龋齿、重度不均匀磨耗、食物嵌塞和口腔卫生不良的不利因素，给固定桥修复带来困难和不良后果。对于老年患者个别牙缺失，牙槽骨虽有一定程度的吸收，但余留牙无或仅有轻微的动度，牙体组织健康，口腔卫生良好，也可以考虑设计固定桥。如果想要减少牙体磨除量，固位体可以设计龈上边缘形式。

（7）口腔卫生情况：固定桥是患者不能自行摘戴的修复体，虽然设计时要求固定桥能够自洁和易于清洁，但由于固定桥结构的特殊性，桥体龈端和邻间隙难于清洁。患者的口腔卫生差，牙垢沉积，菌斑集聚，容易形成龋病和牙周病，导致固定桥修复失败。为患者制作固定桥前，必须进行完善的牙体、牙周治疗，让患者认识保持口腔清洁卫生的重要性并密切配合，形成良好的口腔卫生习惯，仍可以进行固定桥修复。

（8）余留牙情况：在决定选择固定桥设计时，不仅要考虑基牙的健康情况，而且要考虑口内余留牙的情况，特别是在同一牙弓内，要求余留牙牙冠无伸长、下沉及过度倾斜，无重度松动，无不良修复体；牙冠无龋坏或龋坏已经治疗；无根尖周病或牙周病。对于无法保留的患牙，拔牙应纳入患者的治疗计划内并在固定桥修复前进行；一旦在固定桥修复时出现患牙去留问题，应该全盘考虑是否继续制作固定桥或改变设计为可摘局部义齿。

（9）患者的要求和口腔条件的一致性：在适应证的选择中，应充分考虑患者的要求，患者在较充分知晓固定桥的优缺点后，有制作固定桥的主观愿望，并能接受牙体预备的全过程，能够合作，有良好的医从性，应充分考虑这类患者的要求。患者的主观愿望常和患者的口腔医学常识有关，也和良好的医患沟通有关。口腔医师应认真负责地如实介绍固定桥的相关知识，进行口腔医学的科普宣传。

另一方面，口腔的局部条件是选择固定桥的决定因素，医师必须考虑患者的要求和口腔条件的一致性，是最佳适应证还是可选择的适应证，是非适应证还是绝对的禁忌证，应该明确界定。当口腔的客观条件符合患者的主观要求时，固定修复通常能够取得较好的效果；当二者发生冲突时，医师应对患者做耐心细致的解释和引导，取得患者理解和配合，选择适宜的修复方法，而不能无条件地满足患者的任何要求。

2. 禁忌证　固定桥修复虽然有着显著的优点，但也不能滥用，如果选择应用不当，反而会给患者带来不必要的损害。下面一些情况不宜采用固定桥修复。

（1）禁忌证：①患者年龄小，临床牙冠短，髓腔较大，髓角高，根尖部未完全形成时。②缺牙较多，余留牙无法承受固定义齿粉力时。③缺牙区毗邻牙牙髓已有病变而未经治疗时。④缺牙区毗邻牙有牙周炎而未经治疗时。⑤缺牙区的牙槽嵴顶黏膜至对颌牙粉面的距离过小者。

（2）非适应证：①缺牙区毗邻牙倾斜移位，对颌牙伸长形成牙间锁结。②末端游离缺失的缺牙数2颗或超过2颗时。③缺牙区毗邻牙临床牙冠较短，通过桩核也无法达到固位体的固位力。④缺牙区毗邻牙松动度超过Ⅰ度时。⑤牙槽骨吸收超过根长1/3者。⑥拔牙创未愈合，牙槽嵴吸收未稳定者。

非适应证或禁忌证并非绝对不变，经过彻底治疗的牙髓病、牙周病患牙，依然可以作基牙；经调磨伸长牙，可能解除牙间锁结；增加基牙或采用种植基牙等手段，可达到固定桥的固位要求；牙槽嵴吸收未稳定者经过一段时间，吸收稳定后可做固定桥修复。

**（二）可摘局部义齿适应证与禁忌证**

1. 适应证（2017）　可摘局部义齿修复的适用范围极其广泛，从单个牙缺失到上颌或下颌仅余留单个牙的大范围缺损，甚至伴有软（硬）组织缺损时均可采用。概括起来，其适应证如下：

①各种牙列缺损，尤其是游离端缺牙者。②缺牙伴有牙槽骨、颌骨或软组织缺损者。③在拔牙创愈合阶段或为处于生长发育期少年所制作的过渡性义齿。④基牙或余留牙松动不超过Ⅱ度，牙槽骨吸收不超过 1/2 者，修复牙列缺损的同时可固定松动牙形成可摘义齿式夹板。⑤牙殆面重度磨损或多个牙缺失等原因造成咬合垂直距离过低，需恢复垂直距离者。⑥不接受或不能耐受制作固定义齿所必需的牙体组织磨切者。⑦要求拔牙后即刻戴牙或因其他特殊需要制作即刻义齿、化妆义齿者。⑧年老体弱、全身健康条件不允许做固定义齿修复者。

2. 禁忌证　①缺牙间隙过小或殆龈距过低，致义齿强度不足者。②因某种原因如偏瘫、痴呆症、手残疾、癫痫、精神病等疾病生活不能自理，对可摘局部义齿不便摘戴、保管、清洁，以及有误吞义齿危险的患者。③对义齿材料过敏或对义齿异物感明显又无法克服者。④严重的牙体、牙周或黏膜病变未得到有效治疗控制者。

3. 可摘局部义齿的优缺点

（1）优点：可摘局部义齿是牙列缺损修复中最普遍采用的方法之一。除适用范围广外，还具有磨除牙体组织少，患者能自行摘戴、便于洗刷清洁以保持良好的口腔卫生，制作方法简便，费用较低，便于修理和增补等优点。

（2）缺点：可摘局部义齿的体积大、部件多，初戴时患者常有异物感，有时会影响发音，引起恶心，其稳定性和咀嚼效能均不如固定义齿，若义齿设计不合理，制作质量差或患者不易保持口腔卫生等情况，还可能对患者带来基牙损伤、黏膜溃疡、菌斑形成和牙石堆积、龋病及牙周炎发生、牙槽嵴加速吸收、颞下颌关节疾病等不良后果。

**（三）固定义齿的组成与分类**

1. 组成　固定桥由固位体、桥体和连接体 3 个部分组成。

2. 分类（2014）

（1）双端固定桥：又称作完全固定桥，其两端都有固位体，固位体和桥体之间的连接形式为固定连接。当固定桥的固位体粘固于基牙后，基牙、固位体、桥体、连接体成为一个相对固定不动的整体，从而组成了一个新的咀嚼单位。双端固定桥所承受的殆力，几乎全部通过两端基牙传导至牙周支持组织，故双端固定桥不仅可以承受较大的殆力，而且两端基牙所承担的殆力也比较均匀（2015）。在固定桥的设计中，双端固定桥是一种最理想的结构形式，也是临床应用最为广泛的设计形式。

（2）半固定桥（2015）：半固定桥的两端有不同的连接体，桥体的一端为固定连接体，与固位体固定连接；另一端为活动连接体，多为栓体栓道式结构，通常栓体位于桥体一侧，栓道位于固位体一侧。当半固定桥就位后，位于桥体上的栓体嵌合于固位体上的栓道内，形成有一定动度的活动连接。半固定桥一般适用于一侧基牙倾斜度大或两侧基牙倾斜方向差异较大，设计双端固定桥很难取得共同就位道时（2015）。

（3）单端固定桥（2000）：又称为悬臂固定桥。单端固定桥仅一端有固位体和基牙，桥体与固位体之间由固定连接体连接，另一端是完全游离的悬臂，无基牙支持。悬臂端如有邻牙，可与邻牙维持接触关系。单端固定桥承受殆力时，一端的基牙不仅要承受基牙所受的殆力，还要承受几乎全部桥体上的殆力，并以桥体为力臂，基牙为旋转中心产生杠杆作用，使基牙产生扭转和倾斜趋势。

单端固定桥制作较简单，就位容易，但是在设计中必须注意减轻对基牙不利的杠杆作用力。临床上应严格控制其适应证：缺失牙间隙小；患者的殆力不大；基牙牙根粗大，牙周健康，有足够的支持力；牙冠形态正常，可为固位体提供良好的固位力时，才可以采用单端固定桥的设计（2015）。

（4）复合固定桥：是包含上述3种基本类型中的两种，或者同时具备3种的复合组成形式。比较常见的设计是1个双端固定桥连接1个单端固定桥，或者是连接1个半固定桥。故复合固定桥一般包含至少2个或3个至多个的间隔基牙，包含4个或4个以上的牙单位。复合固定桥的基牙可能包含前牙、后牙或同时包含前、后牙，形成一个沿牙弓呈弧形的长桥。在咀嚼运动中，各基牙的受力反应多数时候不一致，有时相互支持有利于固定桥的固位和支持，有时相互影响不利于固定桥的固位和支持；

当复合固定桥的基牙数多、基牙离散、桥体跨度较长时，获得共同就位道是比较困难的。

（5）种植固定桥：又称为种植基牙固定桥或种植基固定桥。种植体由人工材料制作，经牙槽外科手术植入缺牙区的牙槽骨和颌骨内，起着人工牙根的支持作用。在种植体颈部以上的口内开放部位为基桩或基台，是供上部固定桥固位的部分。种植体和种植体支持的上部固定桥共同组成种植固定桥。种植固定桥有种植基牙支持的种植基牙固定桥、有种植基牙和相邻缺隙侧的天然牙共同支持的游离端种植基牙固定桥和中间种植基牙固定桥三类。种植基牙固定桥在缺牙间隙内至少有 2 枚种植体，缺牙数量增多时，要适当增加种植体数目。在牙弓的游离缺失的部位植入种植体后，用种植体和天然牙共同支持，将常规只能设计可摘局部义齿修复的病例改做游离端种植基牙固定桥，减小了义齿的体积，改善了义齿的功能，满足了患者制作固定桥的要求。在较长的缺牙间隙中植入种植体作中间基牙后，将长的固定桥改为复合固定桥，这种中间种植基牙固定桥减轻了两端基牙的负担。

（6）固定-可摘固定桥：𬌗力主要由基牙承担，其支持形式与复合固定桥相似，义齿的固位主要靠摩擦力或磁力，患者可以将其从基牙上自行取戴。常用的设计形式为磁性固位义齿，附着体固位义齿和套筒冠义齿，并各具其特色。固定可摘联合桥的适用范围较广，临床修复效果好，但制作的技术难度较大，精度要求高。

（7）黏结固定桥：是利用酸蚀、复合树脂黏结技术将固定桥的固位体直接黏结在缺隙两侧的基牙上，其固位主要依靠黏结材料的黏结力，而预备体上的固位形只起辅助的固位作用，这一点是黏结固定桥最大的特点。应用较广泛的黏结固定桥类型是金属翼板黏结桥。黏结固定桥具有磨除牙体组织少、患者易于接受、不显露金属或极少暴露金属的优点，容易更改为其他固定桥设计。不过，黏结固定桥对黏结材料的性能要求较高，对制作的精度要求亦高。

（8）CAD/CAM 固定桥：是集光电技术、微机图像处理技术、数控机械加工技术于一体的口腔修复体制作新工艺。其特点是除牙体预备外，固定桥制作的自动化程度高、精度高，是近年研究和开发的热点。目前已有 Cercon 等几个商品化 CAD/CAM 固定桥加工系统，虽然设备和材料较为昂贵，但具有良好的应用前景。

此外，按固定桥的材料分类，将固定桥分为金属固定桥、金属-烤瓷固定桥、金属-树脂固定桥、全瓷固定桥。根据桥体龈端与牙槽嵴黏膜之间的接触关系，又有桥体接触式固定桥和桥体悬空式固定桥之分。

**（四）固定义齿的生理基础**

1. **牙周储备力是固定桥修复的生理基础**

2. **牙周膜面积与牙周储备力**　基牙牙周及支持组织的健康决定基牙的质量，临床上最常使用的方法是用牙周膜面积大小评价基牙的支持力，选择基牙（2017）。牙周膜面积与基牙的牙周储备力呈正变关系。牙周膜的面积减小会造成牙周储备力的减小而影响基牙的支持力。

3. **牙槽骨与基牙支持力的关系**　健康牙的牙槽骨对生理性的咬合刺激反应良好，在 X 线片上显示骨质致密，骨小梁排列整齐，对咬合的承受能力高，是可选择的好基牙。

**（五）固定义齿的设计**

1. **固位体设计**（2017）

（1）固位体设计的一般原则

①有良好的固位形和抗力形，能够抵抗各种外力而不至于松动、脱落或破损。

②能够恢复桥基牙的解剖形态与生理功能，前牙还应美观。

③能够保护牙体、牙髓和牙周组织的健康，预防口腔病变的发生。

④能够取得固定桥所需的共同就位道。

⑤固位体材料的加工性能、机械强度、化学性能及生物相容性良好；经久耐用，不易腐蚀和变色，不刺激口腔组织，无毒性。

（2）固位体类型

①冠内固位体：冠内固位体即嵌体固位体，因其固位力差，外形线长，容易产生继发龋。对活髓牙来说，嵌体洞形的预备因需要一定的深度易伤及基牙的牙髓；对死髓牙而言，嵌体起不到应有的保护作用，因此，目前临床上已很少采用嵌体做固位体。倘若桥基牙已有龋坏，在去净龋坏后，只需将洞形稍加修整，且缺牙间隙小、咬合力小或对固位体的固位力要求不太高，也可考虑、选用嵌体作固位体。此外，嵌体还可以向𬌗面和轴面扩展，形成"嵌体冠"利用冠内及冠外联合固位形以满足固位力的要求。

②冠外固位体：包括部分冠与全冠，这是固定桥采用最多、也较理想的一种固位体。其固位力强，牙体切割浅，能够满足美观的需要，能较好地保护桥基牙牙体组织，适应范围广。

③根内固位体：即桩冠固位体。其固位作用良好，能够恢复牙冠外形，符合美观要求。根内固位体主要用于经过完善根管治疗的死髓牙。对于某些牙位异常，且没有条件做正畸治疗的患者，可通过根内固位体改变牙的轴向，以此增进美观。目前，因为烤瓷修复技术的发展，根内固位体一般与全冠固位体联合使用，即将根内固位体做成桩核，再在桩核上制作全冠固位体，这样，可更容易获得共同就位道。

（3）固位体设计中应注意的问题如下。

①提高固位体的固位力：固位力大小、基牙条件、固位体的类型、牙体预备量。

②双端固定桥两端的固位力基本相等。单端固定桥固位力要求高。

③固位体的固位力大小：与𬌗力大小、桥体跨度和桥体弧度相适应。

④固位体之间的共同就位道。

⑤防止基牙牙尖折裂。

⑥修复基牙的缺损或畸形。

⑦边缘设计：前牙一般在龈缘下，冠内固位体边缘线延伸到自洁区。

⑧美观要求。

⑨利用固位体调节缺失牙间隙。

（4）特殊基牙的固位体设计

①牙冠严重缺损：牙的固位体设计此类牙多为死髓牙或残根，只要缺损未深达龈下，牙齿稳固，应尽量保留。先进行彻底的根管治疗，在根管内插入并粘固桩，用银汞合金或复合树脂充填形成核形，再在其上制作全冠固位体。前牙可先做金属铸造核桩，再做全冠固位体。

②牙冠严重磨耗：牙的固位体设计在临床上常见患者的磨牙因磨耗变短，如果做常规的全冠牙体预备，𬌗面磨除后则会使牙冠变得更短，固位力下降。对于这类牙的处理有两种方法，如果是活髓牙，可只预备各轴面，设计制作不覆盖𬌗面的开面冠，但这类固位体要求有性能良好、不易溶解的粘固剂。如果基牙是死髓牙，经过根管治疗后，可从𬌗面利用髓腔预备箱状洞形，设计成嵌体冠固位体，利用箱状洞形增加固位力。

③倾斜牙的固位体设计：对于无条件先用正畸治疗复位的基牙，可以改变固位体的设计，以少磨除牙体组织为原则来寻求共同就位道。如临床上常见下颌第一磨牙缺失后久未修复，造成第二磨牙近中倾斜移位。当倾斜不很严重时，在牙体预备前仔细检查设计，使倾斜牙与其他桥基牙一道按最适合的共同就位道进行预备，其原则是不损伤牙髓，尽可能少磨除牙体组织。如做全冠固位体牙体预备时，因为牙的倾斜，其近、远中的垂直轴面都较短，即使在远中面向龈方延伸，固位作用仍有限，而且易在龈端形成台阶。此时可做成不覆盖远中面的改良3/4冠固位体，在颊、舌侧轴面预备出平行轴沟，以增强固位。

如果磨牙倾斜比较严重，还可设计为套筒冠固位体。其方法是，先按倾斜牙自身的长轴方向进行牙体预备，制作内层冠，将内层冠的外表面做成与其他桥基牙有共同就位道的形态，最后按常规完成固定桥。先粘固内层冠，再粘固固定桥。固位体（即外层冠）的边缘不必伸至龈缘，因内层冠已将牙齿完全覆盖。当然，有时出于美观需要，也要求外层冠覆盖到龈缘。

近年来，由于黏结技术的迅速发展，对于严重倾斜的桥基牙已有采用少磨牙体组织的黏结固定桥予以修复，即采用金属翼板固位体，由颊舌方向分别就位，并与桥体牙𬌗面部分组合而成。但这类黏结桥需拓宽足够的邻间隙，才有利于自洁作用。

2. 桥体设计

（1）桥体应具备的条件：①能够恢复缺失牙的形态和功能，维护牙弓的完整性。②具有良好的自洁作用，有易于清洁的外形和良好的光洁度，符合口腔卫生要求。③具有足够的机械强度，材料化学性能稳定，经久耐用，有良好的生物安全性。④形态色泽美观，舒适。⑤桥体龈面大小适宜，与黏膜密合而不压迫黏膜；悬空式桥体要便于清洁。⑥桥体𬌗面大小和形态应与基牙的支持和固位力相适应。

（2）桥体的类型：①按材料分有金属桥体、非金属桥体、金属与非金属联合桥体。②按龈端与牙槽嵴黏膜接触关系分有接触式桥体、悬空式桥体。③按桥体龈端形态分有盖嵴式桥体、改良盖嵴式、船底式桥体、悬空式桥体。

（3）桥体的具体设计

1）桥体的𬌗面（2014）

①𬌗面的形态：桥体𬌗面的形态应根据缺失牙的解剖形态及与对𬌗牙的咬合关系来恢复。𬌗面的尖、窝、沟、嵴都应与对𬌗牙相适应，在恢复咬合关系时，咬合接触点应均匀分布，并使接触点的位置在功能尖部位尽量靠近桥基牙𬌗面中心点连线。适当降低非功能尖的高度，以减小固定桥的扭力。切忌前伸或侧向𬌗的早接触。有研究表明，正常牙齿牙周膜对垂直𬌗力与侧向力的耐力比值为3.49∶1。

②𬌗面的大小：咬合面的大小与咀嚼效能有关，也与基牙承担的𬌗力大小有关。为了减小𬌗力，减轻基牙的负担，保持基牙健康，要求桥体的𬌗面面积小于原缺失牙的𬌗面面积，可通过适当缩小桥体𬌗面的颊舌径宽度和扩大舌侧外展隙来达到此目的。桥体𬌗面颊舌径宽度一般为缺失牙的2/3（2012）；基牙条件差时，可减至缺失牙宽度的1/2（2003）。一般来说，若两基牙条件良好，桥体仅修复一个缺失牙，可恢复该牙原𬌗面面积的90%左右；修复两个缺失牙时，可恢复原缺失牙𬌗面面积的75%，修复3颗相连的缺失牙时，可恢复此三牙原𬌗面面积的50%左右。在临床设计时，这些数值仅作参考，还需结合患者的年龄、缺牙部位、咬合关系等具体情况，灵活应用。减少𬌗力，减轻基牙负担的措施除了减小桥体的颊舌径外，还可以加大桥体与固位体之间的舌外展隙，增加食物的溢出道，减小𬌗面的牙尖斜度等。对于单端固定桥，由于其杠杆力的作用，𬌗面减径以减小𬌗力更是必要的措施，可在近远中向和颊舌向各减径1/3～1/2。

③减小𬌗力的方法：减小颊舌径；减小舌侧近远中径，扩大舌侧外展隙；减小牙尖斜度；加深颊舌沟，加大食物溢出道（2004，2012）。

2）桥体的龈端（2003，2014）：桥体的龈面可设计为接触式桥体和悬空式桥体。

①接触式桥体：接触式桥体的龈面与牙槽嵴黏膜接触，在失牙区牙槽嵴高度正常时一般都采用这种桥体形式。其优点是美观，有利于发音及龈组织的健康。

②鞍式桥体（2014）：桥体的龈面呈马鞍状骑跨在牙槽嵴顶上，与黏膜接触范围较大，多用于后牙，下颌后牙缺牙区槽嵴顶狭窄时可用鞍式桥体。

③改良鞍式桥体（2015，2016）：由于鞍式的接触式桥体自洁作用差，在不影响美观的前提下，为了有利于义齿保持清洁卫生，应尽可能减小桥体龈面与牙槽嵴黏膜的接触面积，使接触面积小于原天然牙颈部的横截面积。桥体的唇、颊侧龈端与牙槽嵴顶接触，使颈缘线的位置与邻牙协调一致，符合美观要求。桥体龈面向舌侧延伸时逐渐聚合，尽量扩大舌侧邻间隙，使食物残渣容易溢出。此种改良鞍式桥体接近天然牙冠外形，美观，舒适，自洁作用好，是一种理想的桥体形式，也是临床最常采用的一种桥体形式。

④盖嵴式桥体：又称偏侧型桥体，其龈端与唇颊黏膜的一小分部分呈线性接触，舌侧呈三角形开放。其特点是接触面积小，食物虽会在舌侧间隙停滞，但设计良好仍可使其自洁作用好（2012）。

主要用于上牙牙槽嵴吸收较多者（2016）。

　　⑤改良盖嵴式桥体：又称为牙槽嵴顶型桥体或改良偏侧型桥体，将唇颊侧的接触区扩大至龈嵴顶，即舌隆突延长与牙槽嵴顶接触。其特点是可以防止食物进入龈端，自洁作用好（2012，2014），患者感觉舒适，上、下颌固定桥都可以使用该设计。

　　⑥船底式桥体：桥体的龈端与牙槽嵴的接触面呈船底形。特点是容易清洁，但颊侧和舌侧的三角形空隙容易滞留食物，用于下颌牙槽嵴狭窄的病例（2016）。

　　⑦悬空式桥体：龈面与牙槽嵴顶的黏膜不接触，而是留出至少3mm以上的间隙，便于食物通过而不聚集，自洁作用良好（2014），又称为卫生桥。尽管如此，其龈面仍可有牙垢和菌斑附着，自洁作用并不理想。此外，它与天然牙的形态差异大，美观性差，舌感不舒服，主要用于后牙缺失的修复（2014）。

　　3）桥体的轴面

　　①唇颊面和舌腭面的外形和凸度：在恢复缺失牙唇颊面外形时，应参照天然牙的解剖形态特点和缺牙区的具体情况，且符合美观要求。同时，正确恢复唇颊面突度，在咀嚼运动中，食物的排溢流动对牙龈组织产生生理性按摩作用。如果轴面突度恢复过小或无突度，牙龈组织会过多地受到食物的撞击；而突度过大，会失去生理性按摩作用，食物滞留，不利于自洁。桥体舌腭面虽然对美观的要求不高，但也需要适当的突度，加大舌外展隙，有利于清洁。单端固定桥体有毗邻牙接触关系时，应与邻牙保持良好的接触；桥体的游离端按常规恢复其邻面外形，保持光洁。

　　②唇颊面的排列位置：桥体的排列位置通常和缺失牙间隙一致，排列出的桥体形态与同名牙相似，与邻牙协调，达到美观的要求。如果缺牙区间隙过宽或过窄，可以采取相应的措施。当缺牙区间隙略大于同名牙时，可通过扩大唇面近远中邻间隙、加大桥体唇面突度、制作轴向发育沟纹等措施，利用视角误差达到改善美观的目的。如果缺牙间隙明显大于同名牙，可酌情添加一较小的人工牙。

　　③唇颊面的颈缘线：桥体唇颊面颈缘线的位置应与邻牙相协调，才能达到良好的美观效果。如果缺牙区牙槽嵴吸收较多，将桥体按原天然牙的位置排列，让其颈缘与牙槽嵴黏膜接触，桥体牙会显得过长。为了使颈缘线与邻牙协调，可将桥体颈1/3适当内收，加大唇面龈1/3至中1/3的突度，达到对桥体牙形态和美观的要求。

　　④邻间隙的形态：邻间隙的形态影响桥体轴面外形。为了不影响美观，前牙唇侧邻间隙的形态尽可能与同名牙一致。后牙舌、腭侧的邻间隙应扩大，以便食物溢出和清洁；后牙颊侧的邻间隙对美观影响不大，也可适当扩大。

　　4）桥体的色泽：与邻牙和同名牙相接近。

　　5）桥体的强度

　　①影响桥体弯曲变形的有关因素如下：a. 桥体的厚度与长度。桥体的厚度与长度，尤其是桥体的金属𬤊面和金属桥架的厚度与长度，与桥体的抗弯强度密切相关。在相同条件下，桥体的弯曲变形量与桥体厚度的立方成反比；与桥体长度的立方成正比。也可以说，桥体的厚度越大，桥体的抗弯性越大；桥体的长度越长，桥体的抗弯性越差。b. 固定桥支架材料的机械强度。材料的机械强度以材料本身具有的应力极限值来衡量。若材料的应力极限值高，表明该材料的机械强度大，桥体不易发生弯曲变形。c. 桥体的结构形态。桥体的结构形态对抗弯强度有较大的影响。若桥体截面形态为平面形，比截面为工字形、拱形者更易发生弯曲变形。d. 𬤊力的大小。桥体的弯曲变形是在𬤊力的作用下发生的，𬤊力是导致弯曲变形的主要原因。没有𬤊力的作用，桥体是不会发生弯曲变形的。

　　②增加桥体抗弯曲变形的措施如下：a. 采用具有足够机械强度的材料制作桥体。b. 对于金属塑料联合桥体在不影响美观的情况下，适当增加金属𬤊面或金属桥架的厚度。必要时，后牙可采取全金属桥体。这种情况多见于后牙的失牙区近远中径大或𬤊龈间隙过小的患者。c. 桥体的金属桥架或金属基底尽可能设计为具有抗弯曲能力的形态，各桥体牙之间、桥体牙与固位体之间的连接部分

应具有一定的厚度，并使相连部分形成圆弧形，减小应力集中，以增强抗弯曲能力。d. 适当减轻𬌗力。𬌗力是引起弯曲变形的原因之一，过大的𬌗力，不仅损害基牙的健康，还会引起桥体弯曲变形，甚至破坏固定桥。减轻𬌗力的方法主要是减少𬌗面的接触面积，可采取减小𬌗面颊舌径宽度、扩大𬌗面舌外展隙、加深𬌗面颊舌沟等措施，以达到减轻𬌗力的目的。

3. 连接体设计

（1）固定连接体：固定连接体位于基牙的近中面或远中面，相当于天然牙的邻面接触区，其截面积为4～10mm²，前牙固定桥的连接体面积小，位于邻面中1/3偏舌侧（2012）；磨牙固定桥的连接体面积大，位于邻面中1/3偏𬌗方；前磨牙固定桥的连接体面积介于磨牙与前牙之间，亦位于中1/3偏𬌗方。连接体的四周外形应圆钝和高度抛光，形成正常的唇颊、舌腭外展隙和邻间隙，切忌将连接体占据整个邻间隙甚至压迫牙龈，妨碍自洁作用。焊接连接体的焊料应流布整个被焊区域，焊区应高度抛光。

（2）活动连接体：在半固定桥和可摘固定桥中，栓道通常位于固位体上，呈凹槽形，栓体则位于该端桥体上，呈凸形。当栓体嵌合于栓道内即形成活动关节，亦称为栓道式附着体。半固定桥可用于倾斜基牙难以求得共同就位道的病例。由于半固定桥的可动端在制作栓体栓道时要求较高的铸造精度，且固位体对基牙的保护作用较差，倾斜基牙上可设计套筒冠固位体，故临床较少用附着体制作半固定桥。而在固定-活动联合修复中，附着体连接方式应用普遍。另外，当固定桥的跨度太长时，可将其分段，用附着体连接为整体。

（六）可摘局部义齿的类型和支持方式

1. 按义齿对所承受𬌗力的支持方式分类 牙支持式义齿、黏膜支持式义齿、混合支持式义齿。

2. 按义齿制作方法和材料分类 塑料连接式可摘局部义齿、金属铸造支架式可摘局部义齿。

（七）Kennedy 分类法（2003，2004，2005，2006，2007，2008，2009，2015）

第一类：牙弓两侧后部牙缺失，远中为游离端，无天然牙存在。

第二类：牙弓一侧后部牙缺失，远中为游离端，无天然牙存在。

第三类：牙弓一侧后牙缺失，且缺隙两端均有天然牙存在。

第四类：牙弓前部牙缺失，天然牙在缺隙远中。

亚类指的是除主要缺隙外，另存的缺隙数的统称。

（八）可摘局部义齿的模型观测

用观测仪的分析杆检查各基牙和黏膜组织的倒凹情况以确定可摘局部义齿的共同就位道，并绘出各基牙的观测线。结合临床检查情况，在模型上确定基牙的数目和分布，卡环和大连接体的类型、位置、基牙倒凹的大小和可供利用的有利固位的倒凹，检查软组织倒凹，设计基托伸展范围，进一步确定最佳的义齿设计方案。

（九）可摘局部义齿的组成、基本要求

可摘局部义齿一般由人工牙、基托、𬌗支托、固位体和连接体组成（2003，2012）。

1. 人工牙

（1）作用：①替代缺失的天然牙以恢复牙弓完整性；②建立正常咬合、排列和邻近关系以恢复咀嚼功能；③辅助发音；④恢复牙列外形和面形；⑤通过对缺牙的修复，可起到防止口内余留牙伸长、倾斜、移位及𬌗关系紊乱的作用。

（2）选择人工牙的原则：人工牙一般为成品供临床选用，也可个别制作。成品人工牙包括颜色、形状、大小和种类等选项，具有耐磨性好，对组织无刺激，无毒，不致癌，有一定的可调磨、抛光等加工性能。

1）前牙：①尽量满足美观和发音方面的要求，并有一定的切割功能。②形态、大小和色泽应与同名牙对称，和相邻牙协调，并与面形、性别等相适应。③多个前牙缺失，人工牙颜色应与患者的肤色、年龄相称，选色时要考虑颜色的色相（色调）、彩度（饱和度）及明度，保持自然、逼真，达到良好的美观效果。④尽量选用成品牙，特殊情况（巨大、异形、牙色特殊）可个别制作。⑤所选前牙在与患者充分沟通的基础上，应取得患者的同意和认可。

2）后牙：①后牙的功能以咀嚼为主，即以压碎、捣细、研磨食物为主，因而尽量选用硬度较大、耐磨性能好的硬质塑料牙，或与牙釉质硬度、磨耗性能相近的瓷牙及铸造金属牙。②外形、颜色应与同名牙和邻牙协调。③人工后牙尤其是游离端缺失，排牙应适当减数，牙的颊舌径应比相应的天然牙的颊舌径小，增加食物排溢沟，利用增加机械便利，以减小基牙及支持组织的𬌗力负荷。④颊面𬌗龈距和近远中径应与缺牙间隙及余留天然邻牙相谐调，与对颌牙有适当的超覆𬌗及咬合接触关系。

（3）种类

1）按制作材料可分为塑料牙、瓷牙、金属牙，包括金属𬌗（舌）面牙及全金属牙。

①塑料牙：多选用成品硬质树脂牙，也可个别制作，与基托为化学性连接。不易脱落，有韧性，不易折断，可任意磨改以适应不同缺牙间隙和咬合情况。但与瓷牙相比，硬度较差，易磨损和老化，易变色，咀嚼效能较低。

②瓷牙：借盖嵴面上的钉或孔与基托相连，为机械固位。瓷牙硬度大，质地致密，不易磨损，咀嚼效率高，光泽好，不易污染变色。但脆性较大，易折裂，磨改需谨慎，咬合冲击力也较塑料牙大。适用于缺隙较大及多个后牙连续缺失、缺牙间隙的近远中距离及𬌗龈距离正常、缺牙区牙槽嵴丰满、对颌牙牙周健康者。

③金属𬌗（舌）面牙：是指人工牙后牙的𬌗面及前牙的舌面部分，用不同金属铸造或锤造制成，利用金属固位装置与塑料牙或基托机械连接。由于金属硬度大、强度高，故能承受较大𬌗力，不易破裂及磨损。但难以磨改调𬌗。适用于缺牙间隙窄小、𬌗龈距离过低者。

④金属牙：对于缺牙间隙过窄小或𬌗龈距离过低者，为了防止人工牙的折断和便于固位体等义齿部件的连接，可采用铸造金属牙或金属牙与𬌗支托卡环及大连接体等整体铸造，达到修复缺隙和耐用的目的。

2）按人工牙𬌗面形态不同可分为3种类型，即解剖式牙、半解剖式牙和非解剖式牙。

①解剖式牙：亦称有尖牙，牙尖斜面与底面的交角即牙尖斜度为30°～33°，与初萌出的天然牙𬌗面相似。正中𬌗时，上、下颌牙间有良好的尖凹扣锁关系，咀嚼功能较好，形态自然，但咀嚼运动时，侧向力大，不适用于义齿固位差或对颌牙已有明显磨损的患者。

②非解剖式牙：其𬌗面无牙尖或牙尖斜面，也即牙尖斜度为0°，故又称无尖牙、平尖牙或0°牙。其颊舌轴面形态与解剖式牙类似，其𬌗面具有溢出沟。正中𬌗时，上、下颌牙齿𬌗面不发生尖凹扣锁关系，咀嚼运动时，侧向力小，对牙槽骨的损害小。适用于义齿固位差、对颌天然牙已显著磨损或为人工牙者。对颌牙无磨损或磨损不显著者，因咬合接触过少，影响功能，不宜选用。

③半解剖式牙：其𬌗面有牙尖斜坡，牙尖斜度为20°左右（2014，2015），上、下颌牙齿间有一定尖凹扣锁关系，咀嚼效能较好，比解剖式牙的侧向𬌗力小，临床应用较广。

3）按制作方法可分为成品牙与个别制作牙。对牙形、牙色正常的前牙，以及缺牙间隙较大的后牙，应尽量选用成品牙。因牙形过大、牙色特殊、缺隙过窄小、颌位关系异常或𬌗龈距过低无法排列成品牙者，可采用雕刻蜡形法制作个别后牙。

4）按人工牙与基托的连接方式可分为化学连接（塑料牙）、机械连接（钉、孔瓷牙）及混合连接（金属𬌗、舌面牙）等方式。

2. 基托

（1）基托的功能

①连接作用：排列人工牙，连接义齿各部件成一个整体。

②修复缺损：修复牙槽骨、颌骨和软组织的缺损（2015）。

③传递𬌗力：承担、传递与分散人工牙的咬合力。

④固位及稳定作用：借助基托与黏膜间的吸附力、基托与基牙及相关牙之间的摩擦力、约束反

力，以增加义齿的固位及稳定，同时具有防止义齿旋转和翘动的间接固位作用。

（2）基托的类型

①塑料基托：色泽近似黏膜，较美观，制作设备简单，操作简便，经济，便于义齿修补和添加，是临床最常用的一种。但其强度相对较低，需有一定的厚度，材料为有机高分子聚合物，易老化，是非良导体，温度传导作用差，且不易自洁。

②金属基托：一般由金属铸造而成。因金属强度大，不易折断，且可将基托做得较薄、小巧，患者感觉舒适、美观。温度传导作用好，适用于有一定的舒适美观和强度要求、经济条件尚可者，或修复的垂直空间受限、塑料基托修复强度不足的患者，多用于牙支持式义齿或混合支持式义齿。但金属基托制作工艺较复杂，修理和加补比较困难，而且无法重衬，对口腔条件差的患者应慎用。

③金属网加强塑料基托：兼备金属、塑料基托的优点，常与缺牙区低间隙的网状加强联合应用，对基托易发生折裂的应力集中区和几何薄弱区进行加强，但网状加强设计要合理，既要提供足够的强度抵抗基托的折裂和变形，又不能体积太大、太厚，影响人工牙的排列和义齿其他部件的连接，以及义齿的舒适度。

（3）基托的要求（2017）

①基托的伸展范围：根据缺牙部位、数目、基牙健康状况、牙槽嵴吸收程度和邻近软组织缺损情况、𬌗力的大小等决定。在能满足义齿的固位和稳定，不影响唇、颊、舌软组织活动的原则下，尽量减小基托范围，使患者感到轻巧、舒适、美观。如个别前牙缺失，牙槽嵴丰满者可不放唇侧基托；牙支持义齿后腭部基托尽可能前移，使基托缩短，以免引起恶心；但是，黏膜支持式的上颌可摘局部义齿，上颌后牙游离端义齿基托一般应盖过上颌结节，伸展至翼上颌切迹的中部，基托后缘中部则应止于硬、软腭交界处稍后的软腭处；<u>下颌义齿的后缘应覆盖磨牙后垫前1/3～1/2（2015）</u>；基托的唇、颊侧边缘应伸展至黏膜转折处，边缘要圆钝，既要有良好的封闭固位作用，又不能刺激黏膜及妨碍颊、舌的功能活动；基托边缘一般不宜进入组织倒凹区，以免影响义齿就位或在就位过程中损伤倒凹以上的软组织。

②基托厚度：应有一定厚度保持其抗挠曲强度。塑料基托一般厚约2mm（2017），过薄易折裂，过厚患者感觉不适。上腭基托的前1/3区应尽可能做得薄一些，以免影响发音，也可仿腭皱襞的形态使基托表面呈腭皱形，这样既利于基托的强度，又能辅助发音。金属基托厚度0.5mm，边缘可稍厚至1mm左右，并且圆钝。

③基托与基牙及邻牙的关系：缺牙区基托不应进入基牙邻面倒凹区，<u>腭（舌）侧基托边缘应与基牙及相关牙非倒凹区接触（2014）</u>，前牙置于舌隆突之上，边缘与牙密合但无压力，龈缘区组织面应做缓冲，以避免损伤基牙、邻牙及游离龈，且有利于摘戴义齿。

④基托与黏膜的关系：基托与黏膜应密合而无压力。上颌结节颊侧、上颌硬区、下颌隆突、内斜略、骨尖等部位的基托，其组织面应做适当的缓冲，以免基托压迫组织产生疼痛。

⑤基托的形态和美学要求：基托组织面应与其下组织外形一致，密合无压痛，无小瘤、毛刺等缺陷，并且除局部缓冲区外，一般不打磨或抛光。基托磨光面需高度磨光，边缘曲线匀整、圆钝；在颊、舌（腭）侧形成凹型磨光面以利于固位；在牙冠颈缘下显出根部形态，使得立体感强，自然逼真；在腭面形成腭隆凸、龈乳头及腭皱形态。对于牙槽嵴丰满的前牙区可不放基托，因前牙区牙槽骨缺损、唇裂术后等原因致上唇塌陷者可适当加厚上颌唇侧基托，以利美观。

3. 𬌗支托

（1）𬌗支托的作用（2000）

①支撑、传递𬌗力：支托可将义齿承受的咀嚼压力传递到天然牙上；而基牙对义齿的支持力（反作用力），也是通过支托而起作用，使义齿受力时不会向龈向下沉。

②稳定义齿与卡环：整铸连用时可保持卡环在基牙上的位置。除防止义齿下沉外，还可阻止义齿游离端翘起或摆动，起到稳定义齿的作用。

③防止食物嵌塞和恢复𬌗关系：若余留牙之间有间隙，则放置支托可防止食物嵌塞。若基牙因

倾斜或低位等原因，与对颌牙无𬌗接触或𬌗接触不良者，还可以扩大支托，以恢复𬌗关系并起到防嵌作用。

（2）𬌗支托的要求

1）后牙𬌗支托的要求

①支托的材料：应具有刚性，支持和传力性能良好，不易变形或折断，一般采用牙科铸造合金制作，在胶连式可摘局部义齿也可用压扁的18号不锈钢丝做支托。

②𬌗支托的位置：𬌗支托一般位于天然牙的𬌗面近远中边缘嵴上，尤其是近缺牙区𬌗面边缘嵴上；其高度不应影响咬合，如果因咬合过紧而不易获得支托间隙时，可放在磨牙的颊（舌）沟处；𬌗支托连接体不应进入基牙倒凹区，以免影响义齿就位，且与黏膜间保持一定距离，从而有足够的塑料包绕连接体，使之与基托牢固连接。

③𬌗支托的形态：铸造金属支托呈圆三角形或匙形，其长度约为磨牙的1/4或前磨牙的1/3近远中径，宽度应为磨牙的1/3或前磨牙的1/2颊舌径（2016），厚度为1～1.5mm。支托近𬌗缘处较宽，向𬌗中心变窄；底面与支托凹相密合，呈球凹接触关系；侧面观近边缘嵴处最厚，向𬌗中心渐薄；𬌗轴线角应圆钝，以防止支托在该区折断。无铸造条件，使用扁钢丝支托时，要求支托宽1.5mm，厚1mm，长2mm。

④𬌗支托与基牙关系：基牙上的𬌗支托凹底应与基牙长轴垂直。支托凹最深处位于边缘嵴的内侧，支托与支托凹成球凹接触关系，即保证𬌗支托𬌗力能够沿牙长轴传导，同时保证𬌗支托和基牙间位置稳定，避免产生水平向分离作用。

2）前牙舌隆突支托和切支托的要求

①舌隆突支托：又称舌支托，设置于前牙舌隆突上（2017），多用于上、下颌尖牙，偶用于上颌切牙。其形态有圆环形、钩状形等。可在基牙上直接预备成形，即以舌隆突高点为中心，在周边磨出环形支托凹，凹底为钝V形。完成的尖牙支托呈环状或钩状套在舌隆突上，保证义齿在受力后始终与基牙形成一整体，不会推基牙向前。如基牙需做修复时，也可在制作冠、嵌体等修复体时预留出支托凹。由于舌隆突支托较切支托美观、坚固、舒适，因而较切支托应用更多。

②切支托：放置于尖牙或切牙的近中切缘上。由于切支托外露金属不美观，且容易干扰对颌牙的咬合运动，因而一般不用于上颌前牙，常用于下颌前牙。偶有采用多个下前牙全切端支托设计，除发挥支持、传力和固位、稳定作用外，还可修复切端磨耗或缺损，提供切导。

4. 固位体

（1）固位体的功能：固位、支持、稳定。

（2）固位体的要求：有一定固位力，保证义齿咀嚼时不脱落；非功能状态时，对基牙不产生静压力；摘戴义齿时，对基牙无侧方压力；符合美观要求，尽量少显露金属；合理设计，不损伤口内的软组织和硬组织；与基牙密合，不易积存食物；固位体颊、舌臂和各固位体间尽量有交互对抗作用；制作材料有良好的生物学性能。

（3）固位体的种类

1）直接固位体：防止义齿𬌗向脱位，起主要固位作用，包括冠外固位体（卡环型、套筒冠）和冠内固位体（栓体栓道）。

2）间接固位体：增强义齿的稳定，防止翘起、摆动、旋转、下沉。包括指端支托、连续卡环、金属舌腭板、附加卡环、邻间沟、𬌗支托、延伸基托等（2000）。

（4）间接固位体设计：设计位置与支承线相关，支承线有纵线、横线、斜线、平面4种形式；远中游离端义齿间接固位体应位于前牙舌隆突上；原则为从间接固位体到支承线的垂直距离最好大于从鞍基远端到支承线的垂直距离；间接固位体有金属舌板、邻间钩、舌杆等种类。

（5）直接固位体的组成、作用和要求：可摘局部义齿的直接固位体包括卡环、附着体和套筒冠3种类型，有关附着体和套筒冠请详见本书的相关章节，这里将着重介绍卡环型直接固位体。传统可摘局部义齿的直接固位体主要是卡环，它是直接卡抱在基牙上的金属部分。其主要作用为防止义齿𬌗向脱位，亦能防止义齿下沉、旋转和移位，也起一定的支撑和稳定作用。卡环的连接体还有加强基托的作用。

1）卡环：由卡环臂、卡环体、𬌗支托和连接体组成。

①卡环臂：为卡环的游离部，富有弹性。卡环臂尖位于倒凹区，是卡环产生固位作用的主要部分（2003）。当义齿戴入时，借卡环固位臂臂端的弹性，通过基牙牙冠的外形突点进入倒凹区。当脱位力起作用时，则起阻止义齿向𬌗向脱位的作用。卡环固位臂在经基牙外形高点进出倒凹区的过程中，其对基牙产生的水平分力应该被相应设计的卡环对抗臂或导平面板、小连接体等抵消掉，以避免侧向力对基牙的损伤。卡环臂起始部分应较坚硬，放置在非倒凹区，起稳定作用，防止义齿侧向移位（2000）。卡环臂的形态依所用材料和制作方法不同，常用的有圆形、半圆形和扁平形3种。

②卡环体：为连接卡环臂、𬌗支托和小连接体的坚硬部分，环抱基牙的非倒凹区，从邻面包过颊舌轴面角，可阻止义齿龈向和侧向移动，起稳定和支持义齿的作用（2013），同时支撑卡环臂，因而要求卡环体要有较高的强度，不易变形，位于非倒凹区，且不影响咬合。

③小连接体：为卡环包埋于基托内或与大连接体相连的部分，主要起连接作用，使卡环与义齿其他部分连成一整体。连接体不能进入基牙或软组织倒凹区，以免影响就位。

④支托：见前文。

2）卡环与观测线关系

①观测线：又称导线，是指按共同就位道描画的，用以区分硬组织与软组织的倒凹和非倒凹区的分界线。在基牙则为观测方向下基牙轴面最突点的连线，亦可称为基牙导线。当基牙牙冠有不同程度的倾斜时，导线的位置亦随之改变。导线以下，龈向部分为基牙的倒凹区，导线以上𬌗向部分为基牙的非倒凹区。这样测得的导线，并非基牙的解剖外形高点线，而是随观测方向改变而改变的外形高点连线。模型观测器的分析杆代表义齿就位的方向。描绘导线用以指导卡环的设计及指明基托边缘可以伸展的范围，根据导线合理制作的义齿在共同就位道上能顺利取戴。在口腔预备时应参考研究模上的导线设计，适当磨改基牙或余留牙外形，调整倒凹，以确保能合理利用倒凹。导线一般可分为3类。

Ⅰ型导线：基牙向缺隙相反方向倾斜时画出的导线，基牙主要倒凹区远离缺隙侧。

Ⅱ型导线：基牙向缺隙方向倾斜时画出的导线，基牙主要倒凹区靠近缺隙侧（2015，2016）。

Ⅲ型导线：基牙近远中缺隙侧均有明显倒凹或基牙向颊舌向倾斜时所形成的导线，导线位置靠近𬌗面，倒凹普遍且显著（2012）。

②卡环与导线的关系：分为导线是卡环设计和制作的依据，卡环的类型和在基牙上的位置是根据导线来确定的。卡环的非弹性部分不应进入导线以下的倒凹区，卡环的臂端则应进入倒凹区的适当深度。根据材料的弹性和强度，一般铸造钴铬合金卡环臂端进入倒凹深度约为0.25mm，金合金卡环约为0.5mm，弯制钢丝卡环约为0.75mm。卡环臂端在基牙倒凹区中的具体位置可由导线测绘仪用相应刻度的倒凹标记针标记出来。

3）卡环种类：卡环的种类繁多，通常根据制作方法、卡环臂数目、卡环形态以及卡环与导线的关系进行分类。

①根据制作方法的不同分类：可分为铸造卡环和弯制卡环。

a. 铸造卡环：一般临床常用18：8镍铬不锈钢或钴铬合金以及纯铁、钛合金等通过制作熔模、包埋、失蜡铸造而成，有条件者还可采用金合金。其优点是可根据基牙条件及基牙上观测线的位置，充分利用基牙上的有利倒凹，设计制造成各种所需形式的卡环臂（包括卡环臂的形状、宽窄和走向等），其固位、支持、卡抱作用都较好。但精密铸造需专用器械、材料和设备及相关的工艺水平。

b. 锻丝弯制卡环：是用圆形不锈钢丝弯制而成。磨牙卡环用直径0.9～1.0mm（20-19号）卡环丝，前磨牙卡环用直径0.8～0.9mm（21-20号）卡环丝弯制。弯制卡环弹性较大，可调改，制作设备简单，操作简便，经济耐用。

②根据卡环臂数目分类：可分为单臂卡环、双臂卡环和三臂卡环等。

a. 单臂卡环：只有一个弹性卡环臂，位于基牙颊侧，其舌侧则用高基托起对抗臂的作用，可铸造或弯制而成，多半利用连接体做跨越殆外展隙的间隙卡环。

b. 双臂卡环：有颊、舌两臂。颊侧为固位臂、舌侧为对抗臂或两侧交互作用臂，可铸造或弯制而成，无支托（2003）。

c. 三臂卡环：由颊、舌两臂和殆支托组成。

③根据卡环的形态结构分类：可分为圆环形卡环和杆形卡环。

a. 圆环形卡环：因圆环形卡环包绕基牙的3个面和4个轴面角，即包绕基牙牙冠的3/4以上，形似圈环，故名圆环形卡环。这种卡环中的三臂卡环为Aker（1936）首先应用，故又称Aker卡环。此卡环适用于牙冠外形正常、健康的基牙，因其固位、稳定作用好，常用于牙支持式可摘局部义齿。常见的圆环形卡环的种类有以下几种。

简单圆环形卡环：即典型的Aker卡环。

环形卡环：亦称圈形卡环，多用于远中孤立的磨牙上，上颌磨牙向近中颊侧倾斜，下颌磨牙向近中舌侧倾斜（2000，2007，2015）。卡环游离臂端设在颊或舌面主要倒凹区，经过基牙远中延伸至舌面或颊面非倒凹区。铸造圈形卡环的近、远中分别或同时放置殆支托，并可以加宽非倒凹对抗臂或设计并行双臂，以提高其强度（2012）；对锻造者，非倒凹区用高基托，起对抗臂作用，加殆垫恢复殆面咬合形态，临床应用较多。

对半卡环：由颊、舌侧两个相对的卡环臂和近、远中两个支托所组成，以各自的小连接体分别连接于塑料基托中或铸造支架上。主要用于前后有缺隙、孤立的前磨牙或磨牙。

长臂卡环：又称延伸卡环。用于近缺隙基牙松动或外形无倒凹无法获得足够固位力者（2000）。它是将卡环臂延伸至近缺隙基牙的相邻牙齿的倒凹区以获得固位，并对松动基牙有固定夹板的保护作用。该卡环的任何部件不应进入近缺隙松动基牙的倒凹区。

连续卡环：多用于牙周夹板，放置在2颗以上牙上。锻造连续卡环常可包括整个前牙区或后牙区，卡环臂很长，两端固定埋入基托，仅其中间部分弹性较大处可进入基牙倒凹区，其余部分与导线平齐。此类卡环无游离臂端，连接体越过殆外展隙至舌侧，埋入基托内。铸造连续卡环位于2颗或2颗以上相邻基牙上，具有独立不相连的颊侧固位臂和各自独立的小连接体，而舌侧固位臂则在末端相连并与舌侧导线平齐，由于该类卡环弹性小，有学者认为不宜过多进入倒凹区以免损伤基牙，只发挥摩擦固位和固定作用。

联合卡环：由位于相邻两基牙上的2个卡环通过共同的卡环体相连而成。此卡环需用铸造法制作。卡环体位于相邻两基牙的殆外展隙，并与伸向殆面的殆支托相连接。适用于基牙牙冠短而稳固，相邻两牙之间有间隙或有食物嵌塞等情况者（2016）。

回力卡环：常用于后牙游离端缺失的末端基牙（前磨牙）。卡环臂尖位于基牙唇（颊）面的倒凹区，绕过基牙的远中面与殆支托相连，再转向基牙舌面的非倒凹区，在基牙近中舌侧通过连接体与腭（舌）杆相连。或者，卡环臂尖端位于基牙舌面倒凹区，经过基牙非倒凹区与远中殆支托相连，再转向近中颊侧非倒凹区，通过连接体与基托相连者称反回力卡环。两者均为铸造卡环。由于远中殆支托不与基托直接相连，殆力则通过人工牙和基托传到黏膜和牙槽骨上，可减轻基牙承受的殆力，起到应力中断的作用（2012）。

倒钩卡环：用于倒凹区在殆支托的同侧下方的Ⅱ型导线基牙，又称下返卡环。当有软组织倒凹区无法使用杆形卡环时选用。

尖牙卡环：专门用于尖牙上。设近中切支托，卡环由切支托顺舌面近中切缘嵴向下，至舌隆突，方向上转，沿舌面远中边缘嵴至远中切角，反折至唇面，卡环臂在唇面进入近中倒凹区。此卡环的支持、固位作用较好。

间隙卡环：用于非缺隙侧单个基牙上的三臂卡环。由颊、舌壁和位于殆边缘嵴处的殆支托组成，卡环体位于基牙及其邻牙间的殆外展隙，通过位于舌侧外展隙的小连接体与义齿支架的大连接体相连。

b. 杆形卡环：杆形卡环是Roach（1934）提出的，故又名Roach卡环。此类卡环是从缺牙区唇侧义齿基托中伸出，沿牙龈缘下方3mm的位置平行向前延伸至基牙根端下方适当位置，然后以直角转向𬌗方，其卡环臂越过基牙牙龈，臂端进入基牙颊侧龈1/3区的倒凹区，深度约0.25mm，臂尖末端2mm（称足部）与基牙表面接触。杆式卡环均为金属铸造，其固位作用是由下向上呈推型固位，故又称推型卡环，尤其适合后牙游离端缺失的末端基牙，它的对侧需要有平衡对抗臂。

杆式卡环可根据基牙的外形、倒凹位置和大小，设计成不同形状，如T形、L形、U形、Ⅰ形及C形等。杆式卡环的优点主要是金属外露少，美观；基牙外形磨改量少，推型固位作用强；降低游离端义齿加到末端基牙上的扭力。杆行卡环的主要缺点是：口腔前庭浅、软组织倒凹大、系带附着高等情况下不宜使用；卡抱和稳定作用不如圆环形卡环；由于多为金属铸造，损坏后不易修理。

RPI卡环组：由近中𬌗支托、远中邻面板、颊侧Ⅰ形杆式卡环三部分组成。常用于远中游离端义齿。

近中𬌗支托：指远中游离端义齿在邻缺隙基牙的𬌗面近中边缘嵴放置的𬌗支托。支托的小连接体位于两邻牙的舌外展隙处，但不能与牙接触。远中游离端义齿的近缺隙基牙若采用远中𬌗支托，当咬合力垂直作用于义齿时，基牙受力向远中倾斜，而采用近中𬌗支托则基牙向近中倾斜，但由于近中有邻牙支持，使基牙受力减少或被抵消（2014）。如基牙条件好，牙槽嵴条件差时，宜选远中支托；若基牙条件差，牙槽嵴条件好时，则选用近中支托。

远中邻面板：是卡环组中与基牙邻面紧密贴合的金属板，相接触的基牙邻面称导平面，其与义齿就位道方向平行，通过基牙预备形成。邻面板与导平面相接触的主要作用是防止义齿脱位，即抵抗除就位道方向以外各方向的脱位力。其次，可向舌侧伸展至远舌轴面角，对颊侧卡环臂起对抗作用，确保卡环的稳定和卡抱作用。另外，预备导平面可减小基牙邻面倒凹，防止食物滞留，也利于美观。

颊侧Ⅰ形杆式卡环："Ⅰ"杆放置于基牙颊面倒凹区，与基牙接触面积小，对基牙的损伤小，固位作用好，美观。

RPI卡环组的优点是（2000，2001，2015）：在𬌗力作用下，游离端邻缺隙基牙受力小，且作用力方向接近牙长轴；Ⅰ形杆式卡环与基牙接触面小，美观且龋患率小；邻面导板可防止义齿与基牙间食物嵌塞，同时起舌侧对抗卡环臂作用；近中𬌗支托小连接体可防止游离端义齿向远中移位；游离端基托下组织受力虽增加，但作用力较垂直于牙槽嵴，且较均匀。

RPA卡环组：由近中𬌗支托、远中邻面板和颊侧圆形卡环固位臂组成。

5. 连接体

（1）大连接体

1）作用：连接牙弓两侧义齿各部件成一个整体，以便修复缺牙和行使功能；传递和分散𬌗力至其他基牙及邻近的支持组织；与基托连接相比，可缩小义齿的体积、增加义齿的强度、提高舒适和美观程度。

2）要求：抗弯曲能力；不影响周围组织的功能性活动；尽量缩小体积。

3）类型

①前腭杆：又称中腭杠。位于上颌硬区之前部，腭皱襞之后部，约位于双侧第一前磨牙之间的位置。薄而宽，厚约1mm，宽6～8mm，离开龈缘至少4～6mm。与黏膜组织密合但无压力，用铸造方法制作。为了减少对发音的影响，有时可将其位置适当后移至第二前磨牙的位置。

②后腭杆：位于上颌硬区之后，颤动线之前，两端微弯向第一磨牙和第二磨牙之间，过后易引起恶心，对敏感者其位置可适当向前调整。因与舌体不接触，可比前腭杆厚而窄。厚度为1.5～2.0mm，中间较两端稍厚，宽度约3.5mm，游离端义齿可适当加宽。腭中缝区组织面缓冲，两端密合。基牙支持差或牙槽黏膜松软致义齿容易下沉者，也可适当缓冲。通常采用铸造法，也有采用成品弯制者。

③侧腭杆：位于上颌硬区的两侧，离开龈缘4～6mm，与牙弓并行，厚1～1.5mm，宽3～3.5mm。设在一侧或两侧（双杆）均可，用于连接前、后腭杆。注意当联合使用前腭杆、后腭杆、侧腭杆作

为大连接体时，前腭杆后缘和后腭杆前缘间的距离应≥15mm。

④腭板：由前腭杆向前伸展至前牙舌隆突之上而形成前腭板；若向左右两侧远中延伸则形成马蹄形状（U形）腭板；如再与后腭杆连接，则呈开"天窗"式腭板或称前-后杆联合连接体；如果覆盖全腭区，则成全腭板。

⑤舌杆：位于下颌舌侧龈缘与舌系带、黏膜皱襞之间，距牙龈缘3～4mm。一般厚2～3mm、宽3～4mm，边缘较薄而圆钝，前部应较厚，后部薄而宽，以利于使其具有足够强度并较舒适。根据下颌舌侧牙槽骨形态而定，一般有3种形态，垂直形者舌杆与黏膜平行接触；倒凹形者舌杆在倒凹之上或在倒凹区留出空隙；斜坡形者舌杆与黏膜轻轻接触。若缺牙区牙槽嵴吸收、支持面积不大或𬌗力较重，为防止义齿受力下沉后舌杆压迫软组织，舌杆应预留0.5mm的缓冲间隙。游离端可摘局部义齿，为了间接固位，应增加尖牙舌隆突支托或下前牙连续支托（简称连支，亦称舌连续杆），或改用舌侧高基托连接。

⑥舌板：是金属铸造而成或用丙烯酸树脂制作的舌侧高基托，覆盖在下前牙的舌隆突区之上，进入牙间舌外展隙，上缘呈扇形波浪状。舌板常用于口底浅、舌侧软组织附着高、舌隆突明显者。尤其适用于：a.前牙松动需夹板固定者；b.舌系带附着过高不能容纳舌杆者；c.舌侧倒凹过大不宜用舌杆者。

⑦唇-颊连接杆：前牙或前磨牙区过于舌向或腭向位，组织倒凹大，影响义齿就位或因舌系带附着接近龈缘，不宜安放舌基托或舌杆者，可选用唇-颊连接杆。其宽度、厚度与舌杆相似，位于唇、颊侧龈缘与唇、颊、系带、黏膜皱襞之间，应不妨碍唇、颊软组织的活动，杆应离开龈缘3～4mm。牙槽嵴过于丰满或唇颊肌张力过大者，不宜选用。唇-颊杆不美观，除外伤等一些特殊情况外，临床已极少应用。

（2）小连接体：小连接体的作用是把义齿上的各部件，如卡环、支托等，与大连接体基托相连接。其坚硬无弹性，应具有足够的强度和刚度。表面应光滑，与大连接体呈垂直相连，需离开牙龈少许，不能进入倒凹区，以免影响义齿就位。需放在相邻牙间外展隙内的小连接体，表面光滑，较细，但要有足够的强度，以便传递、分散𬌗力。与基托相连的小连接体，表面应粗糙或做成一定的机械连接形状，除不能进入倒凹之外，还应预留空隙，以利于基托塑料的包绕连接。

综上所述，可摘局部义齿各部分都有其主要作用和次要作用，各部分间又可起协同作用。可按其作用归纳为如下3个部分：①修复缺损和恢复功能部分，如人工牙、基托、𬌗支托。②固位及稳定部分，如各种直接固位体、间接固位体、基托、𬌗支托。③连接传力部分，如基托、连接体、连接杆、𬌗支托。

### （十）可摘局部义齿设计

#### 1. 可摘局部义齿达到的基本要求

（1）适当地恢复咀嚼功能：恢复缺牙咀嚼功能是义齿修复的主要目的。可摘局部义齿所受𬌗力由基牙、基托下黏膜和牙槽骨共同来承担。其负荷在组织的耐受阈以内，是一种生理功能性刺激，有利于保持牙周支持组织的健康、减缓牙槽嵴的吸收。如𬌗力超过组织的耐受阈，则会造成牙周𬌗创伤、加速牙槽嵴的吸收。义齿修复应以维护口腔组织健康为前提，义齿的咀嚼功能恢复应根据基牙的情况、咬合关系、缺牙区牙槽嵴的状况，把义齿的咀嚼功能恢复到一个合适的程度。如在选择和排列人工牙时，适当地减少排牙数目或缩小人工牙颊舌径、近远中径，增加溢出沟，以增加机械便利，从而使𬌗力减少，以及降低人工牙牙尖高度以减小侧向分力等。

（2）保护口腔组织的健康：设计或制作不当的义齿，由于卡环、基托等对口腔组织的不良影响，会引起黏膜的压痛和溃疡、牙龈炎症、基牙松动、牙体病变，甚至𬌗创伤及颞下颌关节病变。因此，在义齿的设计和制作中，应避免过多磨切牙体组织，尽量利用天然间隙放置𬌗支托、间隙卡环等。义齿基托、卡环等的设置，也应尽量减少对天然牙的覆盖，各部件须与口腔组织密合，减少食物嵌塞、滞留，以防龋坏和牙龈炎的发生。应正确恢复上、下颌位置关系和𬌗关系以及缺牙牙弓及相邻组织的外形。义齿的形态、范围不应妨碍周围组织、器官的正常功能活动。义齿的制作材料应对人体无毒、无害、无致敏和致癌作用。义齿各部件（如卡环等）应防止使基牙受力过大，避免扭力、侧向力等损伤性外力对其牙周组织的损害。

（3）良好的固位稳定作用：义齿的固位和稳定状况，是能否发挥良好功能的前提。如果义齿的固位和稳定性能差，不但不能达到修复形态和恢复功能的目的，还可导致基牙及基托下支持组织的损伤和其他口腔疾病。

（4）美观、舒适：美观即是恢复面容的自然状态。在修复牙列前部缺损时，美观要求显得更为重要。人工牙的大小、形态、颜色及排列应与相邻天然牙、上下唇的空间关系相协调，表现自然；基托颜色应尽量与牙龈、黏膜的色泽一致，长短合适，厚薄均匀，必要时利用基托恢复邻近缺损软组织和硬组织的自然形态。卡环等金属部件应尽量不显露或少显露。当发生功能恢复和美观相矛盾的情况，应首先考虑功能，而后兼顾美观。一般在前牙区偏重于美观和发音，后牙区偏重于咀嚼功能的恢复。

可摘局部义齿修复范围广，组成部件多，尤其在缺牙多、多缺隙时，基托面积大，常引起初戴义齿者的异物感、不舒适、发音不清，甚至恶心，对敏感者更为明显。在可能的情况下，义齿除材料应具有较高的强度、结构设计合理之外，还应做到小而不弱，薄而不断，尽可能做得小巧。义齿的部件与周围组织应尽量平滑衔接、和谐自然。人工牙排列要尽量避免出现过大的覆𬌗、覆盖或过于向舌侧排列，影响口腔本部正常的大小，妨碍舌体活动等，尽量做到患者最易适应的程度。

（5）坚固耐用：义齿应能承受𬌗力的作用而不变形、不折断。塑料可摘局部义齿的折断好发部位，主要发生在小间隙孤立人工牙的舌腭侧基板相连处、缺牙区与非缺牙区交界处、前牙区应力集中处、因气泡等制作缺陷致基板薄弱处等。因此，塑料胶连式可摘局部义齿除选择强度优良的基托材料外，还必须做到结构合理，对应力集中区或几何形态薄弱区予以加强设计，如通过基牙预备开辟足够间隙，采用金属加强网、金属𬌗/舌面或金属整铸牙等设计，以防止义齿折断。而整铸支架式可摘局部义齿的设计既可使义齿比较舒适，又可达到坚固、耐用的效果。

（6）容易摘戴：若义齿设计、制作不当，造成摘戴义齿要用很大力量，不仅使患者感到不便，还可造成对基牙的损伤；如果难以摘戴，甚至不能摘下，则不能保持义齿和口腔的清洁卫生，从而导致基牙、余留牙的龋坏及牙龈炎症。所以，要求制作的义齿既要有足够的固位力，又必须方便患者摘戴。

以上6条为可摘局部义齿设计的基本要求。可摘局部义齿设计的精髓是"因人而异""具体情况具体分析"。由于每个患者的缺牙情况、余留牙情况、牙周情况、黏膜情况、骨质情况、耐受性等各不相同，因而即使是同一牙位的牙齿缺失，不同的人也有不同的情况，所设计的义齿也不一样。应在掌握技术要求、设计原理和各种义齿部件特点的基础上，针对各种不同的情况做出对患者本人最适合的可摘局部义齿设计，避免不顾个体差异和不同实际情况，机械套用模式，最终产生对患者不利的结果。

**2. 可摘局部义齿的设计原则**

（1）生物学和生物力学原则

①生物学原则：修复体材料对人体无害；根据余留牙条件及支持组织情况，恰当恢复功能；义齿设计制作尽量减少对天然牙覆盖，义齿部件与口腔组织密合；义齿形态、范围不妨碍周围组织、器官正常的功能性活动；患者容易适应。

②生物力学原则：可摘局部义齿设计符合生物力学原则，避免基牙与基托下组织受到不利作用力而损害健康。

（2）固位设计原则

1）基牙的选择原则（2015）

①选择健康牙作基牙：牙冠长短合适、有一定倒凹、牙体牙周组织健康、牙周膜面积大（2012）、支持力较强的牙为首选基牙。临床上一般多选用后牙，也可选用尖牙，但美观要求高者应慎用。除仅留切牙外的牙列缺损病例，一般不选切牙作基牙，因其支持力不足，同时也因设置固位体而影响美观。

②患牙经治疗后作基牙：在缺牙多、余留牙健康条件差的情况下，对有牙体、牙髓病但可保留的牙必须经牙体、牙髓治疗后选用。轻度牙周病、经治疗炎症得到控制的天然牙，可选作基牙。支持力不足的牙，如松动Ⅱ度或牙槽骨吸收Ⅱ度的牙不宜单独选作基牙，应用联冠、牙周夹板或采用连续卡环等形式进行固定后再选作基牙。

③选择固位形好的牙作基牙：基牙应具有适宜的固位形态，其倒凹深度不超过1mm，坡度应>20°；锥形牙、过小牙等牙冠固位形态差的牙一般不宜选作基牙。

④基牙数目恰当：基牙数目不宜过多，一般情况下以2~4颗为宜。选择基牙过多，不但要磨切更多天然牙的牙体组织，也不利于就位道的调节，造成义齿摘戴时的困难。缺牙间隙较多时，可适当减少基牙数目。

⑤基牙位置合适：选择位置合适的牙作基牙，首选近缺牙间隙的牙作基牙。同一缺牙间隙的一端选用2颗牙作基牙时，近缺牙区之牙为A基牙，远离缺隙之基牙为B基牙。则B基牙距A基牙愈远愈好。选用多颗基牙时，彼此越分散越好，使在基牙上的义齿固位体呈面支承状态。基牙位置除有利于义齿固位、稳定的需要外，还要结合患者的主观要求，从美观、舒适、摘戴方便等方面进行综合考虑和选择。

2）就位道选择的原则与方法

①选择原则：便于患者摘戴义齿，利于义齿固位和稳定，并且兼顾美观需要。

②确定共同就位道的主要方法

平均倒凹法（均凹式、垂直戴入）：将模型方向调节在各基牙的近远中向和颊舌向倒凹比较平均的位置，然后画出基牙的导线，根据此导线设计制作的义齿，其共同就位道方向即为两端基牙长轴交角的平分线方向。多用于缺牙间隙多、基牙倒凹大的患者。

调节倒凹法（调凹式、旋转与斜向戴入）：调凹就是使倒凹适当地集中在某些基牙或基牙的某个侧面上。义齿采用斜向就位，可利用制锁作用，增强义齿固位，并可缩小前牙缺牙区与邻牙间的间隙以利美观。

③选择就位道一般规律：个别前牙或后牙缺失，或单间隙连续缺牙时采用调凹式就位道。前牙缺失，一侧后牙非游离端缺失或前、后同时有缺失者，采取由前向后斜向就位道。后牙游离端缺牙一般采用由后向前斜向就位。缺牙间隙多且倒凹大者，则采取平均倒凹的就位道。

3）直接固位体（卡环）的设计原则：固位体的数目、分布与选择基牙原则相同；按导线设计卡环；不损害基牙，利用天然间隙，尽量少磨牙体组织；卡环臂进入基牙倒凹深度要合适；避免卡环臂对基牙产生侧向力和扭力；卡环与基牙表面要密合，接触面积尽可能小；基牙牙周健康差或缺牙多支持力差时，应增加固位体；增加基牙原则应靠近弱基牙、由线支承变为面支承；兼顾美观、舒适及义齿摘戴方便。

（3）稳定设计原则：固位是针对义齿在行使功能过程中是否向𬌗向或就位道反方向脱位而言；而稳定是针对义齿在行使功能的过程中有无翘起、下沉、摆动及旋转而言。也即义齿稳定是指其在行使功能中，始终保持平衡而无局部脱位，不存在义齿明显地围绕某一支点或转动轴发生旋转等不稳定现象。

1）义齿不稳定的原因

①支持组织的可让性：如游离端可摘局部义齿，由于黏膜的可让性使义齿末端发生向黏膜方向的移位，此种不稳定现象称为下沉。

②支持组织之间可让性的差异：基牙与牙槽嵴黏膜间可让性不同，腭部硬区与非硬区之间以及牙槽嵴不同部位之间黏膜组织的可让性（厚度）存在差异，造成义齿以放置于基牙上的部件（卡环、支托）或硬区等为支点产生翘动。

③可摘局部义齿结构上形成转动中心或转动轴：如Cummer 分类除平面式以外的其他三类义齿，其𬌗支托连线形成转动轴，在𬌗力不均匀的情况下易使义齿形成绕转动轴的转动。

④作用力与平衡力之间的不协调：如后牙缺失多、余留牙少的游离端可摘局部义齿，若其咀嚼

压力或食物黏结力与义齿平衡力力矩之间不平衡，则会使义齿发生下沉或翘起等现象。

2）义齿不稳定的临床表现：在临床上有下沉、翘起、摆动、旋转等现象。

①下沉：义齿受𬌗力作用时基托压向其下的黏膜组织。黏膜支持式义齿及某些混合支持式义齿易出现此现象。

②翘起：游离端义齿受食物黏结力、上颌义齿重力等作用，游离端基托向𬌗向转动脱位，但不脱落。

③摆动：义齿游离端受侧向𬌗力作用而造成颊、舌向水平的摆动。

④旋转：义齿绕支承线轴转动。如横线式和斜线式支点线形成前后（近远中）向旋转，纵线式支点线形成颊舌向旋转。

3）义齿不稳定的消减方法

①平衡法：是在义齿支点或支点线的对侧增加平衡力，平衡力与骑力（不平衡作用力）位于支点线的两侧，使义齿保持平衡，克服或减轻义齿的不稳定。

②对抗法：是在义齿支点或支点线的同侧增加或使用对抗性措施，如增加义齿游离端基托面积以获得更大的牙槽嵴黏膜支撑力，以及利用覆盖基牙、种植体或牙弓对侧基牙来对抗使义齿产生下沉的𬌗力。

③消除支点法：义齿不稳定是由于其某些部件与口腔组织间形成支点造成的，消除支点以后，即可获得稳定。可摘局部义齿可能存在的支点有两种：一种是𬌗支托、卡环等在余留牙上形成的支点，另一种是基托与基托下组织形成的支点，通常由人工牙排列在牙槽嵴上的位置和咬合关系不当、黏膜厚薄不均、牙槽嵴呈凹凸不平状等造成。临床常采用对硬区部位的义齿基托组织面进行缓冲，对黏膜可让性差加以补偿，使义齿均匀下沉。也可采用半消除支点法（设计近中𬌗支托）或全消除支点法（不设𬌗支托）将混合支持形式变为单一带膜支持形式，减小游离端义齿不同支持组织间可让性差异，有利于义齿稳定。

4）义齿不稳定现象的临床处理

①翘起：在支点的另一端设置间接固位体并尽量加大其与支点线的距离以增加平衡力矩，同时可利用靠近缺牙区基牙的远中倒凹固位或远中邻面的制锁作用来制止义齿末端的翘起。

②摆动：在支点或牙弓的对侧（即平衡端）加设直接固位体或间接固位体增加平衡力矩。单侧游离端义齿可在游离端相对的对侧牙弓的天然牙上设置直接固位体，控制义齿游离端的颊舌向摆动。双侧游离端义齿可利用两侧缺牙区舌侧基托或铸造支架的对抗臂等的相互对抗作用来控制义齿游离端的摆动。另外，通过选择牙尖斜度小的人工牙以减小侧向力，通过调整咬合减小在咀嚼过程中的侧向𬌗力，以减少义齿的摆动。

③旋转：个别后牙缺失的肯氏三类牙列缺损区120号义齿修复后易发生沿纵线轴旋转现象；直线型支承轴的义齿，在行使功能时易发生沿横线轴或斜线轴旋转现象。其防止发生旋转的措施有以下几种：减小人工牙𬌗面的颊舌径，加宽𬌗支托，使𬌗面功能尖对𬌗支托连线的距离缩短，即缩小了𬌗力力矩。利用卡环体部环抱稳定作用或义齿一端邻面基托的制锁作用等减少义齿的旋转。此外，采用分臂卡环可增加义齿的抗旋转能力。

④下沉：义齿发生下沉是游离端义齿修复中的突出问题，常由此造成牙槽黏膜的压痛和基牙的损伤，应重点加以防止。其措施有：增加平衡基牙，加大义齿平衡距或缩短游离距，可加大抗下沉的力量；利用游离端同一咀嚼侧相间隔的缺牙区人工牙所受𬌗力的平衡作用，对抗游离端的下沉；尽量伸展义齿游离端区的基托面积，充分利用牙槽嵴区的对抗作用；利用前牙区设置的邻间钩、切钩、切垫等间接固位体来抗衡游离端的下沉；游离端缺牙区如留有牙根或种植体，可选作覆盖基牙以增加对义齿的支持力。在咬合设计时，要合理安排𬌗力的作用点，尽可能靠近邻缺隙侧基牙，缩小人工牙的近远中径以减小游离端的𬌗力，可减轻义齿的下沉。

（4）咬合设计原则：人工牙𬌗面形态恢复应符合固位、稳定的需要；根据义齿的𬌗力支持形式设计人工牙𬌗面形态和恢复咀嚼功能；恢复或适当加高垂直距离；改善余留牙𬌗关系；选择适合的人工牙；合理排牙。

（5）连接设计原则

1）连接设计目的：有利于义齿固位、稳定，并将𬌗力传递。

2）设计原则：有一定强度、质坚韧、不变形、不断裂；不影响周围组织功能性活动；根据不同情况，呈不同的大小、外形和厚度；不进入软组织倒凹区。

3）连接体类型：刚性连接（缺牙少、基牙健康情况好）和弹性连接（缺牙多、基牙健康情况差）。

4）连接设计尽量减少义齿异物感：尽量减少义齿体积；合理安排连接部件位置。

（6）加强设计的原则

1）义齿折断的好发部位：修复小的缺牙间隙及咬合紧的低间隙义齿，位于人工牙腭舌侧基托处及人工后牙𬌗面支托连线处；前后均有缺牙，中间孤立牙的腭侧基托处；下颌后牙游离端缺失，近缺牙区基牙的舌侧基托处或前牙舌侧部位的基托处；加强丝设计不当处；塑料基托过薄或有气泡部位；上颌多数牙缺失，前部腭中缝处或其两侧的基托。

2）义齿折断的原因：义齿存在过分薄弱区域；义齿局部应力集中；设计制作不当成义齿折断的隐患。

3）预防义齿折断的措施

①对义齿薄弱部位的加强：调𬌗开辟间隙，使缺牙间隙的𬌗龈距离或近远中距离加大；埋入加强钢丝；用金属𬌗、舌面加强；塑料基托易折断处用金属网加强或金属基托替代；支架位置、布局应设置合理。

②设计和制作义齿避免产生应力集中的条件：减少应力集中造成义齿形态突变；加强丝走向避免与基托内应力的方向正交；义齿制作中避免气泡。

（7）𬌗学的原则：口颌功能协调；咬合关系稳定；颌位关系正常；适当恢复咀嚼功能；尽可能不改变原有口腔环境；修复过程中需纠正患者不良的咬合习惯。

（8）美学的原则：社会美；自然美；艺术美；科学美。

## 三、治疗步骤

### （一）固定义齿的基牙预备

预备原则和要求基本上和全冠及嵌体相同。参考全冠和嵌体的牙体预备。但要注意：各基牙预备体之间必须有共同就位道；不同固位体设计需要不同基牙牙体磨除量及不同龈边缘预备形式；固位体预备时必须留有连接体的空间。

### （二）可摘局部义齿的修复前准备及牙体预备

1. 修复前的准备

（1）余留牙的准备

①余留牙中多生牙、严重错位牙、畸形牙、极度松动牙、牙体严重损坏无法恢复者，以及其他对修复不利的牙均应拔除。

②有保留价值的残冠、残根及形态异常的牙，进行牙髓治疗后，可做桩核冠或人造冠，或用作覆盖基牙以利于义齿的支持固位和稳定。

③松动牙可视患者具体情况对其进行牙周治疗，调𬌗去除创伤𬌗因素，调整冠根比例，或用夹板固定等措施加以保护利用。

④对已确定保留的余留牙若有牙体病、牙髓病、牙周病者应先治疗，去除牙石，控制牙周炎症，行牙体、牙髓治疗。不宜做充填者，可做嵌体或人造全冠，然后再行可摘局部义齿修复。

⑤若因缺失牙久未修复而发生牙倾斜移位，牙邻间隙增大，对颌牙伸长等造成咬合异常，可在修复前采用正畸方法关闭间隙缝，矫正倾斜牙，以保证修复后牙弓的稳定性，使𬌗力更接近牙长轴的方向。对过度伸长牙可以采用去髓半切冠部的方法，再行人造冠修复，使其恢复正常牙冠高度。

对其他余留牙应磨除过高、过锐的牙尖，高低不平的边缘嵴。对轻度伸长牙亦应进行调磨，以改善𬌗平面，消除𬌗干扰，避免早接触。

⑥拆除口内不良修复体，并根据牙和口腔软组织情况进行适当处理。

（2）缺牙间隙的准备：手术去除缺牙区残根、游离骨片、骨尖等；有过度伸长牙进行磨改，无保留价值者可拔除；缺牙间隙两侧牙齿过度倾斜，邻面倒凹过大，应减小其倒凹防止食物嵌塞；系带附着接近牙槽嵴顶者应手术修正。

（3）颌骨准备：牙槽嵴有骨尖、骨突且指压疼痛明显者，骨突及上颌结节较大形成倒凹者，上颌结节下坠及前牙区牙槽嵴过于丰满不利排牙者，下颌隆突形成明显倒凹者，均应做牙槽骨修整术。如牙槽嵴呈刀刃状或牙槽嵴严重吸收低平者，可行牙槽嵴加高术。

（4）软组织准备：切除过度增生的软组织。口腔有炎症、溃疡、肿瘤及黏膜病变者应先治疗后再义齿修复。

**2. 牙体预备**

（1）基牙和余留牙的调磨：调磨伸长或下垂的牙，以及边缘嵴上下交错牙，恢复𬌗平面；磨改伸长的牙尖、较陡的斜面和锐利的边缘嵴，消除早接触和𬌗干扰；调改基牙倒凹的深度和坡度，去除轴面过大的倒凹；缺隙两侧牙倾斜移位时，磨改减小邻面倒凹，有助于设计共同就位道；适当调改基牙邻颊或邻舌线角，避免卡体位置过高；适当调改颊外展隙，防止卡环固位臂尖部戴入时不受邻牙阻挡。

（2）<u>𬌗支托的预备</u>（2016）：一般预备在缺隙两侧基牙近中、远中边缘嵴处，尖牙放在舌隆突区，切牙可在切缘；上、下咬合过紧或𬌗面磨损致牙本质过敏时，不要勉强磨出支托凹，可适当磨除对𬌗牙；尽量利用上、下牙咬合天然间隙或设置在不妨碍咬合之处，如上颌牙的颊沟区、下颌牙的舌沟区；在保证铸造𬌗支托强度的前提下，尽量少磨除基牙牙体组织；尽量不放在充填物上，无法避开时应将支托预备到正常的牙体组织上；𬌗支托凹呈匙形。尖牙支托凹做在颈 1/3 和中 1/3 交界，呈 V 字形，近远中 2.5～3mm，唇舌径 2mm，切龈径 1.5mm。下颌前牙支托置于切角或切缘上，宽 2.5mm，深 1～1.5mm。

（3）卡环间隙预备：隙卡沟位于基牙及其邻牙的𬌗外展隙区，预备后使该区加深加宽，并圆钝，保证隙卡通过𬌗外展隙时不妨碍咬合接触。沟的深度和宽度应依据牙的大小和选用卡环材料铸造、锻造的粗细形状而定。铸造卡环隙一般≥1.5mm；弯制卡环隙一般在 1mm，要注意侧𬌗时，隙卡沟是否足够。沟底要与卡环丝的圆形一致而不是楔形，以免使相邻两牙遭受侧向挤压力而移位，颊舌外展隙的转角处应圆钝，以利卡环的弯制。应尽量利用天然牙间隙，少磨牙体组织，必要时可磨对颌牙牙尖以便获得足够的间隙。

预备方法是用锥形或细柱状车针沿相邻两牙颊、舌方向和近远中方向移动磨切两牙的牙釉质，但注意不要破坏两个相邻牙的接触点，以免形成楔状力使基牙移动。即使与对颌牙之间有自然间隙，也必须修整沟底，使之与卡环外形一致。最后用刃状橡皮轮或砂纸片磨光隙卡沟和对颌牙尖。

**（三）固定义齿的制作**

目前，临床应用最多的固定桥修复是金属-烤瓷固定桥修复，虽然其中的金属材料有所不同，但制作过程基本是相同的，这里主要以全冠为固位体的金属-烤瓷固定桥为例，介绍固定桥的制作过程。

**1. 椅旁操作过程** 初诊时在椅旁需要完成的工作包括比色、备牙、取印模、记录咬合关系、暂时固定桥修复等。

（1）比色：在基牙预备以前比色，更有利于还原基牙的自然色泽。

（2）基牙预备：基牙预备前先进行排根处理，再根据预先设计的各基牙的共同就位道方向，按金属烤瓷冠的牙体预备要求进行。

（3）取印模：基牙预备完毕，在取印模前，先行排根处理，用硅橡胶或藻酸盐印模材料制取印模。制取固定桥的工作模型和对𬌗模型的印模；制取暂时固定桥修复的印模。

（4）记录𬌗关系：通常采用蜡𬌗记录咬合关系。

（5）粘固暂时固定桥：暂时固定桥一般是在诊室制作，需要在上述处理完成后及时粘固。在模型上完成塑料暂时固定桥，经磨改外形并在口内试戴，调改使其完全就位，再行调𬌗，打磨、抛光后粘固。

2. 模型、制作可卸代型和上𬌗架　灌注人造石工作模型并制作可卸代型。固定桥的制作必须在𬌗架上进行，最好采用半可调节𬌗架。按临床取得的咬合记录上𬌗架。

3. 制作金属桥架

4. 金属桥架表面处理、塑瓷烧结　金属桥架的表面处理包括表面喷砂粗化、清洁、除气和预氧化，塑瓷烧结与金属烤瓷冠的金属基底表面处理相同。筑瓷与烧结过程中必须注意以下几点。

（1）恢复每个牙单位的自然外形，使其与同名牙对称、与邻牙协调。牙冠轴面应有正常突度。

（2）应形成清晰的邻间隙和外展隙，使桥体具有合理的解剖外形，美观自然。

（3）尽量减少桥体龈端与牙槽嵴黏膜的接触面积，并尽可能形成凸面，便于清洁。

（4）恢复正确的𬌗面形态和咬合关系。根据患者的𬌗力大小，适当缩小磨牙的𬌗面面积，以减轻基牙负担。恢复咬合关系最好在可调节𬌗架上进行，以便筑瓷、塑形、添瓷、烧结后磨改校正，使其达到正确的正中𬌗与非正中𬌗关系。在𬌗架上做初步调𬌗，要求达到正中𬌗位时，𬌗力分布均匀，𬌗关系协调、稳定，无早接触或𬌗干扰，使尽量多的上、下颌牙接触；前伸𬌗时，多个前牙发挥组牙功能𬌗的功能，而后牙无接触；侧向𬌗时，工作侧后牙发挥组牙𬌗功能，而平衡侧牙无接触。

5. 试戴及完成固定桥　金属烤瓷固定桥初步完成后，确认达到制作质量标准，修复体无缺陷，边缘适合性良好。在口内试戴时，应使固定桥达到如下指标：①固位体边缘与颈部牙体预备处密合，无悬突、短缺；②桥体龈端与牙槽嵴黏膜接触无间隙；③与对𬌗有正常的咬合关系，无早接触，下颌运动无干扰；④修复体形态与邻牙及对侧同名牙协调。试戴后必要时可再着色修饰，最后上釉，使修复体表面光洁。按常规加压粘固固定桥，切忌敲击就位，以防瓷碎裂。

### （四）可摘局部义齿的制作

1. 确定颌位关系及上𬌗架

（1）确定正中𬌗关系的方法

①模型上利用余留牙确定上、下颌牙的𬌗关系：此法简单易行，适用于缺牙不多、余留牙的上、下颌𬌗关系正常者。只要将上、下颌模型相对咬合，即能看清楚上、下颌牙的正确位置关系，用有色铅笔在模型的相关位置画线，标出𬌗关系，即可作为制作义齿时校对𬌗关系的参考。

②用蜡𬌗记录确定上、下颌关系：在口内仍有可以保持上、下颌垂直关系的后牙，但在模型上却难以准确确定𬌗关系者，可采用蜡𬌗记录确定。将蜡片烤软叠 1～2 层、宽约 1cm 的蜡条，置于患者口内下颌牙列的𬌗面上，嘱其做正中𬌗位咬合，校正无误后待其变硬，从口内取出后放在模型上，对好上、下颌模型，即可获得正确的颌位关系。

③𬌗堤记录上、下颌关系：单侧或双侧游离端缺失，每侧缺失 2 颗牙以上，或者上、下牙列所缺失的牙无对颌牙相对者，但仍有余留牙维持上、下颌的垂直距离时，可以在模型上制作暂基托和𬌗堤，放入患者口中嘱其做正中𬌗位咬合，取出𬌗堤记录放回到模型上，依照𬌗堤提供的咬合印迹，对准上、下颌模型，即可取得正确的颌位关系。若是后牙缺失，前牙覆𬌗加深导致垂直距离变低时，必须在口内重新确定垂直距离和正中关系后，才能用𬌗堤记录法确定正中𬌗位。

④𬌗托记录确定上、下颌关系。

（2）转移颌位关系：确定颌位关系后，便可以准备上𬌗架。用水浸泡模型后，将上、下颌模型和𬌗记录固定在一起，调拌石膏将模型固定在𬌗架上，先固定下颌，后固定上颌，中线对准切导针，𬌗平面对准下刻线，前后正对𬌗架的架环。如果设计为整铸支架的可摘局部义齿，则先保留蜡𬌗记录，待整铸支架完成后再上𬌗架制作义齿。

（3）口内选排前牙。

2. 可摘局部义齿人工牙的选择与排列

（1）选牙：人工牙有各种大小、形态和颜色，应根据缺隙的大小、宽窄、邻牙外形和颜色以及面形、𬌗力大小和对颌牙情况等进行选择，并参考患者的意见。目前选用最多的是成品塑料牙，若成品塑料牙不合适，则需雕刻蜡牙冠。

①缺牙部位和数目：根据缺牙部位和数目选择相应大小的人工牙，如前牙缺隙较大，覆𬌗正常，可选塑料牙或瓷牙；如后牙缺失，最好选用塑料牙，便于调磨𬌗面，使其与对颌自然牙相吻合；若𬌗龈距小且𬌗力大者，可用金属𬌗面牙；若对颌牙排列不齐，无法排列瓷牙或塑料牙时，可雕塑蜡牙，充填牙冠塑胶后换成塑料牙。

②人工牙的颜色：当单颌前牙缺失或个别牙缺失时，所选择的人工牙颜色要与邻牙或对颌牙协调，否则会影响美观。可与比色板对照来记录所选择的牙色。

③人工牙的外形：人工牙在形态上应与邻牙或对颌牙外形协调，若上、下前牙均缺失，选牙时则应尽量使人工牙外形与面形、颌弓形协调一致。

④人工牙的大小：人工牙的大小、宽窄取决于缺牙间隙的宽窄，后牙一般选用𬌗面比天然牙稍小的人工牙。人工牙的长度应与天然牙长度协调。如前牙全部缺失，可按全口义齿选牙原则选牙。

（2）排牙要求

1）前牙的排牙：前牙的主要功能为切割，辅助发音，恢复面容美观。

①个别前牙缺失，可参照邻牙或对侧同名牙及对颌牙来排列人工牙的唇舌向，近远中向倾斜度及与𬌗平面的关系，以求协调和对称。

②若前牙缺失较多或上、下颌前牙全部缺失，排牙时要注意中切牙之间的接触点应与面部中线一致，特别是上中切牙间的近中接触点，更应居中不偏，以免影响美观。但下中切牙间的近中接触点因受邻牙的限制而稍有偏斜时，对美观影响不太明显。

③前牙的覆盖和覆𬌗都不宜过大，若覆𬌗过大，则有碍前伸𬌗；若覆盖过大，则有碍美观和发音，或会影响前牙的切割功能。

④若缺隙过窄，人工牙不能按正常位置和数目排列在缺隙中，可将人工牙做不同程度的扭转、倾斜或与邻牙重叠，或将人工牙减径、减数排列。

⑤若缺隙过宽，此种情况多是原天然牙间有间隙所致。这时人工牙可稍大于对侧天然牙，或加大人工牙的近远中向倾斜度，或仍保留牙间原来的小间隙。

⑥若前牙为反𬌗关系，为了美观，可将上颌人工牙稍向唇侧排列，尽可能排成浅覆𬌗或对刃𬌗关系。若为重度反𬌗，无条件改善者，则仍排成反𬌗关系。

⑦上前牙缺失，下颌牙为后缩位时，若是个别牙缺失，上前牙的排列应与邻牙和对侧牙协调；若为深覆𬌗关系，则应适当磨除下前牙切缘或采用金属基托；若上前牙多数或全部缺失，可将上前牙适当向腭侧排列，以减少覆盖而又不致过多影响面容。如患者因职业关系而有特殊要求或上前牙缺失数目较多，咬合关系又不正常者，可在模型上排好前牙，在患者口内试戴，以便于征求患者对人工牙排列的意见。

2）后牙的排牙：可摘局部义齿的后牙排列以恢复咀嚼功能为原则。

①个别后牙缺失，如缺隙正常，𬌗龈距离较大者，宜排成品塑料牙。个别后牙人工牙的颊舌向和近远中向倾斜程度，可根据对颌天然牙的位置、倾斜度及𬌗面磨损等情况，对人工牙的𬌗面适当磨改或对天然牙调磨，使相对上、下颌牙咬合接触更吻合。

②后牙多数缺失，应注意排好第二前磨牙和第一磨牙、第二磨牙，使上、下颌牙的尖凹关系相对，使在正中𬌗位时有最大面积的接触，以发挥良好的咀嚼功能。

③后牙游离缺失，单侧或双侧多数牙游离缺失，后牙应排在牙槽嵴顶上。若上颌牙槽骨吸收较多，嵴顶跨向移位时，应排成反𬌗关系，否则，在牙槽嵴上过偏颊侧排列，会加速牙槽骨吸收，并影响义齿固位，且易造成基托折裂。

④上、下颌双侧后牙缺失，应按全口义齿排牙原则进行排牙，𬌗平面应平分颌间距离，要求有适当的Spee曲线、横𬌗曲线，并与前牙协调，以能达到前伸𬌗和侧𬌗平衡。

⑤若前、后牙都有缺失，余留牙少，且𬌗关系不正常，可先在𬌗架上排好人工牙，再在患者口

内试戴，并做必要的修改。以达到美观、功能的要求。

另外，后牙排列时，可根据牙槽嵴吸收程度，适当减少人工牙的数目或减小后牙的颊舌径，也可减小后牙牙尖斜度，以减轻牙槽骨的负荷。若后牙缺失，近远中及𬌗龈距小者，可先雕塑蜡牙，再充胶换成塑料牙。也可用铸造金属𬌗面代替塑料牙。

（3）排牙方法

1）前牙排列：①个别前牙缺失参照邻牙或对侧及对颌牙；②多个前牙缺失或上、下前牙全部缺失注意中线；③前牙覆盖和覆𬌗不宜过大，浅覆𬌗，浅覆盖；④缺隙过窄可将人工牙减径或减数排列；⑤缺隙过宽，加大人工牙近远中向倾斜度；⑥前牙反𬌗，可将上颌人工牙稍向唇侧排，尽可能正常浅覆𬌗或对刃；⑦上前牙缺失伴下颌后缩，深覆𬌗可磨除下前牙切缘或做金属基托；⑧𬌗关系不正常可先模型排好，口内试戴调整。

2）后牙排列：①个别牙缺失，根据天然牙适当磨改人工牙；②多数后牙缺失，排好第二前磨牙和第一磨牙、第二磨牙；③后牙游离缺失，排在牙槽嵴上，上颌牙槽骨吸收较多应排成反𬌗关系；④上、下颌双侧后牙缺失按全口义齿排牙原则；⑤近远中径及𬌗龈距离小者可用金属牙。

### （五）可摘局部义齿的初戴

1. 注意事项

（1）将基托近龈缘处及进入基牙和组织倒凹的基托适当缓冲。

（2）戴入时如遇阻碍不易就位，不应强行戴入，以免造成患者疼痛和摘取困难。

（3）有前、后牙缺失的义齿可使前牙就位，然后再使后牙就位。

（4）戴义齿时若就位困难，应找出原因加以修改，应选确认义齿障碍就位的部位（2015）。

（5）铸造支架式义齿完成后，就位困难和发生翘动的原因：支架变形、设计不当。

2. 戴牙须知

（1）初戴义齿时，口内可能暂时会有异物感、恶心或呕吐等不良反应，有时发音亦可能受到影响，同时也会感到咀嚼不便。一般经耐心戴用1～2周后即可改善。

（2）摘戴义齿不熟练，需要耐心练习。摘义齿时最好推拉基托，而不是推拉卡环。不要用力过大，戴义齿时不要用牙咬合就位，以防止卡环变形或义齿折断。

（3）初戴义齿，一般不宜吃硬食。若是前牙义齿，也不宜咬切食物，暂用后牙咀嚼食物，最好先吃软的小块食物。

（4）初戴义齿后，有时可能有黏膜压痛，可暂时取下义齿并泡在冷水中，复诊前2～3小时戴上义齿，以便能准确地找到压痛点，以利于对义齿进行修改。

（5）饭后和睡前应取下义齿并刷洗干净，用清水蘸牙膏刷洗即可。

（6）为减轻支持组织负荷，使之有一定的时间休息，最好夜间不戴义齿，取下义齿并浸泡在冷水中或义齿清洁液中，但切忌放在开水或乙醇溶液中。

（7）如感觉戴义齿有不适的地方，应即时复诊，不要自己动手修改，以免影响修复体质量。

（8）若义齿发生损坏或折断时，应及时修理，并同时将折断的部分带来复诊。

（9）除了给患者正确地维护义齿指导外，还必须建议患者今后对口腔进行维护，以确保余留牙及牙槽骨的健康持久。义齿戴多长时间应该再次复查，取决于患者的口腔和身体状况。易患龋齿者，牙周病患者及牙槽嵴萎缩患者检查频率应更高。如果条件正常，最好每6～12个月复诊1次。

## 四、修复体戴入后的问题及处理

### （一）固定义齿修复后可能出现的问题和处理

1. 基牙疼痛

（1）过敏性疼痛

①固定桥在戴入和粘固过程中出现疼痛：多由于活髓牙切磨后牙本质暴露，固定桥就位时的机械摩擦、粘固时消毒药物刺激、冷热刺激、粘固剂中游离酸刺激等都会引起过敏性疼痛。待粘固剂

凝固后，疼痛一般可自行消失。

②固定桥粘固后近期内遇冷、热刺激疼痛：多系牙体组织切割过多已接近牙髓或因基牙预备后未戴用暂时桥所致。可先将固定桥做暂时性粘固，观察一段时间，待症状消失后，再做恒久性粘固。

③固定桥使用一段时期后出现遇冷、热刺激疼痛可能由于：基牙产生继发龋；牙周创伤或牙龈退缩；固位体适合性差，固位不良，桥松动；粘固剂质量差或粘固剂溶解等原因。

除因粘固的问题，在无损固定桥的情况下摘除重新粘固外，一般需要拆除固定桥，治疗患牙后重新制作。

（2）咬合痛

①固定桥粘固后短期内出现咬合痛：多为早接触点引起创伤性牙周膜炎，经过调𬌗处理后，疼痛会很快消失。若未及时调𬌗，有时会因创伤而引起急性牙周膜炎，疼痛加剧，必要时需在局部麻醉下拆除固定桥，待痊愈后重做。

②固定桥使用一段时期后出现咬合痛：检查叩痛和牙松动度，并用X线片参考，确定是否是创伤性牙周炎或根尖周炎等。处理为调𬌗，牙周治疗，固位体上钻孔或拆除固定桥做根管治疗，甚至需拔除患牙，重新设计修复失牙。

（3）自发性疼痛：固定桥粘固后若出现自发性疼痛，应根据疼痛特征，口腔检查并结合X线片，确诊其引起自发痛的原因。

①牙髓炎：可发生在修复后的近期或远期，初期可为冷、热、酸、甜刺激性疼痛，逐步发展为自发痛，根据其牙髓炎的特殊症状不难做出诊断。一旦牙髓炎发生，应该在确定患牙后从固位体的舌面（前牙）或𬌗面（后牙）立即开髓，缓解症状。在根管治疗期间可以保留修复体，以维护美观和功能，根管治疗后可根据情况将开髓孔充填或重新制作固定桥修复体。

②根尖周炎：可表现为自发痛、叩痛或咬合痛，一旦确诊，通常需要做根管治疗，部分已做过根管治疗的患牙，可采用做根尖切除和倒充填术。

③嵌塞性疼痛：首先明确食物嵌塞的原因，触点接触不良可导致食物嵌塞，进而引起牙龈、牙周组织的炎症，需要拆除修复体重新制作，恢复良好的邻接关系。此外，对颌牙的楔状牙尖也可导致食物嵌塞，可通过调磨对颌牙缓解症状。对于接触点良好的水平型食物嵌塞，则需要考虑其他的方法来解决食物嵌塞的问题。偶尔可见由于异种金属修复体之间产生的微电流引起自发痛，需要改用相同的金属材料修复或用非金属材料修复。

2. 龈炎　固定桥戴用后出现龈缘炎或桥体下牙槽嵴黏膜发炎的情况较为多见，可能由于（2012）以下几种原因。

（1）龈缘下溢出的多余粘固剂未去除干净。

（2）固位体边缘过长刺激或边缘不密合，有悬突、食物残渣和菌斑集聚。

（3）固位体和桥体的轴面外形恢复不良，不利于自洁和对牙龈的按摩作用。

（4）与邻牙的接触点恢复不良，食物嵌塞压迫刺激牙龈。

（5）桥体龈端与牙槽嵴黏膜间存在间隙，或因压迫牙槽嵴过紧，加速牙槽嵴吸收而出现间隙，以及龈端抛光不足，食物残渣停滞和菌斑附着。桥体龈面或此处残留的粘固剂对牙槽嵴黏膜的压迫，可导致黏膜发炎，出现红肿、疼痛等症状。

（6）口腔卫生习惯较差。

治疗时可去净多余的粘固剂，局部用药消除炎症，通过调磨修改，尽可能消除或减少致病原因。若效果不佳者，应拆除固定桥重做。

3. 继发龋　修复体边缘不密合，粘固剂溶解，固定义齿松动，食物嵌塞，拆除，治疗后重新制作。

4. 基牙松动　固定桥基牙松动可能有局部和全身的原因。

（1）基牙本身的条件差或桥体跨度过大，设计的基牙数量不足。

（2）桥体𬌗面恢复过宽或牙尖过陡，恢复的𬌗力过大。

（3）咬合不良，使基牙遭受殆创伤。

（4）局部或全身健康下降，机体的代偿功能失调，基牙牙周组织的耐受力降低。

对松动的基牙可先采取非手术治疗，调殆以减轻负担。如果牙周组织损伤严重，且经常引起炎症而产生疼痛，一般应拆除固定桥，治疗患牙，重新修复失牙。

5.　固定桥松动　固定桥松动、脱落涉及设计、材料、口腔卫生情况及多个技术操作的环节。

（1）两端固位体的固位力相差悬殊，受到两端基牙运动的相互影响。

（2）基牙牙体预备不当，使其固位体固位力不足。如轴面聚合度过大，殆龈距太短，或3/4冠固位体的邻面轴沟的长度、深度不足等。

（3）桥架变形或就位道略有差异，使其固位体和基牙不密合降低了固位体的固位力，试戴时，有轻微翘动又未被察觉。

（4）金属材料机械强度不足，耐磨性差，固位体穿孔，使得粘固剂溶解；或桥架设计不当，引起桥体弯曲变形。

（5）基牙产生了继发龋。

（6）粘固剂质量差或粘固操作不当等。

固定桥出现松动、脱落，在仔细检查并找出原因后，针对原因做相应处理。若系桥基预备体固位力不足或两端固位力相差大，应重新预备牙体。若因金属桥架制作中的缺陷或材料问题，应重做或更换材料重做。若基牙产生继发龋，应拆除固定桥，治疗充填患牙后重新设计制作。若因粘固剂质量差或粘固操作有误，需选用合格材料重新粘固。

6.　固定桥破损　固定桥戴用一段时间后，可能出现破损的现象有以下几种。

（1）金属固位体磨损穿孔：可能由于牙体殆面预备的空间不足，材料的耐磨性差或易腐蚀。

（2）桥体弯曲下沉：多因金属桥架材料机械强度差或桥架设计不当，如桥体跨度长、殆力大，未采用增强桥架强度的措施。

（3）连接体脱焊或折断脱焊：多因焊接技术或焊料有问题。若为整铸桥架，多因连接体的设计不当，如厚度不足或连接处形成峡缝等。

（4）树脂磨损、变色、脱落：目前多采用金属与硬质复合树脂光固化或热压固化法联合制作固定桥，树脂易磨损，时久会失去咬合接触；前牙切缘若舌侧无金属背板支持，易折断；树脂易变色和体积的不稳定性，边缘常出现微漏，色素沉着影响美观；金属桥架的固位形不良或表面处理欠佳，而使金属树脂间结合力下降，出现树脂牙面与金属脱落等不良后果。

（5）瓷折裂与剥脱瓷的最大缺点是脆性较大，缺陷是最易引发瓷裂或瓷剥脱。

①金属桥架设计制作不当，使其强度不足而引起桥架变形；或桥架表面存在锐角、尖嵴或连接体处呈现V形狭缝；或金-瓷交界处位于殆力集中部位；或承受最大殆力处无金属基底支持等。

②密层过厚，气孔率增高或瓷层过薄，都会降低瓷的强度。

③金属桥架表面处理不当（包括打磨、粗化、清洁、除气和预氧化），降低了金-瓷结合强度。

④塑造或烧结中的问题，如瓷浆瓷粒缩聚不够，入炉或出炉过快，或反复烧结等。

⑤咬合不平衡，有殆干扰，导致应力集中。此外，受创伤或咬硬物时殆力过大都有可能引起瓷裂、瓷剥脱。

固定桥破损后，应分析原因，一般都需拆除后重做。对于树脂变色、磨损或烤瓷局部折裂等，在完整摘除固定桥有一定难度时，可在口内用光固化复合树脂直接修补或更换桥体树脂牙面。对于瓷折断而未暴露金属基底，可采用瓷修补的专用光固化复合树脂材料直接在口内修补；若瓷折片小而完整者，可用树脂黏结材料，直接粘固复位；若瓷折脱而暴露金属者，还要在口内粗化金属表面，涂遮色树脂后，用光固化复合树脂修补。用树脂修补瓷缺损的使用寿命有限，一般为2～3年。若涉及咬合功能面时，效果更差。因此，对于瓷裂、瓷剥脱的问题，重在预防其发生。

**（二）可摘局部义齿戴入后可能出现的问题和处理**

1.　**基牙痛**　先检查基牙有无龋坏或牙周病，若基牙正常，可能是卡环与基牙过敏区产生摩擦而引起的。如牙颈部过敏、楔状缺损等而卡环臂却也位于牙颈部处，这种情况可采用牙颈部脱敏治疗，并调节卡环臂位置，使其避开过敏区。有时由于𬌗面磨耗或𬌗支托预备过深，也可引起基牙酸痛，一般可采用脱敏治疗。卡环体或基托过紧，对基牙产生持续性的推力，亦可引起基牙的胀痛，此时可将过紧部分稍加磨松，如卡环系铸造形成也可少量磨改。但如果是不锈钢丝卡环体部过紧时，原则上不磨改卡环体部以免折断，可适当磨去少量基牙牙釉质，但不应过多，否则必须取模重做。另外，由于咬合过高，特别是咬到过高的金属支架，如𬌗支托、卡环体或金属基托等，可做调𬌗处理，将金属支架磨低一些，必要时也可将对𬌗牙尖或切缘稍加磨改。若出现过敏可做脱敏处理。总之，基牙疼痛原因不一，应仔细检查后做相应处理。

2. 软组织痛　基托边缘过长、过锐，压迫唇、颊舌沟或进入倒凹区擦伤黏膜（2015），应适当磨短基托边缘，并使其圆钝、光滑。当石膏表面有小气泡时，基托组织面可出现粒状突起，可造成黏膜充血红肿，甚至造成黏膜溃疡，可用小棉签蘸甲紫标在溃疡区，戴上义齿，将溃疡部分衬印在基板上，再以小磨石加以修改，去除粒状突起。在硬区、骨性隆突、牙龈缘、系带等处缓冲不够而造成的局部疼痛、溃疡，应查清疼痛部位，在基托相应处进行缓冲处理。采用义齿压力指示剂的方法检查义齿的早接触点，解决压痛问题是非常有效的方法。

可摘局部义齿支持作用差或咀嚼压力较大，使基托过度压迫黏膜组织。如缺牙较多、𬌗支托少或采用不锈钢丝𬌗支托；人工牙𬌗面过宽或排在牙槽嵴顶颊侧；基托面积过小，压力较集中；义齿平稳性差，有较大翘动或摆动；牙槽嵴较窄，黏膜较薄，耐受力低，都可引起较大面积的黏膜压痛及黏膜红肿。针对上述原因应做适当修改，可扩大基托支持面积，增加间接固位体或𬌗支托数目，调𬌗解除𬌗干扰。下颌牙槽嵴狭窄不能承受咀嚼压力时，可采用软衬材料加衬，以减轻黏膜负荷。

3. 固位、稳定不良

（1）弹跳：卡环臂端未进入基牙的倒凹区，而是抵住了邻牙，咬合时基托与黏膜贴合，开口时卡环的弹力使基托又离开黏膜，只要修改卡环臂即可纠正。

（2）翘动、摆动、上下动：原因是卡环体与基牙不贴合，间接固位体放置的位置不当，𬌗支托、卡环在牙面形成支点，卡环无固位力。处理方法为修改卡环与𬌗支托，或需重新制作卡环。

（3）基托与组织不密合，边缘封闭不好：常发生于修复缺牙数目较多的义齿以及游离端缺失的义齿，没有充分利用基托的吸附力和大气压力的作用而影响义齿的固位、稳定。可进行基托重衬处理。

（4）基牙牙冠小或呈锥形致固位形差：基牙小或呈锥形而无法放置三臂卡环时可增加基牙或改变卡环类型，也可将过小牙或锥形牙做固定全冠以改变牙冠外形，有利于固位体的放置。

（5）人工牙排列的位置不当：如前牙排列覆𬌗过大，在前伸𬌗时上颌义齿前后翘动；后牙若排在牙槽嵴顶颊侧，咬合时以牙槽嵴顶为支点发生翘动；若排在牙槽嵴顶舌侧，影响舌的运动。可以按选磨调𬌗的原则进行磨改，如无法改善，应重新排列人工牙。

（6）基托边缘伸展过长：影响唇、颊、舌系带及周围肌的活动，也可导致义齿固位不好。可将基托边缘磨短，并使基托避让开各系带处。

4. 义齿咀嚼功能差　可能由于咬合关系不正确，人工牙𬌗面过低、过小，与对颌牙接触不良，𬌗面平坦，无适当的牙尖斜度或沟凹不明显，或义齿恢复的垂直距离过低，都可能降低咀嚼效能。可升高咬合，加大𬌗面，改变𬌗面形态，在𬌗面增加食物排溢道，增加牙尖斜度。如系基牙和牙槽嵴支持不够造成的，可增加基牙和加大基托面积，以提高基牙及牙槽嵴的支持力。

5. 义齿摘戴困难　卡环过紧、基托紧贴牙面，倒凹区基托缓冲不够。患者没有掌握义齿摘戴的方向和方法，都可造成义齿摘戴困难，需调改卡环，磨改基托，教会患者如何摘戴义齿。

6. 义齿人工牙咬颊、咬舌　由于上、下颌后牙的覆盖过小或由于缺牙后，颊部软组织向内凹陷，天然牙的牙尖锐利都会造成咬颊黏膜。应加大后牙覆盖，调磨过锐的牙尖，加厚基托推开颊肌。

咬舌多因下颌后牙排列偏向舌侧或因𬌗面过低造成。可适当升高下颌𬌗平面，磨改下颌人工牙的舌面或重排后牙。

7. 食物嵌塞　义齿初戴后出现食物嵌塞和滞留，主要是由于基托与组织不密合，卡环与基牙不贴合,基托与天然牙之间有间隙等原因所造成。改善方法是当基牙和牙槽嵴存在不利倒凹时,选择适当的义齿就位道,尽量减小不利倒凹,同时需要患者加强口腔卫生和义齿的清洗,防止天然牙发生龋病和牙周病。另外,如倒凹填补过多造成不应有的空隙,应用自凝塑料局部衬垫解决。

8. 发音障碍　可摘局部义齿的固位装置由舌、腭杆、卡环等组成,这些都对正常的发音产生不同程度的影响。其产生发音障碍的频率,根据缺损部位、程度而异。特别是腭部前腭杆、后腭杆及侧腭杆或舌杆的设置部位,与发音功能有极大关系。

口腔腭部的所有部位,都与发音运动有关,在选择腭杆位置时,尽可能避开易发生障碍的位置,腭中央区为发音动作时舌接触最少的区域,也是较少发生发音障碍的区域之一,在该区设置腭杆影响较小,特别是第二前磨牙与第一磨牙之间的范围最合适。

相对来说,设置舌杆的区域发生语音障碍的机会比腭杆要少,但在充分考虑下颌前牙区舌侧牙槽嵴的形态、避开倒凹区的同时,也要注意设置的位置不宜过低,否则会妨碍舌系带及舌底部运动,影响发音。

上颌前磨牙舌侧的卡环臂常作为固位体的对抗臂,放置在基牙舌侧的最大隆起部,成为一个异物而影响舌的发音功能。建议卡环臂的厚度要适中或在基牙置卡环对抗臂的区域做相应的选磨,使卡环放入后能再现基牙的良好外形。

牙位与发音有密切关系,后牙缺失引起舌体变大,前牙缺失使唇缺少足够的支持,这样起重要作用的发音器官——舌、唇、牙都发生了改变。因此,在排牙时除了考虑咀嚼功能外,发音、美观都要加以重视。另外,基托厚度、戴义齿的时间、义齿修复史等都会不同程度地影响发音的清晰度,一般经过一段时间的练习,大多数患者可逐渐习惯恢复到正常发音水平。基托过厚则可将其磨薄、磨小以改善发音。

9. 咀嚼肌和颞下颌关节不适　由于垂直距离恢复得过低或过高,改变了咀嚼肌张力和颞下颌关节的正常状态,患者常感到肌疲劳、酸痛和张口受限等颞下颌关节症状。可通过加高或降低垂直距离和调𬌗来解决。

10. 恶心和唾液增多　戴入上颌可摘局部义齿后,由于基托后缘伸展过多、过厚或基托后缘与黏膜不贴合,两者之间有唾液刺激而引起恶心。应磨改基托或重衬解决。

如唾液分泌多,口内味觉降低,只要坚持戴用义齿,逐渐习惯后,这些现象即可消失。

11. 戴义齿后的美观问题　人工前牙的选择不恰当,如形态不协调、牙冠太长或太短、颜色差别较大;人工牙的排列不当,过于偏向唇侧、颊侧或舌侧,唇部外形太突或凹陷,可根据情况酌情进行修改。对患者提出的合理意见应认真听取并尽量修改,必要时重做。

# 第4单元　牙列缺失

## ══════ 重点提示 ══════

本单元内容十分重要,是考试出题大户,分析历年真题,我们可以得出以下侧重知识点加以认真掌握:①无牙颌的解剖标志及分区;②对于颌位关系的确定方法;③戴牙后问题及处理,需要掌握如何去解决;④掌握全口义齿的排牙原则。熟悉牙列缺失后组织改变,全口义齿固位与稳定的因素,选磨调𬌗的原则。了解无牙颌修复前的准备与印模制取,了解全口义齿的试戴与初戴应注意的问题。

## ══════ 考点串讲 ══════

### 一、病因及影响

1. 牙列缺失的病因　龋病、牙周病,老年人生理退行性改变导致牙松动脱落,还有由全身疾病、外伤、不良修复体引起。

2. 牙列缺失后的组织改变

(1) 牙列缺失对口腔功能的影响：牙列缺失对口腔功能的影响是直接且严重的，其中尤以对咀嚼功能的影响最大。

①影响咀嚼功能：患者对食物完全不能进行正常的切咬、咀嚼和研磨，以及与唾液很好地混合，从而影响消化功能。因此，患者一般仅能吃流质或软食，常使患者不能忍受。

②影响吞咽功能：由于口腔失去牙支持，致使吞咽食物时，难以做到有力地闭合，使舌肌压挤食物向后进行吞咽的过程受到影响。

③影响发音：由于牙齿缺失，影响与牙齿有关的发音，如发齿音"滋""斯"、唇齿音"夫"等，俗称"说话漏风"。

(2) 牙列缺失后的组织改变

①颌骨改变：牙缺失后，牙槽骨逐渐吸收形成牙槽嵴，牙槽嵴的吸收即加快。随着牙槽嵴的吸收，上、下颌骨逐渐失去原有的形状和大小。

牙槽嵴的吸收速度与缺失牙的原因、时间及骨质致密程度有关。由牙周病引起的牙列缺失，其牙槽嵴吸收往往在初期就很明显，因为牙周病是以根周骨组织持续破坏而导致牙松动脱落为疾病特点的。由龋齿根尖病引起的牙拔除，往往根据病程持续时间长短、拔牙难易程度不同造成缺牙局部的牙槽嵴吸收程度不同。单纯拔牙引起的骨吸收显著少于拔牙后又做牙槽嵴修整术者。牙槽嵴的吸收速率在牙缺失后头3个月（即伤口愈合期）最快，约6个月后吸收速率显著下降，拔牙后2年吸收速度趋于稳定。然而，剩余牙槽嵴的吸收将终生持续，稳定在每年约0.5mm的水平。牙槽嵴吸收多少与骨质致密程度直接有关，上颌骨外侧骨板较内侧骨板疏松，而下颌内侧骨板较外侧骨板疏松。因此，上颌牙槽嵴吸收的方向呈向上向内，外侧骨板较内侧骨板吸收多，结果上颌骨的外形逐渐缩小。下颌牙槽嵴的吸收方向是向下前和向外，与上颌骨相反，结果使下牙弓逐渐变大，上、下颌间距离减短，面下1/3距离也随之变短，上、下颌骨间的关系亦失去协调甚至可表现出下颌前突、下颌角变大、髁突变位，以及下颌关节骨质吸收和功能紊乱。在吸收过多时，颏孔、外斜嵴及下颌隆突与牙槽嵴顶的距离变小，有时甚至与牙槽嵴顶平齐，牙槽嵴顶呈现为窄小而尖锐的骨嵴。从总的趋势看，上、下颌前牙区吸收速率快，而后牙区、腭穹窿、上颌结节、下颌磨牙后垫的改变少。

②软组织改变：由于牙槽嵴的不断吸收，与之相关连的软组织也发生相应的位置变化，如附着在颌骨周围的唇颊系带与牙槽嵴顶的距离变短，甚至与牙槽嵴顶平齐；唇颊沟及舌沟间隙变浅，严重者致使口腔前庭与口腔本部无明显界线。

唇、颊部因失去软、硬组织的支持，向内凹陷，上唇丰满度差，面部皱褶增加，鼻唇沟加深，口角下陷，面下1/3距离变短，面容苍老。

由于肌肉张力平衡遭到破坏，失去正常的张力和弹性，亦由于组织的萎缩，黏膜变薄变平，失去正常的温润和光泽，且敏感性增强，易患疼痛和压伤。

由于牙列缺失，舌体失去牙的限制而变大，如久不做全口义齿修复，不但可造成舌形态的改变和功能失常，且可导致舌与颊部内陷的软组织接触，使整个口腔为舌所充满。临床上，有的患者还出现味觉异常和口干等现象。

③颞下颌关节的影响：耳鸣、关节弹响等颞下颌关节紊乱病。

## 二、治疗设计和方法选择

1. 无牙颌的解剖标志（2012）

(1) 牙槽嵴：牙槽嵴是自然牙列赖以存在的基础。牙列缺失后牙槽突逐渐吸收形成牙槽嵴。其上覆盖的黏膜表层为高度角化的鳞状上皮，黏膜下层与骨膜紧密相连，故能承担较大的咀嚼压力。上、下颌牙槽嵴将整个口腔分为内、外两部分：口腔前庭与口腔本部。

(2) 口腔前庭：口腔前庭位于牙槽嵴与唇、颊侧黏膜之间，为一潜在的间隙。黏膜下为疏松的结缔组织，全口义齿的唇、颊侧基托在此区内，在不妨碍唇肌、颊肌活动的情况下应尽量伸展到黏膜反折皱襞，以保证基托边缘的封闭。此区内从前向后有下列解剖标志。

①唇系带：位于口腔前庭内，相当于原中切牙近中交界线的延长线上，为一扇形或线形黏膜皱襞，是口轮匝肌在颌骨上的附着部。上唇系带与下唇系带遥遥相对，但下唇系带不如上唇系带明显。唇系带随唇肌的运动有较大的活动范围，因此，全口义齿的唇侧基托在此区应形成相应的切迹，以免妨碍系带的运动而影响义齿固位。

②颊系带：位于前磨牙牙根部，是提口角肌的附着处，附着在牙槽嵴顶的颊侧，呈扇形，数目不定，是类似唇系带的黏膜皱襞，但较唇系带宽而扁。上、下颌左右两侧均有颊系带。其动度比唇系带小，但全口义齿的颊侧基托在此部位，也应制成相应的切迹。

颊系带将口腔前庭分为前弓区和后弓区：唇系带和颊系带之间为前弓区，颊系带以后为后弓区。前弓区无肌肉的直接附着，义齿边缘可伸展至黏膜反折皱襞，以不影响患者的唇运动为原则。

③颧突：是位于后弓区内相当于左、右两侧上颌第一磨牙根部的骨突，有颊肌附着，表面覆盖薄的黏膜，与之相应的基托边缘应做缓冲，否则会出现压痛或使义齿以此为支点前后翘动。

④上颌结节：是上颌牙槽嵴两侧远端的圆形骨突，深层有颊肌附着，有时并有颞肌的下部纤维附着，表面有黏膜覆盖。颊侧多有明显的倒凹，与颊黏膜之间形成颊间隙。上颌义齿的颊侧翼缘应充满在此间隙内（2000）。其远中是上颌牙槽嵴与蝶骨翼板之间的骨间隙。

⑤颊侧翼缘区：位于下颌后弓区，在下颌颊系带至咬肌下段前缘之间。当下颌后部牙槽嵴吸收已平时，该区又称颊棚区（2014），外界是下颌骨外缘，内侧是牙槽嵴的颊侧斜坡，前缘是颊系带，后缘是磨牙后垫。此区面积较大，骨质致密。当牙槽嵴吸收严重时，此区较为平坦，骨小梁排列与殆力方向几乎呈直角，义齿基托在此区内可有较大范围的伸展，可承受较大的殆力，起支持作用，并有稳定义齿的作用。

⑥远中颊角区：位于棚区后方，磨牙后垫颊侧，与咬肌前缘相对应（2015）。因受咬肌前缘活动的限制，义齿基托边缘不能较多伸展，否则会引起疼痛，咬肌活动时会使义齿上升松动。

（3）口腔本部：在上、下牙槽嵴之舌侧，上为腭顶，下为口底。口腔本部是食物进入食管的必经之路，也是舌运动的主要空间。本区内的解剖标志有以下几个。

①切牙乳突：是上颌重要的、稳定的标志。位于上颌腭中缝的前端，上中切牙之腭侧，为一梨形、卵圆形或不规则的软组织突起。乳突下方为切牙孔，有鼻腭神经和血管通过。因此，覆盖该区的义齿基托组织面需适当缓冲，以免压迫切牙乳突产生疼痛（2017）。

由于切牙乳突与上颌中切牙之间有较稳定的关系，因此，切牙乳突是排列上颌中切牙的参考标志：两个上颌中切牙的交界线应以切牙乳突为准；上颌中切牙唇面置于切牙乳突中点前8～10mm；上颌两侧尖牙牙尖顶的连线应通过切牙乳突中点前后1mm范围内。当牙列缺失后，上颌骨唇侧骨板吸收较多，使切牙乳突平均向前移约1.6mm。因此，上颌前部缺牙较多的病例，上颌两侧尖牙牙尖顶间的连线应位于切牙乳突后缘。

②腭皱：位于上颌腭侧前部腭中缝的两侧，为不规则的波浪形软组织横嵴，有辅助发音的作用。年轻者突起明显，随着年龄增长，突起渐平缓。

③上颌硬区：位于上腭中部的前份，骨组织呈嵴状隆起，又称上颌隆突。表面覆盖的黏膜甚薄，故受压后易产生疼痛。覆盖该区的基托组织面应适当缓冲，以防产生压痛，并可防止由此而产生的义齿左右翘动或折裂。

④腭小凹：是口内黏液腺导管的开口，位于上腭中缝后部的两侧，软硬腭连接处的稍后方，数目多为并列的2个，左、右各1个。上颌全口义齿的后缘应在腭小凹后2mm处（2002）。

⑤颤动线：位于软腭与硬腭交界的部位。当患者发"啊"音时此区出现轻微的颤动现象，故也称"啊"线。颤动线可分为前颤动线和后颤动线。前颤动线在硬腭和软腭的连接区，约在翼上颌切迹与腭小凹的连线上。后颤动线在软腭腱膜和软腭肌的连接区。前、后颤动线之间可稍加压力，作为上颌义齿后缘的封闭区，称后堤区（2005）。此区宽2～12mm，平均8.2mm，有一定的弹性，能

起到边缘封闭作用。后堤区可分为3种类型：第一类，腭穹窿较高，软腭向下弯曲明显，后堤区较窄，不利于固位；第三类，腭穹窿较平坦，后堤区较宽，有利于义齿固位；第二类，腭部形态介于第一类和第三类之间，亦有利于义齿固位。

⑥翼下颌韧带：上颌义齿后缘在此处不宜过度伸展。

⑦翼上颌切迹：在上颌结节之后，为蝶骨翼突与上颌结节后缘之间的骨间隙。表面有黏膜覆盖，形成软组织凹陷，为上颌全口义齿两侧后缘的界线（2014）。翼上颌切迹也是上颌后部口腔前庭与口腔本部的交界处。

⑧舌系带：位于口底的中线部，是连接口底与舌腹的黏膜皱襞，呈扇形，动度较大。全口义齿舌侧基托在此部位应形成切迹，以免影响舌的活动。

⑨舌下腺：位于舌系带的两侧，左右各一，在下颌骨舌面的舌下腺凹内。舌下腺区可随下颌舌骨肌的运动上升或下降。故与此区相应的义齿舌侧基托边缘不应过长，否则舌运动时易将下颌全口义齿推起。

⑩下颌隆突：位于下颌两侧前磨牙根部的舌侧，向舌侧隆起。下颌隆突个体差异显著，隆起程度不同，形状、大小也不等。表面覆盖的黏膜较薄。与之相应的基托组织面应适当缓冲。过分突出的下颌隆突，其下方形成显著的倒凹，需施行手术铲除后再制作全口义齿。

⑪下颌舌骨嵴：位于下颌骨后部的舌面，从第三磨牙斜向前磨牙区，由宽变窄。下颌舌骨嵴表面覆盖的黏膜较薄，其下方有不同程度的倒凹。覆盖此区的基托组织面应适当缓冲（2014，2015），以免产生压痛。

⑫舌侧翼缘区：是与下颌全口义齿舌侧基托接触的部位，从前向后的解剖标志包括舌系带、舌下腺、下颌舌骨肌、舌腭肌、翼内肌、咽上缩肌。舌侧翼缘区后部是下颌全口义齿固位的重要部位，此区基托应有足够的伸展。

⑬远中颊角区：位于颊棚区的后方，磨牙后垫的颊侧，与咬肌前缘相对应。

⑭磨牙后垫：是位于下颌最后磨牙牙槽嵴远端的黏膜软垫，呈圆形、卵圆形或梨形，覆盖在磨牙后三角上，由疏松的结缔组织构成，其中含有黏液腺。下颌全口义齿基托后缘应盖过磨牙后垫1/2或全部。磨牙后垫稳定，很少有吸收，因此可作为指导排列人工牙的标志（2015，2016）。从垂直向看磨牙后垫可决定下颌𬌗平面的位置。下颌第一磨牙的𬌗面应与磨牙后垫的1/2等高。从前后向看，下颌第二磨牙应位于磨牙后垫前缘。从颊舌向看，磨牙后垫颊面、舌面向前与下颌尖牙的近中面形成一个三角形，一般情况下，下颌后牙的舌尖应位于此三角形内。

2. 无牙颌的功能分区　无牙颌各部分的组织结构是不同的，要利用其解剖生理特点，使患者戴全口义齿后能够发挥其咀嚼功能。义齿将𬌗力传导到无牙颌上，形成促进组织健康的生理性刺激，还可有利于全口义齿的固位、稳定。

（1）主承托区（2005）：指垂直于𬌗力受力方向的区域。包括牙槽嵴顶、腭部穹窿区、颊棚区（2015）等区域，该区域通常不易出现骨吸收。此区的骨组织上覆盖着高度角化的复层鳞状上皮，其下有致密的黏膜下层所附着，此区能承担咀嚼压力，抵抗义齿基托的碰撞而不致造成组织的创伤。

（2）副承托区：指与𬌗力受力方向成角度的区域（2017）。包括上、下颌牙槽嵴顶的唇侧、颊侧和舌腭侧（不包括硬区）（2002，2012）。副承托区与主承托区之间无明显界线。副承托区与唇、颊的界线在口腔前庭黏膜反折线，与舌的界线在口底的黏膜反折线。此区骨面有黏膜、黏膜下层、脂肪和腺体组织，下颌还有肌附着点和疏松的黏膜下组织。副承托区支持力较差，不能承受较大的压力，只能协助主承托区承担咀嚼压力，义齿基托与副承托区黏膜也应紧密贴合。

（3）边缘封闭区：是义齿边缘接触的软组织部分，如口腔前庭沟底、下颌舌侧口底黏膜反折处、系带附着部、上颌后堤区（2017）和下颌磨牙后垫（2002）。此区有大量的疏松结缔组织，不能承受咀嚼压力。但这些组织可以紧密地与义齿边缘贴合，防止空气进入基托与组织之间，产生良好的边缘封闭作用，从而形成负压和二者之间的吸附力，保证义齿固位。为了增加上颌义齿后缘的封闭作用，可借组织的可让性，对组织稍加压力，制作后堤，形成完整的边缘封闭。

（4）缓冲区：指需要缓冲咀嚼压力的区域。主要指上颌隆突（2012）、颧突、上颌结节的颊侧、切牙乳突、下颌隆突、下颌舌骨嵴以及牙槽嵴上的骨尖、骨棱等部位。该部位上面覆盖很薄的黏膜，不能承受咀嚼压力。应将上述各部分的义齿基托组织面的相应部位磨除少许，做缓冲处理，以免组织受压产生疼痛。

3. 全口义齿的固位和稳定

（1）全口义齿固位原理（2012）

①吸附力：指两种物体分子之间相互的吸引力，包括附着力和内聚力的作用。附着力是指不同分子之间的吸引力。内聚力是指同分子之间的内聚力。全口义齿的基托组织面和黏膜紧密贴合，其间有一薄层的唾液，基托组织面与唾液、唾液与黏膜之间产生了附着力，唾液本身分子之间产生内聚力（黏结力），而使全口义齿获得固位。吸附力的大小与基托和黏膜之间的接触面积和密合程度有关系。接触面积越大、越密合，其吸附力也就越大。

吸附力的大小和唾液的质和量有关系，如果唾液的黏稠度高，流动性小，可以加强附着力和内聚力，从而增强义齿的固位。相反，如果唾液的黏稠度低，流动性大，则可减低固位作用。倘若唾液过于黏稠时，唾液不易压缩成一薄膜反而也不好。比如唾液分泌量少，患者口腔干燥时，义齿固位困难，并且口腔组织易受刺激，从而产生疼痛和炎症。

②表面张力：全口义齿的固位力中吸附力和表面张力的发挥与义齿基托的覆盖面积、基托与黏膜的密合程度及唾液的黏稠度有直接关系。同时，缓慢取下义齿（作用时间长）较快速取下义齿遇到的阻力要小。

③大气压力：全口义齿基托边缘与周围的软组织始终保持紧密的接触，形成良好的边缘封闭，使空气不能进入基托与黏膜之间，在基托带膜之间形成负压，在大气压力作用下，基托和组织密贴而使义齿获得固位。没有良好的边缘封闭就无大气压力作用可言。任何使全口义齿脱位的原因，都首先要破坏边缘封闭，使空气进入基托与黏膜之间，才能使义齿脱位。大气压力在全口义齿固位力中有重要作用。

④肌肉的固位作用力：义齿接触的唇、颊和舌肌的作用力，其平衡作用可使义齿人工牙保持在中性的位置。

（2）影响全口义齿固位的有关因素（2002）

①颌骨的解剖形态：根据固位原理，吸附力、大气压力等固位作用的大小与基托面积大小成正比，颌骨的解剖形态直接影响到基托面积。因此，颌弓宽大，牙槽嵴高而宽，腭穹窿高而深，系带附着距离牙槽嵴顶较远，则基托面积大，固位作用好。反之，如颌弓窄小，牙槽嵴低平而窄，腭穹窿平坦，系带附着距离牙槽嵴顶近，则义齿基托面积小，固位作用差。

②黏膜的性质：如黏膜的厚度适宜，有一定的弹性和韧性，则基托组织面与黏膜易于密合，边缘也易于获得良好封闭，有利于义齿固位，反之如黏膜过薄没有弹性，则基托组织面不易贴合，边缘封闭差，义齿固位也差，并容易产生压痛。覆盖在硬腭和牙槽嵴上的黏膜致密，并紧密地附着在下面的骨质上，称为"附着黏膜"（组织学上为咀嚼黏膜特征），有利于对义齿的支持。附着带黏膜的延伸为"非附着黏膜"（组织学上为被覆黏膜特征），全口义齿的边缘应越过附着黏膜和非附着黏膜的界线，在不妨碍功能的情况下尽量伸展。在唇、颊、舌沟处的黏膜，因含有疏松的带膜下层组织，义齿边缘伸展到移行皱襞，容易获得良好的边缘封闭，从而有利于义齿的固位。

③基托的边缘：基托边缘伸展范围、厚薄和形状，对于义齿的固位非常重要。在不妨碍周围组织的正常活动的情况下，基托边缘应尽量伸展，并与移行黏膜皱襞保持紧密接触，获得良好的封闭作用，以对抗义齿的脱位。

在上颌，基托唇颊边缘应伸到唇颊沟内。在唇颊系带处的基托边缘应做成切迹，以免妨碍系带的活动。在上颌结节的颊侧，基托边缘应伸展到颊间隙内，以利固位。基托后缘应止于硬腭、软腭交界处，此区黏膜组织有弹性，基托边缘可在此区稍加压，可以加强义齿后缘的封闭作用，防止空气进入基托与组织之间，破坏负压状态。义齿后缘两侧应伸展到翼上颌切迹。

在下颌基托的唇颊边缘应伸展到唇颊沟内，舌侧边缘应伸展到口底。唇、颊舌系带处边缘应做成切迹。基托后缘应盖过磨牙后垫的1/2或全部，义齿基托边缘应呈有一定厚度的圆钝外形充满黏膜皱襞，以获得良好的边缘封闭。

④唾液的质和量：唾液的黏稠度高，流动性小，可加强义齿的固位。如果唾液的黏稠度低、流动性大，则减低义齿的固位。唾液分泌量也不宜过多或过少，帕金森病患者，由于共济失调，吞咽动作缓慢，往往口底积存大量唾液，影响下颌全口义齿固位。口腔干燥症者，唾液分泌量极少，义齿固位也有困难。

（3）影响全口义齿稳定的有关因素

①良好的咬合关系：全口义齿戴在无牙颌患者口内时，上、下人工牙列的尖窝交错关系也应符合该患者上、下颌的位置关系。而且上、下牙间要有均匀广泛的接触。只有这样，咬合力才能有助于义齿的固位。如果义齿的咬合关系与患者上、下颌的颌位关系不一致，或上、下人工牙列间的咬合有早接触，患者在咬合时，不但不会加强义齿的固位，还会出现义齿翘动，以致造成义齿脱位。因此，制作全口义齿时，正确确定颌位关系极其重要。

②合理地排牙：如果全口义齿的人工牙列也排在原自然牙列的位置，人工牙就不会受到唇颊舌肌的侧向推力，有利于义齿的固位。如果排牙明显偏向唇颊侧或偏向舌侧，唇颊肌或舌运动时就很容易破坏义齿的稳定。牙列缺失后，有的患者舌体变大，义齿也应相应地修整，否则舌体的运动将推动义齿向唇颊侧移动、脱位。

全口义齿的人工牙应按一定的规律排列，形成合适的补偿曲线、横𬌗曲线。上、下颌做正中咬合时，𬌗面应均匀广泛地接触，前伸、侧𬌗运动时应达到平衡𬌗，才能有利于义齿的稳定。如果正中咬合有早接触，前伸、侧𬌗未达到平衡𬌗，会使义齿在咀嚼时翘动，造成脱位。𬌗平面对义齿稳定也有重要作用。𬌗平面应平行于牙槽嵴，如果𬌗平面在前牙区高，磨牙区低，则会使上颌义齿向远中、下颌义齿向前方移位，反之亦然。临床上当牙槽嵴吸收不一致或上颌前突、下颌前突时，易出现𬌗平面的问题。

③理想的基托磨光面的形态：当上、下牙列缺失后，口腔内出现一个空间，此为义齿所应占有的位置，也是唇肌、颊肌与舌肌内外力量相互抵消的区域，称为中性区。患者将全口义齿就位于无牙颌上。在行使功能的过程中，如咀嚼、说话、吞咽等动作时，唇肌、颊肌、舌肌及口底组织都参与活动。各肌肉收缩的力量大小和方向多不相同。为争取获得有利于义齿稳定的肌力和尽量减少不利的力量，需制作良好的磨光面形态。一般基托磨光面应呈凹面，唇肌、颊肌、舌肌作用在基托上时能对义齿形成夹持力，使义齿更加稳定，如果磨光面呈凸形，唇肌、颊肌、舌肌运动时，将对义齿造成水平力，破坏义齿固位。

全口义齿的固位和稳定经常是相互影响的。固位和稳定作用在临床上常难以区分，两者缺一不可。固位力强可以弥补稳定的不足，而牙槽嵴萎缩等解剖因素造成的固位力差又可通过改进磨光面、咬合面形态而弥补。因此，良好的固位和稳定是全口义齿修复成功的基本要素。

## 三、治疗步骤

1. 无牙颌的口腔检查和修复前准备

（1）病史采集

①主观要求：患者希望义齿达到的效果，对义齿修复的过程、价格、效果的理解。

②既往牙科治疗情况：缺牙原因、缺牙时间长短、口腔修复历史、既往义齿使用情况。

③年龄和全身健康情况：患者的年龄越大，骨的愈合就越慢，组织越敏感，牙槽骨萎缩越多，耐受力差，不易适应新的情况，调节能力也差。

糖尿病患者有唾液分泌减少而导致口干。口干是由于黏膜腺体萎缩并纤维化造成的，软组织易受损伤，在口内形成压痛点，黏膜破溃后愈合缓慢和发炎。戴义齿后应注意口腔卫生、饮食习惯、夜间不戴义齿等口腔保健。

内分泌失调常发生在更年期的患者，女性多于男性，因内分泌的改变，身体发生变化，发生骨质疏松，骨质吸收比正常人要快，易出现口干、烧灼感和疼痛，情绪波动较大，耐受力和适应能力较差等。脑血管病后遗症患者，无自主活动能力，也无维持口腔卫生能力，需有家属协助处理的保证。

④性格和精神心理情况：临床观察及"全口义齿满意度与心理因素的关系"研究结果表明，积极乐观、富有耐心、持之以恒的人对全口义齿能主动适应，对全口义齿易于满意。而性格急躁、世故性高、敏感精明的人则多易着重归咎于义齿的不适，对克服困难是消极的，对全口义齿满意度低。了解患者的性格和精神心理情况，医师可有足够的心理准备，有助于正确引导患者，提高全口义齿的满意度。

（2）口颌系统的检查（2000）：①颌面部是否对称，唇丰满度，面部比例是否协调，颞下颌关节及下颌运动是否正常。②牙槽嵴吸收的稳定程度。③颌弓的形状和大小，颌间距离的大小。④上、下牙弓的位置关系，包括水平关系和垂直关系。⑤口腔软组织的检查，包括上、下唇系带的位置，肌肉及系带的附着点，舌体的大小。⑥腭穹窿的形状，与上颌全口义齿的固位和支持作用有很大的关系。腭穹窿的形状详见无牙颌解剖标志。⑦对旧义齿的检查。

（3）修复前的外科处理

①骨组织修整：去除尖锐的骨尖、骨突和骨嵴，以对固位稳定有帮助，义齿戴用舒适为保存原则。上颌结节，两侧均突出，可选择结节较大一侧外科修整。下颌隆突过大，形成大倒凹应外科修整。

②软组织修整：唇沟、颊沟加深，增强固位。唇系带、颊系带成形。增生的黏膜组织修整。

③松软牙槽嵴：当下颌前部是天然牙而上颌是全口义齿时，由于下颌前部天然牙产生较大的殆力作用于上颌前部牙槽嵴，造成牙槽嵴压迫吸收，从而形成移动性较大的纤维组织，被称为松软牙槽嵴。由于它不是完全没有承受能力，一般不主张手术切除。可在取印模时采取适当方法防止松软组织受压变形而影响印模的准确性。

（4）全口义齿与种植全口义齿：选择种植全口义齿要考虑患者的要求，患者的口腔条件及患者的全身情况。

2. 全口义齿的印模和模型

（1）全口义齿印模的分类：①根据取印模的次数，可分为一次印模法和二次印模法。②根据取印模时患者张口或闭口，可分为开口式印模和闭口式印模。③解剖式印模（2012）和功能式印模。

（2）取印模的方法

①取印模前的准备：调整体位，选择托盘，调拌印模材料。

托盘选择的要求：上颌托盘的宽度应比上颌牙槽嵴宽2～3mm，周围边缘高度应离开黏膜皱襞约2mm。唇系带、颊系带处应呈切迹，托盘长度需盖过两侧翼上颌切迹，后缘应超过颤动线3～4mm。下颌托盘的高度和宽度与上颌的托盘相同，其长度应盖过磨牙后垫。选用的成品托盘，如边缘不合适，可根据口腔具体情况，适当地加以修改。若牙槽嵴特别高大，成品托盘边缘的高度不够时，可用蜡片或印模膏加高托盘边缘。或制作个别托盘。

②取初印模：肌功能整塑。

③制作个别托盘（2000），用室温固化塑料，边缘比预先功能边缘短 2～3mm，唇系带、颊系带、舌系带留出足够空间，后堤区放在软腭处并超过颤动线 2～3mm，下颌还要包括磨牙后垫和颌舌骨线。

④边缘整塑：上颌一般分段进行，即唇侧区、左颊侧区、右颊侧区和后堤区；下颌还要舌侧修整（2015），分为舌前部、左侧、右侧三区进行。

⑤取终印模。

（3）印模的要求

①精确的组织解剖形态：印模应获得精确的义齿承托部位的组织解剖形态，以保证义齿基托与

支持组织密合，有良好的固位力。由于口腔的各部分组织各有其不同的解剖特点，缺牙时间不一致，且牙槽嵴各部位吸收不均匀而高低不平。在采取印模时，要使用正确的材料和方法，并应注意压力要均匀，否则，影响印模的准确性。在有骨突、骨嵴、血管、神经的部位，应缓冲压力。对组织活动性较大的部位，如上颌前部松软黏膜，应防止压力过大而使其变形。

②适度的伸展范围：印模范围的大小，决定全口义齿基托大小。在不妨碍黏膜皱襞、系带及软腭等功能活动的条件下，应充分伸展印模边缘，以便充分扩大基托的接触面积。义齿的固位力与基托的接触面积成正比，即接触面积越大，固位力也越大。此外，无牙颌上单位面积所承受的咀嚼压力与接触面积成反比，即接触面积越大，无牙颌上单位面积所承受的咀嚼压力越小。

无牙颌印模的边缘要与运动时的唇、颊和舌侧黏膜皱襞与系带相贴合，还要充分让开系带，不妨碍唇系带、颊系带和舌系带的功能运动。印模边缘应圆钝，有一定的厚度，其厚度为2～3mm。上颌后缘的两侧要盖过上颌结节到翼上颌切迹，后缘的伸展与后颤动线（或腭小凹后2mm）一致。下颌后缘盖过磨牙后垫约6mm。远中舌侧边缘向远中伸展到下颌舌骨后间隙，下缘跨过下颌舌骨嵴，不应妨碍口底和舌运动。

③周围组织的功能形态：要采取功能性印模，取印模时，在印模料可塑期内进行肌肉功能整塑，由患者自行进行或在医师的帮助下，唇、颊和舌做各种动作，塑造出印模的唇、颊、舌侧边缘，与功能运动时的黏膜皱襞和系带相吻合，以便所形成的义齿基托边缘与运动时黏膜皱襞和系带相吻合，防止空气进入基托与无牙颌的组织面之间，达到良好的边缘封闭。

（4）模型：工作模型应充分反映出无牙颌组织面的细微纹路，印模边缘应高于前庭沟3mm，宽度均达3mm，模型最薄处应≥10mm。模型后缘应在腭小凹后≥2mm，下颌模型在磨牙后垫自其前缘起≥10mm。模型形成的方法有围模灌注法和一般灌注法两种。

**3. 全口义齿颌位关系的确定及上𬤊架**

（1）**确定垂直距离的方法**（2001，2012，2014）

①利用息止颌位垂直距离减去息止𬤊间隙（2000），一般测量息止颌位时鼻底至颏底的距离减去2～3mm，可作为垂直距离的数据。

②瞳孔至口裂的距离等于垂直距离的方法，要求两眼平视测量。

③面部外形观察法：咬合为正中𬤊位时，上下唇呈自然接触闭合，口裂约呈半直状，口角不下垂，鼻唇沟和颏唇沟的深度，面部下1/3与面部的比例协调。

（2）**垂直距离恢复不正确的影响**

①垂直距离恢复得过大：表现为面部下1/3距离增大，上下唇张开、勉强闭合上下唇时，颏唇沟变浅，颏部皮肤呈皱缩状，肌肉张力增加，容易出现肌肉疲劳感。如过大的垂直距离的𬤊托制成全口义齿，则义齿的高度偏大，肌肉张力增大可使牙槽嵴经常处于受压状态，久之可使牙槽嵴因受压而加速吸收。由于息止𬤊间隙过小，在说话和进食时可出现后牙相撞声，常需张大口来进食，义齿容易出现脱位，而且咀嚼效能有所下降。

②垂直距离恢复得过小：表现为面部下1/3的距离减小，唇红部显窄，口角下垂，鼻唇沟变浅，颏部前突。用垂直距离过小的𬤊托制成的全口义齿戴入口中，看上去患者像没戴义齿似的，息止𬤊间隙偏大，咀嚼肌的紧张度减低，咀嚼时用力较大，而咀嚼效能较低。

（3）**确定水平颌位关系方法**：①哥特式弓描记法；②直接咬合法，可以采用卷舌后舔法、吞咽咬合法、后牙咬合法和肌肉疲劳法；③肌监控仪法（2005）。

（4）**确定垂直距离和正中关系位记录的操作步骤**

①上颌𬤊托的制作：基托的制作，厚度约为2mm。𬤊堤的制作，要求𬤊平面前部在上唇下缘以下露出约2mm，与瞳孔连线平行，后部侧面观与鼻翼耳屏线平行。唇面要衬托出上唇，使上唇丰满而自然，然后修整𬤊平面的宽度，前牙区约6mm，后牙区8～10mm。在𬤊平面上相当于后牙处，左右侧分别削出前后两条不平行的沟，深约3mm，以便做上、下𬤊堤咬合时的标记，上颌𬤊托后部的中线处固定一个直径约5mm的蜡球。

②下颌殆托的制作及正中关系记录：患者放松端坐，将上殆堤戴入口中，烤软的蜡条放于下颌托上，趁软放入口中，引导下颌后退咬合在适合垂直距离，即告完成。

③核对颌位记录：检查垂直距离是否合适，发 M 音检查下颌息止颌位，发 S 音确定最小发音间隙；检查正中关系是否合适，咬合时两侧髁突向后撞击力是否等量，两侧颞肌是否等量收缩；检查殆平面是否合适，两侧等高，后牙区应等于或略低于舌背表面和舌侧缘处。殆平面的远中延长线应约等于磨牙后垫 1/2 处的高度。

④在殆堤唇面画标志线：中线、口角、唇高线和唇低线。

4. 全口义齿人工牙的选择和排列　排牙的基本目的达到咀嚼和发音的功能要求，恢复患者有个体特征的尽可能自然的外观，保存剩余组织结构。

（1）选牙

1）质地：塑料牙、瓷牙。

2）形态、色泽和大小。

①前牙。a. 选择大小：两侧口角线之间殆堤唇面弧度为上前牙 3+3 的总宽度。参照唇高线至殆平面的距离为上中切牙切 2/3 的高度，由此推算出上前牙的高度和宽度。根据下唇线至殆平面的距离确定下中切牙的切 1/2 的长度（2014）。b. 选择形态：牙形要与患者面部形态协调一致。通常根据患者面形来选择牙形。c. 选择颜色：牙色的选择要参考患者的皮肤颜色、性别和年龄。

②后牙。后牙颜色与前牙协调一致。后牙殆面形态根据牙槽嵴宽窄和高低进行选择：解剖式牙尖，半解剖式牙尖和非解剖式牙尖。

（2）排牙原则

1）美观原则：全口义齿能恢复患者面部下 1/3 的生理形态，达到面下 1/3 与整个面部比例和谐，使人显得年轻，给人以美感，是参加社交活动必不可少的。全口义齿的美观主要体现在上前牙的排列上。要达到美观，需注意以下问题。

①牙列弧度要与颌弓形一致。通常情况下，颌弓形与面形一样也有方圆形、尖圆形和卵圆形 3 种。牙弓形要与颌弓形协调一致。

②上前牙的位置要衬托出上唇丰满度，要达到此要求有以下几点可做参考：a. 上前牙唇面至切牙乳突中点一般为 8～10mm。b. 年轻人，上尖牙顶连线通过切牙乳突中点，而老年人上尖牙顶连线与切牙乳突后缘平齐。c. 上尖牙的唇面通常与腭皱的侧面相距约 10.5mm。d. 上前牙切缘在唇下露出 2mm，年老者露得较少。

③牙排列要体现患者的个性，除前述选牙时要根据患者的面形、年龄、肤色和颌弓大小选牙外，在排牙时要注意：a. 尽可能模仿患者原有真牙排列，如患者有照片或拔牙前记录，或满意的旧义齿牙形，尽可能作为排列上前牙的参考。b. 处理切缘和颈缘时要考虑年龄差异，年老者切端及尖牙牙尖可略磨平，以模仿牙磨耗情况，颈部要较年轻者外露得更多，以模仿真牙的牙龈萎缩，必要时还可模仿真牙的某些着色。c. 可模仿真牙的轻度拥挤和扭转，不要排列过齐，给人以"义齿面容"的感觉。d. 根据上、下颌骨的位置关系排列上、下前牙的覆殆、覆盖，一般要求浅覆殆、浅覆盖，切导与殆平面的交角接近 15° 为宜。e. 患者有面部缺陷或面部中轴偏斜等情况时，要利用排牙弥补患者的缺陷而不要使其更明显，如面部中轴偏斜时人工牙中线也可略偏等。

④上前牙的排列要参考患者的意见，一般情况下，上前牙排列要在患者参与下完成。

2）组织保健原则

①人工牙的排列要不妨碍舌肌、唇肌、颊肌的活动，处于肌肉平行位置。

②殆平面与鼻翼耳屏线平行，其高度位于舌侧外缘最突出处，便于舌将食物送至后牙殆面，利于义齿在功能状态下的稳定。

③后牙功能尖要尽量排在牙槽嵴顶上，使殆力沿垂直方向传至牙槽嵴。

④如果牙槽嵴吸收较多，要根据牙槽嵴斜坡倾斜方向调整后牙倾斜度，使殆力尽可能以垂直方向传至牙槽嵴，如果牙槽嵴严重吸收，则要注意将殆力最大处放在牙槽嵴最低处，减少义齿在功能

状态下的翘动。

　　⑤前牙要排列成浅覆𬌗、浅覆盖，正中𬌗时前牙不接触（2014），并在前伸及侧方运动时至少在1mm的范围内，下牙沿上牙斜面自由滑动。

　　⑥在上、下牙间自由滑动时，要有平衡𬌗接触，即前牙对刃接触时，后牙每侧至少一点接触，后牙一侧咬合时，工作侧为组牙接触（尖牙保护不适于全口义齿），非工作侧至少有一点接触。

　　⑦减少功能状态下的不稳定因素，非功能尖要适当降低，如上磨牙颊尖和下磨牙舌尖要适当降低，减少研磨食物时义齿的摆动。

　　3）咀嚼功能原则：有效的咀嚼和满意的咬合是人工后牙的主要功能，要有最广泛的牙尖接触，尖窝关系要稳定，尽量选择解剖式牙或半解剖式牙，以便增加切割便利，扩大接触面积，提高咀嚼功能。无尖牙尽管有广泛的平衡接触，减少侧向力，但咀嚼效能差于有尖牙。

　　（3）排牙的具体方法

　　①前牙注意：患者口内调整合适并同意后排牙，体现个性特征；上颌前突、下颌后缩患者加大覆盖；下颌前突、上颌后缩患者尽量排正常𬌗或对刃；切导斜度为 15° 为宜；下前牙排列可在排好上前牙后进行。上颌中切牙切端和尖牙牙尖与𬌗平面接触，上颌侧切牙离𬌗平面 1mm，下颌前牙高出𬌗平面 1mm。

　　②后牙注意：功能尖（下第一前磨牙颊尖，上第二前磨牙舌尖，上磨牙近中舌尖）需排在牙槽嵴连线上；任何方向水平运动，所有非功能尖不能有咬合干扰；牙槽嵴良好，上、下颌关系正常，后牙排列应对称；后牙与𬌗平面接触的牙尖有上颌第一前磨牙颊尖、上颌第二前磨牙颊舌尖、上颌第一磨牙近中舌尖；上颌第二前磨牙近远中和颊舌向都直立。

　　5. 全口义齿的试戴

　　（1）义齿在支架上的检查。①检查基托：边缘伸展，是否稳定。②检查排牙：前牙覆𬌗、覆盖，后牙是否排在牙槽嵴顶。

　　（2）义齿戴入口腔后检查。①局部比例是否协调。②检查颌位关系。③检查前牙。④检查后牙。⑤检查基托：是否合适，是否影响唇肌、颊肌、舌肌的活动。⑥检查垂直距离和发音。

　　6. 全口义齿的初戴

　　（1）义齿就位：组织面有无小瘤及过大的倒凹。

　　（2）检查义齿的平稳度：有无翘动及原因。

　　（3）检查基托：边缘伸展，磨光面外形。

　　（4）检查颌位关系：下颌后退，下颌偏斜，前牙开𬌗。

　　（5）检查咬合关系：正中、前伸、侧方有无早接触或干扰𬌗，有口内调𬌗与上𬌗架调𬌗两种方式。

　　（6）检查有无疼痛。

　　（7）选磨。①选磨正中𬌗早接触：选磨早接触支持尖（上后牙舌尖和下后牙的颊尖）相对应的近远中边缘嵴和中央窝。②选磨侧𬌗的𬌗干扰：工作侧，上后牙颊尖的舌斜面和下后牙舌尖的颊斜面；平衡侧，上后牙舌尖的颊斜面和下后牙颊尖的舌斜面。原则是单颌少量多次，消除牙尖干扰。③选磨前伸𬌗的𬌗干扰：前牙叩齿、前牙接触而后牙不接触，选磨下前牙唇斜面为主；前牙叩齿、后牙接触而前牙不接触，选磨上后牙颊尖远中斜面或下后牙颊尖的近中斜面，达到前后牙三点接触为止。④修整。

　　（8）给患者戴牙指导。①增强使用义齿的信心；②纠正不良的咬合习惯；③进食问题；④保护口腔组织健康；⑤义齿的保护。

## 四、修复体戴入后的问题及处理

全口义齿初戴后可能出现的问题和处理

（1）疼痛

①组织面局部问题：在牙槽嵴上有骨尖、骨棱的部位；上颌隆突、上颌结节的颊侧；下颌舌隆

突等处骨质隆起处，有组织倒凹的区域；下颌舌骨嵴处覆盖的黏膜较薄的部位，受力后容易造成组织压伤。义齿在戴上或取下时，基托边缘会造成倒凹区黏膜的擦伤。由于取印模时压力不均匀或模型有破损，也可造成义齿刮伤组织。

处理：在磨伤或压伤的黏膜上涂甲紫，将义齿组织面擦干，戴入口中，在压伤部位相应的基托组织面上显示紫颜色，用桃形或轮状石车针将紫颜色处的基托组织面磨除少许，使基托组织面与组织之间有适当的空隙，这种处理称为缓冲处理（2005，2015）。

②基托边缘：由于基托边缘伸展过长或边缘过锐（2000），系带部位基托缓冲不够，在移行皱襞、系带部位可造成软组织红肿、破溃或组织切伤，严重时黏膜呈灰白色。在上颌义齿后缘过长，下颌义齿远中舌侧边缘过长时，由于组织被压伤，常可发生咽喉痛或吞咽时疼痛的症状。在临床上进行检查时容易发现，只需将过长、过锐的边缘磨短和圆钝，症状即可减轻，但不宜磨除过多，以免破坏边缘封闭。

③咬合：义齿在正中咬合和侧𬌗时有早接触或干扰，𬌗力分布不均匀，会在牙槽嵴顶上或嵴的斜面上，产生弥散性发红的刺激区域。如在嵴顶上，常是由于牙尖早接触，过大的压力造成的。如在嵴的侧面上，常是由于侧𬌗运动时牙尖的干扰所致。例如在正中𬌗时，第二磨牙有早期接触，使下颌义齿向前滑移，从而使下颌前部牙槽嵴的舌侧黏膜破溃，常被误认为是舌侧基托边缘过长造成的。如将边缘磨短，而症状仍然存在时，则必须注意检查和分析问题的所在。

检查时，将下颌义齿戴在患者口中，医师用右手的拇指和示指或两手的示指放在下颌义齿两颊侧基托上，使下颌义齿固定在下颌牙槽嵴上，然后让患者下颌后退，在正中关系位闭合，上下牙齿有接触时不动，然后咬紧，如医师发现下颌义齿或下颌有滑动或扭动时，表示咬合时有早接触点，必须找出早接触点部位，给予磨除以达到𬌗平衡。也可在口内取正中𬌗蜡记录，将上、下颌义齿固定在𬌗架上，进行选磨、调𬌗。

④义齿不稳定：在义齿行使功能时，由于义齿不稳定，在口内形成很多处压痛点和破溃处。当患者在说话、张口时义齿有固位力，而咀嚼时义齿发生移位时，表示义齿不稳定。造成义齿不稳定的原因是多方面的。

正中颌关系不正确，并且有早接触点，尤其在第二磨牙之间有早接触点。

人工牙排列的位置不正确，上颌后牙排列的过向颊侧而造成上颌义齿翘动，下颌后牙排列的太向舌侧而影响舌活动，下颌𬌗平面太高时，影响舌将食物送到𬌗面上，从而造成义齿脱位。

侧𬌗时，有𬌗干扰。

在牙槽嵴上产生连续性压痛点，其疼痛不明显，应考虑是𬌗关系的错误，大多数情况是因正中关系不正确或有牙齿早期接触。

⑤垂直距离过高：患者戴义齿后，感到下颌牙槽嵴普遍疼痛或压痛，不能坚持较长时间戴义齿，面颊部肌肉酸痛，上腭部有烧灼感。检查口腔黏膜无异常表现，这种情况多由于垂直距离过高或夜磨牙所致。

处理：当前牙覆𬌗不大时，可重新排列下颌后牙降低垂直距离（2005）或重新做全口义齿。

（2）固位不良

①当口腔处于休息状态时，义齿容易松动脱落。这是由于基托组织面与黏膜不密合或基托边缘伸展不够，边缘封闭作用不好造成的。采用重衬或加长边缘的方法解决。

②当口腔处于休息状态时，义齿固位尚好，但张口、说话、打哈欠时义齿易脱位，这是由于基托边缘过长、过厚，唇系带、颊系带、舌系带区基托边缘缓冲不够，影响系带活动；人工牙排列的位置不当，排列在牙槽嵴顶的唇颊或舌侧，影响周围肌肉的活动；义齿磨光面外形不好造成的。应磨改基托过长或过厚的边缘，缓冲系带部位的基托，形成基托磨光面应有的外形或适当磨去部分人工牙的颊舌面，减小牙齿的宽度。

③固位尚好，但在咀嚼食物时，义齿容易脱位。这是由于𬌗不平衡，牙尖有干扰，使义齿翘动，破坏了边缘封闭造成的；下颌磨牙后垫部位基托伸展过长，与上颌结节后缘基托相接触或接近；上

颌𬌗平面较低，当下颌向前伸时，上、下颌基托后缘相接触或上颌第二磨牙远中颊尖与下颌磨牙后垫部位基托接触，使下颌义齿前部翘起，从而影响义齿固位（2014）。修改时应进行选磨调𬌗，消除牙齿过早接触和牙尖的干扰，或将基托边缘磨短或磨薄。

（3）发音障碍：牙齿排列的位置不正确就会使发音不清或有哨音。哨音产生的原因是由于后部牙弓狭窄，尤其在前磨牙区，使舌活动间隙减小，舌活动受限；使舌背与腭面之间形成很小的空气排逸道；或因基托前部的腭面太光滑。

处理方法：将上颌基托前部形成腭皱和切牙乳突的形态，形成上前牙舌面隆凸、舌面窝和舌外展隙的形态。有少数患者在发"s"音时，舌尖抵在下颌前部基托的舌侧面上，舌体抵在上腭处，形成空气排逸道。如果下前牙排列的过于向舌侧倾斜，使舌拱起得较高，可使空气逸出道变小而造成哨音。如下假前部舌侧基托太厚，也会使发"s"音不清楚。修复方法：可将下颌前牙稍向唇侧倾斜，将下颌舌侧基托磨薄些，使舌活动间隙加大。

（4）恶心：部分患者在初戴义齿时，常出现恶心，甚至呕吐。常见的原因是由于上颌义齿后缘伸展过长或义齿基托后缘与口腔黏膜不密合。由于唾液刺激黏膜而发痒，引起恶心；上、下前牙接触而后牙颊尖没有接触，义齿后端翘动而刺激黏膜，也会使患者感到恶心；上颌义齿后缘基托过厚，下颌义齿远中舌侧基托过厚而挤压舌也可引起恶心；更年期的患者往往也容易产生恶心的症状（2003，2005）。

修改方法：应根据具体情况，将基托后缘磨短，如后缘与黏膜不密合，可用室温固化塑料重衬，加强上颌义齿后缘封闭作用；调𬌗方法消除前伸𬌗早接触点；修改上、下颌义齿基托的厚度等。

（5）咬颊、咬舌：是由于后牙缺失时间长，两颊向内凹陷，舌体变大造成的，可观察，必要时加厚颊侧基托。后牙排列覆盖过小，解决咬颊可磨改上后牙颊尖舌斜面和下后牙颊尖颊斜面（2012）；解决咬舌，磨改上后牙舌尖舌斜面和下后牙舌尖颊斜面。颊部软组织被基托夹住，可将基托磨薄，增加上、下基托间空隙。

（6）咀嚼功能不好：全口义齿咀嚼功能不好的原因，常因上、下颌牙齿接触面积小或在调磨咬合过程中，磨去了应有的尖凹解剖形态。或由于垂直距离低，患者感到在吃饭时用不上力，吃饭慢。

修改方法：通过调𬌗增加𬌗面接触面积，形成尖窝解剖外形和食物溢出道。垂直距离不够，需增加义齿的高度时，取正中𬌗记录，将上、下颌义齿按正中𬌗记录固定在𬌗架上重新排牙。

（7）心理因素的影响：患者常自认为戴全口义齿后，应和真牙一样，说话、吃饭都没有任何问题。但是戴义齿后，往往和患者原来的想象不完全一样。初戴义齿时，义齿易松动脱位，患者不会用义齿进食，说话不清楚，唾液多。患者会认为医师技术不好，对照某患者戴全口义齿如何好用，没有问题，而要求重做义齿。在这种情况，医师应该细致地检查全口义齿是否有问题，如确有缺点，应仔细加以修改；如果是患者不适应或不会使用义齿，应耐心解释义齿和天然牙的不同，或请戴过义齿的患者现身说法，对患者进行说服。全口义齿是需患者参与配合的一种治疗方法，患者的积极使用、主动练习、耐心适应等都是非常重要的。

# 第3章 牙体牙髓病学

## 第1单元 龋病

━━━━━━━━━━━━━━ **重点提示** ━━━━━━━━━━━━━━

本单元内容非常重要，属考试的重点之一，需重点掌握龋病的病因、发病机制、分类、临床表现，每年必考，诊断和鉴别诊断题量更大，且有随着病例分析题增多而逐渐加大的趋势。另外，关于治疗、所用材料及治疗中问题的处理，则也需熟悉于心，出现具体问题能加以分析解决。

━━━━━━━━━━━━━━ **考点串讲** ━━━━━━━━━━━━━━

### 一、概述

#### （一）定义

龋病是在以细菌为主的多种因素影响下，牙齿硬组织发生慢性进行性破坏的一种疾病。

#### （二）病因

1. 细菌、牙菌斑　常见微生物有变形链球菌、乳杆菌、放线菌（根面龋）（2000，2005）。牙菌斑是龋病的始动因子。

2. 饮食因素

（1）糖产酸能力：蔗糖（2014）＞葡萄糖＞麦芽糖＞乳糖＞果糖＞山梨醇＞木糖醇（2014）。

（2）糖致龋作用机制：①发酵产酸作用；②合成胞外多糖，促进菌斑的形成；③细菌可利用摄入的糖聚合为胞内多糖（主要是糖原）。

3. 宿主　牙齿的排列、结构、理化性质；唾液。

4. 时间　龋病形成需要一定的时间。

#### （三）发病机制

牙齿硬组织的细菌感染性疾病。病因学说有①内源性理论：包括体液学说和活体学说；②外源性理论：寄生腐败学说；③蛋白溶解学说；④蛋白溶解-螯合学说；⑤Müller 化学细菌学说；⑥四联因素理论（细菌、食物、宿主、时间）。

### 二、临床表现及诊断

#### （一）分类

1. 按发病情况和进展速度分类（2013）

（1）急性龋：多见于儿童或青年。病变进行较快，洞内病变组织颜色较浅，质地较软且湿润（2003），又称作湿性龋，修复性牙本质很少。特殊类型有猖獗龋，常见于放射治疗和 Sjögren 综合征患者。

（2）慢性龋（2016）：进展慢，龋坏组织染色深（2015），病变组织较干硬，所以又称干性龋。特殊类型有静止龋。

（3）继发龋：龋病不良充填后再发生龋病。

2. 按损害的解剖部位分类（形态学分类）　窝沟龋、平滑面龋、根面龋等。

3. 按病变深度分类　浅龋、中龋和深龋。

（二）临床表现

牙齿硬组织的色、形、质均发生变化。初期龋坏部位硬组织发生脱矿，牙釉质呈白垩色（2013）。继之病变部位有色素沉着，局部可呈黄褐色或棕褐色。牙釉质和牙本质疏松软化，最终发生牙体缺损，形成龋洞。

（三）诊断及鉴别诊断

1. 浅龋（2015） 位于釉质内，一般无主观症状，外界理化刺激也无明显反应，探针检查时有粗糙感或能卡住探针尖端。与釉质发育不全和氟牙症相鉴别。①釉质发育不全：牙齿发育过程中，成釉器一部分受到损害所致，可造成釉质表面不同程度的实质性缺陷。探诊局部硬而光滑，病变呈对称性（2000）。②氟牙症：受损牙面呈白垩色至深褐色，患牙为对称性分布。患者在牙齿发育矿化期有在高氟区生活的历史。

2. 中龋 患者对冷、热、酸、甜食物敏感，刺激去除后症状立即消失，可形成修复性牙本质。发生在牙颈部症状比较明显（2015）。

3. 深龋 洞深，若洞口开放，食物嵌塞有剧烈疼痛，冷热刺激疼痛较中龋重（2000），若为隐匿性龋注意检查，修复性牙本质形成，结合 X 线片诊断。注意与可复性牙髓炎和慢性牙髓炎区别。

## 三、治疗

（一）治疗方法

1. 龋病的治疗原则 终止病变的进展，恢复牙齿的外形和生理功能，保持牙髓的正常活力。

（1）浅龋：平滑面浅龋，仅有色泽改变，没有龋洞形成。首先应考虑做再矿化治疗。窝沟浅龋，应行充填术。在颈部和根面应及时采取充填治疗。

（2）中龋：除不该保留的第三磨牙、错位牙、多生牙及正畸需拔除的牙外，采用充填治疗或修复治疗（2015）。

（3）深龋：见后文。

2. 药物疗法

（1）适应证：恒牙早期釉质龋。①尚未形成龋洞，特别是位于易清洁的平滑面病损；②乳前牙邻面浅龋及乳磨牙𬌗面广泛性浅龋，1年内将被恒牙替换者（2014）；③静止龋，将点隙磨掉，呈一浅碟状，使致龋环境消失（2003）。

（2）药物：氟化物[75%氟化钠甘油糊剂、8%氟化亚锡溶液、酸性磷酸氟化钠（APF）溶液、含氟凝胶及含氟涂料等]；硝酸银（10%硝酸银和氨硝酸银。硝酸银对软组织有强的腐蚀性，并使牙变黑，一般只用于乳牙和后牙，不可用于牙颈部龋）。

（3）应用方法：石尖磨除牙表面浅龋，暴露病变部位；清洁牙面，去除牙石和牙菌斑；隔湿、吹干牙面；涂布药物。

3. 再矿化疗法

（1）适应证：光滑面早期釉质龋，即龋斑（白垩斑或褐斑）；龋易感者做预防用。

（2）再矿化液组成：含有不同比例的钙、磷和氟。pH一般调至7。

（3）应用方法：配制成漱口液，每日含漱；局部应用清洁、干燥牙面，将浸有矿化液的棉球置于患处，每次放置几分钟，反复3~4次。

4. 充填治疗

（1）窝洞分类

①G.V.Black分类

Ⅰ类洞：所有牙齿的发育窝、沟内[前磨牙和磨牙𬌗面窝沟、颊（舌）面的颊（舌）沟上前牙的腭面窝沟洞]（2015）。

Ⅱ类洞：后牙邻面[磨牙和前磨牙的邻面洞、邻𬌗面洞和邻颊（舌）面洞]（2014，2015）。

Ⅲ类洞：前牙邻面未损伤切角[切牙、尖牙的邻面洞、邻腭（舌）面洞、邻唇面洞]（2000）。

Ⅳ类洞：前牙邻面并损伤切角。包括切牙和尖牙的邻唇面洞、邻腭（舌）面洞。

Ⅴ类洞：所有牙齿的颊（唇）、舌（腭）面近龈1/3牙面。

Ⅵ类洞：前牙切嵴或后牙牙尖龋损所制备的窝洞。

②按洞形涉及的牙面数分类

单面洞：只累及1个牙面。

双面洞（复面洞）：累及2个牙面且连为一个整体。

复杂洞：累及2个牙面以上且连为一个整体。

（2）窝洞命名

①以牙面命名：殆面洞、邻殆面洞等。

②以英文字母命名：颊面为B；舌面为L；殆面为O；远中面为D；近中面为M；唇面La；切端为I。

（3）窝洞结构

①洞壁：分侧壁（颊壁、龈壁等）和髓壁（轴壁、殆髓壁等）。

②洞角：分线角和点角，以构成它的各壁联合命名。

③洞缘：即洞缘角或洞面角。

（4）窝洞制备

<u>基本原则</u>：去净龋坏组织；保护牙髓组织；尽量保留健康牙体组织。

外形设计原则：范围根据龋坏而定；做预防性扩展，但尽量保留健康的牙体组织；尽量避让牙尖、牙嵴部位；圆钝曲线。

抗力形设计：后牙洞深以到达釉牙本质界下0.2～0.5 mm；盒状洞形（洞底平，侧壁平直，与洞底相垂直，各侧壁之间相互平行）；阶梯的形成；无基釉应去除净。

固位形的设计：侧壁固位、倒凹固位、鸠尾固位、梯形固位。

<u>鸠尾的制备原则</u>：鸠尾的大小与邻面缺损大小相适应；要有一定深度，特别在峡部，以获得足够抗力；制备鸠尾应顺殆面的窝沟扩展，避开牙尖、嵴和髓角；鸠尾峡的宽度一般在后牙颊舌尖间距的1/4～1/3，前牙1/3～1/2；鸠尾峡的位置应在轴髓线角的内侧。

窝洞制备的步骤：扩大开口进入龋洞；去除龋坏牙本质；设计并制备洞形，使其具备固位和抗力的要求；检查、修整、清洁窝洞。

窝洞的隔湿、消毒、干燥：术区的隔离（简易隔湿法、橡皮障隔湿）；窝洞的消毒（<u>25%麝香草酚乙醇溶液、樟脑酚及75%乙醇）（2014）</u>；干燥窝洞。

（5）窝洞的充填

①垫底

单层垫底：中等深度的窝洞，洞底距牙髓的牙本质厚度＞1mm，只做单层垫底。

双层垫底：洞深接近牙髓。第一层用氧化锌丁香油粘固粉或氢氧化钙，其上用磷酸锌粘固粉做第二层垫底。

②银汞合金充填：调拌完成后，将其装入银汞合金输送器内，以少量分次送入准备就绪的窝洞内，层层加压，使银汞合金有紧密的凝固并与洞壁密合。多余的汞渗出，应立即除去，2～3分钟完成。充填复面洞，选择适宜的成形片，固定于患牙上，在颈部外侧的牙间隙中安放木制或塑料的楔子，防止形成悬突。充填完成3～5分钟后，可雕刻形态。充填24小时后充填体完全硬固后方可打磨抛光。

③复合树脂充填：首先用30%～50%的磷酸酸蚀洞缘牙釉质及垫底表面1分钟，然后用牙本质处理剂处理牙本质表面。用水彻底冲洗，吹干牙面，用小棉球或小刷子蘸粘固剂涂布整个洞壁，光照20秒固化。放置聚酯薄膜成形片及楔子即可充填树脂。从管内挤出适量树脂，用充填器沿一侧洞壁填入窝洞，应分层填入，光照后再填入第二层，再光照，如此逐层填入，每次光照时间约为40秒，每层不超过2mm厚，完成磨光。

④玻璃离子聚合粘固粉充填：选用塑料充填器，取适量调好的粘固粉，从窝洞一侧壁送入窝洞内，迅速修整，除去多余的材料，使之成形。约在2分钟内完成充填操作，保持干燥5～6分钟。在充填体表面涂布保护剂，防止因唾液的影响而增加充填体的溶解性。充填24小时后打磨抛光。

5. 深龋的治疗

（1）治疗原则：停止龋病发展，促进牙髓的防御性反应；保护牙髓；正确判断牙髓状况。

（2）治疗方法

1）垫底充填

①适应证：无自发痛、激发痛不严重、刺激去除后无延缓痛、能去净龋坏牙本质。

②窝洞预备特点：先去除洞缘的无基釉和龋坏组织，深层的龋坏组织需用挖器或球钻仔细去除。不平的洞底可用垫底材料垫平。双层垫底后再充填。

2）安抚治疗

①适应证：有明显的激发痛，备洞过程中极其敏感。洞底软化牙本质能彻底去净。

②方法：安抚治疗，观察1～2周。复诊时，如无症状永久充填，如有症状，进一步牙髓治疗。

3）间接盖髓术（2001）

①适应证：软化牙本质不能一次去净，牙髓-牙本质反应能力正常。

②方法：急性龋在洞底可保留少量软化牙本质，于洞底盖一薄层氢氧化钙制剂，然后垫底充填或观察1～3个月。慢性龋可观察3～6个月，等待修复性牙本质的形成。

6. 牙体黏结修复术　复合树脂与牙体黏结：釉质黏结又称酸蚀刻黏结技术，以 30%～50%磷酸，洞缘釉质壁制备成45°的短斜面；承受𬌗力部位，应修整为底平壁直的盒状洞形，不承受𬌗力的部位，可不形成标准盒状洞形，可不做预防性扩展。

**（二）常用材料的性能及其使用**

1. 垫底材料

（1）磷酸锌粘固粉：主要成分是氧化锌。液体主要成分是正磷酸。承受一定的压力，是物理性黏结；导热性能差；固化后几乎不溶于水，唾液中可被溶解，游离磷酸可对牙髓产生刺激（深龋洞不应直接用作垫底）。

用作暂时充填；深龋的间接垫底和中龋的直接垫底；也可粘固嵌体、桥、冠等。

（2）氧化锌丁香油粘固粉：粉末的主要成分为氧化锌（67%～70%）、松香（3%）；液体的主要成分为丁香油和橄榄油。对牙髓的刺激性小，有镇痛、安抚和轻度的防腐作用，能促进修复性牙本质的形成。黏性较大，充填后易于去除，抗压强度差，溶于唾液，丁香油酚对聚合物有阻聚作用。

用作深龋洞的第一层垫底材料；根管充填剂；窝洞的暂封；牙周外科敷料成分。

（3）聚羧酸锌粘固粉：粉的主要成分为氧化锌、氧化镁和氧化铝；液体为聚丙烯酸水溶液（浓度为32%～42%）。对牙釉质和牙本质都有较大的黏力，对牙髓的刺激性很小，但不能刺激修复性牙本质的形成，绝缘性能稍差。良好的垫底材料。

（4）氢氧化钙：氢氧化钙粉与蒸馏水、无菌生理盐水或甲基纤维素调成糊剂应用。对牙髓的刺激性小，促进修复性牙本质的生成；促进钙盐的沉积；强碱性，有一定的抗菌、抗炎性能；良好的隔垫性，绝电性差；溶于唾液，溶解度是垫底材料中最大者（2005）。

用作垫底材料（临床垫底后需再覆盖其他具有强度的垫底材料）；对近髓或有小穿髓孔的深龋洞，但无牙髓炎症状者，可用氢氧化钙间接或直接盖髓。

2. 充填材料

（1）银汞合金：合金粉由各种金属，如银、锡、铜和锌按适当比例制成。24小时达稳定状态。抗压强度最大，充填后应嘱患者24小时内不用该牙咀嚼。

作为深龋的充填材料，使用时应该垫底；无黏结性，机械固位，对抗力形和固位形要求较高。

（2）复合树脂：抗压强度较高，仅次于银汞合金，不耐磨；热膨胀系数小，色泽稳定且与牙相似；不溶于唾液；对牙髓有刺激性；固化期有收缩。

用于Ⅲ、Ⅴ类洞充填。Ⅳ类洞可用支架固位充填（2013）。

（3）玻璃离子体：粉剂主要由二氧化硅、三氧化二铝和氟化钙组成，液体主要由聚丙烯酸组成。黏结性强而刺激性小，因含氟而有一定的防龋作用。在口腔环境中有较好的稳定性，可不经酸蚀而获得固位。

用于垫底，也能作充填材料。作为充填材料多用于牙颈部洞的修复。也可作乳牙充填材料，对接近替换期的乳牙更为适用。

### （三）治疗中和治疗后的问题及其处理

1. 意外穿髓

原因：对患牙髓腔解剖知识掌握不足，操作不仔细，髓角变异。

处理：对穿髓直径＜0.5mm的恒牙可选用直接盖髓术，但要求无菌操作。

2. 牙髓性疼痛

（1）激发痛：冷热痛多为钻磨过程产热或窝洞使用强消毒剂和酸蚀剂刺激致牙髓充血的表现。咬合痛则可能与过高充填、金属电流作用有关。

（2）自发痛：原因同上或诊断有误。

3. 牙周性疼痛

（1）咀嚼痛

原因：充填物过高引起早接触；酸蚀液过多，刺激牙骨质、牙周膜；消毒药灼伤牙龈。

处理：及时磨除高点；颈部用氟化钠糊剂脱敏，用塞治剂保护；灼伤牙龈用盐水清洗或上塞治剂。

（2）持续性自发钝痛：可以定位，与温度无关，咀嚼可以加重疼痛。

原因：充填物形成颈部悬突，食物嵌塞，邻面接触点恢复过凸。

处理：及时去除悬突，因接触点过松者重新充填，恢复邻面正常凸度。

4. 继发龋

原因：制洞不良，材料本身性能不良或材料调制不当，操作不当，垫底不当。

处理：去除充填物，去净继发龋，重新按正规操作完成修复窝洞。

5. 充填物折裂、松脱

原因：洞制备因素（洞深度不够或垫底太厚，致充填体太薄；承担𬌗力区制备不良；充填体固位不良）；材料制备因素（调拌中成分比例不当；洞内有血、唾液等水分）；填充材料的操作因素（材料未填入洞底倒凹区；黏结面不干燥或不清洁）；过早承受咬合力；充填物存在高点，咬合关系异常。

处理：①部分折裂可以考虑去除部分充填物后重新充填，如固位力不够，可用黏结修复术、嵌体或冠修复；②完全裂至髓室底者应予以拔除。

6. 牙体折裂

原因：脆弱牙尖，未降低咬合；洞制备时线角太锐；死髓牙，牙体较脆。

处理：部分折裂可以考虑去除部分充填物后，重新充填，用附加固位或用黏结修复；改用固定修复；完全裂至髓室底，可酌情用全冠或带环片固定牙冠后，再行牙髓治疗；若不适合则只有拔除。

# 第2单元　牙发育异常

## 重点提示

本单元内容相对较多。需掌握釉质发育不全的临床表现、诊断，以及与氟斑牙及龋病的鉴别；掌握氟斑牙的临床表现；了解四环素牙的治疗及预防；掌握畸形中央尖的好发牙位，这是出题重点。另外，关于牙内陷的几个类型需要了解，其余内容考生可以只作了解。

## 考点串讲

### 一、釉质发育不全（2017）

1. 定义　牙齿发育期间，全身疾病、营养障碍或严重的乳牙根尖周感染，导致釉质结构异常。
2. 病因　①严重营养障碍：维生素 A、维生素 B、维生素 C、维生素 D 及钙、磷的缺乏；②内分泌失调；③婴儿和母体的疾病：水痘、猩红热，孕妇风疹、毒血症等；④局部因素：乳牙根尖周严重感染影响继承恒牙釉质发育不全。
3. 临床表现
（1）轻症：釉质形态基本完整，形成白垩状，一般无自觉症状。
（2）重症：牙面有实质性缺损，即在釉质表面出现带状或窝状的、棕色的凹陷。呈对称性。
4. 诊断及鉴别诊断　根据临床表现和病因诊断，与浅龋鉴别。
5. 防治原则（2014）　轻症患牙不必治疗，牙齿发生着色、缺陷的通过光固化复合树脂修复、烤瓷冠修复等。

### 二、氟牙症

1. 定义　又称氟斑牙或斑釉，具有地区性分布的特点，为慢性氟中毒病早期最常见而突出的症状。
2. 病因
（1）饮水中氟含量过高[我国饮水中氟的适宜浓度为 0.5～1ppm（1mg/L）]。
（2）过多氟进入的时机（7 岁后迁入高氟区者不出现氟牙症）。
3. 临床表现（2013，2014）
（1）同期萌出牙釉质白垩型（轻度）、着色型（中度）和缺损型（重度）。
（2）多见恒牙。
（3）对摩擦的耐受性差，对酸蚀的抵抗力强（2017）。
（4）严重的慢性氟中毒患者，可有骨骼的增殖性变化，血钙与氟结合引起肌痉挛、虚脱和呼吸困难，甚至死亡。
4. 诊断（2001）　根据临床表现诊断。
5. 防治
（1）无实质性缺损的氟牙症患牙可采用脱色治疗。
（2）有实质性缺损的氟牙症患牙可行复合树脂黏结修复或瓷贴面修复。

### 三、四环素牙

1. 定义　在牙齿发育、矿化期间服用四环素族药物，牙齿的颜色和结构发生改变。
2. 病因　牙着色程度与四环素的种类、剂量和给药次数有关（2016）。
3. 临床表现
（1）轻度：整个牙面呈黄色或灰色，分布均匀，没有带状着色。
（2）中度：牙着色由棕黄至黑灰色。
（3）重度：牙表面见明显带状着色，颜色呈黄灰或黑色。
（4）极重度：牙表面着色深，严重者呈灰棕色、蓝紫色，任何漂白治疗均无效。
4. 诊断　根据临床表现和用药史诊断。
5. 治疗和预防　①复合树脂修复；②烤瓷冠修复；③漂白治疗（30%过氧化氢、10%～15%过氧化脲）。妊娠和哺乳期的妇女、8 岁以下的小儿不宜使用四环素类药物。

### 四、畸形中央尖

1. 定义　畸形中央尖是牙齿在发育期间，成釉器形态分化异常所致的牙形态发育异常（2015）。

2．发病机制　原因不明。目前认为这种病损的发病机制是在牙齿发育早期，牙乳头内层釉质上皮和其下方的牙源性间叶细胞在某个区域的增生并向成釉器突起，在此基础上形成釉质和牙本质而导致的形态发育异常。

3．临床表现　多见于下颌第二前磨牙，中央尖折断或被磨损后，临床上表现为圆形或椭圆形黑环，中央有浅黄色或褐色的牙本质轴；在轴中央有时可见到黑色小点（髓角）。若中央尖萌出后不久即遭折断，牙髓感染坏死，影响根尖的继续发育。

4．诊断　根据临床表现诊断。

5．治疗原则　①圆钝而咬合无妨碍的中央尖可不做处理。②尖而长的中央尖，刚萌出时可在麻醉和严格的消毒下，将此尖一次磨除，然后制备洞形，按常规进行盖髓治疗或适当调整对颌牙的同时，多次少量调磨此尖。③中央尖折断，引起牙髓或根尖周病变时，为保存患牙并促使牙根继续发育完成，采用根尖发育形成术或根尖诱导形成术。④牙根形成过少而根尖周围严重感染的患牙或根尖周病变与龈沟相通者应拔除。

## 五、牙内陷

1．概念　牙萌出后，在牙面可出现一囊状深陷的窝洞。常见于上颌侧切牙。

2．类型　畸形舌侧窝、畸形根面沟、畸形舌侧尖和牙中牙。

3．临床表现

（1）畸形舌侧窝：牙内陷最轻的一种（2014）。

（2）畸形根面沟（2014）：为一条纵形沟裂，向舌侧越过舌隆突向根方延伸。

（3）畸形舌侧尖：舌隆突呈圆锥形突起，有时突起成一牙尖，又称指状舌尖。

（4）牙中牙：牙内陷最严重的一种。牙齿呈圆锥状，X线片示一个牙包于牙中。

4．诊断　根据临床表现诊断。

5．治疗原则

（1）牙内陷治疗：早期深龋处理；若露髓，应根据牙髓状态和牙根发育选择方法；若牙齿外形也有异常，应治疗后酌情进行冠修复。

（2）畸形根面沟治疗：牙髓活力正常，但腭侧有牙周袋者，先做翻瓣术，沟浅磨除，沟深制备固位；牙髓无活力伴腭侧牙周袋者，行根管治疗术后，即刻进行翻瓣兼沟裂处理；若裂沟已达根尖部，预后不佳，应予以拔除。

# 第 3 单元　牙急性损伤

## ══ 重点提示 ══

本单元内容不太重要，考试这几个知识点都有零星出现。需掌握牙震荡的定义及临床特点，并了解牙折的各型治疗；掌握牙脱位的处置，其余内容没有出题，考生可以只作了解。

## ══ 考点串讲 ══

### 一、牙震荡

1．定义　牙周膜的轻度损伤，通常不伴牙体组织的缺损。

2．临床表现　患牙伸长不适感，轻微松动和叩痛；龈缘还可有少量出血。牙髓活力测试反应不一，通常受伤后无反应，而在数周或数月后开始恢复。3个月后仍有反应则大多数能继续保持活力。伤后牙髓有反应尔后无反应表示牙髓坏死，同时牙可发生变色。

3．诊断　根据临床表现诊断。

4. 治疗原则　1～2 周使患牙休息。必要时降低咬合。松动的患牙应进行固定。受伤后 1 个月、3 个月、6 个月、12 个月应进行定期复查。1 年后牙冠不变色，牙髓活力正常，可不进行处理；若有牙髓坏死迹象，应进一步做根管治疗术。

## 二、牙折

1. 定义　牙齿受外力作用折断或折裂。

2. 临床类型及表现

（1）冠折：分为横折和斜折；后牙冠折可分为斜折和纵折。

（2）根折：按其部位可分为颈侧 1/3、根中 1/3 和根尖 1/3，最常见者为根尖 1/3。其折裂线与牙齿长轴垂直或有一定斜度，外伤性纵折很少见。牙髓活力测定结果不一，但 6～8 周后可出现反应（2015）。

（3）冠根联合折：占牙外伤总数的一小部分，以斜行冠根折多见，牙髓常暴露。

（4）纵折：第一磨牙的发生率最高，第二磨牙次之。咀嚼痛，其次为伸长感。牙根纵折者还有深浅不等的牙周袋，X 线片可辅助诊断。

3. 诊断　根据临床表现和 X 线片检查诊断。

4. 治疗原则

（1）冠折：缺损少，牙本质未暴露，磨光锐缘。牙本质已暴露，并有轻度敏感者，可行脱敏治疗。敏感较重者，用临时塑料冠，内衬氧化锌丁香油糊剂粘固，待 8 周后有足够修复性牙本质形成后，再用复合树脂直接黏结修复牙冠形态。牙髓已暴露，成年人行根管治疗和冠修复，年轻恒牙活髓切断术，根尖形成后冠修复。应该特别指出，凡仍有活力的牙髓，应在治疗后 1 个月、3 个月、6 个月及之后的 2 年中，每半年复查 1 次，以判明牙髓的活力状况。牙齿的永久性修复都应在受伤后 6～8 周进行。

（2）根折（2014）：根折的治疗首先应是促进其自然愈合，尽早用夹板固定，以防活动。根尖 1/3 断，只上夹板固定，无须牙髓治疗；根中 1/3 折断可用夹板固定，每个月应复查 1 次，复查时若发现根折冠段牙髓坏死，应及时拔髓。颈侧 1/3 折断并与牙龈沟相交通时，将不会出现自行修复。如折断线在牙龈下 1～4mm，断根不短于同名牙的冠长，牙周情况良好可选用切龈术、正畸牵引术、牙槽内牙根移位术。

（3）冠根联合折：均应尽可能保留。治疗后加固位钉，再做桩核以全冠修复；也可在根管治疗术后，做覆盖义齿。

## 三、牙脱位

1. 定义　牙齿受外力作用脱离牙槽窝。

2. 临床类型及表现

（1）牙齿部分脱位常有疼痛、松动和移位表现，同时因患牙伸长而出现咬合障碍。X 线片示根尖与牙槽窝的间隙明显增宽。牙齿向深部嵌入者，则临床牙冠变短，其𬌗面或切缘低于正常。

（2）牙齿完全脱位者，则可见牙齿完全离体或仅有少许软组织相连，牙槽窝内空虚。

（3）牙齿脱位不论部分还是完全性者，均常伴有牙龈撕裂和牙槽突骨折。牙齿脱位后，可以发生各种并发症：牙髓坏死；牙髓腔变窄或消失；牙根外吸收；边缘性牙槽突吸收。

3. 诊断　根据临床表现和病因诊断。

4. 治疗原则

（1）部分脱位牙：局部麻醉复位，结扎固定 4 周。术后 3 个月、6 个月和 12 个月复查；若牙髓坏死，及时行根管治疗。

（2）嵌入性的脱位牙：复位后 2 周应根管治疗；若是年轻恒牙，继续观察，任其自然萌出。

（3）完全脱位牙：一般要求 30 分钟内进行再植。具体的处理方案：根尖发育完成的，及时复位术后 3～4 周再做根管治疗术。脱位＞2 小时，只能在体外做根管治疗术，并经根面和牙槽窝刮治后将患牙植入固定（2002）。

　　年轻恒牙完全脱位，若就诊迅速，牙髓常能继续生存，不要贸然拔髓，一般疗效是良好的。若就诊不及时，只能做体外根管治疗术，搔刮根面和牙槽窝后再植，预后欠佳。

# 第 4 单元　牙慢性损伤

## ═══ 重点提示 ═══

　　本单元内容较重要，出题概率较大。需掌握楔状缺损的病因、好发牙位及治疗；磨损的临床表现；牙隐裂的临床表现及检查方法。其余内容可以只作了解。

## ═══ 考点串讲 ═══

### 一、楔状缺损

1. 定义　牙齿唇、颊侧颈部硬组织发生缓慢消耗所致的缺损。
2. 临床表现　①典型的由两个平面相交而成，缺损边缘整齐，表面坚硬而光滑，程度不等着色；②根据缺损程度，可分浅形、深形和穿髓形 3 型；③好发于上、下颌单尖牙，前磨牙，第一磨牙，尤其是第一前磨牙；④随年龄增长，楔状缺损有增加的趋势。
3. 诊断　根据临床表现诊断。
4. 治疗原则　①改正刷牙方法，避免横刷，选用软牙刷和细牙膏；②组织缺损少，且无牙本质过敏症者，不需做特别处理；③牙本质过敏者，应脱敏；④缺损较大者可用充填法，最好用玻璃离子粘固粉；⑤有牙髓感染或根尖周病时，行根管治疗术；⑥若缺损导致牙齿横折，可行根管治疗后酌情修复。

### 二、磨损

1. 定义　正常咀嚼运动之外，高强度、反复的机械摩擦造成的牙体硬组织快速丧失称为磨损。
2. 临床表现　咀嚼磨损切缘及斜面变平，牙高度降低，相邻牙齿的接触点由点状接触变为面状接触，常出现牙本质过敏症、食物嵌塞、牙髓和根尖周病变、颞下颌关节紊乱病、创伤𬌗和创伤性溃疡等并发症。
3. 诊断　根据临床表现诊断。
4. 治疗原则　①生理性磨损，无症状者无须处理；②去除和改正引起病理性磨损的原因；③牙本质过敏症时应脱敏；④不均匀磨损或食物嵌塞者需适当地调𬌗；⑤有牙髓和根尖周病时进行根管治疗；⑥磨损过重且有颞下颌关节紊乱病时，应恢复𬌗间垂直距离；⑦有食物嵌塞者，应恢复正常的接触关系和重建𬌗面溢出沟。

### 三、牙隐裂

1. 定义　牙冠表面的非生理性细小裂纹，常不易被发现。
2. 临床表现　好发于磨牙，上颌第一磨牙近中腭尖最多见，其次是下颌磨牙和上颌前磨牙。隐裂位置皆与𬌗面某些窝沟的位置重叠并向一侧或两侧边缘嵴延伸；表浅的无明显症状，较深时则遇冷热刺激敏感或有咬合时不适感，可致慢性牙髓炎。
3. 诊断　根据临床表现，并可用探针检查，若不明显可涂以 2.5%碘酊，使渗入隐裂染色而将其显示清楚或嘱咐咬棉签观察有无短暂性疼痛（2002，2015）。
4. 治疗原则　①浅表无明显症状，且牙髓活力正常者可调𬌗治疗；②较深或已有牙髓病变者，牙髓治疗的同时大量调整牙尖斜面，及时全冠修复（2015）。

# 第 5 单元　牙本质过敏症

## 重点提示

本单元内容只有一个知识点，即牙本质过敏症，考试出题不多，题目集中在牙本质过敏的临床表现及治疗上，本单元复习可以有的放矢。

## 考点串讲

### 一、定义

牙齿在受到外界刺激，如温度（冷、热）、化学物质（酸、甜）以及机械作用（摩擦或咬硬物）等所引起的酸、软、痛症状，尤其对机械刺激最敏感。

### 二、临床表现

刺激痛（2015），特点为发作迅速、疼痛尖锐、时间短暂。

### 三、诊断

用尖锐的探针在牙面上滑动，可找到 1 个或数个过敏区。

### 四、治疗原则

1. 氟化物脱敏治疗：0.76%单氟磷酸钠凝胶（pH 6，效果最好）；75%氟化钠甘油反复涂搽敏感区 1~2 分钟；2%氟化钠液电离子透入。
2. 氯化锶脱敏治疗：10%氯化锶牙膏；局部涂搽用 75%氯化锶甘油或 25%氯化锶液。
3. 氨硝酸银脱敏治疗。
4. 碘化银脱敏治疗：涂 3%碘酊 30 秒后，再涂搽 10%~30%硝酸银液；30 秒后，再涂搽 1~2 次。
5. Nd：YAG 激光：安全阈值是照射过敏区每次 0.5 秒，8~20 次为 1 个疗程。
6. 调磨。

# 第 6 单元　牙髓疾病

## 重点提示

本单元内容属考试的重点之一，需重点掌握牙髓病的病因、检查方法，为后面诊断各型牙髓炎提供依据。

## 考点串讲

### 一、概述

1. 病因
(1) 细菌因素（主要因素）：兼性厌氧球菌和杆菌。感染途径：牙本质小管（2015）、牙髓暴露[深龋（2003，2005）]、治疗不当、牙周途径等。
(2) 物理因素：创伤（急性创伤和慢性创伤）、温度、电流、激光。
(3) 化学因素：均为医源性因素，如充填材料、酸蚀剂及粘固剂及消毒药物等。
(4) 特发性因素：牙内吸收和牙外吸收。
2. 分类　可复性牙髓炎（牙髓充血）、不可复性牙髓炎（急性牙髓炎、慢性牙髓炎、逆行性牙髓炎、牙髓坏死、牙髓退变）。

3. 检查方法   检查前准备：详细问诊、视诊、探诊、叩诊、触诊、牙髓活力测定（电测验描述记录，2015）、咬诊及 X 线片。

4. 牙髓炎的诊断方法和步骤

（1）第一步骤：了解患者的主诉症状，获取初步印象。牙髓病具有一定特征性的临床表现，尤其是牙髓炎，主要症状是疼痛。

（2）第二步骤：排查病因，寻找可疑患牙。当从患者的主诉症状中怀疑为牙髓炎后，应仔细检查疼痛一侧的牙齿有无引起牙髓感染的途径。

（3）第三步骤：确定患牙并验证牙髓炎的诊断。对于诊断牙髓病，牙髓活力测验是一个非常重要的步骤，牙髓炎的诊断则更依赖牙髓温度测验的结果，它可以证实前两步的判断是否正确。

## 二、可复性牙髓炎

1. 临床表现（2014）   受到温度刺激，尤其是冷刺激，产生短暂、尖锐疼痛，刺激去除则疼痛很快消失。无自发痛。

2. 诊断及鉴别诊断   见表 3-1。

表 3-1   可复性牙髓炎诊断和鉴别诊断

| 鉴别诊断要点 | 可复性牙髓炎 | 其他各型牙髓炎 | 深龋 |
| --- | --- | --- | --- |
| 自发痛 | 无 | 有或曾有 | 无 |
| 刺激痛 | 冷刺激引起疼痛 | 冷、热刺激引起剧痛 | 刺激仅入洞引起疼痛 |
| 刺激除去后 | 疼痛很快消失 | 疼痛持续较久 | 疼痛立即消失 |
| 温度测验（患牙颊、舌面） | 一过性疼痛（2017） | 引起剧痛或迟缓痛 | 正常 |
| 治疗诊断 | 间接盖髓（安抚）有效——氢氧化钙 | 牙髓治疗有效 | 垫底充填有效 |

3. 治疗方案   去除感染源，避免外界温度刺激患牙，给牙髓恢复正常提供条件。

## 三、急性牙髓炎

1. 临床表现   剧烈的疼痛，典型的症状为自发性阵发性痛、夜间痛、温度刺激痛，疼痛不能定位，有放射性痛（2001，2002，2003，2017）。临床检查见近髓牙体硬组织缺损或牙周疾病，探诊（＋），温度诊（＋），有时热痛冷缓解，垂直方向轻度叩痛。

2. 诊断及鉴别诊断

（1）诊断：根据临床表现和检查即可诊断。

（2）鉴别诊断：见表 3-2～表 3-4。

表 3-2   龈乳头炎与急性牙髓炎的鉴别诊断

| 鉴别诊断要点 | 龈乳头炎 | 急性牙髓炎 |
| --- | --- | --- |
| 疼痛性质 | 持续的胀痛 | 剧烈的疼痛，阵发性的自发性痛 |
| 疼痛定位 | 能定位 | 不能定位 |
| | 可放射至颌骨深处 | |
| 检查所见 | 食物嵌塞因素 | 致牙髓炎因素（龋、非龋、牙周炎等） |
| | 充血、水肿的牙间乳头探痛、出血 | 温度测验引起疼痛 |

表 3-3　三叉神经痛与急性牙髓炎鉴别诊断

| 鉴别诊断要点 | 三叉神经痛 | 急性牙髓炎 |
|---|---|---|
| 疼痛的性质 | 电击、针扎、撕裂痛，程度剧烈 | 尖锐，程度剧烈 |
| 发作时间 | 突然发作，时间短暂 | 阵发性的自发性痛 |
| | 每次持续数秒至数分钟，最长不超过 5 分钟 | 早期间歇性，晚期持续性，时间长 |
| "扳机点"引发痛 | 有"扳机点" | 无 |
| 定位和放射分布 | 定位，并沿三叉神经放射痛 | 不定位，向一侧头面部放射 |
| 冷、热刺激痛 | 无 | 引起或加重疼痛 |
| 治疗诊断 | 治疗患牙无效 | 治疗患牙有效 |
| | 神经镇痛药有效 | |

表 3-4　急性上颌窦炎与急性牙髓炎鉴别诊断

| 鉴别诊断要点 | 急性上颌窦炎 | 急性牙髓炎 |
|---|---|---|
| 疼痛的性质 | 上颌前磨牙至磨牙持续性胀痛 | 尖锐，程度剧烈 |
| 症状 | 上颌窦前壁有压痛，伴头痛、鼻塞、脓涕 | 伴有牙体近髓缺损或牙周疾病，疼痛 |
| | 等上呼吸道感染症状 | 向一侧头面部放射 |

3. 治疗方案

（1）摘除牙髓，镇痛，缓解急性症状。

（2）有条件者可行一个疗程的根管治疗。

## 四、慢性牙髓炎（2013）

1. 分类和临床表现　病程长，有冷、热刺激痛史；时有阵发性隐痛或定时自发性钝痛；温度测验异常（敏感、迟钝），去除刺激后疼痛持续较长时间；轻度咬合痛或叩痛；定位患牙。临床根据不同表现，又分为 3 种类型。

（1）慢性闭锁性牙髓炎：龋洞深，探诊不敏感、未露髓（2003）；叩诊轻度疼痛；温度测验迟钝。

（2）慢性溃疡性牙髓炎：探诊有穿髓孔，浅探不痛，深探剧痛；对冷、热诊迟钝或敏感；叩诊有轻度不适；X 线片检查可有根尖周牙周膜间隙增宽或硬骨板模糊等改变。

（3）慢性增生性牙髓炎：多见于青少年的乳磨牙、恒磨牙，无自发性痛；大而深的龋洞中有红色的肉芽组织（牙髓息肉）（2016）充满龋洞；探诊无痛、易出血；冷测敏感或迟缓反应。

2. 诊断及鉴别诊断（2014）

（1）诊断：根据临床表现即可诊断。

（2）鉴别诊断

①与急性牙髓炎鉴别：急性牙髓炎有尖锐的自发痛、夜痛，对冷、热诊反应强烈。

②与牙髓坏死鉴别：牙髓坏死，尖锐探针刺入穿髓孔不引起疼痛，对冷、热诊和电诊均无反应。

③与牙龈息肉鉴别：用探针拨动息肉，查其源自牙龈。

④与牙周膜息肉鉴别：用探针检查其来源可发现，X 线片可协助诊断。

⑤与可复性牙髓炎和深龋鉴别：见上文。

⑥与干槽症鉴别：患侧近期有拔牙史，检查见牙槽窝空虚，骨面暴露，出现臭味。

3. 治疗方案

（1）牙髓摘除后根管治疗。

（2）有条件者可行一个疗程的根管治疗。

### 五、逆行性牙髓炎

1. 临床表现　<u>患牙同时具有牙周炎和牙髓炎的多种特征（2005）</u>。有较长时间的牙齿反复肿痛史；深及根尖或根分歧的牙周袋；不同程度的松动度及叩痛；X线检查见根周牙槽骨吸收。

2. <u>诊断（2015）</u>　牙髓炎症状，长期牙周病史，无牙体硬组织病变，患牙有严重的牙周炎表现。

3. 治疗方案

（1）根据患牙牙周病变的程度和牙周治疗的预后来决定是否保留患牙。

（2）患牙如能保留，先摘除全部牙髓，消除急性症状，再行根管治疗。

（3）同时进行牙周系统治疗。

（4）必要时考虑将患根截除，保留患牙。

（5）如牙周病变严重，治疗预后差，则可直接拔除患牙镇痛。

### 六、牙髓坏死

1. 临床表现　<u>无明显自觉症状，牙冠变色（血红蛋白的分解产物进入牙本质小管），牙髓无活力（2003）</u>。

2. 诊断及鉴别诊断

（1）诊断：无自觉症状，曾有牙髓炎或牙外伤史；牙冠变色；牙髓测试无反应；叩诊（一）或（±）；探深龋的穿髓孔无反应，开放髓腔时可有恶臭；牙龈无根尖来源的瘘管；X线患牙根尖周影像无明显差异。

（2）鉴别诊断：窦型的慢性根尖周炎 X 线片发现有根尖周骨质影像密度减低或根周膜影像模糊、增宽，可以与牙髓坏死相鉴别。

3. 治疗方案　根管治疗，恢复牙齿的颜色、形状、功能。

# 第7单元　根尖周病

## ═══ 重点提示 ═══

本单元内容亦十分重要，也是考试的重点之一，需重点掌握急、慢性根尖周炎的临床表现及诊断，并要求能相互做出鉴别诊断，关于治疗主要是掌握根管治疗术，关于各种器械的特点及使用，各种材料的性能及标准评定都是平时需要掌握的。这部分内容的复习最好采取理论结合实际，通过真题发现问题。

## ═══ 考点串讲 ═══

### 一、概述

1. 根尖周组织的解剖生理特点　根尖周组织包括牙周膜、牙槽骨和牙骨质等。

（1）牙骨质：牙骨质的基本功能是将牙周膜的主纤维附着于牙面。

（2）牙周膜：根尖周胶原纤维束呈放射状排列，一端埋在牙骨质内，一端埋入牙槽骨，具有悬吊和支持牙的作用。

（3）牙槽骨：由固有牙槽骨和支持骨组成，固有牙槽骨为薄层致密骨，构成牙槽窝的内壁，牙槽骨因所受刺激的强弱而发生不用程度的反应。

2. 病因　主要是感染因素（<u>牙髓感染，2003</u>），其次有创伤、化学因素（牙髓封失活剂过长、根管封毒性药物、根管内强力冲洗、根充糊剂超填）和免疫因素（坏死牙髓及其分解产物、根管内细菌及其毒素产物、根管内封药的甲醛甲酚制剂、炎症根尖周组织中的免疫球蛋白）。

3. 致病机制　根尖周组织对外界不同强度的刺激有不同的反应。若刺激的强度高，机体抵抗力弱，则表现为以渗出、变质为主的急性炎症。若刺激强度低，机体抵抗力较强，则表现为以增生为主的慢性炎症。而当机体抵抗力下降，细菌力增强时，慢性炎症则又可急性发作。

一般积聚在根尖附近的脓液可通过以下 3 种方式排出：①通过骨髓腔突破骨膜、黏膜或皮肤向外排脓；②通过根尖孔经根管从冠部缺损处排脓（最佳）；③通过牙周膜从龈沟或牙周袋排脓。

## 二、急性根尖周炎

1. 临床表现　根据急性根尖周炎发展的不同阶段分类。

（1）急性浆液性根尖周炎

自觉症状：初期，咬合痛、轻微钝痛、根尖部不适、发木感、患牙浮出感，用力将患牙咬紧时，疼痛可暂时缓解。后期，自发持续性疼痛，咬合痛重、影响进食，患牙浮出和伸长感加重。疼痛范围局限，不放射，能定位患牙（2000）。

临床检查：叩诊（+）～（++），扪痛（+）；牙髓多已坏死，对冷、热诊和电诊均无反应。

（2）急性化脓性根尖周炎（急性牙槽脓肿）

自觉症状：疼痛剧烈，呈持续性、搏动性痛；患牙明显伸长，不敢咬合；严重者还伴有乏力、发热、烦躁和便秘等全身症状。

临床检查：牙髓无活力，温度测和电测无反应；叩诊（+++），Ⅲ度松动、相应部位牙龈扪痛（+++）。

急性化脓性根尖周炎的过程经历 3 个阶段（2005），其临床表现如下。

①根尖脓肿：自发持续性剧烈跳痛，叩诊（++）～（+++），松动Ⅱ度，患牙根尖部相应的唇、颊侧牙龈潮红，扪痛（+），肿胀不明显。

②骨膜下脓肿：上述症状加重（疼痛最剧烈阶段，2014），患者痛苦面容、根尖区牙龈肿胀明显、移行沟变平，扪痛并有深部波动感（2004，2015）；区域淋巴结肿大、压痛，相应面颊部软组织呈反应性水肿；全身不适，体温升高，白细胞计数增高。

③黏膜下脓肿：上述症状明显减轻，相应根尖部的牙龈肿胀局限。呈半球形隆起。扪诊波动感明显，全身症状缓解。

2. 诊断及鉴别诊断

（1）诊断（2015）：自发持续性剧烈跳痛（2014），定位明确；叩诊（+++），松动Ⅲ度，患牙根尖部牙龈红肿，扪痛或有波动感；患牙有牙体疾病、深牙周袋、咬合创伤等致病因素存在，牙髓多无活力；X 线片检查无明显改变或仅有牙周间隙增宽；若为慢性根尖周炎急性发作者，则可见根尖部牙槽骨破坏的透射影像。

（2）鉴别诊断：根尖周脓肿后期应与牙周脓肿相鉴别，鉴别要点为疼痛程度、牙体疾病、牙髓活力、牙周组织破坏、脓肿部位、叩痛程度和 X 线片表现（见牙周病学）。

3. 治疗方案

（1）开髓，清除根管内容物，疏通根管，引流渗出物。

（2）评估患牙，选择治疗方案。可保留者：①浆液期，根管预备后封抑菌、抗炎消毒药；②根尖周脓肿期，封药同时根尖部环钻术引流；③骨膜下脓肿期和黏膜下脓肿期，封药同时脓肿引流，根管治疗（2015）。不能保留者，开髓、拔除。

（3）适当调𬌗，应用抗生素和非甾体消炎药。

## 三、慢性根尖周炎

### （一）临床类型及其表现

1. 临床类型　根尖周肉芽肿、慢性根尖周脓肿、根尖周囊肿、根尖周致密性骨炎。

2. 临床表现（2015）

（1）自觉症状：一般无明显的自觉症状，患牙可在咀嚼时有不适感。

（2）临床检查

1）患牙可查及深龋洞或充填体，以及其他牙体硬组织疾病。

2）牙冠变色，失去光泽。深洞内探诊无反应，牙髓活力测验无反应。

3）患牙对叩诊的反应无明显异常或仅有不适感，一般不松动。

4）有窦型：窦道口大多数位于患牙根尖部的唇、颊侧牙龈表面，偶尔还可见有开口位于远离患根之处，位于牙龈的窦道口常呈粟粒大小的乳头形状，在皮肤表面开口的窦道（皮窦）多为黄豆大小的肉芽肿样。挤压窦道口有时可有脓液溢出，也有窦道口呈假性闭合的状态。

5）根尖周囊肿的大小不定，可由豌豆大到鸡蛋大。小囊肿在牙龈表面多无异常表现，囊肿发展较大时，可见患牙根尖部的牙龈处呈半球状隆起，不红，扪时有乒乓球感，有弹性。囊肿过分增大时，因周围骨质吸收并压迫邻牙，造成邻牙移位或使邻牙牙根吸收。

6）X 线检查显示出患牙根尖区骨质变化的影像。不同类型的慢性根尖周炎在 X 线片上各有特点。①根尖周肉芽肿：根尖部有圆形的透射影像，边界清晰，周围骨质正常或稍显致密，透影区范围较小，直径一般不超过 1cm（2014）；②慢性根尖脓肿：透影区边界不清楚，形状也不规则，周围骨质较疏松而呈云雾状（2014）；③根尖周囊肿：在根尖片上显示的透射影像与根尖周肉芽肿难以区别，大的根尖周囊肿可见有较大的圆形透影区，边界很清楚，并有一圈由致密骨组成的阻射白线围绕；④根尖周致密性骨炎：根尖部骨质呈局限性的致密阻射影像，无透射区，多在下颌后牙发现。

**（二）诊断及鉴别诊断**

1. 诊断

（1）患牙 X 线片上根尖区的透射区为确诊的关键依据（2014）。

（2）患牙牙髓无活力是重要的诊断依据。

（3）病史及患牙牙冠情况也可作为辅助诊断的指标。

（4）根尖周致密性骨炎只在 X 线检查时偶然发现。

2. 鉴别诊断　　慢性根尖周炎不同类型之间主要依据 X 线影像鉴别；非牙髓源根尖区病损（如非牙源性的颌骨内囊肿）。

**（三）治疗方案**

1. 根管治疗（2014）。

2. 有窦型慢性根尖周炎患牙在根管预备后根管封药，彻底清除根管系统的感染，窦道口闭合后行根管充填。

3. 较大的根尖病变，尤其是根尖周囊肿患牙，在根管治疗的基础上有时还需做根尖手术。

4. 根管治疗后，牙冠修复。

5. 无法完成根管治疗、根尖周病变顽固不愈或牙体组织破坏严重不足以修复的患牙予以拔除。

# 第 8 单元　牙髓根尖周病的治疗

## 重点提示

本单元内容为考试必考内容，为牙髓疾病和根尖周病的治疗。要重点掌握根管治疗术与根管再治疗，还应掌握盖髓术的盖髓剂和适应证、牙髓根尖周病的急症处理。重点复习该单元内容。

## 考点串讲

### 一、总论

1. 治疗原则　牙髓病和根尖周病的治疗原则是保存具有正常生理功能的牙髓或保存患牙。

（1）保存活髓：牙髓组织具有形成牙本质和营养硬组织的功能，对外来刺激能产生一系列防御反应，因此，应注意保存活髓，维护牙髓的功能，尤其是牙髓病变还处于早期阶段的恒牙和根尖孔尚未形成的年轻恒牙。

（2）保存患牙：由于牙髓的增龄性变化和血液循环的特殊性，其修复再生能力有限，牙髓炎症不易治愈。对患有牙髓病而不能保存活髓的牙，应去除病变牙髓，保存患牙，以维持牙列完整，维护咀嚼功能。失去活髓后，牙体硬组织的营养代谢仅由牙周组织供给，牙体硬组织变脆并容易折裂。因此，还应选用不同类型的冠部修复体保护牙体硬组织。

2．无痛术　在传统的局部麻醉的基础上，无痛技术更加强调无痛观念的建立和无创注射针及抽吸式金属注射器的使用。麻醉方法主要包括：①神经末梢局部浸润麻醉；②神经干阻滞麻醉。③牙周韧带内注射麻醉（每个牙根可注入麻醉药 0.2ml，不超过 0.4ml）；④牙髓内麻醉。

计算机控制的口腔局部麻醉仪由麻醉药套筒、手柄、主机和足控开关组成，可用于传导阻滞麻醉、局部浸润麻醉、牙周韧带注射麻醉及特定部位注射麻醉等。快速产生的无痛麻醉效果可减少患者的恐惧、疼痛和焦虑，减轻医师的压力。

3．无菌术

（1）手机、牙髓治疗器械的清洁、消毒和灭菌处理。

①手机：通过手机清洁机或人工清洗手机，采用注油机或注油罐对手机内腔进行注油，用 75%乙醇等中效化学消毒剂擦拭消毒手机外表面，干燥后包装，预真空压力蒸汽灭菌后储存。

②牙髓治疗器械：器械使用后以多酶溶液浸泡、手工刷洗或超声波加多酶溶液清洗、全自动清洗热消毒干燥机一次性完成消毒、干燥，预真空压力蒸汽灭菌。

（2）所有口腔治疗器械使用后必须进行清洁、消毒和灭菌处理。

（3）基本防护措施：包括医务人员、患者及工作环境的防护。

4．隔离术　牙体位于口腔唾液环境中，术区隔离可采用棉卷隔离唾液或安置橡皮障等方法，吸唾器一般与棉卷隔湿或橡皮障联合使用。

## 二、盖髓术

1．直接盖髓术

（1）原理：牙髓细胞在受到刺激后可能分化为成牙本质细胞样细胞，促进受损的牙髓愈合。将盖髓剂覆盖在暴露的牙髓创面上可以消除感染和炎症，保护牙髓组织，使其恢复健康。

（2）盖髓剂：常用盖髓剂有氢氧化钙、氧化锌丁香油粘固剂、MTA。

（3）适应证：①根尖孔尚未发育完全，因机械性或外伤性露髓的年轻恒牙。②根尖已发育完全，机械性或外伤性露髓，穿髓孔直径≤0.5mm 的恒牙。

（4）操作方法：制备洞形，清除龋坏组织；放置盖髓剂；疗效观察。

（5）预后因素：预后取决于年龄、牙髓暴露的类型、牙髓暴露的范围、牙髓暴露的位置、牙髓暴露的时间、边缘渗漏、全身因素。

（6）疗效判断

①机械性、外伤性因素引起的意外露髓，因盖髓治疗前牙髓无明显感染，愈合效果好；直接盖髓后，在露髓孔处形成血凝块，其下方的牙髓组织充血，出现暂时性炎症反应，随后血凝块机化，成牙本质细胞样细胞形成修复性牙本质，封闭穿髓孔，这种修复一般在术后2个月左右完成。

②深龋露髓患牙经直接盖髓术后，牙髓组织内残留的毒性产物可引起慢性炎症反应，出现疼痛症状。直接盖髓术后，应定期复查（每半年复查1次，复查2年），根据临床表现、牙髓活力测验及X线检查等判断疗效，如有异常应立即行根管治疗术。

2．间接盖髓术

（1）原理：通过间接盖髓治疗，去除外层感染牙本质和龋损中大部分细菌，因盖髓剂覆盖并隔绝细菌所需的底物，残留在脱矿区和硬化层中的细菌明显减少。氢氧化钙等盖髓剂作为一种温和刺激物或诱导剂，维持局部的碱性环境，有利于成牙本质细胞样细胞分化并形成修复性牙本质。

（2）盖髓剂：常用盖髓剂有氢氧化钙、氧化锌丁香油粘固剂、MTA。

（3）适应证：深龋、外伤等造成近髓的患牙；深龋引起的可复性牙髓炎，牙髓活力正常，X线片显示根尖周组织健康的恒牙；无明显自发痛，去净腐质未见穿髓却难以判断是慢性牙髓炎或可复性牙髓炎时，可采用间接盖髓术作为诊断性治疗。

（4）操作方法

①去龋：局部麻醉下用大球钻低速去龋，再以挖匙去除近髓处的软龋。

②放置盖髓剂：用消毒棉球拭干窝洞后，于近髓处放置氢氧化钙盖髓剂，用氧化锌丁香油粘固剂暂封窝洞，或直接于近髓处放置氧化锌丁香油粘固剂封闭窝洞。

③充填：观察1～2周，如无任何症状且牙髓活力正常，保留部分氧化锌丁香油粘固剂垫底，进行永久充填。

### 三、急症处理

1. 牙髓摘除或髓腔引流

（1）急性牙髓炎应急处理的目的是引流炎症渗出物和缓解因之而形成的髓腔高压，以减轻剧痛。在局部麻醉下直接摘除牙髓，完全去除牙髓后放置一无菌小棉球开放髓腔。

（2）急性根尖周炎的应急处理是在局部麻醉下开通髓腔、引流通道，穿通根尖孔，使根尖渗出物及脓液通过根管得到引流，以缓解根尖部的压力，解除疼痛。应急处理时应注意：①局部浸润麻醉要避开肿胀部位，否则将引起疼痛和感染扩散，麻醉效果较差。最好行阻滞麻醉。②正确开髓并尽量减少钻磨振动，可用手或印模胶固定患牙减轻疼痛。③用过氧化氢溶液（双氧水）和次氯酸钠交替冲洗，所产生的泡沫可带走堵塞根管的分泌物。④避免过多使用器械扩大清理根管，因开髓引流后即做根管预备，往往使症状加重。⑤可在髓室内置一无菌棉球开放髓腔，待急性炎症消退后再做常规治疗。一般在开放引流2～3天或以后复诊。

2. 切开排脓　急性根尖周炎至骨膜下或黏膜下脓肿期应在局部麻醉下切开排脓（2015）。黏膜下脓肿切开排脓的时机应该是在急性炎症的第4～5天，局部有较为明确的波动感。可用表面麻醉法。不易判断时，可行穿刺检查，如果回抽有脓，即刻切开。若脓肿位置较深，可适当加大切口，放置橡皮引流条，每天更换1次，直至无脓液时抽出。通常髓腔开放与切开排脓可同时进行，也可以先髓腔开放，待脓肿成熟后再切开。

3. 消炎镇痛，调𬌗磨改

（1）调𬌗磨改：由外伤引起的急性根尖周炎，应调𬌗磨改使其降低咬合、减轻功能，得以休息，必要时局部封闭或理疗。通过磨改，牙髓及根尖周症状有可能消除。死髓牙治疗也应常规调𬌗磨改，除缓解症状外，还可以减少牙纵折的发生。

（2）消炎镇痛：一般可采用口服或注射的途径给予抗生素类药物或镇痛药物，也可以局部封闭、理疗及针灸镇痛。局部可使用清热、解毒、消肿、镇痛类的中草药，以加速症状的消退。口服镇痛药对牙髓炎和根尖周炎有一定的镇痛效果，但在剧烈疼痛的急性牙髓炎和急性根尖脓肿，只有局部麻醉下开髓引流或切开排脓才能有效地镇痛。镇痛药可以局部使用，如将浸有樟脑酚或丁香油酚类镇痛药的小棉球放在引起牙髓炎的深龋洞中。

### 四、根管治疗术

#### （一）原理

根管治疗是通过机械清创和化学消毒的办法预备根管，将存在牙髓腔内已发生不可复性损害的牙髓组织和作为根尖周病的病源刺激物全部清除，经过对根管的清理、成形，必要的药物消毒，以及严密充填，达到消除感染源、堵塞、封闭根管空腔，防止再感染的目的。

## （二）适应证和非适应证

1. 适应证

（1）牙髓病：①不能保存活髓的各型牙髓炎（2015）。②牙髓钙化，但治疗前提是可去除髓腔内的钙化物，通畅根管达根尖。③牙内吸收。④牙髓坏死。

（2）各型根尖周病（2015）：急性根尖周炎患牙须在急性症状缓解后再完成根管治疗。

（3）外伤牙：牙根已发育完成，牙冠折断牙髓暴露者；或牙冠折断虽未露髓，但修复设计需进行全冠或桩核冠修复者；或根折患牙断根尚可保留用于修复者。

（4）某些非龋牙体硬组织疾病：①重度的釉质发育不全、氟牙症、四环素牙等牙发育异常患牙需行全冠或桩核冠修复者。②重度磨损患牙出现严重的牙本质敏感症状又无法用脱敏治疗缓解者。③隐裂牙需行全冠修复者。④牙根纵裂患牙需行截根手术的非裂根管。

（5）牙周-牙髓联合病变患牙。

（6）因义齿修复需要，如错位、扭转或过长而无其他牙体牙髓病损的牙，或牙冠大面积缺损、残根而需行全冠、桩核冠修复的患牙。

（7）因颌面外科治疗需要，如某些颌骨手术所涉及的牙。

（8）移植牙、再植牙。

2. 非适应证　　①患有较严重的全身系统性疾病，一般情况差，无法耐受治疗过程。②患牙可疑为病灶感染源。③患者张口受限，无法实施治疗操作。④患牙根管不通，如根管钙化、根管内器械分离、完好塑化根管。⑤患者不接受根管治疗。

## （三）术前准备

1. 必须拍摄患牙术前根尖 X 线片，采用平行投照技术。

2. 术前全面的口腔检查和全口治疗的整体设计。

3. 对治疗难度的分析和成功可能性的评估。

4. 术前告知和患者的知情同意。

5. 器材准备：局部麻醉、隔离、机头和吸引器、髓腔进入和初预备工具、根管机械预备所用器械和设备、根管冲洗液和冲洗器、根管消毒药物（氢氧化钙糊剂）、根管充填材料和器械设备，以及暂封材料。

## （四）治疗步骤和方法

1. 根管预备

（1）目的：①清除根管壁的感染；②扩大根管，形成由根尖孔向根管方向、内径逐渐增大、有一定难度的根管形态；③在近根尖孔处形成根充挡，有利于将根充材料在根管内压紧并限制超填。

（2）原则：①根管预备必须在准确掌握工作长度的条件下进行；②根管预备的操作必须局限在根管之内，应保持预备前根管原来的位置，避免发生根管改道。根管的冠 1/3 部分应充分扩大，一方面容纳足够的冲洗液，加强冲洗效果；另一方面，提供足够的空间完成牙胶的加压充填。根管预备必须在根尖周炎症控制后方可进行。

（3）步骤：髓腔预备、清理根管、确定工作长度和机械预备根管。

①髓腔预备：根据不同的牙位正确开髓，使根管器械能尽可能地循直线方向进入根管。除净髓室顶，不妨碍器械进入根管；洞壁应与根管壁连成一线，注意不能在髓室壁形成台阶。寻找和探查各根管口。

②清理根管：根管预备前用 3%过氧化氢液或其他消毒液荡洗，用光滑髓针或细的扩孔钻在根管内轻轻捣动，使不成形的坏死分解牙髓组织混悬在溶液中，通过冲洗清除出根管。如坏死的牙髓组织尚未成形，也可用拔髓针拔除。

③工作长度的确定（2003，2005）

工作长度：自前牙的切缘或后牙的洞缘到根管的根尖狭窄部，即预定的操作终点之间的距离确定工作长度方法：X 线片法、根管器械探测法和工作长度电测法。

④根管扩锉方法

根管扩大法：扩大针从小号到大号，每号都要扩至根尖狭窄处。边扩锉边冲洗，先用扩大针扩锉，旋转幅度不超过半圈，依序号扩锉如 15 号→20 号→15 号→25 号→20 号→30 号→25 号。

逐步后退法：根尖部，选初尖锉（10 号），预备顺序为 10 号→15 号→10 号→20 号→15 号→25 号→20 号，25 号为主尖锉。根管段，用 2 号 G 钻或 3 号 G 钻预备成漏斗形，再用主尖锉使管壁光滑。

逐步深入法：化学根管预备，超声根管预备。

2. 根管冲洗、消毒

（1）冲洗目的：清除根管内的残余组织、碎片和微生物，常需在机械预备的同时用药液冲洗根管。

（2）冲洗剂种类：3%过氧化氢液、17%EDTA（乙二胺四乙酸、螯合剂）、2%氯胺-T、0.5%～5.25%次氯酸钠液及生理盐水。

（3）冲洗方法：用尖端圆钝的弯针头注射器，冲洗时将针头插入根管深部，然后注入冲洗液，回流的溶液以棉条吸收，借以观察根管内是否已冲洗洁净。

（4）消毒目的：经过机械和化学方法处理过的根管，其侧壁牙本质深部、侧支根管和根尖周等处仍留有细菌等病原刺激物，需要用药物方法进行根管消毒。

（5）消毒方法：药物消毒、电解治疗和高频电疗，其中以药物消毒最常用。

3. 根管充填

（1）目的：消灭手术后遗留下的无效腔，杜绝再感染，是根管充填术的最后一个步骤。

（2）充填的时机：临床标准是髓腔已完全清理、扩大和成形；无自发痛、叩诊无异常反应、根尖部牙龈无红肿、无压痛；根管内封药棉捻无腐败臭味、根管内无炎症渗出物。

（3）根管充填的步骤

1）隔湿、取出根管中的棉捻，干燥根管。

2）核实工作长度，用标记好工作长度的根管锉（主锉），探查能顺利到达的工作长度。

3）试主牙胶尖：选择与主锉相同型号的牙胶尖，用乙醇棉球消毒，用镊子标记出工作长度，然后置入根管内，检查其是否能顺利按工作长度达到根尖狭窄部。

4）调制根管充填糊剂，糊剂的稠度可呈拉丝状。

5）充填根管：糊剂和固体联合充填法。

6）X 线片检查根管充填情况。在 X 线片上判断根管充填的下列情况。①恰填：根管内充填物恰好严密填满根尖狭窄部以上的空间，<u>充填物距根尖端 0.5～2mm（2003）</u>，根尖部根管内无任何 X 线透射影像。②差填：根管内充填物距根尖端 2mm 以上或根尖部根管内仍遗留有 X 线透射影像。③超填：根管内充填物不仅填满根管，而且超出了根尖孔，填入了根尖牙周膜间隙或根尖周病损区。

**（五）常用治疗器械的规格和使用**

1. 分类　根据器械的用途分类。①探测器械：光滑髓针。②去除器械：拔髓针。③扩大器械：根管钻（根管扩大器）、根管锉及扩孔钻。④充填器械：螺旋充填器、根管充填侧压器等。

2. 常用的根管治疗器械

（1）根管探查和拔髓器械

1）光滑髓针：由钢丝压成锥体针形，其横断面呈圆形、三角形或四边形，表面光滑；用于探查根管口、探测根管，缠棉纤维制成棉捻用于根管干燥和封药。

2）拔髓针：锥针形，髓针表面做数串倒刺状切口，受压扭曲时易折断；用于拔除牙髓组织或取出遗留在根管内的棉捻或纸捻；在根管内使用遇到阻力时，切勿用力压入或扭转，以免折断。

（2）根管切削器械的标准化：手用不锈钢器械，主要是 K 型和 H 型器械及它们的改良产品。ISO

标准。

根管锉和根管扩大器：由手柄、颈部和工作端三部分组成。长度可分为 21mm、25mm、28mm、31mm（2013）。型号有 15 号、20 号、25 号、30 号、35 号、40 号。细的型号有 6 号、8 号、10 号，粗的型号有 45～80 号等。手柄颜色也有标准化规定：除 6（粉）、8（灰）、10（紫）外，从 15 号起分别以白、黄、红、蓝、绿、黑 6 种颜色标记为一组，45～80 号和 90～140 号则为另外两组，分别重复上述 6 种颜色标记。

（3）手用根管预备器械：根管扩大器和根管锉。常用的手用根管预备器械为 K 型根管器械、H 锉和非 ISO 标准手用根管锉。

（4）扩孔钻：由工作端、颈部和柄部组成。可分为手用和机用两种类型。机用型颈部较细，常用的机用扩孔钻有 G 型和 P 型两类；扩孔钻用于修整和扩大根管口，使后继器械及充填材料较易直接放入根管内。

（5）根管长度测定器械：根尖定位仪，临床上常用的有 RootZX、ProPex Ⅱ、Diagnostic 和 Raypex5 等。

（6）根管冲洗器：将注射针头尖端磨钝即可用；或将针头尖端封闭，在其旁侧开若干小孔，使冲洗液自这些小孔喷出而不向根尖孔注射，冲洗效果较好。

（7）根管充填器械：大致有两类，一类是充填牙胶用，另一类是充填糊剂用。充填牙胶用的器械有直压充填器和侧压充填器两种；侧压充填器用于侧压根充法。充填糊剂用的有螺旋充填器，用于导入根管充填封闭剂。操作时根据根管粗细选用大小合适的充填器。使用时顺时针方向旋转；将螺旋部分插入根管内后再启动手机，停转后方可抽出，否则器械极易折断。

### （六）根管常用药物的性能和使用

常用的根管消毒药物是醛及酚两大类。

1. **樟脑氯酚薄荷合剂**　杀菌力强，不凝固蛋白质，对根尖周组织有轻度的刺激性。

2. **甲醛甲酚制剂**　除臭、杀菌力强，常用于牙髓坏疽，对根尖周组织有一定的刺激性。

3. **木榴油**　消毒力比甲醛甲酚差，但遇脓液、坏死组织等仍有消毒作用，有镇痛作用，刺激性小。

4. **抗生素**　用于根管消毒的抗生素有很多种。金霉素、土霉素对化脓性根管有效，可用盐水、丁香油酚或樟脑氯酚合剂调拌成糊剂应用。

5. **复方碘剂**　杀菌活性与甲醛甲酚相同，其缺点是可使牙齿变色。

### （七）常用根管材料的性能

①不刺激根尖周组织；②体积不收缩，凝固后与根管壁无间隙；③X 线阻射，便于检查充填是否完满；④操作简便，必要时能从根管内取出；⑤不吸收，能长期保存在根管中；⑥不使牙齿变色。

### （八）治疗中和治疗后的问题及其处理

1. **急性根尖周炎**　原因是器械穿出根尖孔损伤根尖周组织，将感染物质推出根尖孔；封药剂量过多或药物刺激性过强，充填时机不合适或超填，或由于根管内有产黑色素类杆菌等存在。处理同急性根尖周炎的处理。

2. **腔壁穿孔**　原因是不熟悉髓腔解剖，未掌握好开髓和扩大根管方法而致。凡穿孔处在牙槽骨缘以上的，可用银汞合金充填。髓室底穿孔范围不大的，可用氢氧化钙覆盖；如范围过大，则需拔除。根管壁穿孔可在根管充填时以糊剂充填。

3. **器械折断于根管内**　在扩大根管时，如使用器械不当，器械原有损伤或质量不佳等，可致器械折断于根管内。发生后应摄 X 线片，检查折断的情况：折断在根管口的，可用小球钻将根管口稍扩大，再用镊子夹出；折断在根管中部的，可用细根管治疗器械将其推至一侧，再继续进行治疗，或用超声器械取出折断器械，或可采用塑化剂做塑化治疗；如折断在根尖部尚未出根尖孔的，可利用其作充填物，以后观察反应；如器械折断已超出根尖孔，则视情况观察做根尖切除术或拔除。

4. 器械误入气管或胃内　极少见，但也极严重。应立即摄 X 线片检查。误入消化道，一般经过 24～48 小时便可随大便排出。在排出前应监护观察，进食富含纤维和黏性的食物，如海带、菠菜和香蕉等；若器械滑入呼吸道，应及时让患者平卧，送请五官科急诊，用气管镜取出。若器械已到深部，则需立即开胸取出。

5. 皮下气肿　在根管治疗过程中，由于使用压缩空气吹干根管或使用过氧化氢溶液时氧气分解逸出根尖孔，进入面颈部皮下疏松结缔组织内，从而发生皮下气肿。皮下气肿发病急骤，数分钟内即明显肿胀，患区触诊时有捻发音，患者不感到疼痛，但感觉运动不自如。皮下气肿无须特殊治疗，可给予抗生素以防止感染，如扩展至纵隔障，应住院观察。

### （九）根管治疗后牙体缺损的修复原则

牙折的处理应遵循保存的原则，根据牙折的类型，选择不同的处理方法。冠折范围不大者，可用充填材料，以后牙复合树脂为佳；牙冠严重折裂者可通过加钉、嵌体和冠修复等方式进行修复，冠根斜折或牙冠颈 1/3 横折，断端在龈缘以下，可在根管充填后做龈切手术，必要时用牵引法使牙根断端充分暴露，然后做桩冠修复；牙根纵裂者，发生在单根牙需拔除，若发生在多根牙可行根裂牙根的半切术或截根术；若患牙有隐裂存在，术前应降低咬合，术后做冠保护。

### （十）疗效评定方法和标准

1. 疗效评定的内容　评定标准必须包括症状、临床检查和 X 线表现。

2. 疗效评价的时间和标准　WHO 规定的观察期为术后 2 年（2015）。1 年以内作为初步观察；2～3 年或更长时间较准确。

3. 疗效标准

（1）成功：无症状和体征，咬合功能正常，有完整的咬合关系，X 线片显示根充严密合适，根尖周透射区消失，牙周膜间隙正常，硬骨板完整；或无症状和体征，咬合功能良好，X 线片显示根尖周透射区缩小，密度增加。

（2）失败：无症状和体征，咬合有轻度不适，X 线片显示根尖周透射区变化不大；或有较明显的症状和体征，不能行使正常的咀嚼功能，X 线片显示根尖周透射区变大或原来根尖周无异常者出现了透射区。

# 第4章 牙周病学

## 第1单元 概述

==========**重点提示**==========

本单元内容相对较少，但也是牙周病学的基础内容，复习时也应全面掌握。需重点掌握内容有牙周疾病始动因子——牙菌斑、牙周病的局部和全身影响因素及牙周病的口腔检查指标。

==========**考点串讲**==========

### 一、牙周疾病的病因学

1. 始动因子——牙菌斑（2014） 根据牙周区域解剖、生理、生化和宿主反应不同，分为龈上菌斑、龈下菌斑。

（1）龈上菌斑：在牙龈缘上部。主要是由以需氧菌和兼性厌氧菌为主的微生物和基质组成（2015）。与龋病、牙龈炎有关。

（2）龈下菌斑：龈缘下的龈沟或牙周袋内，口腔中的大多数可动菌定居于此，如月形单胞菌、螺旋体、弯曲杆菌、弧菌、二氧化碳嗜纤维菌等。分为附着性龈下菌斑和非附着性龈下菌斑（优势菌，2014，2017；进展前沿，2015）。与牙周炎、根面龋有关。按聚集特性以及与牙周状况的关系，分为6种主要微生物复合体，分别以红、橙、黄、绿、紫、蓝表示。①第一复合体（红色复合体），福赛坦菌、牙龈卟啉单胞菌、齿垢密螺旋体；②第二复合体（橙色复合体），具核梭杆菌的牙周亚种、中间普氏菌、变黑普氏菌和微小微单胞菌；③第三复合体（黄色复合体）：血链球菌、口腔链球菌、轻链球菌、格登链球菌及中间链球菌；④第四复合体（绿色复合体）：3种二氧化碳嗜纤维菌、简明弯曲菌、侵蚀艾肯菌、伴放线聚集杆菌；⑤第五复合体（紫色复合体）：小韦荣菌和溶齿放线菌；⑥第六复合体（蓝色复合体）：放线菌。

2. 局部和全身促进因素

（1）局部促进因素（2015）

①牙石：附着牙面上的钙化或正在钙化的以菌斑为基质的团块。按沉积部位分为龈上牙石及龈下牙石。它对牙周组织的损害，除机械刺激外，还不断附着细菌、吸附毒性物质，造成对牙龈的刺激。当牙石出现在牙周袋时，会妨碍牙周组织的再附着。

②食物嵌塞：由于嵌塞的机械作用及细菌的定植，除引起牙周组织的炎症外，还可以引起牙龈退缩、牙龈脓肿、邻面龋、牙槽骨吸收和口臭等。分为垂直型食物嵌塞和水平型食物嵌塞。

③创伤性𬌗力：𬌗力引起牙周组织损伤称𬌗创伤，这种咬合状态称创伤𬌗。

④医源性因素：不良修复体（边缘悬突、外形突度过大、未恢复接触咬合、不良义齿）和不良正畸。

⑤牙位异常与错𬌗畸形：菌斑容易堆积或形成创伤𬌗、食物嵌塞等情况。

⑥不良习惯：无意识地咀嚼、咬物、吐舌或磨牙症和紧咬牙等。

⑦吸烟：吸烟使牙龈角化增加和产生牙面棕色柏油样沉积物，促进菌斑、牙石量增加。

（2）全身性促进因素（2014）

①性激素：牙龈是性激素的靶组织，青春期、月经期或妊娠期有内分泌变化。

②遗传因素：青少年牙周炎患者常有家族史。其他遗传或基因异常疾病伴牙周破坏，如周期性或永久性白细胞减少症、唐氏综合征、掌跖角化-牙周破坏综合征等。

③吸烟：是重度牙周炎的高危因素。吸烟使牙周组织破坏加重。可削弱口腔中性粒细胞的趋化

和吞噬功能。

④有关的系统疾病：糖尿病、艾滋病、吞噬细胞数目的减少和功能的异常、骨质疏松、精神压力等。

## 二、牙周疾病的检查

1. 牙周组织检查

（1）口腔卫生状况：检查菌斑（菌斑显示剂——四碘荧光素或品红溶液）、软垢、牙石、色素等和有无口臭。

（2）牙龈组织：检查牙龈的色、形、质和牙龈附着情况，以及附着龈的宽度等。

（3）牙周袋探测：光滑的尖探针检查根面有无牙石，并了解其多少、分布、位置，根面有无龋坏和釉珠，以及根分叉处是否受累等。探查时注意松持探针，力量轻微。

用有刻度的牙周探针（2015）检查牙龈与牙齿的附着关系；了解牙周袋深度、附着水平。一般用20～25g 的压力为宜。按顺序探测，以免遗漏，常按牙的颊、舌侧之近、中、远这6 点做测量记录。

（4）牙松动度检查

①方法。前牙：用镊子尖夹住切端；后牙：镊子闭合尖端抵住𬌗面窝，做唇（颊）舌、近远中及垂直向摇动。

②标准。Ⅰ度：松动度＜1mm 或仅唇舌向松动；Ⅱ度：松动度 1～2mm 或唇舌向松动＋近远中松动；Ⅲ度：松动度＞2mm 或唇舌向松动＋近远中松动＋垂直向松动。

（5）探诊检查内容

①探诊深度：指龈缘至袋底或龈沟底的距离（2016）。

②附着水平：指袋（沟）底至釉质牙骨质界的距离（2016）。是反映牙周组织破坏程度的重要指标之一（2015），有无附着丧失是区分牙周炎与龈炎的重要指标。

③探诊后出血：探诊后不出血可作为牙周组织处于稳定阶段的较好指标（2015）。

④牙龈退缩：釉牙骨质界至其根方龈缘的距离（2016）。与前牙美观密切相关（2015）。

2. 影像学检查　X 线检查对牙周病的诊断、预后和疗效的评价很有价值。牙槽骨吸收的程度一般分为三度：Ⅰ度吸收≤根长 1/3；Ⅱ度吸收＞根长 1/3，但＜根长 2/3；Ⅲ度吸收＞根长 2/3。

# 第 2 单元　牙龈疾病

## 重点提示

本单元内容较多，且较为重要，属考试的重点之一，需重点掌握慢性龈炎的病因，临床表现和鉴别诊断，每年出题最多。对于妊娠期龈炎注意其特殊特点，而药物牙龈增生记住几种常导致的药物；另一个重点是坏死溃疡性龈炎的病因及临床表现，A2、A3/A4 型题的诊断与鉴别诊断。对急性龈乳头炎要求掌握其特征性的临床表现。

## 考点串讲

### 一、慢性龈炎

1. 病因　始动因素是菌斑（梭形杆菌和螺旋体，2016），其他局部因素如牙石、不良修复体等（2003，2015）。

2. 临床表现

（1）好发部位及病变范围：轻度只侵犯游离龈和龈乳头，严重者波及附着龈。前牙区（尤其下前牙）最明显，其次为上颌后牙的颊侧和下颌后牙的舌侧（2003）。

（2）临床特征：患处牙龈充血发红（2005），水肿、光亮而松软，未发生附着丧失，X 线片也无牙槽骨吸收。

（3）部分龈炎可发展为牙周炎，临床上对重症龈炎患者，应仔细检查或摄 X 线片。

3．诊断与鉴别诊断

（1）诊断：根据上述临床表现即可诊断（2003）。

（2）鉴别诊断：与早期牙周炎、坏死性溃疡性牙周炎、HIV 相关性龈炎相鉴别。

4．预后 去除局部刺激因素后，一般预后良好。若不能有效地控制菌斑和定期复查，致菌斑再次大量堆积，龈炎易复发。

5．治疗原则及方法

（1）除去病因：彻底清除牙石、控制菌斑。

（2）药物治疗：局部用药 1%～3%过氧化氢溶液、0.12%～0.2%氯己定溶液、碘制剂。

（3）若有急性龈乳头炎，先治疗急性炎症。

（4）指导患者控制牙菌斑，定期复查和洁治，防止复发。

6．预防 开展口腔卫生宣教，定期复查和维护。

## 二、妊娠期龈炎

1．病因 局部刺激物及女性激素（主要是黄体酮）水平增高。中间普氏菌明显增多而成为龈下优势菌。

2．临床表现（2015）

（1）病程：妊娠前有程度不一的龈炎，2～3 个月出现症状，8 个月达到高峰。

（2）好发部位：牙龈乳头处最明显，前牙区重于后牙区。

（3）局部龈炎特点：牙龈鲜红或暗红，极度松软、光亮，轻触极易出血，一般无疼痛。

（4）少数可发展为妊娠瘤。

3．诊断及鉴别诊断 出现症状的育龄妇女，应询问其月经情况及是否妊娠，有无长期口服避孕药。本病应与化脓性肉芽肿相鉴别。化脓性肉芽肿表面有溃疡和脓性分泌物，一般可找到局部刺激因素。

4．防治原则

（1）仔细轻巧地除去一切局部刺激因素，同时进行口腔健康教育。

（2）避免使用抗生素等全身药物消炎，以免影响胎儿。

（3）妊娠瘤体积较大，妨碍进食者，可手术切除，时间选择在妊娠 4～6 个月。

（4）妊娠初期及时治疗原有的龈缘炎并认真控制菌斑。

（5）预防：预防龈炎最关键的是坚持良好的菌斑控制工作。妊娠前及妊娠早期及时治疗原有的慢性龈炎。

## 三、药物性牙龈肥大

1．病因 长期服用抗癫痫药苯妥英钠（大仑丁）、环孢素（2017）、硝苯地平（心痛定）引起。局部菌斑刺激（2004）。

2．临床表现

（1）发病时间和部位：开始服药后第 1 年内（苯妥英钠所致牙龈增生开始于服药后 1～6 个月），通常发生于全口牙龈，上、下前牙区较重。

（2）局部特点：初期呈小球状突起于牙龈表面，继之，龈乳头逐渐增大而相连，可盖住部分牙面，严重者可波及附着龈，并妨碍咀嚼。牙龈表面呈桑葚状或分叶状。质地坚硬，略有弹性，呈淡粉红色，一般不易出血，无痛。拔牙后增生的牙龈可自行消退。

3．诊断及鉴别诊断

（1）诊断（2015）：根据牙龈实质性增生特点及长期服用上述药物史，则不难诊断。

（2）鉴别诊断

①白血病：牙龈病损可波及牙间乳头、边缘龈和附着龈，龈色暗红发绀，有时苍白，表面光亮，中等硬度。牙龈有自动出血，不易止住。做血常规检查可确定白血病。

②遗传性牙龈纤维瘤病：无长期服药史，但可有家族史，病变范围广且重。

4. 防治原则

（1）停药或更换其他抗癫痫药。

（2）伴有龈炎者，彻底消除局部刺激因素。

（3）增生严重者，需要用手术切除，术后认真控制菌斑。

5. 治疗方法　菌斑控制、洁治术、牙龈手术等。

### 四、坏死性溃疡性龈炎

1. 临床表现　局部特征为牙龈乳头和边缘龈坏死，好发于前牙的唇侧牙龈。牙龈乳头中央凹下如火山口状，表面附着灰白色污秽的坏死物。病变迅速扩展至邻近乳头及边缘龈，使龈缘如虫蚀状（2015），表面覆坏死假膜，易于擦去。病变一般不波及附着龈。患处牙龈极易出血，可有自发出血，有典型的腐败性口臭。局部疼痛明显。全身症状为低热、乏力，颌下淋巴结肿大。严重者发展为走马疳。

2. 诊断及鉴别诊断

（1）诊断：根据上述临床表现可诊断为急性坏死性溃疡性龈炎（2015，2016）。

（2）鉴别诊断

①疱疹性龈（口）炎：病毒感染，多发于幼儿。起病急，典型病变为多个小疱。

②急性白血病：能波及附着龈，也有自动出血和口臭，有贫血和衰竭表现。血常规检查见白细胞计数极高及出现幼稚白细胞有助于确诊。其中如粒细胞缺乏症、艾滋病等也可发生牙龈坏死。

3. 治疗（2015）

（1）急性期先轻轻除去坏死组织并初步刮除大块牙石。

（2）局部用1%～3%过氧化氢溶液局部擦拭、冲洗和反复含漱，用以抑制厌氧菌。

（3）全身给予维生素C等支持疗法，重症者可口服甲硝唑以控制病情。

（4）有系统性疾病者及时予以治疗。

### 五、急性龈乳头炎

1. 病因　牙间隙处的机械和化学刺激，如食物嵌塞和不良修复体。

2. 临床表现　牙龈乳头发红、肿胀，探触和吸吮时易出血，有自发胀痛和探触痛。有明显的病因。

3. 诊断与鉴别诊断

（1）诊断（2014）：根据局部牙龈乳头的红肿、易出血、探触痛的表现及局部刺激因素的存在可诊断。

（2）鉴别诊断：因其表现有疼痛症状，应注意与牙髓炎鉴别。牙髓炎常表现为阵发性放射痛、夜间痛，常存在邻面深龋等引起牙髓炎的病原因素，牙髓温度检测可引起疼痛等。

# 第3单元　牙周炎

## 重点提示

本单元较为重要，属考试的重点之一，需重点掌握各型牙周炎的病因、临床表现和鉴别诊断，每年出题很多，无论是牙周炎的诊断和病例分析，都离不开基本临床表现，复习时应结合真题，举一反三。考生应多花时间重点复习，并结合病例题掌握。

=== 考 点 串 讲 ===

## 一、慢性牙周炎

1. 病因　基本与单纯性龈炎相同。主要是由龈下菌斑的牙周致病菌，如牙龈卟啉单胞菌、中间普氏菌、螺旋体等，使牙龈炎症加重并扩展，导致牙周袋形成和牙槽骨吸收，成为牙周炎（2003）。

2. 临床表现

（1）部位：侵犯全口多数牙，磨牙区和前牙区较常见。

（2）病程：病程进展缓慢，可长达十年或数十年。

（3）局部特点：早期即出现牙周袋和牙槽骨吸收，但程度较轻，常不引起患者重视。以致出现牙齿松动、咀嚼无力或疼痛，以及发生急性牙周脓肿等才来就诊，牙槽骨以水平吸收为主（2000，2003，2005）。

（4）根据附着丧失和骨吸收波及的范围（患牙数）可将慢性牙周炎分为局限型和广泛型。全口牙中有附着丧失和骨吸收的位点数≤30%，为局限型；若>30%的位点受累，则为广泛型（2017）。

（5）牙周组织破坏程度：根据牙周袋深度、结缔组织附着丧失程度和牙槽骨吸收程度确定。牙槽骨吸收分为水平型吸收（骨上袋）和垂直型吸收（骨下袋）。

（6）晚期伴发症状：①牙齿移位；②移位和龈乳头退缩，造成食物嵌塞；③牙周支持组织减少，牙松动移位、不均匀磨耗等，造成继发性𬌗创伤；④牙根暴露，对温度敏感，发生根面龋；⑤急性牙周脓肿；⑥逆行性牙髓炎；⑦口臭。

3. 诊断及鉴别诊断

（1）诊断（2014，2017）：中、晚期牙周炎诊断不困难，早期牙周炎与牙龈炎区别不明显，需仔细检查确诊。

（2）鉴别诊断：鉴别要点见表4-1。

表 4-1　牙龈炎与早期牙周炎的鉴别要点（2014）

| 鉴别要点 | 牙龈炎 | 早期牙周炎 |
| --- | --- | --- |
| 牙龈炎症 | 有 | 有 |
| 牙周袋 | 假性牙周袋 | 真性牙周袋 |
| 附着丧失 | 无 | 有，能探到釉牙骨质界 |
| 牙槽骨吸收 | 无 | 嵴顶吸收或硬骨板消失 |
| 治疗效果 | 病变可逆行，组织恢复正常 | 炎症退缩，病变静止，但已破坏的支持组织难以完全恢复正常 |

4. 治疗原则（2016）　治疗以消除局部病因为主，辅以手术为原则，并应针对每颗患牙逐个制订治疗计划。

5. 治疗方法

（1）局部治疗：①控制菌斑；②彻底清除牙石、平整根面；③牙周袋及根面的药物处理；④牙周手术；⑤松动牙固定术；⑥尽早拔除不能保留的患牙。

（2）全身治疗：一般不采用抗生素类药物，对严重患者可口服甲硝唑、替硝唑或螺旋霉素等有效药物。有的患者有慢性系统性疾病如糖尿病、贫血、消化道疾病等，必须加以控制。

（3）维持期的牙周支持治疗：定期复查、控制菌斑。

## 二、侵袭性牙周炎

1. 命名的变迁　侵袭性牙周炎是一组在临床表现和实验室检查（包括化验和微生物学检查）

均与慢性牙周炎有明显区别的牙周炎，发生于全身健康者，具有家族聚集性，疾病进展迅速。它包含了旧分类中的 3 个类型，即青少年牙周炎、快速进展性牙周炎和青春前期牙周炎，这 3 个类型曾合称为早发性牙周炎。在 1999 年的国际研讨会上建议更名为侵袭性牙周炎。

2. **病因及危险因素** 病因虽未完全明了，某些特定微生物（如伴放线杆菌）的感染，机体防御能力的缺陷是主要因素。

3. **类型及临床特点**

（1）青少年牙周炎。①年龄与性别：青春期至 25 岁的年轻人，女性多于男性；②口腔卫生情况：牙周组织破坏程度与局部刺激物的量不成比例；③好发牙位：第一恒磨牙和上、下切牙（2000），乳牙一般不受侵犯；④X 线片所见：第一磨牙"弧形吸收"，切牙区多为水平吸收；⑤病程进展很快；⑥早期出现牙齿松动和移位；⑦家族史。

（2）快速进展性牙周炎。①发病年龄是在青春期至 35 岁之间；②病损呈弥漫型，累及大多数牙，有的曾有青少年牙周炎病史；③有严重及快速的骨破坏；④活动期牙龈有急性炎症并伴有龈缘区桑葚样增殖，静止期炎症消失；⑤菌斑的沉积量在各病例间相差悬殊；⑥大多数患者有中性粒细胞及单核细胞的功能缺陷，本型有时伴有全身症状；⑦一般患者对治疗有明显的疗效。

（3）青春前期牙周炎。起于乳牙萌出期，年龄可早至 4 岁左右或更早。罕见，病因不明。分两型。①弥漫型：牙龈有明显的重度炎症；牙槽骨破坏速度快；外周血中性粒细胞和单核细胞的功能低下；患儿常伴有中耳炎、皮肤及呼吸道反复感染的情况；对抗生素治疗反应欠佳；所有乳牙均可波及。②局限型（2015）：侵犯少数乳牙；牙龈病较轻或为中等程度，但可有深牙周袋；骨破坏的速度比弥漫型者缓慢；可有中性粒细胞或单核细胞的趋化功能障碍，但不是两者同时出现；不常伴有中耳炎及其他感染；对治疗反应尚佳；血清中有伴放线杆菌或二氧化碳嗜纤维菌的特异抗体。

4. **诊断及鉴别诊断**

（1）诊断（2017）：侵袭性牙周炎的诊断特点有①年龄一般在 35 岁以下，但也可超过；②无明显的全身性疾病；③快速的骨吸收和附着丧失（2015）；④家族聚集性；⑤牙周组织破坏程度与菌斑及局部刺激量不一致。

（2）鉴别诊断：侵袭性牙周炎应与慢性牙周炎相鉴别。局限型侵袭性牙周炎应与广泛型侵袭性牙周炎相鉴别。

5. **治疗原则**

（1）早期治疗包括：口腔卫生指导、洁治、刮治、根面平整和翻瓣术等（2017）。

（2）抗菌药物的应用，常用四环素族药物、甲硝唑和阿莫西林配伍（2015）。

（3）调整机体防御功能。

（4）综合治疗。

（5）定期复查，维护疗效，开始每 1～2 个月 1 次，病情稳定间隔期可逐渐延长。

6. **治疗方法** 控制菌斑、洁治术、龈下刮治术及根面平整术、殆的治疗、药物治疗、牙周手术治疗。

## 三、牙周脓肿

1. **临床表现**

（1）急性：发病急，牙龈出现肿胀突起，色红、水肿，表面发亮。脓肿的早期，炎症浸润广泛，疼痛较剧烈，可有搏动性疼痛。患牙有伸长感，叩痛，松动明显。脓肿的后期，脓液局限，脓肿表面较软，有波动感或触痛，压之可见牙周袋内溢脓，患牙松动。

（2）慢性：可由急性转化而来，一般无自觉症状，可见牙龈表面有窦道开口。

2. **诊断及鉴别诊断**

（1）诊断：患者有较长牙周炎病史或有牙周治疗史。结合病史、临床表现，参考 X 线片可以准确诊断。

（2）鉴别诊断

①与牙龈脓肿鉴别：牙龈脓肿仅局限于龈乳头及龈缘，呈局限性肿胀，无牙周炎的病史，无牙周袋，X 线片无牙槽骨吸收。

②与牙槽脓肿鉴别：见表 4-2。

**表 4-2　牙周脓肿与牙槽脓肿的鉴别（2005）**

| 鉴别要点 | 牙周脓肿 | 牙槽脓肿 |
|---|---|---|
| 感染来源 | 牙周袋 | 牙髓病或根尖周病变 |
| 牙周袋 | 有 | 一般无 |
| 牙体情况 | 一般无龋 | 有龋齿或非龋性疾病 |
| 牙髓活力 | 有 | 无 |
| 脓肿部位 | 局限在牙周袋内，近龈缘 | 范围较弥散，中心位于龈颊沟附近 |
| 疼痛程度 | 相对较轻 | 较重 |
| 牙松动度 | 松动明显，消退后仍存在 | 松动较轻，治愈后恢复稳固 |
| 叩痛 | 相对较轻 | 很重 |
| X 线表现 | 牙槽骨嵴破坏，可有骨下袋 | 可见根尖周骨质破坏 |
| 病程 | 一般较短，3～4 天自溃 | 相对较长，自根尖向黏膜排脓需 5～6 天 |

3. 治疗

（1）急性牙周脓肿：①首先控制炎症；②脓肿应切开引流；③在牙周袋内局部置药并使其缓慢释放；④降低咬合。

（2）慢性牙周脓肿：直接手术，若位置很深，牙周袋也较深，宜采用龈翻瓣术；若牙周脓肿位于牙周袋软组织，则需做龈切除术。

## 四、牙周-牙髓联合病变

1. **牙周组织和牙髓的解剖通道**　①根尖孔：牙周组织和牙髓的重要通道；②侧支根管；③牙本质小管；④其他解剖异常或病理情况：如牙根纵裂、牙骨质发育不良等。

2. **临床类型及表现**（2014）

（1）牙髓根尖周病引起牙周病变。①急性根尖周感染形成牙槽脓肿，经牙周膜间隙向龈沟排脓，形成窄而深的牙周袋；②牙髓治疗过程中或治疗后造成牙周损伤，如根管侧穿。

（2）牙周病变引起牙髓病变。①逆行性牙髓炎：患牙有深达根尖区的牙周袋或严重的牙龈退缩，牙齿松动一般达 II 度以上，牙髓有明显的激发痛等；②长期存在的牙周病变引起牙髓的慢性炎症、变性、钙化甚至坏死；③牙周治疗对牙髓也可产生一定影响，牙髓的反应常较局限且为慢性，临床常无明显症状。

3. **治疗原则**　①应尽量查清病源，以确定治疗的主次；②死髓牙先做根管治疗，配合牙周治疗；③活髓牙则先做系统的牙周治疗和调𬌗，若疗效不佳，再视情况行牙髓治疗。

# 第5章　口腔黏膜病学

## 第1单元　口腔黏膜感染性疾病

=== 重点提示 ===

本单元内容较为重要，属考试的重点之一，需重点掌握单纯疱疹的临床表现和诊断，口腔念珠菌病的病因、临床分型、诊断及治疗。总体来说，熟记每种疾病的病因及临床表现特点是必须要做到的。

=== 考点串讲 ===

### 一、口腔单纯疱疹

1. 病因　Ⅰ型单纯疱疹病毒（HSV-1）感染（2014）。
2. 临床表现

（1）原发性疱疹性口炎

①特点：发病以6岁以下儿童多见，6个月至2岁为多。

②病程

前驱期（潜伏期4～7天）：发热、乏力，颌下淋巴结及颈部淋巴结肿大，患儿啼哭、拒食，1～2天口腔黏膜广泛水肿。

水疱期：成簇的水疱，邻近乳磨牙和上腭部位明显，壁薄，破溃后形成浅表溃疡。

糜烂期：大面积糜烂，继发感染形成黄色假膜。

愈合期：创面缩小愈合，病程7～10天。血清中病毒抗体14～21天最高。

（2）复发性疱疹性口炎

①特点：成年人多见，30%～50%的原发病例可复发；复发部位在口唇及邻近原发部位。

②病程：前驱阶段（疲乏不适，区域灼痛、痒）；水疱阶段（10小时内出现，持续到24小时）；糜烂结痂（病程10天，间隔数月）。

3. 诊断及鉴别诊断

（1）诊断：根据临床表现和辅助诊断（形态学诊断、免疫学检查、病毒分离、基因诊断）可做出诊断。

（2）鉴别诊断

①急性疱疹性龈（口）炎与疱疹样口疮的区别：见表5-1。

表5-1　急性疱疹性龈（口）炎与疱疹样口疮的鉴别

| 鉴别要点 | 急性疱疹性龈（口）炎 | 疱疹样口疮 |
| --- | --- | --- |
| 发病年龄 | 婴幼儿（2016） | 成年人 |
| 发作情况 | 急性发作，全身反应重 | 反复发作，全身反应轻 |
| 病损特点 | 成簇小水疱（2003），疱破后大片表浅溃疡 | 散在小溃疡，无发疱期 |
|  | 损害遍及口腔黏膜各处 | 损害仅口腔无角化黏膜 |
|  | 可伴皮肤损害 | 无皮肤损害 |

②三叉神经带状疱疹：水疱较大，沿三叉神经分支排列，不超过中线，预后不复发。

③手足口病：由柯萨奇 $A_{16}$ 病毒引起，口腔黏膜、手掌、足底均出现水疱斑疹。

④疱疹性咽峡炎：由柯萨奇 $A_4$ 病毒引起，病损只在口腔后面（软腭、腭垂、扁桃体）。

⑤多形性红斑：口腔黏膜广泛糜烂（弥散性龈炎少见）；皮肤见靶形或虹膜状红斑。

4. 治疗

（1）抗病毒药物（阿昔洛韦、利巴韦林、干扰素、免疫球蛋白）（2015）。

（2）免疫调节药（复发严重、频繁者）。

（3）局部用药（0.1%～0.2%氯己定含漱液、含片、散剂）。注意，肾上腺皮质类固醇全身应用可导致病毒感染扩散。

（4）物理疗法。

（5）对症和支持疗法。

（6）中医中药治疗。

## 二、口腔念珠菌病

1. 病因　白念珠菌（真菌）（条件性致病菌）（2014）。

2. 临床表现

（1）念珠菌性口炎

①急性假膜型（雪口病）（2003）：出生 2～8 天的新生儿常见（占 4%）（2016），好发颊、舌、软腭和唇。初为散在，色白如雪小斑点，不久融合为白色或蓝白色丝绒状斑片（2014）。患儿烦躁不安、啼哭、哺乳困难。

②急性红斑型（萎缩型）：多见于长期应用广谱抗生素的成年人，又称抗生素性口炎。口腔黏膜充血糜烂、舌背乳头团块萎缩，周围舌苔增厚。自觉口干，味觉异常，疼痛及烧灼感。

③慢性肥厚型（增殖型）：菌丝深入黏膜内部，角化不全、棘层增厚、上皮增生、微脓肿形成，表层假膜与上皮层附着紧密，不易脱落。注意，有高于 4%的恶变率。

④慢性红斑型（义齿性）：多为女性患者，常见上颌义齿腭侧面接触之腭黏膜、龈黏膜（2016）。黏膜呈亮红色水肿，或有黄白色条索状或斑点状假膜。

（2）念珠菌性唇炎：多发丁高龄患者，多发于下唇。Gansen 将本病分为两类：糜烂型和颗粒型。

（3）念珠菌性口角炎：两侧罹患（区别于维生素 $B_2$ 缺乏症或细菌性口角炎的一侧口角发病），口角区皮肤黏膜发生皲裂，皲裂处常有糜烂和渗出，即湿性糜烂（2015）。

（4）慢性黏膜皮肤念珠菌病：病变范围涉及口腔黏膜、皮肤及甲床。Wells 分类，可分为早发型、弥散型、内分泌型和迟发型 4 类。

（5）艾滋病相关性白念珠菌病（见"性传播疾病口腔表征"内容）（2015）。

3. 诊断及鉴别诊断

（1）诊断：根据病史、临床表现，最主要的是实验室检查证实有病原菌，主要有涂片法（直接涂片可见菌丝和孢子）（2003，2016）、培养法、免疫法、活检法和分子生物学法。

（2）鉴别诊断

①球菌性口炎：假膜易被擦去，遗留糜烂面有渗血，区域淋巴结肿大。

②过角化性的白色病变（白斑、扁平苔藓）：多为慢性病程，白色损害不能拭去。

4. 治疗　局部治疗为主，伴全身治疗。

（1）局部药物治疗：①2%～4%碳酸氢钠（小苏打）溶液；②1∶2000（0.05%）甲紫（龙胆紫）水溶液；③氯己定（洗必泰）0.2%溶液或 1%凝胶局部涂搽；④制霉菌素；⑤咪康唑；⑥西地碘。

（2）全身抗真菌治疗：酮康唑，成年人 1 次口服 200mg，2～4 周为 1 个疗程。有肝病史者慎用，疗程不宜超过 7～10 天。

（3）增强机体免疫力：胸腺素、转移因子。

（4）手术治疗（针对癌前损害）。

# 第 2 单元　口腔黏膜溃疡类疾病

=== **重点提示** ===

　　本单元内容较为重要，几乎每年必考，需重点掌握口腔溃疡的种类、口腔溃疡的临床特点及鉴别诊断，熟悉口腔溃疡治疗方案的选择，对于创伤性溃疡掌握其病因（溃疡部位有明显的理化刺激因素），其他内容适当了解。

=== **考点串讲** ===

## 一、复发性口腔溃疡

　　复发性口腔溃疡又称复发性阿弗他溃疡（RAU），是最常见的口腔黏膜病，患病率高达 20%。

　　1. 病因　可能是多种因素综合作用的结果，主要有：①免疫因素；②遗传因素；③系统性疾病因素；④感染因素；⑤环境因素；⑥其他因素。

　　2. 临床表现　Lehner 分型分为 3 型：轻型、重型、疱疹样复发性阿弗他溃疡。

　　（1）轻型阿弗他溃疡：最常见，占 75%~85%，好发部位在唇内侧、舌尖、舌缘、舌腹、颊部、软腭、腭弓等部位。较少发生于附着龈和硬腭等角化良好的黏膜（2005）。溃疡一般直径为 2~4mm，周界清晰，数目 1~5 个，好发于角化较差区域，发作时溃疡有"红、黄、凹、痛"特征，即边缘整齐，有约 1mm 的红晕，基底不硬，中央凹陷，覆盖黄白色假膜。一般持续 10~14 天，自愈性，愈后无瘢痕。

　　（2）重型阿弗他溃疡（腺周口疮）（2013）：占 10%~15%，溃疡大而深，直径可 >1cm，深及黏膜下层直至肌层，溃疡边缘微显隆起，扪之较硬，边界清楚，疼痛明显，周围可有小溃疡，好发于口腔后部。常单个发生，发作期长达月余甚至数月，愈后可留瘢痕。

　　（3）疱疹样阿弗他溃疡（2015）：占 5%~10%，溃疡小而多（直径约 2mm，可达数十个），相近溃疡可融合成片，疼痛较重，可有全身症状。

　　3. 诊断及鉴别诊断

　　（1）诊断：根据临床表现可诊断。

　　（2）鉴别诊断：复发性口腔溃疡和其他疾病的鉴别见表 5-2。

表 5-2　复发性口腔溃疡和其他疾病的鉴别

| 鉴别要点 | 复发性口腔溃疡 | 癌性溃疡 | 结核性溃疡 | 创伤性溃疡 | 坏死性唾液腺化生 |
|---|---|---|---|---|---|
| 年龄性别 | 中、青年 | 老年 | 中、青年 | 青少年 | 男性 |
| 溃疡特征 | 深在 | 深或浅 | 深在 | 深或浅 | 深及骨面 |
|  | 周围炎症 | 浸润 | 周围轻度浸润 | 周围炎症不明显 | 周界清楚、充血 |
|  | 周边整齐 | 边缘不齐 | 呈鼠噬状 | 边缘隆起 | 边缘隆起 |
|  | 底部微凹，有假膜 | 底部菜花状 | 底部有肉芽 | 底部平或有肉芽 | 底部有肉芽 |
| 好发部位 | 口腔后部，龈、硬腭少发 | 舌、口角、软腭复合 | 唇、前庭沟、牙槽黏膜 | 唇、颊、舌、颊脂垫尖 | 硬腭、软硬腭交界 |
| 病理 | 慢性炎症 | 细胞癌变 | 朗格汉斯细胞 | 慢性炎症 | 小唾液腺坏死 |
| 全身情况 | 较好 | 恶病质 | 肺结核体征 | 好 | 弱或较好 |
| 自限性 | 有 | 无 | 无 | 无 | 有 |

　　4. 治疗

　　（1）局部治疗：消炎、镇痛，防止继发感染，促进愈合的原则。葡萄糖氯己定溶液、聚维酮碘溶液、依沙叮啶溶液、西吡氯铵含漱液、曲安奈德混悬液或醋酸泼尼松龙混悬液（深大经久不愈的腺周口疮）等。

（2）全身治疗：对因治疗、减少复发、争取缓解原则（2001）。①肾上腺皮质激素及其他免疫抑制药（沙利度胺、硫唑嘌呤）；②免疫增强药，如转移因子等。

（3）中医中药、物理治疗（激光疗法、超声波雾化疗法等）、心理治疗。

## 二、创伤性溃疡

1. 病因　①机械性刺激（残冠、残根、不良修复体、锐利的牙齿边缘等）；②化学性灼伤；③温度刺激。

2. 临床表现

（1）压疮性溃疡（2014，2016）：老年人残冠、残根或不良修复体损伤黏膜，溃疡深及黏膜下层，色泽灰白。

（2）Bednar 溃疡：婴儿吮指或硬橡皮乳头引起，发生于硬腭、双侧翼沟处黏膜，双侧对称。

（3）Riga-Fede 溃疡：儿童过短舌系带和过锐中切牙摩擦引起舌系带处充血、肿胀、溃疡。

（4）自伤性溃疡：青少年不良刺激，相应部位出现溃疡。溃疡深在，长期不愈。

（5）化学灼伤性溃疡：组织坏死表面有白色薄膜，溃疡表浅，疼痛明显。

（6）热损伤性溃疡：初始为疱疹，疱破后形成糜烂面，疼痛明显。

3. 诊断及鉴别诊断

（1）诊断：溃疡部位有明显的理化刺激因素（2003，2015）或自伤、烫伤史，去除刺激，溃疡很快明显好转或愈合，无复发史。

（2）鉴别诊断

①腺周口疮：溃疡深大，反复发作，无创伤史和不良习惯，口内无机械性刺激因素，愈后留有瘢痕。

②结核性溃疡：溃疡深凹，边缘呈鼠噬状，基底高低不平，有红色肉芽组织，全身有结核体征。

③癌性溃疡：溃疡深大，底部呈菜花样突起，边缘隆起，基底有硬结，疼痛不明显。

4. 治疗

（1）去除刺激因素（2014，2015），纠正咬唇、咬颊等不良习惯。

（2）消炎镇痛、防治感染和镇痛：2.5%金霉素甘油、重组人表皮生长因子凝胶、复方氯己定地塞米松膜等局部涂搽或贴敷。含漱药达克罗宁液和普鲁卡因液。养阴生肌散和锡类散等中药散剂外敷。

# 第 3 单元　口腔黏膜斑纹类疾病

=== 重点提示 ===

本单元内容较为重要，属考试的重点之一，出题量较多。需重点掌握白斑和扁平苔藓的分类、临床特点、病理表现、鉴别诊断和治疗，特别注意白斑的癌变率。总之，本单元内容是考试经常考查的章节，要全面掌握。

=== 考点串讲 ===

## 一、口腔白斑病

1. 病因　与局部因素的长期刺激及某些全身因素有关，具体如下：①吸烟等理化刺激（2016）；②白念珠菌感染；③人乳头瘤病毒感染；④全身因素，如微量元素、微循环改变、易感的遗传因素、脂溶性维生素缺乏等。

2. **临床表现**　白斑属癌前病变，有 3%～5%的白斑可发生癌变。中年以上的男性多见。好发于颊部黏膜咬合线区域，舌部次之。唇、前庭区、腭、牙龈均可发生。

患者主观感觉粗糙、味觉减退，局部发硬，溃疡时出现疼痛。

可分为均质型（斑块状、皱纹纸状）和非均质型（颗粒状、疣状、溃疡状）（2005，2017）。

（1）斑块状：口腔黏膜出现白色或灰白色均质型斑块，斑块表面皲裂，稍高于黏膜表面，边界清楚，触之柔软，不粗糙，患者无症状。

（2）颗粒状：口角区多见，白色损害呈颗粒状突起，黏膜表面不平，病损间黏膜充血，似小片状或点状糜烂，多数可查到白念珠菌感染。本类型癌变概率最高。

（3）皱纹纸状：多发生于口底及舌腹，病损呈灰白色，边界清楚，表面粗糙，触之柔软，患者刺激痛。不易癌变（2000）。

（4）疣状：发生于牙槽嵴、口底、唇、上腭。损害呈乳白色，表面粗糙呈刺状或绒毛状突起，高出黏膜，质稍硬。

（5）溃疡状：增厚的白色斑块上，有糜烂或溃疡，反复发作，疼痛。

3. **病理检查**　上皮增生（2014），过度正角化或不全角化；粒层明显，棘层增厚；上皮钉突伸长变粗，固有层和黏膜下层有炎症细胞浸润。伴有或不伴有上皮不典型增生。

4. **诊断及鉴别诊断**

（1）诊断：根据临床表现、病理检查，辅以脱落细胞检查及甲苯胺蓝染色（深蓝色着色部位是可疑恶变部位）不难诊断。

（2）鉴别诊断

①白色角化病：灰白色或白色斑块，边界不清，不高于或稍高于黏膜表面，平滑柔软，去除刺激因素则病损消退，病理表现为固有层无炎症细胞（2001）。

②白色水肿：透明灰白色光滑"面纱样"膜，可部分刮去，多见于磨牙和前磨牙咬合线部位，病理检查见上皮细胞内水肿、空泡性变。

③白色海绵状斑痣：灰白色水波样皱褶，特殊珠光色，形似海绵。皱褶可刮去，病理检查见棘细胞增多，结缔组织炎症细胞浸润。

④迷脂症：颊及唇红的异位皮脂腺，呈淡黄色颗粒成簇分布，无自觉症状。

⑤扁平苔藓：发生于舌背部的扁平苔藓局部柔软，弹性正常，而白斑粗糙、稍硬。病理检查可确诊。一般扁平苔藓为不规则白色线状花纹，变化较快，常有充血、糜烂，有皮肤病变；白斑变化慢，黏膜不充血，没有皮肤病变。

⑥黏膜下纤维化：初期小水疱，后期为淡白色斑纹，呈云雾状，黏膜下纤维性条索。病理检查见钉突消失。

⑦梅毒黏膜斑：初期为圆形或椭圆形红斑，随后表面糜烂，假膜不易揭去，中间凹陷，表面柔软，基部较硬。伴有皮肤梅毒疹出现，实验室检查可确诊。

5. **治疗**

（1）去除刺激因素：戒烟、酒，少食辛辣食物，去除残根、残冠。

（2）维 A 酸软膏。

（3）内服维生素 AD（鱼肝油丸）或维生素 A。

（4）口服绞股蓝。

（5）对有癌变倾向的病损类型、部位，应定期严密复查。

（6）中医中药治疗。

6. **预防**　卫生宣教，出现口腔黏膜角化异常者，尽早到专科医院确诊检查。

## 二、口腔扁平苔藓

1. **病因**　病因不明，可能与以下因素有关：①心理因素；②内分泌因素；③免疫因素；④感染因素；⑤微循环障碍因素；⑥遗传因素；⑦其他因素。

2. 临床表现　扁平苔藓是一种皮肤-黏膜慢性炎症性疾病（2015），中年女性多发，WHO 将其列入癌前状态。

（1）口腔黏膜病损：小丘疹连成的线状白色、灰白色花纹；黏膜可发生红斑、充血、糜烂、溃疡和水疱等，以白色条纹和白色斑块为主。颊部多见（87.5%），大多左右对称；患者多无自觉症状。

1）根据病损形态可分为：①网状型；②环状型；③条纹型；④斑块型；⑤丘疹型；⑥水疱型；⑦糜烂型；⑧萎缩型。

2）不同部位有不同表现。①颊部：多以磨牙前庭沟、颊咬合线区域多发。②舌部：舌前 2/3 区域（舌背、舌缘、舌腹），常表现为萎缩型损害，舌背可呈白色斑块状，注意区别白斑。③唇部：下唇红多见，不会超过唇红缘，可与慢性盘状红斑狼疮区别。④牙龈：萎缩型、糜烂型多见，呈剥脱性龈炎样表现。与良性黏膜类天疱疮相区别。⑤腭部：较少见，多无糜烂。⑥扁平苔藓在口腔黏膜上消退后，黏膜上可留有色素沉着。

（2）皮肤病损（2017）：四肢伸侧多见，大多左右对称，紫红色或暗红色多角形扁平丘疹，表面蜡样光泽，有的小丘疹可见 Wickham 纹。瘙痒，溃疡时可伴有疼痛。

（3）指（趾）甲病损：多见于拇指，甲板萎缩，可有纵沟，一般无自觉症状。

（4）生殖器黏膜损害：常呈暗红色的圆形或椭圆形斑块，表面可见白色网状损害，容易发生糜烂。

3. 病理　典型病理：上皮不全角化，基底层液化变性，固有层有密集的淋巴细胞呈带状浸润（2005）。颗粒层明显，棘层肥厚，上皮钉突不规则延长，基底细胞排列紊乱，可见上皮下疱。棘层、基底层或固有层内可见嗜酸性红染的胶样小体。免疫病理显示上皮基底膜区有免疫球蛋白沉积。

4. 诊断及鉴别诊断

（1）诊断（2017）：中年女性多见，病损左右对称，白色或灰白色丘疹组成的线条构成网状、环状、树枝状、斑块状病损，病变区域与正常黏膜无明显界线。必要时可以做组织活检确诊。

（2）鉴别诊断

①盘状红斑狼疮：病损多在头面部、耳郭，有"蝴蝶斑"，鳞屑底面有角质栓，唇红部病损往往超过唇红缘。

②白斑：病理检查确诊。一般扁平苔藓为不规则白色线状花纹，变化较快，常有充血、糜烂，有皮肤病变；白斑变化慢，黏膜不充血，没有皮肤病变。

③口腔红斑：表现为红白间杂，常靠病理检查确诊。

④黏膜天疱疮、类天疱疮、剥脱性龈炎：天疱疮尼氏征阳性，脱落细胞检查可见天疱疮细胞。类天疱疮有上皮下疱，免疫荧光检查可见基底膜处荧光带。剥脱性龈炎上皮剥脱形成糜烂出血，表面光亮，疼痛明显。

⑤苔藓样反应：某些患者服用甲基多巴、氯喹、奎尼丁等药物后口腔黏膜可出现早放射性白色条纹或白色斑块类似扁平苔藓，临床上用斑贴试验、停止药物使用或更换充填物进行试验性治疗。

⑥多形性红斑：往往有发热等急性过程，皮肤有红斑，首先侵犯唇红，并有厚血痂。外观似"虹膜"或"靶形红斑"。

⑦迷脂症：颊及唇红的异位皮脂腺，表面光亮，触之柔软，无自觉症状。

5. 治疗

（1）详细询问病史，了解全身情况，调整心理状态。

（2）局部治疗：去除局部刺激因素，消除感染，维 A 酸类药物，肾上腺皮质激素，抗真菌药物。

（3）全身治疗：免疫抑制药（糖皮质激素、羟氯喹、雷公藤多苷）、免疫调节药（胸腺素、左旋咪唑）、其他（灰黄霉素）。

（4）中医中药治疗。

# 第4单元　唇舌疾病

## 重点提示

本单元内容相对较少，考试涉及本章的考题也较少。要求掌握慢性唇炎的病因，熟悉临床特点、鉴别诊断和治疗。熟悉地图舌的临床表现，了解舌乳头炎。

## 考点串讲

### 一、慢性非特异性唇炎

1. 病因（2014）　病因不明。可能与温度、化学、机械性长期刺激因素（舔唇不良习惯，2001，2004）有关。

2. 临床表现（2017）

（1）慢性脱屑性唇炎：以干燥、脱屑为主，30岁前的女性多见，下唇重，见黄白色或褐色脱屑、脱皮或细鳞屑。邻近皮肤、黏膜不累及，可继发感染，局部干胀、发痒，病情持续数月至数年不愈。

（2）慢性糜烂性唇炎：以渗出、糜烂为主，唇红部糜烂剥脱、炎性渗出，黄色薄痂（血痂、脓痂），颌下淋巴结肿大，疼痛。可暂时愈合，常复发。

3. 诊断及鉴别诊断

（1）诊断：根据临床表现即可做出诊断。

（2）鉴别诊断：慢性脱屑性唇炎应与以下疾病相鉴别。

①干燥综合征：唇红干燥、皲裂、脱屑，有口干、眼干、合并结缔组织病等典型症状。

②糖尿病唇炎：口干，唇红干燥、脱屑，但有血糖升高，"三多一少"糖尿病典型症状。

③慢性光化性唇炎：与暴晒有关，脱屑呈秕糠状，痒感不明显。

④念珠菌性唇炎：唇干燥脱屑，常伴念珠菌口炎，实验室检查发现白念珠菌可确诊。

⑤慢性糜烂性唇炎与盘状红斑狼疮、扁平苔藓、多形性红斑等鉴别，后者有相应口腔及皮肤特征损害。

4. 治疗

（1）避免刺激因素，改变咬唇、舔唇等不良习惯。忌食辛辣食物，减少风吹、寒冷刺激。

（2）干燥、脱屑表现可用抗生素软膏或激素类软膏。渗出结痂时先湿敷，待痂皮脱落，渗出消除、皲裂基本愈合后再涂软膏（2015）。

（3）局部注射曲安奈德液、泼尼松龙液等有助于促进愈合，减少渗出。口服维生素A可改善上皮代谢，减少鳞屑。

（4）中医中药治疗。

5. 预防　避免刺激因素，做好防护。

### 二、地图舌

1. 病因　病因不明，可能有精神因素、内分泌因素、营养因素、局部因素、全身因素、遗传因素等，发生在儿童也可与肠寄生虫有关。

2. 临床表现　好发于舌背、舌尖、舌缘部。多见于幼儿期、少儿期。损害区中间为丝状舌乳头萎缩，黏膜发红，微凹；周边表现为丝状乳头增厚，呈黄白色条带或弧线分布，病损初起为小点状，逐渐扩大为地图样。病损一侧边缘扩展，另一侧修复而使病损移动，故又称游走性舌炎。

3. 诊断及鉴别诊断

（1）诊断：儿童多见，根据病损地图状特征和边扩展边游走特征做出诊断。

（2）鉴别诊断：与扁平苔藓鉴别，后者无"昼夜"间"游走"变位特征。与萎缩性念珠菌感染鉴别，后者可发现念珠菌菌丝。

4．治疗　预后良好，一般不需治疗，做好解释，伴发感染者应局部抗炎对症治疗。

## 三、舌乳头炎

1．病因　全身因素多见（营养不良、血液疾病、真菌感染、内分泌失调、维生素缺乏等）；局部因素（牙尖过锐、牙结石、不良修复体、咽部感染）。

2．临床表现

（1）丝状乳头炎：主要表现为萎缩性舌炎。

（2）菌状乳头炎：主要分布于舌前和舌尖，炎症时乳头肿胀、充血、疼痛，乳头突起明显。

（3）轮廓乳头炎：舌后 1/3。乳头肿大突起、发红，疼痛不明显。

（4）叶状乳头炎：舌缘后部，靠近咽部。乳头红肿，明显刺激痛或不适感。

3．诊断及鉴别诊断

（1）诊断：丝状乳头炎以萎缩为主可诊断为萎缩性舌炎；其他乳头炎以其特殊部位诊断。

（2）鉴别诊断：与肿瘤相鉴别，后者常伴发溃疡，触诊局部浸润、发硬，经久不愈，病理检查可确诊。

4．治疗　有明确病因者对因治疗；局部可用抗菌含漱液。

# 第6章 儿童口腔医学

## 第1单元 龋病

================ **重点提示** ================

本单元内容较为重要，属考试的重点之一，需重点掌握乳牙和年轻恒牙的患龋因素和特点，特别是乳牙深龋近髓的治疗方法。熟记乳牙治疗时意外穿髓时的处理办法，窝沟封闭的时机。

================ **考点串讲** ================

### 一、乳牙龋

1. 乳牙的患龋特点及危害

(1) 龋病的患病情况。①好发牙位：下颌乳磨牙（2015）、上颌乳切牙；下颌乳尖牙和下颌乳切牙少见（2000）。②好发牙面：1～2 岁，上颌乳前牙唇邻面；3～4 岁，乳磨牙骀面窝沟；4～5 岁，乳磨牙邻面。③发病时间：5～8 岁，达到高峰（2003）。

(2) 乳牙患龋的特点。①患龋率高、发病早；②龋齿多发、龋蚀范围广；③龋蚀发展速度；④自觉症状不明显；⑤修复性牙本质形成活跃。

(3) 龋病的危害性。①局部影响：影响咀嚼；影响恒牙和恒牙列；损伤口腔黏膜软组织。②全身影响：影响颌面部和全身生长发育；影响发音；影响美观，可作为病灶感染引起全身疾病。

2. 临床表现　龋蚀进展快，常呈急性龋、湿性龋。与恒牙龋相比，有其独特的临床表现。

(1) 奶瓶龋：见于上颌乳切牙唇面，由于人工喂养奶瓶塞贴于牙面，奶瓶内饮料发酵产酸引起。

(2) 环状龋：乳前牙唇面、邻面龋较快发展为围绕牙冠的环形龋，呈卷脱状。

(3) 猖獗龋：突然发生广范围、快速龋蚀（连下颌乳前牙也波及），并很快发生牙髓感染。

3. 诊断和鉴别诊断　在治疗以前要对疾病程度仔细诊断。要认真检查每一颗牙齿，估计牙体治疗的可能性及修复要求。除非极小的填充修复，一般X线片都是必需的。如果乳磨牙的边缘嵴由于龋损被破坏，牙髓的状况也应考虑。奶瓶龋、环状龋与猖獗龋应相互鉴别。

4. 治疗　治疗原则：终止龋蚀发展，保护牙髓活力，避免并发症；恢复牙体外形和咀嚼功能，利于恒牙列的形成。

(1) 药物治疗

①步骤：修整外形；清洁牙面、干燥；涂药（每次2～3分钟，每周1～2次，3周为1个疗程，涂氟后30分钟不漱口进食）。

②常用药物：2%氟化钠；8%氟化亚锡；1.23%酸性氟磷酸盐；硝酸银（有腐蚀性）；38%氟化氨银（有腐蚀性）；10%氟化钼酸铵。

(2) 修复治疗

①银汞合金充填。去除龋蚀标准判断：牙本质硬度；牙本质色泽；涂药鉴别法。

②复合树脂充填。a. 常用30%～40%磷酸作用45～60秒；b. 氢氧化钙垫底避免刺激牙髓（间接盖髓术，2002，2003，2005）；c. 不宜使用氧化锌丁香油垫底（丁香油阻止树脂聚合）。

③嵌体修复。

优点：很好地恢复患牙的解剖形态，恢复理想的牙间接触点。

缺点：牙体制备时去除牙质较充填法多，金属嵌体颜色与牙体不协调。

④金属成品冠修复：殆面去除 1.0mm；牙颈部不能有台阶；冠颈缘应达龈下 0.5～1.0mm。

（3）治疗注意的问题：①取得家长认同和患儿配合；②药物的腐蚀和刺激；③意外穿髓（直接盖髓术，2003，2005）；④继发龋；⑤充填后疼痛；⑥充填体折裂和脱落；⑦牙体折裂；⑧冠修复的脱落、穿孔及牙龈炎。

## 二、年轻恒牙龋

1. 临床表现　第一恒磨牙萌出最早，龋发生早，患龋率高。年轻恒牙龋蚀多为急性龋。

2. 诊断和鉴别诊断　参照临床表现和患病特点做出诊断与鉴别诊断。

3. 治疗

（1）浅龋：用龋蚀显示液显示，用球状钻低速去龋，用盖髓剂保护牙髓。

（2）深龋：保持牙髓活力，间接盖髓治疗（2014，2015）。

（3）修复牙体以恢复牙冠解剖形态为目的，不强调恢复牙齿间接触点（2016）。

## 三、儿童龋病的预防

对家长进行有效的教育和指导；掌握正确的刷牙方法；管理饮食（2014）；定期检查；推广氟化物和窝沟封闭（2002）。

# 第 2 单元　牙髓病和根尖周病

## 重 点 提 示

本单元内容亦属考试的重点之一，每年必考。需重点掌握乳牙、年轻恒牙牙髓病、根尖周病的患病特点和治疗方案的选择。掌握乳牙和年轻恒牙的各种治疗方法及适应证。

## 考 点 串 讲

## 一、乳牙

1. 病因　主要由龋病引起。

2. 临床表现

（1）疼痛：急性牙髓炎常夜间痛且不能定位；根尖周炎有咬合痛、咀嚼痛，常不能定位。

（2）肿胀：乳牙牙髓炎、牙髓坏死可能影响根间周组织，引起牙龈肿胀；慢性根尖周炎或牙槽脓肿往往在患牙附近有瘘管孔。

3. 检查方法

（1）叩痛和松动：乳牙牙髓炎、牙髓坏死炎症或感染影响根尖周组织或牙周组织，患牙出现叩痛或松动。

注意：乳牙根生理性吸收，牙齿可松动。牙根稳定期松动则与慢性根尖周炎或牙槽脓肿有关。

（2）牙髓敏感测试：疑有牙髓病时，可用温度测试或电测试检查牙髓状况。

（3）X 线检查：注意观察牙根生理性吸收和恒牙胚发育问题。

4. 诊断及鉴别诊断　见表 6-1。

表 6-1　乳牙牙髓病鉴别诊断

| 疾病名称 | 病　因 | 临床表现 | 诊断要点 |
|---|---|---|---|
| 急性牙髓炎 | 龋病、创伤或牙体手术 | 自发痛、夜间痛；探痛 | 根据疼痛特征及温度检测 |
| 慢性牙髓炎（2003） | 龋病、急性牙髓炎 | 多数无明显症状，分为 3 种类型：慢性闭锁型、溃疡型、增生型 | 溃疡型——深龋穿髓活力；增生型——牙髓息肉；闭锁型——不定时自发痛 |
| 牙髓坏死 | 细菌感染、外伤或毒性药物 | 一般无症状，牙齿变色 | 牙髓无活力，牙髓炎或外伤史，牙齿变色，开髓有恶臭 |
| 牙髓变性 | 牙体吸收 | 无症状，X 线检查才发现 | X 线片的典型表现是诊断牙体吸收的主要依据 |

5. 牙髓病的治疗

（1）盖髓术

①间接盖髓术。适应证：深龋近髓或冠折近髓，无明显牙髓炎症状。步骤：去龋、制备洞形、隔湿、盖髓，充填。

②直接盖髓术。适应证：备洞意外露髓孔<1mm；冠折新鲜露髓。步骤：隔湿、消毒、盖髓、充填。

（2）牙髓切断术（2015）

①活髓切断术。适应证：深龋、部分冠髓牙髓炎；前牙外伤性冠折牙髓外露。步骤：局部麻醉、制备洞形、切断冠髓、盖髓、充填。

②FC 断髓术。适应证：深龋、部分冠髓牙髓炎。步骤：同活髓切断术。

③干髓术。适应证：乳磨牙牙髓炎。步骤：第一次牙髓失活（不能用亚砷酸，宜用多聚甲醛）；第二次干髓充填。

（3）牙髓摘除术。适应证：牙髓炎症涉及根髓，不宜行牙髓切断术的患牙。术前准备：X 线片观察乳牙牙根和恒牙胚、常规治疗器械、根管充填材料。步骤：麻醉、制备洞形、摘除牙髓、充填根管（只用根充糊剂）。

6. 根尖周病的治疗

（1）乳牙急性根尖周炎应急处理：建立髓腔引流；切开排脓；抗菌药物全身治疗。

（2）根管治疗术（2015，2016）。适应证：牙髓坏死而应保留的患牙；根尖周炎而具保留价值的患牙（2005）。步骤：常规制备洞形、根管预备、根管消毒、根管充填（根管充填剂应选用可吸收的糊剂，多采用氧化锌丁香油糊剂）（2004）。注意：根管预备器械勿超过根尖孔；不宜对乳磨牙牙龈瘘管深搔刮。

## 二、年轻恒牙

1. 病因　多数为龋病（2014）；牙齿结构异常、牙齿外伤也可以引起。

2. 临床表现　基本同乳牙。牙髓炎症多为慢性炎症，根尖周病多为牙髓炎症或牙髓坏死的继发病。

3. 诊断和鉴别诊断　同乳牙。

4. 治疗

（1）治疗原则：尽量保存活髓；即使不能保存全部活髓也应保存根部活髓；不能保存根部活髓也应保存牙齿。

（2）活髓保存治疗主要是盖髓术和切髓术（见上文）。

（3）根尖诱导成形术

①适应证：牙髓病波及根髓，不能保留或不能全部保留根髓的年轻恒牙；牙髓全部坏死或并发根尖周炎的年轻恒牙（2014）。

②步骤：第一阶段，消除感染和根尖周病变，诱导牙根继续发育；第二阶段，根管永久充填，使根尖孔封闭。两个阶段间隔为 6 个月至 2 年。

③注意：氢氧化钙是首选的盖髓剂（2014）。恒牙萌出后 2～3 年牙根才达到应有长度，3～5年后根尖才发育完成。

# 第 3 单元　发育异常及咬合发育问题

## ——— 重 点 提 示 ———

本单元内容是儿童口腔病学的特殊内容，需重点掌握乳牙滞留的好发牙位及治疗原则，乳牙早萌的好发牙位、乳牙早失后影响及治疗方案的选择。其他内容适当了解即可。

## ——— 考 点 串 讲 ———

### 一、乳牙滞留

1．病因　乳牙牙根未吸收或吸收不完全。

2．临床表现　常见于上、下颌乳切牙及上颌乳尖牙。混合牙列期，恒中切牙从舌侧萌出（2015，2016），乳牙滞留于唇侧，呈双排牙现象。其次是第一乳磨牙的残根或残冠滞留于萌出的第一前磨牙颊侧或舌侧，第二乳磨牙滞留多是继承恒牙胚先天缺失或埋伏阻生。

3．诊断　已到达替换时期仍未替换的乳牙，且该乳牙根部或唇、颊、舌侧有继承恒牙萌出；或恒牙虽未萌出，但 X 线片示该乳牙根部有正常发育的恒牙牙胚。

4．治疗原则　及早拔除，但乳牙根未吸收或少量吸收，牙不松动，无病变，无继承牙胚或继承牙胚埋伏阻生，应尽量保留乳牙（2003）。

### 二、早萌（2014）

1．乳牙早萌　诞生牙是指婴儿出生时口腔内已萌出的牙（2015）；新生牙是指出生后 30 天内萌出的牙。

（1）病因：①牙胚距口腔黏膜较近；②与种族特性有关。

（2）临床表现：①多见于乳下前牙（2004），婴儿出生时或出生不久即有牙齿萌出，但牙根未形成，常较松动，易脱落被吸入气管。②有时在婴儿牙槽嵴黏膜上，有小米粒大小的白色球状物，坚硬，数目不等，俗称"马牙子"，可自行脱落。

（3）诊断：根据临床表现即可做出诊断。

（4）治疗原则：对于临床表现①应及早拔除；对于临床表现②不必处理。

2．恒牙早萌

（1）病因：与乳磨牙根尖周病变或过早脱落有关。

（2）临床表现：早萌恒牙牙根发育不足，感染的肉芽组织把恒牙胚推出牙槽骨外，恒牙极度松动（2016），常伴有釉质矿化不全或釉质发育不全。

（3）诊断：根据临床表现做出诊断。

（4）治疗原则：控制乳磨牙根尖周炎症。

### 三、乳牙早失

1．病因　①严重龋病、牙髓病及根尖周病而被拔除。②恒牙异位萌出，乳牙根过早吸收脱落。③外伤脱落。④先天性缺失。

2. **临床表现**　早失部位：乳切牙早失、乳尖牙早失、乳磨牙早失。早失后，邻牙向缺隙侧倾斜，对颌牙伸长，造成咬合关系紊乱（2005）。牙齿间隙缩窄最快发生在拔牙后 6 个月内，如继承恒牙不能近期萌出，间隙就会缩小，应及时制作间隙保持器（2004）。

3. **诊断**　X 线片可确定有无继承恒牙存在，并能推测牙齿发育程度和可能萌出时间。

4. **治疗原则**　尽量保留上颌乳尖牙和第二乳磨牙到生理替换期（2003），对于已经缺失者可做间隙保持器。

# 第 4 单元　牙外伤

## 重点提示

本单元内容出题不多，复习方法主要是和牙体、牙髓部分一起，但有一点特殊就是注意年轻恒牙外伤的处理，需重点掌握。

## 考点串讲

### 一、乳牙外伤

1. **发病情况及危害**　乳牙外伤可能会出现牙髓坏死，进而引起根尖周组织感染。可伴有口唇黏膜组织撕裂伤、牙槽突骨折和颌骨骨折等。严重的对继承恒牙可造成影响（2015）：恒牙胚萌出异常；恒牙冠部形成异常；恒牙根部形成异常；恒牙胚坏死。乳牙与年轻恒牙外伤的比较，见表 6-2。

表 6-2　乳牙和年轻恒牙外伤的发病情况对照

| 疾病名称 | 发生年龄 | 好发地点 | 好发牙位 | 常见临床表现 |
| --- | --- | --- | --- | --- |
| 乳牙外伤 | 1～2 岁儿童 | 室内 | 上颌乳中切牙 | 牙齿移位（嵌入、脱出、唇舌侧移位）占 80%（2005，2014） |
| 年轻恒牙外伤 | 7～9 岁儿童 | 室外 | 上颌中切牙 | 牙齿折断（牙根未发育完成则出现松动、移位、脱落；牙根发育完成则出现冠折或根折）占 40%～60% |

2. **治疗原则**　乳牙外伤患儿不能合作不宜非手术治疗，严密观察可能对继承恒牙的影响。外伤移位乳牙复位后可以保留；注意复诊，出现牙髓或根尖感染时应及时拔牙。乳牙嵌入牙槽窝不可拉出复位，不能自行萌出时应拔除。乳牙部分脱出牙槽窝，复位后仍松动或自行下垂时应拔去，全脱出者不再植。牙冠折断者可活髓切断或根管充填，患儿若不能配合可拔去；牙根折断，去掉冠部后定期观察（2000）。

### 二、年轻恒牙外伤

1. **发病情况**　见表 6-2。

2. **临床表现及治疗原则（牙震荡、牙折、全脱位）**

（1）牙震荡：牙齿外伤主要影响牙周和牙髓组织，牙体组织完整或仅表现釉质裂纹，没有硬组织缺损及牙齿脱位。

①临床表现：轻型牙震荡临床症状不明显或只有轻微不适，患者很少在受伤后及时就诊。牙震荡主要是牙周组织损伤（牙齿酸痛、咬合不适）；牙髓组织损伤（近期充血，牙髓出血，牙髓感觉丧失；远期牙髓钙化，牙齿吸收，外伤性囊肿，外伤性牙根发育异常）；牙体损伤。

②治疗原则：消除咬合创伤；减少或避免不良刺激；预防感染；釉面裂纹的处理；定期追踪

复查。

（2）牙折：包括牙冠折、牙根折、冠根折。

1）牙冠折断

①临床表现：单纯釉质折断（未暴露牙本质，一般无自觉症状）；釉质折断暴露牙本质（冷、热刺激痛，年轻恒牙牙釉质较薄，牙本质小管较粗大）；牙冠折断露髓（触痛明显，不敢用舌舔，如处理不及时牙髓会感染坏死，甚至引起根尖周炎）。

②治疗原则：单纯釉质折断（磨光锐利边缘，观察，不处理）；釉质折断暴露牙本质（间接盖髓术，定期复查）（2003）；牙冠折断露髓（尽量保存活牙髓，直接盖髓，活髓切断）；断冠树脂黏结。年轻恒牙冠折露髓且牙髓感染者，去除牙髓，注意保护根尖牙乳头，可做根尖诱导形成术。

2）牙根折断

①临床表现：牙齿松动、牙冠稍显伸长，有咬合创伤。分为根尖 1/3 根折、根中 1/3 根折、近冠 1/3 根折。越近冠部症状越明显。X 线片有助于临床诊断。

②治疗原则：断端复位，固定患牙，消除咬合创伤。

3）冠根折断

①临床表现：可分为横折和纵折两种。

②治疗原则：去除牙冠断片后直接修复；辅以龈切术和去骨术；根管正畸联合疗法。

（3）全脱位：牙齿受外力完全脱出牙槽骨。

①临床表现：常见于单个年轻恒牙，上颌中切牙多发。

②治疗原则：立刻再植（行结扎固定 2～3 周）。脱位牙应储存在生理盐水或牛奶、唾液等液体中，不可干燥（2015）。清洁根面和牙槽窝，植入患牙，固定观察。再植术后口服抗生素 1 周。定期复查，一般 1 个月内每周复查 1 次。第 1 疗程治疗结束后半年内每 2～3 个月复查 1 次，半年后可每 3 个月或每 6 个月进行复查。

3. 诊断　①外伤史；②临床检查（视诊、触诊和叩诊、牙髓活力检查）；③X 线检查。

# 第二部分

# 基础医学综合

# 第7章 口腔解剖生理学

## 第1单元 牙体解剖

=== 重点提示 ===

本单元内容比较重要，知识点众多，考试经常出题的知识点有牙萌出的顺序；牙位记录作为基本功应该轻松拿分；牙体解剖名词一般不逃出重点范围；恒牙及乳牙包括牙体和髓腔解剖一般考其特征，熟记每个牙体形态及髓腔的特点。熟悉髓腔形态的名词解释，以及髓腔的增龄性变化和临床意义。

=== 考点串讲 ===

### 一、牙体解剖的一般概念

1. 牙的组成、分类及功能

（1）组成

外部：牙冠、牙根（根尖孔，2015）、牙颈。

剖面：牙釉质、牙骨质、牙本质、牙髓。

（2）分类

第一副牙齿：乳牙，20颗，分乳切牙、乳尖牙、乳磨牙。

第二副牙齿：恒牙，28～32颗，分切牙、尖牙、前磨牙、磨牙。

（3）功能：咀嚼；发音和言语；保持面部协调美观。

2. 牙位记录

（1）部位记录法

乳牙：

| | | |
|---|---|---|
| 右上　　Ⅴ Ⅳ Ⅲ Ⅱ Ⅰ | Ⅰ Ⅱ Ⅲ Ⅳ Ⅴ | 左上 |
| 右下　　Ⅴ Ⅳ Ⅲ Ⅱ Ⅰ | Ⅰ Ⅱ Ⅲ Ⅳ Ⅴ | 左下 |

恒牙：

| | | |
|---|---|---|
| 右上　　8 7 6 5 4 3 2 1 | 1 2 3 4 5 6 7 8 | 左上 |
| 右下　　8 7 6 5 4 3 2 1 | 1 2 3 4 5 6 7 8 | 左下 |

（2）国际牙科联合会系统

恒牙：

|  |  |
|---|---|
| 18 17 16 15 14 13 12 11 | 21 22 23 24 25 26 27 28 上 |
| 48 47 46 45 44 43 42 41 | 31 32 33 34 35 36 37 38 |

乳牙：

|  |  |
|---|---|
| 55 54 53 52 51 | 61 62 63 64 65 |
| 85 84 83 82 81 | 71 72 73 74 75 |

3. 牙的萌出及乳恒牙更替

（1）牙的萌出

出龈：牙胚破龈而出的现象（2004）。

萌出：从牙冠出龈到达到咬合的全过程。牙萌出的生理特点：时间性、对称性、顺序性、下早上晚（2000）。牙齿萌出的顺序：乳牙为Ⅰ-Ⅱ-Ⅳ-Ⅲ-Ⅴ（2007，2015）。

（2）乳恒牙更替：婴儿出生后约半岁乳牙开始萌出，约 2 岁半萌出 20 个乳牙。6～7 岁至 12～13 岁，乳牙逐渐脱落，为恒牙所代替（2014）。恒牙自 6 岁左右开始萌出和替换。此段时期称为替牙殆期。12～13 岁以后，称为恒牙殆期。恒牙首先萌出者为第一恒磨牙，前磨牙更换乳磨牙的位置，磨牙则在乳磨牙的远中部位萌出。恒牙萌出亦有其顺序，上颌多为 6→1→2→4→3→5→7 或 6→1→2→4→5→3→7；下颌多为 6→1→2→3→4→5→7 或 6→1→2→4→3→5→7（2003）。

4. 牙体解剖的应用名词及解剖标志

（1）一般应用名词

①应用术语：中线、牙体长轴、接触区（牙与牙在邻面互相接触的区域）（2015）、外形高点、线角（牙冠两面相交成角）与点角（牙冠三面相交成角）2017、牙体三等份。

②牙冠各面名称：唇面、舌面、近中面与远中面、殆面（上、下颌后牙在咬合时发生接触的一面，2015）和切嵴。

（2）牙冠表面解剖标志

①牙冠突起部分：牙尖，切缘结节（2003），舌面隆突（前牙舌面，解剖标志），嵴（切嵴、轴嵴、边缘嵴、三角嵴、牙尖嵴、横嵴、斜嵴和颈嵴）。

②牙冠的凹陷部分：沟（发育沟、副沟、裂），点隙（3 条或以上发育沟汇合处，2004，2017），窝。

③斜面：组成牙尖的各面。

④生长叶：牙发育的钙化中心。

## 二、牙体外形及生理意义

1. 恒牙外形及临床应用解剖（切牙，2012）

（1）上颌中切牙（2012）：切牙中体积最大、前牙中近远中径最宽、牙弓中位置最靠前。

①唇面：近中切角近似直角，颈 1/3 突出成唇颈嵴，新萌出有 3 个切缘结节。

②舌面：中央凹陷成舌窝，牙颈部有舌面隆突，两侧分别为近中边缘嵴和远中边缘嵴，切端为切嵴。

③邻面：近中面呈 V 字形，接触区在切 1/3 近切角，远中面接触区切 1/3 距切角稍远。

④切嵴：与下切牙切嵴相互发挥切割功能，侧面观在牙体长轴唇侧。

⑤牙根：单根较直，根颈部横切面为圆三角形。

（2）上颌侧切牙：切牙中唇面最突、舌窝最深、远中切角最圆钝。

①唇面：梯形，近中缘稍长，远中缘较短，切缘斜向远中，近中切角锐角，远中切角圆弧形。

②舌面：舌窝窄而深，有时越过舌面隆突远中越过根颈部成为裂沟。

③邻面：略呈三角形，近、远中接触区均在切 1/3 处。

④切嵴：向远中舌侧倾斜度大。

⑤牙根：单根，颈横切面为卵圆形。

（3）下颌中切牙：全口体积最小、形态最对称、离体后难分左右。单根，远中长形凹陷较近中面深。

（4）下颌侧切牙

①牙冠较下颌中切牙稍宽。

②唇面切缘略向远中倾斜，远中切角较近中切角圆钝。

③邻面约呈三角形，近中接触区在切 1/3 近切角，远中接触区在切 1/3 距切角稍远。

④牙根为单根，形扁圆，根尖偏远中。

（5）上颌尖牙（2014）：全口牙体牙根最长，牙尖最大。

①唇面：呈圆五边形（2004），近中斜缘短，远中斜缘长，两者交角约 90°，中间有唇轴嵴。

②舌面：近中牙尖嵴短，远中牙尖嵴长，舌面隆突显著并与牙尖间有舌轴嵴平分舌窝。

③邻面：似三角形，近中接触区距近中牙尖嵴近，远中接触区距远中牙尖嵴稍远。

④牙尖：四嵴和四斜面，牙尖顶偏近中。

⑤牙根：单根粗壮，颈横切面卵圆三角形，牙尖顶偏近中。

（6）下颌尖牙

①牙冠窄而细长。

②唇面为狭长五边形，近远中斜缘长度 1：2，交角＞90°，冠根近中缘相续成直线。

③外形高点在舌面隆突处。

④牙尖顶明显偏近中。

⑤牙根：单根扁圆细长，根尖偏远中。

（7）上颌第一前磨牙：前磨牙中体积最大，颊尖偏远中，有近中沟延伸至近中面。

①颊面：呈五边形，近中颈部有凹陷，颊尖偏远中（2001），外形高点在颈 1/3 的颊颈嵴处。

②舌面：光滑圆突，舌尖偏近中，舌面外形高点在中 1/3 处。

③邻面：约四边形，近远中接触区均靠𬌗缘偏颊侧，近中面近颈部明显凹陷，有近中沟至近中面𬌗1/3 处。

④𬌗面中央称中央窝，窝底有中央沟，近中点隙越过近中边缘嵴至近中面为近中沟（2014）。

⑤牙根：多为双根。

（8）上颌第二前磨牙：𬌗面较对称，牙尖较圆钝，颊尖偏近中，无近中沟，近远中接触区仍靠𬌗缘偏颊侧，多为扁形单根。

（9）下颌第一前磨牙：前磨牙中体积最小，颊舌尖高度差最大、𬌗面有横嵴，牙根常为单根。

（10）下颌第二前磨牙：𬌗颈高度、颊舌厚度和近远中宽度相近，颊舌面大小相近，𬌗面发育沟为 H 形、U 形和 Y 形。畸形中央尖以它最为多见。

（11）上颌第一磨牙（六龄牙）：牙体 3 个磨牙依次减小。

①颊面：呈梯形，𬌗缘大于颈缘，远中缘稍突，近远中颊尖间有颊沟，外形高点在颈 1/3 处。

②舌面：近远中舌尖有远中舌沟，外形高点在中 1/3 处，少数近中舌尖舌侧有第五牙尖。

③邻面：约为四边形，外形高点在𬌗1/3 处，近中接触区靠近𬌗缘偏颊侧，远中接触区靠𬌗缘中 1/3 处。

④𬌗面：斜方形，牙尖以近中舌尖最大，远颊三角嵴和近舌三角嵴相连成斜嵴（2000、2004）。斜嵴分近中窝和远中窝，沟主要有发自中央点隙的颊沟、近中沟及远中窝的远中舌沟。

⑤牙根：由三根组成，分别为腭根、近中颊根和远中颊根（2003，2014）。

（12）上颌第二磨牙：远颊尖明显缩小，极少第五牙尖，斜嵴不明显，三根分叉较近。

（13）下颌第一磨牙：恒牙中萌出最早，𬌗面尖、嵴、沟、窝、斜面最多。

①颊面：约呈梯形，近远中径大于𬌗颈径，3 个牙尖大小为近中颊尖＞远中颊尖＞远中尖，有颊沟和远颊沟，外形高点在颈 1/3 处。

②舌面：亦呈梯形，有舌沟，外形高点在中 1/3 处，近中舌尖＞远中舌尖。

③邻面：近中接触区在近𬌗缘偏颊侧，远中接触区靠𬌗缘中 1/3 处。

④𬌗面：略正方形，可见 5 个牙尖，有中央窝和近中点隙。有颊沟、舌沟、近中沟、远中沟、远颊沟 5 条沟。

⑤牙根：扁且厚，近中根较大，近远中面有长形凹陷，根尖偏向远中（2014）。

（14）下颌第二磨牙：𬌗面为四尖形（＋形或 X 形）和五尖形，C 形根管较多见。

2. 乳牙外形及临床应用解剖

（1）上颌乳中切牙：牙冠宽短，牙根宽扁，唇颈嵴和舌面隆突明显，牙冠颈部很厚，造成冠、根分明。

（2）上颌乳侧切牙：牙冠较小且圆窄，牙根根尖部偏向唇侧。

（3）下颌乳中切牙：舌面舌窝明显，切缘较薄，切嵴位于牙长轴，根长约为冠长 2 倍。

（4）下颌乳侧切牙：牙冠较中切牙大，舌窝及边缘明显。根尖弯向唇侧。

（5）上颌乳尖牙：牙尖偏远中（2001），近中斜缘长于远中斜缘，此为区别左、右上颌乳尖牙和恒尖牙的标志。

（6）下颌乳尖牙：牙尖偏近中，唇轴嵴和唇颈嵴较突出，舌窝较明显。

（7）上颌第一乳磨牙：颊面宽度大于长度，颈嵴近中部分特别突出；舌面小而圆突；邻面见𬌗1/3 显著缩窄，颊颈 1/3 非常突出；𬌗面形态似上颌前磨牙；牙根 3 根分开甚远。

（8）下颌第一乳磨牙：形态不同于任何恒牙。颊面近中缘长且直，远中缘特短且突，近中颊尖大于远中颊尖，近中颈嵴最突；舌面近中舌尖长而尖，远中舌尖短小而圆；𬌗面呈不规则四边形，近中颊尖最大，近中舌尖次之，远中颊舌尖很小，牙根分近中及远中两根。

3. 乳牙与恒牙的鉴别　乳牙体积小，牙冠短而宽，乳白色；颈部缩窄，唇颈嵴和颊颈嵴突出；𬌗面缩窄，宽冠窄根；上颌乳尖牙是尖牙中唯一牙尖偏向远中者；下颌第二乳磨牙 3 个颊尖大小相近（2004，2015）。

4. 牙体形态的生理意义

（1）牙冠形态的生理意义

①切端和𬌗面形态生理意义：切牙切嵴切割食物，尖牙牙尖穿透和撕裂食物，上、下颌后牙凸形结构（牙尖、三角嵴、斜面和边缘嵴）相互接触可压碎食物，凸形结构和凹形结构（窝及发育沟）相互接触可磨细食物。边缘嵴将食物局限在𬌗面窝内，发育沟是食物溢出通道。

②牙冠轴面突度生理意义

唇、颊、舌面突度生理意义：正常突度可使食物按摩牙龈，突度过小挤压牙龈易造成损失，突度过大则不能按摩牙龈，颈 1/3 的突度还可以扩展龈缘，使其紧张有力。

邻面突度生理意义：正常接触区周围有外展隙，龈方者称邻间隙，龈乳头充满，可保护牙槽骨和牙冠邻面。正常邻接可防止食物嵌塞，还可使牙及𬌗关系稳定。

（2）牙根形态的生理意义：稳固，能保证牙冠行使生理功能。

## 三、髓腔形态

1. 髓腔的各部名称

（1）髓室：髓腔位于牙冠和牙根颈部分，分顶、底和四壁。

（2）髓角：髓室向牙尖突起成角部分。

（3）根管口：髓室底上髓室与根管的移行处（2004）。

（4）根管系统包括根管、管间吻合、根管侧支、根尖分歧、根尖分叉及副根管。

（5）管间吻合：发自相邻根管间的交通支。

（6）根管侧支：发自根管的细小分支，常与根管呈接近垂直角度（2001）。

（7）根尖分歧：根管在根尖分出的细小分支，此时根管仍存在。

（8）根尖分叉：根管在根尖分散为 2 个或 2 个以上细小分支，此时根管不复存在。

（9）副根管：发自髓室底至根分叉处的管道。

2．髓腔的增龄性变化及临床意义　髓腔体积逐渐缩小，髓角变低，根管变细，根尖孔窄小，有的髓腔可部分或全部钙化阻塞。

髓腔形态是进行牙体、牙髓和牙周治疗的重要依据。

3．恒牙髓腔的解剖特点及临床意义

（1）上颌中切牙：髓腔较大，根管较粗，近远中剖面呈三角形，唇舌剖面呈梭形，牙颈部横剖面呈圆三角形，牙根中部横剖面较牙颈部横切面约小一半。

（2）上颌侧切牙：与上颌中切牙相似，但略小。

（3）下颌中切牙：体积最小，唇舌径大于近远中径，根管多为窄而扁单根管，分为唇、舌两管者约占 10%（2005）。

（4）下颌侧切牙：较下颌中切牙为大。

（5）上颌尖牙：唇舌径很大而近远中径较窄单根管。

（6）下颌尖牙：与上颌尖牙类似，根管为双管者约占 4%。

（7）上颌第一前磨牙：类似立方形（2015），颊舌剖面见有颊、舌髓角，颊侧髓角接近牙冠中 1/3 处，舌侧髓角接近牙冠颈 1/3 处。根管以单根单管型约占 28%，单根双管约占 31%，单根单双管约占 27%，双根双管约占 14%。

（8）上颌第二前磨牙：颊、舌髓角均位于牙冠颈部 1/3 处。单根单管型约占 48%，单根双管约占 19%，单根单双管约占 19%，双根双管约占 4%。

（9）下颌第一前磨牙：颊侧髓角长，位于牙冠中分；舌侧髓角短而不明显，多为单根管。

（10）下颌第二前磨牙：类似下颌第一前磨牙，但颊髓角、舌髓角明显。

（11）上颌第一磨牙：髓室似矮立方形，颊舌径＞近远中径＞髓室高度。近颊髓角和近舌髓角均接近牙冠中 1/3 处。远颊髓角和远舌髓角接近牙冠颈 1/3 处。近颊根管为双管型或单根双管型者共占 63%。

（12）上颌第二磨牙：近颊双管或单双管约占 30%，远颊根管和舌根管均为单根管。

（13）下颌第一磨牙：近远中径＞颊舌径＞髓室高度（约 1mm）。髓室顶凹，最凹处与颈缘平齐。近中为双管或单双管型约占 87%，远中为双管型或单双管型约占 40%。

（14）下颌第二磨牙：近中为双管或单双管型占 64%，远中为双管型或单双管型约占 18%。近远中根容易在颊侧融合，形成 C 形根管，约占 10%。

4．乳牙髓腔的特点及临床意义　乳牙髓腔髓室大，髓壁薄，髓角高，根管粗，根管方向斜度较大，根尖孔亦大。乳前牙根管多为单根管，乳磨牙通常有 3 个根管。乳磨牙的髓底离根分叉低，第一乳磨牙髓底厚度仅 1mm，临床操作应避免髓底人为穿通。制备洞形应注意保护牙髓，防止穿髓，牙髓治疗效果好。

# 第 2 单元　牙列、𬌗与颌位

## 重点提示

本单元内容是口腔解剖生理学的重点也是难点，每年必考。本章重点掌握：①牙排列倾斜规律；②殆曲线；③乳牙殆特征；④牙尖交错位的特点；⑤覆殆覆盖概念及分度；⑥错殆的 Angle 分类；⑦3 种殆位关系的定义及关系。熟悉前伸和侧殆特点及建殆的动力平衡。

## 考点串讲

### 一、牙列

1. 牙列分类

（1）按照构成牙列的牙的类别，牙列可以分为恒牙列、乳牙列和混合牙列。

（2）按照牙列形态特征分型：方圆形、尖圆形、椭圆形。

（3）按照牙列中牙的排列情况，可大致分为正常牙列和异常牙列。

2. 牙排列特点和生理意义

（1）牙列形态：根据 6 个前牙排列情况可分为方圆形、尖圆形、椭圆形。

（2）牙列大小：上牙列长约 50mm，宽约 55mm；下牙列长约 41mm，宽约 52mm。Terra 指数：牙列宽/牙列长×100%。

（3）牙正常排列的倾斜规律（2005，2007）

①近远中向倾斜：上颌前牙中侧切牙倾斜较大，前磨牙直立，磨牙依次向近中倾斜增大。下颌前牙中尖牙根部稍向远中，前磨牙直立，磨牙依次向近中倾斜增大。

②唇、舌向倾斜：上、下前牙均唇倾，尖牙和前磨牙较直，上颌磨牙颊倾，下颌磨牙舌倾。

③垂直向关系，以殆平面（从上颌中切牙的近中邻接点到双侧第一磨牙的近中颊尖顶所构成的假想平面）为准。

3. 殆曲线

（1）纵殆曲线

①下颌牙列的纵殆曲线（Spee 曲线）：连接下颌切牙切缘、尖牙牙尖、前磨牙颊尖及磨牙的近远中颊尖的连线。凹向上，最低处下颌第一磨牙远颊尖（2004）。

②上颌牙列的纵殆曲线（补偿曲线）：连接上颌切牙切缘、尖牙牙尖、前磨牙颊尖及磨牙的近远中颊尖的连线。凸向下。

（2）横殆曲线（Wilson 曲线）：连接双侧同名磨牙颊舌尖，上颌为凸向下、下颌为凹向上的曲线。

### 二、殆

1. 殆的发育阶段及影响因素

（1）发育阶段

1）乳牙期间殆特征

①2.5～4 岁：牙排列紧密，无明显间隙；无明显倾斜；殆曲线不明显；上、下颌第二乳磨牙远中面彼此平齐（齐平末端）（2015）；覆殆较深，覆盖较小。

②4～6 岁：前牙区牙间隙（上颌尖牙近中间隙和下颌尖牙远中间隙称灵长间隙）；牙磨耗（2015）；下颌第二乳磨牙移至上颌第二乳磨牙的稍前方（近中）；暂时性深覆殆减小。

2）替牙期间殆特征：暂时性错殆，上中切牙间隙，上切牙牙冠偏远中，远中殆，暂时性拥挤，暂时性深覆殆。

3）恒牙期间殆特征（2015）：第三磨牙常因萌出空间不足而阻生。

（2）建殆的动力平衡及影响因素：建殆的动力平衡指作用于牙弓的向前力与向后力、向内力与向外力的平衡。

1）前后向动力平衡

①向前动力：升颌肌、舌肌作用，上、下颌骨后部生长较前部旺盛。

②向后动力：唇肌、颊肌。另外，牙列的完整，各牙之间在维持咬合前后平衡方面有重要作用。

2）内外动力平衡：内有舌体，外有颊肌。

3）上下动力平衡：咬合接触关系维持。

2. 牙尖交错𬌗及其特征

（1）定义：上、下牙牙尖交错，达到最广泛、最紧密接触时的一种𬌗关系。

（2）特点（2012）：①上、下牙列中线对正，正对着上颌唇系带及人中。②除上颌最后一个磨牙及下颌中切牙外，每牙都与对颌两牙相对应接触。③尖牙关系正常（上尖牙牙尖顶对应下尖牙远唇斜面及唇侧远中缘，下尖牙牙尖顶对应上尖牙远舌斜面及舌侧近中缘）。④第一磨牙为中性关系（上颌第一磨牙近颊尖正对着下颌第一磨牙颊面沟，下颌磨牙近颊尖对着上颌第一磨牙与第二前磨牙之间的𬌗楔状隙）。⑤前、后牙覆𬌗覆盖关系正常。

（3）覆𬌗：牙尖交错𬌗时，上牙盖过下牙唇面垂直距离，前牙正常为 2～4mm（2002，2003）。

①在切 1/3 以内者，称为正常覆𬌗；咬在中 1/3 以内者，称为Ⅰ度深覆𬌗；咬在颈 1/3 者，称为Ⅱ度深覆𬌗（2014）；超过颈 1/3 者，称为Ⅲ度深覆𬌗。

②反锁𬌗：牙尖交错𬌗时下后牙的舌尖咬在上后牙颊尖的颊侧（2014）。

③开𬌗：牙尖交错𬌗时，上、下牙列部分前牙甚至前磨牙均不接触，垂直方向有间隙，且无覆𬌗（2014）。

（4）覆盖：牙尖交错𬌗时，上牙盖过下牙水平距离，前牙正常为 2～4mm。下切牙咬在上切牙切 1/3 内为浅覆盖，切 1/3 和 2/3 间为中覆盖，切 2/3 以上为深覆盖。

3. 𬌗的分类及临床意义　形态学分类一般分为正常𬌗和错𬌗。错𬌗一般采用 Angle 分类法。

Ⅰ类：上、下第一磨牙为中性关系，即上颌第一磨牙近中颊尖咬在下颌第一磨牙颊沟，其余牙𬌗关系有异常表现。

Ⅱ类：上、下第一磨牙为远中关系，即上颌第一磨牙近中颊尖咬在下颌第一磨牙颊沟近中。

Ⅲ类：上、下第一磨牙为近中关系，即上颌第一磨牙近中颊尖咬在下颌第一磨牙颊沟远中。

4. 面部结构的关系

（1）鼻翼耳屏线：是指从一侧鼻翼中点到同侧耳屏中点的假想连线，该线与𬌗平面平行，与眶耳平面的交角约为 15°。牙列缺失后，常参考该线来确定𬌗平面，以恢复牙列及咬合关系。

（2）面部协调关系

①唇齿关系：当下颌位于姿势位时，上颌切牙切缘在上唇下缘下约 1mm，下颌前牙与下唇上缘平齐。唇部丰满适度，唇能自然闭合，口角对着上颌尖牙的远中部分或第一前磨牙的近中部分。

②牙型、牙弓型与面型的关系：牙型、牙弓型与面型三者在个体发育中表现一致。面、颌的发育与颅部也有一定相关性。但有的个体颅型、面型、颌型、牙弓型、牙型并不协调一致。

## 三、颌位

1. 牙尖交错位（ICP）

（1）定义：牙尖交错𬌗时下颌骨相对于上颌骨或颅骨的位置。

（2）标志：髁突在下颌窝基本处于中央位置，双侧髁突形态和位置对称，关节内压力正常；有正常咬合垂直高度，牙尖交错广泛而紧密，具有正常的牙尖斜面引导作用；双侧咀嚼肌收缩对称、有力。

（3）特点：随牙尖交错𬌗存在而存在，变化而变化，丧失而丧失。

（4）意义：下颌主要功能位；是最易重复的下颌位置，因此作为许多检查、诊断和治疗的基准位；正常的牙尖交错位有利于各种口腔功能运动的协调与稳定。

2. 正中关系与后退接触位（RCP）

（1）正中关系（2012）：是指下颌不偏左、不偏右，适居正中，髁突位于下颌窝的最上、最前（最中）位，在适当的垂直距离时，下颌骨对上颌骨的位置关系。髁突在下颌窝的最上、最前（最中）位时，髁突对上颌的位置称为正中关系位。它是一个稳定而可重复的位置，是一个功能性的后退边缘位，髁突在正中关系位时，又称为铰链位，下颌依此为轴可做18~25mm转动（切点测量），为铰链开闭口运动，称为正中关系范围。

（2）后退接触位：从ICP开始下颌后下移动1mm左右，此时后牙接触，前牙不接触，髁突位于其在下颌窝中的最后位置，这个位置开始下颌可以做侧向运动，称后退接触位（RCP）。髁突后方关节窝内软组织结构有一定的缓冲空间；颞下颌韧带具有一定的可让性；肌肉收缩。临床修复缺牙时作为取得牙尖交错位的参考位；也是下颌功能位之一；检查后退接触位存在或正常与否，对颞下颌关节紊乱病的检查、诊断和治疗都具有重要价值。

3. 下颌姿势位（MPP）

（1）定义：人直立或端坐，两眼平视前方，不咀嚼、不吞咽、不说话，下颌处于休息状态，上、下牙不接触时（2005），下颌所处的位置。

（2）特点：上、下颌牙之间从前向后有个楔形间隙，称息止殆间隙，一般为1~3mm。

（3）垂直距离：下颌在下颌姿势位时面下1/3的高度，临床以鼻底至颏下点的距离表示。

（4）形成机制：升颌肌的牵张反射调节。

（5）意义：维持口颌系统健康；恢复牙尖交错位的重要参考位。

4. 3种基本颌位的关系

（1）后退接触位：下颌向前移动约1mm到达牙尖交错位，这两个颌位之间无偏斜的以前后向为主的位置关系，称"长正中"。

（2）下颌姿势位：下颌向前上移动1~3mm到达牙尖交错位，这两个颌位表现为垂直方向关系。

5. 前伸殆与侧殆的特征

（1）前伸殆：可以重复的前伸殆颌位主要包括对刃颌位和最大前伸颌位。

①对刃颌位：为功能性颌位，咬合接触特点应当是前牙接触，后牙无接触。在总义齿咬合关系中，应制作成前后牙均有接触的前伸平衡殆。

②最大前伸颌位：是下颌前伸运动的极限位置。

（2）侧殆：可以重复的侧殆颌位主要包括同名牙尖相对颌位和最大侧殆颌位。

①同名牙尖相对颌位：为后牙咬合运动中的一重要功能性颌位。工作侧咬合接触有尖牙保护殆（尖牙殆，仅尖牙接触，后牙不接触）和组牙功能殆（组牙殆，2对以上后牙接触或1对后牙以及尖牙接触）两种表现。青壮年尖牙殆较多，随年龄增长及牙齿磨耗组牙殆增多。非工作侧正常时无咬合接触。总义齿咬合关系中，应制作成工作侧和非工作侧均有接触的侧向平衡殆。

②最大侧殆颌位：下颌侧向运动的极限位置。

# 第3单元 口腔生理功能

## 重点提示

本单元内容不多，知识点也比较零乱。重点掌握咀嚼运动中的生物力，熟悉咀嚼与牙的磨耗、唾液的分泌与功能。本章出题没有太偏，也没有太难，需要注意的只是细节。

## 考点串讲

### 一、下颌运动

下颌运动的形式、范围及意义

（1）形式：下颌运动极为复杂，通常将该运动归纳为开闭口运动、前伸后退运动及侧方运动3种基本形式。

（2）范围及意义

①边缘运动：为下颌向各个方向所能做最大范围的运动。它代表下颌、颞下颌关节及其韧带和咀嚼肌的功能潜力。日常生活中的咀嚼、言语等功能性运动，均包含在边缘运动轨迹的范围内。通常以下颌运动中切点的运动轨迹进行表示。

②习惯性开闭运动：又称"叩齿运动"，为一种无意识地进行的反射性开闭运动。当观察习惯性开闭运动切点在矢状面的轨迹时，可见开口较小时的轨迹呈卵圆形开口路位于闭口路的前方。当开口较大再闭口时，整个切点轨迹呈"8"字形，闭口路的始段位于开口路的前方，然后与开口路交叉，末段又位于开口路的后方。

③功能运动：下颌功能运动包括咀嚼、吞咽及言语等活动，此处仅叙述咀嚼运动轨迹（2014）。咀嚼运动的冠状面切点轨迹具有似滴泪水形态，但存在个体差异。即使在同一个体，由于咀嚼不同性质、不同数量的食物以及咀嚼的不同阶段，其轨迹的形态均有差异。

## 二、咀嚼运动

1. 咀嚼运动的过程和类型　咀嚼运动分切割、捣碎和磨细 3 个基本动作。分双侧咀嚼（多向双侧交替咀嚼常见）（2001）和单侧咀嚼。

2. 咀嚼周期及咀嚼效率

（1）咀嚼周期：咀嚼食物时下颌运动的程序和重复性。

咀嚼周期轨迹特点：图形似滴泪水形态；时间变化为快（开口）—慢（最大开口）—快（闭口）—慢（咬合接触）；时间平均为 0.875 秒，其中咬合接触时间为 0.2 秒（2007，2008）。

咀嚼周期中，每一程序所持续的时间和咀嚼运动的特性，可随食块的大小、硬度、滋味、特点及某些疾病的性质而异。

（2）咀嚼效率（2012）：机体在一定时间内，对定量食物嚼细的程度。

①测定咀嚼效率的方法：有称重法、吸光度法、比色法。

②影响因素：牙齿的功能性接触面积、牙周组织、颞下颌关节疾病、全身性疾病或口腔内软组织炎症、外伤后遗症等、全身因素（如过度疲劳、精神紧张、不良咀嚼习惯）。

3. 咀嚼运动中的生物力

（1）切割运动：颞下颌关节为支点，咬肌和颞肌为主要动力点，Ⅲ类杠杆。

（2）捣碎和磨细：非工作侧髁突为支点，咬肌和翼内肌为力点，Ⅱ类杠杆，后期同时存在Ⅱ、Ⅲ类杠杆。

（3）咀嚼肌力：颌提肌收缩时所能发挥的最大力，平均为 $10kg/cm^2$。

（4）𬌗力：咀嚼时牙周组织所受力量（2000，2012）。

（5）最大𬌗力：牙周组织所能耐受的最大力。

最大𬌗力的特点包括：①男大于女；②第一磨牙（最大，2012）＞第二磨牙＞第三磨牙＞第二前磨牙＞第一前磨牙＞尖牙＞中切牙＞侧切牙（最小，2012）；③日常所需𬌗力 3～30kg，约为最大𬌗力的 50%。

（6）牙周储备力：最大𬌗力与牙周用力之间的差值，为义齿修复的生理学基础。

4. 咀嚼时牙的动度与磨耗

（1）牙齿的生理动度是由牙周膜的组织学特点所决定的。咀嚼时，牙齿具有轻微的生理运动，一般不易感知。

具有健康牙周膜的牙齿的生理动度由牙槽骨的高度、牙根的形状及所施加力的大小所决定。

（2）磨耗：牙面与食物或牙面间摩擦造成牙齿缓慢渐进性消耗现象。

（3）磨损：牙面与外物机械摩擦产生的牙体损耗。

（4）磨耗生理意义：①消除早接触点；②使牙尖形态与牙周组织功能适应；③减少老年人临床牙冠长度，保持根冠比例协调；④邻面磨耗代偿牙弓连续向前移动。

### 三、唾液的分泌和功能

1. **唾液的性质和成分**　泡沫状、稍浑浊，微呈乳光色，pH 6.0～7.9，水分占 99.4%，主要有机成分为黏蛋白，每天分泌 1000～1500ml，<u>下颌下腺分泌量占 60%（2005）</u>，腮腺分泌量占 30%。

2. **唾液的分泌和调节**

（1）<u>正常成年人每天的唾液分泌量为 1000～1500ml（2014）</u>，下颌下腺静止时分泌量最大，占 <u>60%～65%，腮腺占 22%～30%（2003，2015）</u>，但对于进食等刺激的反应大于下颌下腺；舌下腺占 2%～4%，小唾液腺占 7%～8%。

（2）唾液腺的分泌作用直接受大脑皮质控制。支配唾液腺的传入神经为鼓索、舌咽神经和迷走神经，传出神经包括交感神经和副交感神经。

（3）唾液分泌的调节完全是神经反射性的。

①引起非条件反射性分泌唾液的正常刺激，包括食物对口腔的机械、化学和温度等刺激。

②引起条件反射性唾液分泌为后天所获得，即通过视、听、嗅觉等产生。食物的形状、颜色、气味及进食的环境都能形成条件反射而引起唾液分泌。

3. **唾液的作用**　消化作用，溶媒作用，保护和润滑作用，清洁作用，杀菌和抗菌作用，稀释和缓冲作用，黏附和固位作用，缩短凝血时间，排泄作用，其他作用。

### 四、口腔感觉

1. **口腔颌面部痛觉**　痛觉感受器即口腔内的游离神经末梢（2015）。口腔黏膜的痛觉阈值较皮肤高，牙龈缘处最为敏锐，与第二磨牙相对的颊黏膜区有触点、无痛点。自颊侧黏膜中央至口角的一段带状区痛觉较迟钝，且温度觉和触觉、压觉也较迟钝。牙龈、硬腭、舌尖、口唇等处分布有痛点，自前牙区至磨牙移行区的黏膜痛点依次减少。牙髓及牙周膜的痛觉阈，前牙低于后牙。牙髓及牙周膜的痛觉感受器密度为前牙＞前磨牙＞磨牙。

2. **口腔黏膜温度觉、触觉及压觉**

（1）口腔黏膜的温度觉为热觉和冷觉。通常认为<u>热觉感受器为鲁菲尼小体（2015）</u>，冷觉感受器为克劳斯终球。舌尖、舌边缘、牙龈、硬腭、唇颊等的黏膜处冷点较多；而温点布于上、下颌前牙周围，硬腭前部却仅有冷点而无温点。口唇黏膜对冷、热的耐受力各处不一，上唇黏膜皮肤移行部为 55～60℃，而口腔黏膜为 60～65℃。

（2）引起黏膜触压觉的感受器主要有 Meissner 触觉小体、Meckel 环形小体、牙周膜本体感受器、游离神经末梢。

（3）口腔黏膜各部对触压觉的敏感度不一：最敏感为舌尖、唇及硬腭前部，较迟钝为颊、舌背和牙龈。敏感度与该处触点分布的密度成正比，自切牙区黏膜、尖牙黏膜、前磨牙区黏膜和磨牙区黏膜的触点依次减少，龈乳头、龈缘、龈、颊黏膜移行区亦依次减少。牙周膜的本体感受极为敏感。

# 第 4 单元　运动系统、脉管及神经解剖

## 重 点 提 示

本单元是考试的重点章节，知识点较多，主要是记忆性题，要求对本单元内容记忆准确。重点掌握：①上、下颌骨的解剖标志（上颌骨一体四突及 3 个支柱；下颌体和下颌支）；②颞下颌关节的特征性解剖结构；③咀嚼肌的起始点及其功能；④颈外动脉的主要分支，上、下颌牙齿血供及翼静脉丛的交通；⑤上颌神经及下颌神经的主要分支及其支配区域；⑥面神经主干进入腮腺后的分支及其损伤后的表现。其他内容适当了解即可。

考点串讲

## 一、骨及关节

1. 上颌骨的解剖结构特点

（1）上颌体：前面在眶下缘下 0.5cm 有眶下孔（2000），眶下孔下方骨面有尖牙窝。后面上颌结节为翼内肌浅头附着。上面有眶下沟，向前、内、下通眶下管。内面有上颌窦裂孔与蝶骨翼突和腭骨垂直部共同构成翼腭管（2014）。管内有腭降动脉及腭神经通过。

（2）四突

①额突：上、前、后分别与额骨、鼻骨和泪骨相接，参与泪沟的形成。

②颧突：外上与颧骨相接，向下至上颌第一磨牙处形成颧牙槽嵴。

③腭突：在上颌中切牙腭侧、腭中缝与两侧尖牙连线交点上有切牙孔，下有鼻腭神经。

④牙槽突：上颌骨包绕牙根周围的突起部分。上颌骨牙槽突与腭骨水平部共同构成腭大孔，有腭前神经通过，表面标志为上颌第三磨牙腭侧牙龈缘至腭中缝连线中外 1/3 交点上。

（3）牙槽窝：周壁称固有牙槽骨，包被于牙周膜外围，X 线片上呈现白色线状影像。

（4）上颌窦：底壁由前向后盖过上颌第二前磨牙到上颌第三磨牙根尖，距离以上颌第一磨牙最近，上述牙的牙源性感染可累及上颌窦，拔除残根时要注意防止牙根穿透上颌窦。

（5）支柱

①尖牙支柱：起于上尖牙区牙槽突，上行经眶内缘至额骨。传导尖牙区的咀嚼压力。

②颧突支柱：起于上颌第一磨牙牙槽突，沿颧牙槽嵴上行达颧骨后一支经眶外缘至额骨，另一支向外后经颧弓至颅底。传导第一磨牙区的咀嚼压力。

③翼突支柱：蝶骨翼突与上颌骨牙槽突后端连接而成。可将咀嚼压力传导至颅底（2004）。

2. 下颌骨的解剖结构特点

（1）下颌体：外面中线处见正中联合，在其两旁近下颌缘处有颏结节，由颏结节经颏孔向后延伸至下颌支前缘有外斜线，有降下唇肌及降口角肌附着，外斜线下有颈阔肌附着。外斜线上方，下颌第二前磨牙或第一前磨牙、第二前磨牙之间的下方，有颏孔，内有颏神经、血管通过。内面上颏棘为颏舌肌附着点，下颏棘为颏舌骨肌附着，内斜线有下颌舌骨肌附着，内斜线下方有二腹肌窝，为二腹肌前腹起点。下颌下缘常作为下颌下区手术切口的标志。

（2）下颌支：喙突有颞肌和咬肌附着，髁突颈部关节翼肌窝为翼外肌下头附着处。下颌支内面中央有下颌孔，孔前方下颌小舌为蝶下颌韧带附着处，孔后上方有下颌神经沟。下颌孔后下方有翼肌粗隆，为翼内肌附着处。外面有咬肌粗隆，有咬肌附着。

（3）下颌管：距下颌骨内板比外板近，距下颌支前缘比后缘近，距下颌体下缘比牙槽嵴近。

（4）薄弱部位：正中联合、颏孔区、下颌角及髁突颈部（2012）。

3. 腭骨的解剖结构特点　一对 L 形骨板，位于鼻腔后部，上颌骨与蝶骨翼突之间，参与鼻腔底和侧壁、腭、翼腭窝、翼突窝等的构成，分为水平部与垂直部两部分以及3个突起。水平部构成鼻腔底的后部、硬腭的后1/4，其外侧缘与上颌骨牙槽突共同构成腭大孔；两侧水平部的内缘在中线处相连，形成鼻嵴后部。垂直部构成鼻腔的后外侧壁，其外侧面有翼腭沟与上颌体内面和蝶骨翼突前面的沟，共同形成翼腭管。垂直部上缘有蝶突和眶突，两突间的凹陷为蝶腭切迹，蝶腭切迹与蝶骨体的下面合成蝶腭孔，翼腭窝经此孔通向鼻腔。在水平部与垂直部的连接处有锥突，锥突后面的中部构成翼突窝底。

4. 颞下颌关节的组成及运动

（1）下颌骨髁突：头呈椭圆形，内外径较长，前后径较短。侧面观有一横嵴将髁突顶分为前斜面和后斜面（2005），前斜面较小，是负重的功能面；颈部细，有关节翼肌窝，为翼外肌附着点。

（2）颞骨关节面：包括关节窝和关节结节。关节结节侧面观分前斜面和后斜面，后斜面为功能面。

（3）关节盘：位于关节窝与髁突之间，内外径长于前后径，分前带、中间带、后带、双板区。前带较厚，有颞前附着和下颌前附着。中间带最薄，是关节负重区，也是关节盘穿孔、破裂好发部位，无血管和神经。后带最厚，无血管和神经。双板区分上、下层，是最好发穿孔、破裂的部位，为临床关节疼痛的主要部位。

（4）关节囊和关节间隙：关节囊有许多感受器，鲁非尼小体、高尔基腱器官、帕西尼小体等。关节上腔容量为 1～1.2ml，关节下腔为 0.5～0.8ml。上腔大而松弛，下腔小而紧缩。

（5）关节韧带：颞下颌韧带、蝶下颌韧带、茎突下颌韧带。

（6）运动：单纯转动运动、单纯滑动运动、滑动兼转动运动。

## 二、口颌面部颈部肌

1. **口轮匝肌起止点及功能**　口轮匝肌：浅层为唇的一侧至对侧的固有纤维，深层为口角处来自颊肌唇部的部分纤维，中层为口周肌上下组的肌纤维。主要作用是闭唇，并参与咀嚼和发音等。

2. **腭部肌起止点及功能**　共 5 对，为腭舌肌、腭咽肌、腭垂肌、腭帆张肌、腭帆提肌。

（1）腭舌肌：起自舌根外侧缘舌内的横肌纤维，止于腭腱膜。主要作用为下降腭帆，上提舌根和缩小咽门。

（2）腭咽肌：起自甲状软骨后缘咽侧壁及咽后壁，止于硬腭后缘及腭腱膜，主要作用是使腭咽弓向中线靠拢，缩小咽门，下降软腭，上提咽喉。

（3）腭垂肌：起自腭骨鼻后棘及腭腱膜，向下后止于腭垂黏膜下。主要作用是牵拉腭垂向上。

（4）腭帆张肌：起自翼内板的基部和咽鼓管软骨附近的骨面，止于腭腱膜和腭骨水平部横嵴之后的下方。主要作用是拉紧软腭，单侧收缩可牵拉软腭向一侧。若两侧同时收缩，则拉紧软腭。

（5）腭帆提肌：起自颞骨岩部下面、咽鼓管软骨和膜部。其作用为上提软腭，并参与咽侧壁内向移动。

3. **咀嚼肌起止点及功能**

（1）咬肌：分深、浅两层，浅层较大，起自上颌骨颧突和颧弓下缘前 2/3 处，止于咬肌粗隆和下颌支外侧面的下半部。深层起自颧弓深面，止于下颌支外侧面上部和喙突。有提下颌骨向上，使下颌骨微前伸的作用。

（2）颞肌：起自颞窝及颞深筋膜深面，止于喙突及下颌支前缘直至第三磨牙远中。有提下颌骨向上，也参与下颌侧方和后退的作用。

（3）翼内肌：深头起自翼外板内面和腭骨锥突（2003），浅头起自腭骨锥突和上颌结节，止于下颌角内侧和翼肌粗隆。有提下颌骨向上的作用，亦参与下颌侧方运动。

（4）翼外肌：上头起自蝶骨大翼颞下面和颞下嵴，下头起自翼外板的外侧面，小部分止于颞下颌关节的关节囊和关节盘，大部分止于髁突颈部的关节翼肌窝。牵拉髁突和关节盘向前，可使下颌前伸并下降，也参与下颌侧方运动。

4. **舌骨上肌群起止点及功能**

（1）二腹肌：后腹起自颞骨乳突切迹，前腹起自下颌骨二腹肌窝，均止于附着于舌骨体和舌骨大角交界处的中间腱。下颌骨被固定时，二腹肌可上提舌骨；舌骨被固定时，可向下牵拉下颌骨（2015）。

（2）下颌舌骨肌：起自外斜线，在中线与对侧同名肌汇合成肌性口底，最后部纤维止于舌骨体前面。参与口底构成，收缩时抬高口底。

（3）颏舌骨肌：位于中线两侧，舌的下方和下颌舌骨肌上方。起自颏棘，向后止于舌骨体上部。有牵拉舌骨向前移动的作用。

（4）茎突舌骨肌：起自茎突，止于舌骨体与舌骨大角连接处。可牵拉舌骨向后延伸至口底。

### 三、面颈部血管

1. **颈外动脉的主要分支**　颈总动脉在平甲状软骨上缘处分为颈内动脉和颈外动脉（2003）。①甲状腺上动脉；②舌动脉；③面动脉：主要分为下唇动脉、上唇动脉、内眦动脉、颏下动脉、腭升动脉；④上颌动脉（颌内动脉）：下颌段（脑膜中动脉、下牙槽动脉）、翼肌段（供应咀嚼肌、颊肌及颞下颌关节囊等）、翼腭段（上牙槽后动脉、眶下动脉、腭降动脉、蝶腭动脉）；⑤咽升动脉；⑥枕动脉；⑦耳后动脉；⑧颞浅动脉。

2. **翼静脉丛的交通**　翼丛：向后经上颌静脉汇入下颌后静脉，向前经面深静脉通入面静脉，向上通过卵圆孔网和破裂孔导血管与海绵窦交通。

3. **颅内、外静脉的交通**

（1）导血管：颅内、外通过颅骨直接相连的短静脉，颅外静脉可通过导血管与颅内硬脑膜静脉窦相交通，如顶导血管、枕导血管、破裂孔导血管。

（2）板障静脉：板障静脉除与颅内静脉窦相通外，还与颅顶部软组织静脉相联系，也是颅外感染向颅内蔓延的途径。板障静脉变异较大，根据其位置可分为额板障静脉、颞板障静脉及枕板障静脉。

（3）脑神经及血管周围的静脉网：颈动脉管内的静脉网、舌下神经管内的舌下神经静脉网等，均有联系颅内、外静脉的作用。

（4）眼静脉：眼上静脉向前与内眦静脉相交通，向后经眶上裂与海绵窦相交通。眼下静脉一支经眶上裂注入眼上静脉，另一支经眶下裂与翼丛相交通。

（5）枕骨大孔：周围的静脉网连接着椎管内静脉丛和椎静脉、枕静脉、舌下神经管静脉网、髁导血管、横窦、乙状窦及基底静脉丛等。

### 四、神经

1. **三叉神经的分支及分布**

（1）眼神经：分布于泪腺、眼球、眼睑、眼裂以上前额皮肤、鼻的大部皮肤及部分鼻黏膜。

（2）上颌神经：感觉神经。

①颅中窝段：发出脑膜中神经，分布于硬脑膜。

②翼腭窝段：颧神经，分布于颧、颞部皮肤；神经节支（鼻腭神经），分布于两侧上尖牙之间腭侧黏骨膜及牙龈；腭前神经，分布于上颌尖牙往后牙腭侧黏骨膜及牙龈，腭中神经、腭后神经分布于软腭及腭扁桃体。

③眶下段：上牙槽中神经分布于一侧上颌前磨牙和上颌第一磨牙近中颊根及其周围牙周膜、牙槽骨、颊侧牙龈及上颌窦黏膜；上牙槽前神经分布于上颌切牙、尖牙及其牙周膜、牙槽骨、唇侧牙龈及上颌窦黏膜。

④面段：睑支，分布于下睑皮肤；鼻支，分布于鼻侧部及鼻前庭皮肤；上唇支，分布于上唇皮肤和黏膜。

（3）下颌神经：为混合神经。

①脑膜支：分布于硬脑膜。

②翼内肌神经：分布于翼内肌。

③下颌神经前干：包括支配咀嚼肌的运动神经（颞深神经、咬肌神经、翼外肌神经）及感觉神经（颊神经，支配双侧下颌 5678 的颊侧牙龈及黏膜皮肤）。

④下颌神经后干：包括感觉神经（耳颞神经和舌神经）及混合性神经（下牙槽神经）。耳颞神经分布于颞下颌关节、耳郭前上部及外耳道、腮腺及颞区的皮肤；舌神经分布于下颌同侧舌侧牙龈、舌前 2/3 黏膜、口底黏膜和舌下腺。下牙槽神经分布于双侧牙及其牙周膜和牙槽骨。

2. **面神经的分支及分布**

（1）管段（2015）

①岩大神经：副交感纤维支配泪腺、鼻黏膜和腭黏膜的腺体，味觉纤维直接分布于腭部。

②镫骨肌神经：支配镫骨肌。

③鼓索：分布于舌前 2/3 味蕾及下颌下腺、舌下腺。

（2）颅外段

①面神经主干进入腮腺前分支：耳后神经、二腹肌支、茎突舌骨肌支。

②面神经主干进入腮腺内分支：颞支、颧支、颊支、下颌缘支、颈支。若颞支受损，则临床出现同侧额纹消失（2013，2016，2017）；颧支受损出现眼睑不能闭合的症状；若颊支受损，则出现鼻唇沟变浅或消失、上唇运动力减弱或偏斜以及食物积存于颊部的表现；下颌缘支受损，表现为患侧口角下垂、流口水。

# 第 5 单元　口腔颌面颈部局部解剖

== **重 点 提 示** ==

本单元内容较多，要求考生重点掌握：①腭大孔的体表标志；②咀嚼黏膜的 4 种乳头；③舌下区内容物；④舌骨舌肌浅面，自上而下依次排列内容物。熟悉口腔境界及表面标志；舌的淋巴回流；颌面部的表面标志；腮腺咬肌区的境界及层次特点。了解颈部的局部解剖。

== **考 点 串 讲** ==

## 一、口腔局部解剖

1. 口腔境界及表面标志

（1）境界：前壁为唇，经口裂通外界，后经咽门与口咽部延续，两侧为颊，上、下两壁分别由腭和舌下区组成（2000）。

（2）表面标志：口腔前庭沟、上下唇系带、颊系带、腮腺乳头、磨牙后垫（2000）、翼下颌皱襞、颊垫尖。

2. 唇、腭及舌的解剖特点

（1）唇皮肤富于毛囊、皮脂腺和汗腺，是疖、痈的好发部位；浅筋膜疏松；肌层应对位缝合；黏膜下层有黏液腺，可发生黏液囊肿；感觉神经来自上、下颌神经分支、运动由面神经支配。

（2）腭乳头（切牙乳头）是鼻腭神经局部麻醉的表面标志；切牙乳头、腭皱襞、上颌硬区及上颌隆突等制作义齿基托应注意结构特点；腭大孔在第三磨牙腭侧，相对于腭中缝至龈缘之外、中 1/3 处，为腭大孔麻醉的表面标志。

（3）舌背部分布有丝状乳头、菌状乳头、轮廓乳头和叶状乳头，见口腔组织病理部分（2005）。

（4）舌下面有舌系带，与发音及修复关系密切。

（5）舌的淋巴管引流分为 4 组：①舌尖淋巴管，大部分至颏下淋巴结，另一部分至颈肩胛舌骨肌淋巴结；②舌前 2/3 的边缘或外侧淋巴管，一部分至下颌下淋巴结，另一部分至颈深上淋巴结；③舌中央淋巴结，汇入颈深上淋巴结，亦有注入下颌下淋巴结者；④舌后 1/3 淋巴结，引流至两侧颈深上淋巴结。

3. 舌下区的表面标志与解剖标志　舌下肉阜两侧的舌下襞是舌下腺小管开口，也是下颌下腺管的表面标志；口底黏膜深面从两侧向中线有舌下腺、下颌下腺管、舌下神经及舌下神经伴行静脉、舌下动脉（2007）。

## 二、面部局部解剖

1. 面部表面标志

（1）表面标志：鼻小柱、鼻底、鼻面沟、唇面沟、颏唇沟、耳屏；常用面部测量点：有眉间点、鼻根点、鼻尖点、鼻下点、鼻翼点、颏上点、颏前点、颏下点、眶下孔（神经阻滞麻醉部位）、颏孔、腮腺管；美容角：鼻额角（125°～135°）、鼻唇角（90°～100°）、鼻颏角（120°～132°）（2016）、鼻面角（36°～40°）、颏颈角（85°）。

（2）体表投影：耳屏至眼眶外下缘连线，为颧弓在颜面部的表面标志；颧弓与下颌切迹围成的半月形中点，为咬肌神经封闭及上颌神经、下颌神经阻滞刺入点表面标志；耳屏至咬肌前下角附着于下颌骨下缘处的连线中点，为下颌孔表面投影。

2. 腮腺咬肌区的解剖特点

（1）境界：前界为咬肌前缘（2000），后界至胸锁乳突肌、乳突及二腹肌后腹的前缘，上界为颧弓及外耳道，下界为下颌骨下缘，内侧为咽旁间隙，外侧为皮肤。

（2）层次内容：腮腺鞘浅层致密，深层薄弱，易形成咽旁脓肿；腮腺鞘上部与外耳道紧密相连，化脓性感染可在腮腺与外耳道之间互通。腮腺导管在颧弓下1.5cm穿出腮腺鞘，上方有面神经上颊支和面横动脉，下方有面神经下颊支，开口于上颌第二磨牙牙冠相对颊黏膜上。腮腺咬肌筋膜来自颈深筋膜浅层（2013），筋膜在腮腺后缘分为浅、深两层，包被腮腺，形成腮腺鞘。

3. 面侧深区解剖特点　前为上颌骨后面，后为腮腺浅叶，内为翼外板，外以下颌支为界。由浅入深分层为：翼丛、上颌动脉、下颌神经与翼外肌。翼外肌上缘有颞深前后神经和咬肌神经穿出（2015）；翼外肌两头之间有上颌动脉穿入和颊神经穿出；翼外肌下缘有舌神经和下牙槽神经穿出。

## 三、颈部局部解剖

1. 颈部的境界、分区

（1）境界：颈部的上界即头部的下界，为下颌骨下缘、乳突尖、上项线及枕外隆突的连线；下界为胸骨颈静脉切迹、胸锁关节、锁骨上缘、肩峰和第7颈椎棘突的连线与胸部、上肢和背部分界。颈部又以斜方肌前缘为界，将颈部分为前、后两部，后部称为项部；前部称为狭义的颈部，与口腔临床关系密切，前部又以胸锁乳突肌的前、后缘为界，将每侧分为3部：由前向后依次为颈前（颈内侧）三角、胸锁乳突肌区和颈后（颈外侧）三角。

（2）分区

①颈前区：以舌骨为界，将颈前区分为舌骨上区和舌骨下区。舌骨上区包括颏下三角和左下颌下三角、右下颌下三角；舌骨下区包括左、右颈动脉三角和左、右肌三角。

②颈侧区：包括胸锁乳突肌和颈后三角。颈后三角又被分为枕三角和锁骨上三角。

2. 颈筋膜的层次结构　由浅入深：①颈浅筋膜；②颈深筋膜浅层（2017）；③颈深筋膜中层；④颈脏器筋膜；⑤椎前筋膜。

3. 下颌下三角的境界及解剖结构特点

（1）境界：上（下颌骨下缘）；前下（二腹肌前腹）；后下（二腹肌后腹）；底（下颌舌骨肌、舌骨舌肌及咽上缩肌）。

（2）下颌下区手术切口常采用平行并低于下颌角及下颌下缘1.5～2.0cm处（避免损伤下颌缘支）。

（3）下颌下腺为下颌下三角主要内容物，下颌下淋巴结主要位于下颌下腺鞘内，口腔恶性肿瘤转移时常将下颌下淋巴结同下颌下腺一并摘除。

（4）舌骨舌肌浅面，自上而下依次排列舌神经、下颌下腺导管及舌下神经（2003，2005）。

4. 气管颈段的解剖结构特点

（1）上接环状软骨，下平胸骨颈静脉切迹与气管胸段延续，长约6.5cm，6～8个气管软骨环。

（2）由浅入深为：皮肤、颈浅筋膜、颈深筋膜浅层、颈深筋膜中层、胸骨舌骨肌和胸骨甲状肌。

（3）气管切开应注意：头正中后仰位；第3～5气管软骨环范围内切开，不宜过深，以免刺伤气管后壁，甚至误伤食管；勿切环状软骨；不低于第5气管软骨环，以免引起头臂干损伤。

5. 颈动脉三角解剖结构特点

（1）由二腹肌后腹、肩胛舌骨肌上腹和胸锁乳突肌围成。颈深筋膜浅层形成该三角的顶，其底由咽中缩肌、咽下缩肌、甲状舌骨肌及舌骨大角的各一部分构成。

（2）由浅入深：皮肤、颈浅筋膜、颈深筋膜浅层。

（3）颈总动脉在颈动脉三角的下部，从胸锁乳突肌的前缘露出。在甲状腺上动脉与舌动脉之间结扎颈外动脉时，若周围解剖关系不清楚，就有可能误扎颈总动脉，可引起同侧脑部血液循环障碍，导致偏瘫，甚至死亡，其死亡率可高达28%。

# 第8章　口腔组织病理学

## 第1单元　牙体组织

=== 重点提示 ===

本单元内容较多，考点较散。考试主要出题在釉质结构、牙本质结构、牙髓的功能及牙骨质的功能这几个考点，要求重点掌握。熟悉釉质的理化性质、牙本质的反应性变化、牙骨质的组织结构。

=== 考点串讲 ===

### 一、釉质

釉质为覆盖于牙冠的高度矿化的硬组织，是龋病最先侵及的组织，所以受到特殊的关注。釉质是全身唯一无细胞性、由上皮细胞分泌继而矿化的组织，而且其基质由单一的蛋白质构成而不含胶原。釉质对咀嚼压力和摩擦力具有高度耐受性。釉质的基本结构釉柱及其内部的晶体的有序排列使其脆性降低并具有一定的韧性。釉质内的微量元素和非羟磷灰石可改变釉质对酸侵蚀的敏感性，而釉柱中晶体的排列方向也与龋病过程中脱矿方式有关。

1. 理化特性　切牙的切缘处釉质厚约2mm，磨牙的牙尖处厚约2.5mm，釉质自切缘或牙尖处至牙颈部逐渐变薄，颈部呈刀刃状。釉质外观呈乳白色或淡黄色。其颜色与釉质的厚度和矿化程度有关，矿化程度越高，釉质越透明，其深部牙本质的黄色越容易透过而呈淡黄色；矿化程度低则釉质透明度差，牙本质颜色不能透过而呈乳白色。乳牙釉质矿化程度比恒牙低，故呈乳白色。

釉质是人体中最硬的组织，成熟釉质重量的96%～97%为无机物，其余的为有机物和水。按体积计，其无机物占总体积的86%，有机物占2%，水占12%。

釉质的无机物几乎全部由含钙（$Ca^{2+}$）、磷（$P^{3-}$）离子的磷灰石晶体和少量的其他磷酸盐晶体等组成。X线衍射等研究揭示釉质晶体非常相似于六方晶系的羟磷灰石$[Ca_{10}(PO_4)_6(OH)_2]$晶体。

成熟釉质中的有机物不足1%，主要由蛋白质和脂类所组成。蛋白质主要来自于成釉细胞。主要有釉原蛋白、非釉原蛋白和蛋白酶三大类。这些蛋白质的主要作用是引导釉质晶体的生长，也可能具有粘结晶体和釉柱的作用。

釉质中的水以两种形式存在，即结合水和游离水。大部分是以结合水的形式存在，它们主要围绕在晶体周围，并借助于晶体表面的$OH^-$和$CO_3^{2-}$等极性基团而构成晶体的水合层，也可占据无机晶体中的钙空位，并可与釉基质中的蛋白质分子结合。

2. 组织结构

（1）釉柱：釉质的基本结构，釉柱是细长的柱状结构，起自釉质牙本质界，贯穿釉质全层而达牙的表面。其走行方向反映了成釉细胞形成釉质时向后退缩的路线。此路线不是径直的，因此釉柱彼此横跨缠绕，其长度大于相应部位釉质的厚度。在窝沟处，釉柱由釉质牙本质界向窝沟底部集中，呈放射状；而在近牙颈部，釉柱排列几乎呈水平状。釉柱的直径平均为4～6μm。由于釉质表面积比釉质牙本质界处宽大，因此，釉柱的直径在表面者较深部为大。

光镜下釉柱的横剖面呈鱼鳞状，电镜下观察呈球拍样，有一个近乎圆形、较大的头部和一个较细长的尾部。头部朝咬合面方向，尾部朝牙颈方向。相邻釉柱均以头尾相嵌形式排列。不同部位釉质的釉柱横断面可有不同的形态表现。

（2）釉质牙本质界：釉质牙本质界（釉牙本质界）代表来自于上皮和外间充质两种不同矿化组

织的交界面。其外形呈贝壳状而不是一条直线。此种连接增大了釉质和牙本质的接触面，有利于两种组织更牢固地结合。釉牙本质界处的蛋白质可能是最初形成釉质的矿化中心，并且可能在釉质和牙本质之间起黏附作用。从三维的角度来看，釉质牙本质界处的釉质形成许多弧形外突，与其相对的是牙本质表面的小凹。电镜观察，此界线不明显，该处仅见大小和排列方向不一的晶体。

（3）釉梭：是起始于釉牙本质交界伸向釉质的纺锤状结构，形成于釉质发生的早期。此时成牙本质细胞的突起穿过基底膜，伸向前成釉细胞之间。釉质形成时此末端膨大的突起即留在釉质内（2000）。在磨片中，牙尖及切缘部位较多见。在干燥的牙磨片中，釉梭的有机物分解代之以空气，在透射光下，此空隙呈黑色。

（4）釉丛：起自釉质牙本质界向牙表面方向散开，呈草丛状，与釉柱间质和釉柱鞘关系密切。其高度为釉质厚度的1/4～1/3。釉丛形成于Tomes突形成和釉质沉积阶段，蛋白质含量高。釉丛在釉质中分布均匀，由于其有机物含量较高，被认为是釉质中薄弱区，也可能与釉质和牙本质之间的黏着有关。

（5）釉板：是垂直于牙面的薄层板状结构。可以贯穿整个釉质的厚度，在磨片中观察呈裂隙状结构。釉板脱矿后经扫描电镜观察呈薄片状。釉板的形成可能属于局部釉质成熟过程的缺陷，使水分和釉质基质残留在这些区域。

釉板内含有较多的有机物，可成为龋（一种发生于牙硬组织，以组织溶解破坏为特征的感染性疾病）致病菌侵入的途径。特别是在窝沟底部及牙邻面的釉板，被认为是龋发展的有利通道。

（6）横纹：釉柱上与釉柱长轴相垂直的细线，透光性低。在釉柱呈规律性重复分布，间隔为2～6μm（平均4μm），代表每天釉质形成的速度。

（7）生长线：又称芮氏线，是釉质周期性生长速度改变形成的间歇线。釉质横剖面，呈同心圆状排列，似年轮；纵剖面，牙尖处呈环状包绕，近牙颈部渐呈斜形线。代表釉质5～10天的形成厚度（2000）。

（8）新生线：在乳牙和第一恒磨牙的磨片上，常见到一条加重了的生长线，称新生线，由于乳牙和第一恒磨牙一部分形成于胎儿期，一部分形成于出生后，由于环境及营养状况的变化，该部位釉质发育一度受干扰而形成。

（9）绞釉：釉柱近表面 1/3 较直，而内 2/3 弯曲，在牙切缘及牙尖处绞绕弯曲史为明显，称为绞釉。增强釉质对咬合力的抵抗（2000）。

（10）施雷格线：纵向磨片见明暗带，是由于釉柱排列方向的改变而发生的折光现象。

（11）无釉柱釉质：在近釉牙本质界最先形成的釉质和多数乳牙及恒牙牙表面约30μm厚的釉质内看不到釉柱结构，称无釉柱釉质。

（12）釉小皮：是覆盖在新萌出的牙表面的一层有机薄膜，可能是成釉细胞分泌的基板物质。

（13）釉面横纹：是釉质表面呈平行排列并与牙长轴垂直的浅凹线纹，牙颈部明显，呈叠瓦状（2000）。

## 二、牙本质

牙本质是构成牙主体的硬组织，由成牙本质细胞分泌，主要功能是保护其内部的牙髓和支持其表面的釉质。牙本质色淡黄，其冠部和根部表面分别由釉质和牙骨质覆盖。牙本质中央的牙髓腔内有牙髓组织。由于牙本质和牙髓在胚胎发生和功能上关系密切，故两者常合称为牙髓牙本质复合体。

1. 组织结构　牙本质由牙本质小管、成牙本质细胞突起和细胞间质所组成。

（1）牙本质小管：为贯通于牙本质全层的管状空间，充满了组织液和一定量的成牙本质细胞突起。牙本质小管自牙髓表面向釉质牙本质界呈放射状排列，在牙尖部及根尖部小管较直，而在牙颈部则弯曲呈"～"形，近牙髓端的凸弯向着根尖方向。小管近牙髓一端较粗，其直径约为2.5μm，越向表面越细，近表面处约为1μm，且排列稀疏。因此，牙本质在近髓侧和近表面每单位面积内小管数目之比约为 2.5：1。

牙本质小管自牙髓端伸向表面，沿途分出许多侧支，并与邻近小管的侧支互相吻合。牙根部牙本质小管的分支数目比冠部多。

（2）成牙本质细胞突起：成牙本质细胞的胞质突，该细胞位于牙髓近牙本质侧，其突起伸入牙本质小管内，并与邻近突起分支联系，突起只伸至牙本质小管的近髓端 1/3 或 1/2 处。

（3）细胞间质：牙本质是球形钙化，牙本质矿化程度不同，因此不同的区域有不同的名字。

①管周牙本质：在镜下观察牙本质的横剖磨片时，可清楚地见到围绕成牙本质细胞突起的间质与其余部分不同，呈环形的透明带，称为管周牙本质，它构成牙本质小管的壁。管周牙本质矿化程度高，含胶原纤维极少。在观察脱矿切片时，由于脱矿后该处结构消失，故在成牙本质细胞突起周围呈现一环形的空隙。通过比较脱钙和不脱钙的牙本质小管直径，可知管周牙本质的厚度在近髓端约400nm，而在近釉质端则约为750nm。在球间牙本质和近釉牙本质界处的牙本质中无管周牙本质。

②管间牙本质：管间牙本质位于管周牙本质之间。其内胶原纤维较多，基本上为Ⅰ型胶原，围绕小管成网状交织排列，并与小管垂直，其矿化较管周牙本质低。在管周牙本质和管间牙本质之间，磨片观察时可见有一较清楚的交界面。以往认为此是一特殊的结构，称为诺伊曼鞘。

③球间牙本质：牙本质主要是球形钙化，由很多钙质小球融合而成。在牙本质钙化不良时，钙质小球之间遗留一些未被钙化的间质，称为球间牙本质，其中仍有牙本质小管通过，但没有管周牙本质结构（2005）。球间牙本质主要见于牙冠部近釉质牙本质界处，沿着牙的生长线分布，大小形态不规则，其边缘呈凹形，很像许多相接球体之间的空隙。氟牙症和维生素D缺乏时球间牙本质明显增多。

④生长线：又称冯·埃布纳线，与牙本质小管垂直的间歇线纹，间隔 4～8μm。

⑤托姆斯颗粒层：根部牙本质透明层内侧一层颗粒状未矿化区。

⑥前期牙本质：牙本质的形成是一有序的过程，即成牙本质细胞分泌基质并进一步发生矿化。由于牙本质在一生中始终在形成，因此，在成牙本质细胞和矿化牙本质之间总是有一层尚未矿化的牙本质存在，称为前期牙本质。前期牙本质一般为10～12μm厚。

生理情况下，按形成的时期不同，将牙本质分为原发性牙本质和继发性牙本质。

⑦原发性牙本质：牙发育过程中形成的牙本质，构成牙本质主体，在冠部称罩牙本质；在根部称透明层，在罩牙本质和透明层内侧的牙本质称为髓周牙本质。

⑧继发性牙本质：牙发育至根尖孔形成达到咬合关系以后，形成的牙本质（2003，2017）。

2. 反应性变化

（1）修复性牙本质：修复性牙本质也称为第三期牙本质或反应性牙本质。当釉质表面因磨损、酸蚀、龋等而遭受破坏时，使其深部牙本质暴露，成牙本质细胞受到程度不等的刺激，并部分发生变性。牙髓深层的未分化细胞可移向该处取代变性细胞而分化为成牙本质细胞，并与尚有功能的成牙本质细胞一起共同分泌牙本质基质，继而矿化，形成修复性牙本质（2017）。由于第三期牙本质的小管排列紊乱且矿化程度低，继发性牙本质和第三期牙本质的交界明显。如果原来的成牙本质细胞的凋亡很迅速，与之相关的牙本质小管不能发生硬化，可形成死区。第三期牙本质有许多同义词，如不规则牙本质、刺激性牙本质、反应性牙本质和修复性牙本质，其中的含义可能有些差别。反应性牙本质是在病理性刺激下由原来的成牙本质细胞形成；修复性牙本质由新分化的成牙本质细胞形成，原来的成牙本质细胞凋亡，诱导新的成牙本质细胞分化的刺激可能来自于牙本质基质中的生长因子。

修复性牙本质中牙本质小管的数目明显少于正常牙本质，同时小管明显弯曲，有些区域仅含少数小管或不含小管。由于刺激往往沿着牙本质小管传导，因此，修复性牙本质仅沉积在受刺激牙本质小管相对应的髓腔侧。修复性牙本质与原发性牙本质或继发性牙本质之间常由一条着色较深的线所分隔。

在修复性牙本质形成过程中，成牙本质细胞常可包埋在形成很快的间质中，以后这些细胞变性，在该处遗留一空隙，很像骨组织，故有时又称为骨样牙本质。

（2）透明牙本质：又称硬化性牙本质。当牙本质在受到磨损和较缓慢发展的龋刺激后，除了形成上述修复性牙本质外，还可引起牙本质小管内的成牙本质细胞突起发生变性，变性后有矿物盐沉着而矿化封闭小管，这样可阻止外界的刺激传入牙髓，同时，其管周的胶原纤维也可发生变性。由于其小管和周围间质的折光率没有明显差异，故在磨片上呈透明状而称为透明牙本质。电镜显示在透明牙本质形成时，成牙本质细胞突起发生矿化。此过程可能是细胞损伤或凋亡引起。进入受损突起的钙，在胞质内磷酸盐基团存在的情况下发生沉淀。

（3）死区：是牙因磨损、酸蚀或龋等较重的刺激，使小管内的成牙本质细胞突起逐渐变性、分解，小管内充满空气所致。在透射光显微镜下观察时，这部分牙本质呈黑色，称为死区。此区的敏感度减低。这种改变常见于狭窄的髓角，因该处成牙本质细胞拥挤。死区的周缘常有透明牙本质围绕，其近髓端则可见修复性牙本质。

在正常牙本质的干燥磨片中，由于成牙本质细胞突起的分解，空的小管被空气所充满，也可出现像死区一样的变化，但与其相对应的髓腔壁上，没有修复性牙本质。

### 三、牙髓

1. 组织结构　组织分 4 层：成牙本质细胞层、乏细胞层、多细胞层、固有牙髓（髓核，含丰富的血管和神经）。

（1）细胞

①成牙本质细胞：合成和分泌 I 型胶原。冠部呈高柱状，根中呈立方形，根尖呈扁平状，成牙本质细胞的主要功能是形成牙本质。成牙本质细胞相邻细胞间有连接复合体，包括桥粒、缝隙连接和紧密连接。

②成纤维细胞：又称牙髓细胞，牙髓中的主要细胞，具有创伤修复功能（2015）。

③组织细胞和未分化间充质细胞：组织细胞形态不规则。未分化的间充质细胞在受到刺激时可分化成牙髓中的其他细胞。

④树突状细胞：牙髓免疫系统组成（2015）。

⑤淋巴细胞：主要免疫细胞。

（2）纤维：胶原纤维（ I 型：Ⅲ型＝55：45）和嗜银纤维。

（3）其他：基质、血管、淋巴管、神经。

2. 功能

（1）增龄变化：随着年龄的增长和牙受到外界的生理性或病理性刺激，继发性牙本质和（或）修复性牙本质等不断形成，可使髓腔逐渐缩小。同时，牙髓组织中的细胞成分逐渐减少。成牙本质细胞由高柱状变为矮柱状或扁平，部分成牙本质细胞凋亡，剩余的成牙本质细胞对刺激的反应缓慢。成纤维细胞数量减少，同时伴纤维的数量和大小的增加。血管中可出现机体其他部位出现的胆固醇沉积，可使管壁黏附性增加并引起局部炎症反应。牙髓活力降低，出现退行性改变。

（2）临床意义：任何物理和化学的刺激加到牙本质表面时，与该部位相应的牙髓组织必然发生反应。若所受刺激是慢性的、较弱的，则可引起修复性牙本质形成，并可部分造成牙髓组织的各类退行性变；若所受的刺激强烈，则可发生炎症反应。当牙髓发生炎症时，由于牙髓内的血管管壁薄，易于扩张、充血及渗出，使髓腔内的压力增大，而四周又为坚硬的牙本质壁所包围，无法相应扩张以减轻压力，牙髓神经末梢受压而产生剧烈疼痛。

牙髓内的神经在受到外界刺激后，常反应为痛觉，而不能区分冷、热、压力及化学变化等不同感受。这可能是因为牙髓缺乏对这些刺激的感受器。此外，牙髓神经还缺乏定位能力，故牙髓炎患者往往不能准确指出痛牙的部位。

牙髓是结缔组织，有修复、再生的能力。但由于牙髓的解剖条件所限，其修复、再生能力是有限的。当牙髓受到非感染性的较轻损伤时，修复一般是良好的。对于新鲜暴露的牙髓，经适当的临床治疗后，牙髓内的未分化间叶细胞可分化为成牙本质样细胞，形成牙本质桥。而当牙髓由于感染而发生炎症时，则完全的修复性再生是困难的。这对临床牙髓病的治疗具有参考价值。

## 四、牙骨质

1. **组织结构**　牙骨质与骨密质相似，但无哈佛管、无血管和神经。

（1）细胞：无细胞牙骨质分布于牙颈部到近根尖 1/3 处。细胞牙骨质常位于无细胞牙骨质表面。成熟的牙骨质内还有牙骨质细胞。

（2）纤维：两种来源，一种由成牙骨质细胞形成，与牙根平行；<u>一种由成纤维细胞产生，与牙根垂直并插入其中，称穿通纤维</u>。

（3）基质：蛋白多糖和矿物盐。

（4）<u>釉质和牙骨质牙颈部相接的 3 种情况：牙骨质覆盖釉质表面（60%）、釉质牙骨质端-端相接（30%）、两者不相接（10%）（2000）</u>。

2. **功能**　在生理情况下，牙骨质不像骨组织可以不断地改建和重塑，而且较固有牙槽骨具有更强的抗吸收能力，这些是临床正畸治疗时牙移动的基础。然而，当牙周膜纤维因适应牙功能的需要发生改变和更替时，牙骨质可通过不断的增生沉积而形成继发性牙骨质，从而使新的牙周膜纤维重新附着至牙根。当牙的切缘和咬合面受到磨损时，也可通过根尖部继发性牙骨质的形成而得到一定的补偿。当牙根表面有小范围的病理性吸收或牙骨质折裂时，均可由于继发性牙骨质的沉积而得到修复。在牙髓病和根尖周病治疗后，牙骨质能新生并覆盖根尖孔，重建牙体与牙周的连接关系。在新形成的牙骨质与原有吸收区的牙骨质之间有一深染的分界线。在修复中形成的牙骨质，依照其形成速度的快慢，仍可以是细胞牙骨质或无细胞牙骨质。在病理等特殊情况下，如乳牙、恒牙交替或根尖有炎症和创伤时，则可导致牙骨质的吸收，这种吸收甚至还可波及牙本质。

# 第 2 单元　牙周组织

=== **重 点 提 示** ===

本单元内容相对比较重要，有几个知识点是考试经常出现的，重点掌握牙龈的组织学特点（无黏膜下层）、牙龈组织上皮层不同部位组织学特点、牙龈纤维的分组、牙周组织纤维的分组及各组功能。了解牙龈的表面结构、牙槽骨的组织结构及生物学特性。

=== **考 点 串 讲** ===

## 一、牙龈

1. **表面解剖**

（1）<u>游离龈</u>：是指牙龈边缘不与牙面附着的部分，其牙冠方为牙龈边缘，根尖方为游离龈沟，内侧为釉质表面，外侧为口腔。它游离可动，呈连续的半月形弯曲，色泽比附着龈稍红。其与牙面之间有一环状狭小的空隙，称为龈沟，正常深度为 0.5~3mm，平均深度 1.8mm，龈沟深＞3mm 时，通常认为是病理性的，称为牙周袋。龈沟底部为结合上皮冠方，内壁为釉质，外壁衬以龈沟上皮。龈沟底的位置因年龄而异，年轻时位于釉质面上，成年后位于釉质牙骨质界，老年时则达牙骨质。

龈沟内含有自龈沟液，其成分与血清相似，含有电解质、氨基酸、免疫球蛋白、溶菌酶等，具有清除异物、增进上皮与牙贴附的作用，还有抗菌和增强牙龈免疫的能力，但同时又是微生物的培养基。所以，龈沟又有利于菌斑和牙石的形成，从而刺激机体免疫系统的反应，阻止来自细菌的毒性物质进入牙龈。在许多情况下，上皮和结缔组织细胞的这种功能受到影响，从而引起牙龈和牙周组织疾病。

（2）<u>附着龈</u>：在游离龈的根方，紧密附着在牙槽嵴表面，它与游离龈相连处常有一浅的凹沟称为游离龈沟。附着龈色粉红，质坚韧，表面呈橘皮状，有许多点状凹陷称点彩。点彩可增强牙龈对机械摩擦力的抵抗，但在炎症水肿时，表面点彩可消失而变为光亮。

（3）牙龈乳头和龈谷：牙龈呈锥体状充填于邻近两牙的牙间隙部分称牙龈乳头，也称牙间乳头。在后牙，颊侧和舌（腭）侧龈乳头顶端位置高，在牙邻面接触点下相互连接处低平凹下，像山谷故称龈谷。在前磨牙区龈谷底形如楔形，在后牙区变为低平。由于该处不易清洁，易形成菌斑和牙石。龈谷易受到炎症刺激，牙间区牙龈炎的发生率明显高于其他部位。在老年和疾病情况下，牙间乳头退缩而将牙间隙显露出来，可引起食物嵌塞，导致牙周炎的发生。

2. 组织结构

（1）上皮层

①牙龈上皮：上皮层为复层鳞状上皮，表面明显角化或不全角化。上皮钉突多而细长，较深地插入固有层中，使上皮与深层组织牢固地连接。上皮基底细胞生长活跃，偶见黑色素细胞或含有黑色素颗粒，所以牙龈有时出现黑色斑块。

②龈沟上皮：牙龈上皮在游离龈的边缘，转向内侧覆盖龈沟壁，形成龈沟上皮。该上皮是复层鳞状上皮，无角化，有上皮钉突，在龈沟底与结合上皮有明显分界。上皮细胞质少，含少量粗面内织网和许多张力细丝。龈沟上皮丧失其角化是因上皮下结缔组织的炎症引起的。结缔组织的炎症可影响上皮的成熟，若去除这些炎症，龈沟上皮仍可角化。

龈沟上皮不能抵抗机械力，而易破裂。结缔组织中常见不同程度的炎症细胞浸润，这是由龈沟内食物分解产物和细菌的刺激所引起的。

③结合上皮：是牙龈上皮附着在牙表面的一条带状上皮，从龈沟底开始，向根尖方向附着在釉质或牙骨质的表面。结合上皮是无角化的鳞状上皮，在龈沟底部含15～30层细胞，向根尖方向逐渐变薄，含3～4层细胞。结合上皮细胞呈扁平状，其长轴与牙面长轴平行，无上皮钉突。在与结缔组织的连接处细胞为立方状，类似基底细胞。倘若受到刺激，可见上皮钉突增生，伸入结缔组织中（2005）。结合上皮的更新时间约为5天（2017）。

在电镜下，结合上皮细胞含有丰富的高尔基复合体、粗面内质网和线粒体，胞质中张力细丝较少并与细胞表面平行。细胞间的桥粒比牙龈其他区域的上皮细胞少，细胞外间隙增大。因此，能使牙龈结缔组织中的炎症细胞、单核细胞、大分子量的物质和整个细胞移动到龈沟中。在龈沟底部的细胞中含溶酶体较多，显示较强的磷酸酶活性。

④龈谷上皮：此上皮表面为薄的无角化上皮，有上皮钉突伸入到结缔组织中，乳头层中常有炎症细胞浸润。曾经认为，在结合上皮形成过程中，除了龈谷区外，缩余釉上皮被口腔上皮代替，而龈谷区仍保留着缩余釉上皮的特征，成为牙龈的脆弱区，在牙周炎的发生中有重要作用。事实上龈谷上皮与结合上皮一样都来自上皮。目前没有证据表明，龈谷上皮的结构可成为引起牙周炎的脆弱区。但由于解剖形态关系，龈谷区易使细菌和菌斑集聚而发生牙龈炎。

（2）固有层：由致密的结缔组织构成。高而长的结缔组织乳头使局部上皮隆起，隆起部分之间的凹陷处，相当于细长的上皮钉突，上皮钉突的表面形成浅凹即为点彩。固有层含有丰富的胶原纤维，并直接附着于牙槽骨和牙颈部，使牙龈与深部组织稳固贴附。只有少量的弹性纤维分布在血管壁。其中胶原纤维束呈各种方向排列，可分为下列几组。

①龈牙组：自牙颈部牙骨质，向牙冠方向散开，止于游离龈和附着龈的固有层，广泛地分布于牙龈固有层中，是牙龈纤维中最多的一组。主要是牵引牙龈使其与牙紧密结合。

②牙槽龈组：自牙槽嵴向牙冠方向展开，穿过固有层止于游离龈和附着龈的固有层中。

③环形组（2012）：位于牙颈周围的游离龈中，呈环行排列。纤维比其他组要细，常与邻近的其他纤维束缠绕在一起，有助于游离龈附着在牙上。

④牙骨膜组：自牙颈部的牙骨质，越过牙槽突外侧骨皮质骨膜，进入牙槽突和前庭肌及口底。

⑤越隔组：是横跨牙槽中隔、连接相邻两牙的纤维，只存在于牙邻面，起于结合上皮根方的牙骨质，呈水平方向越过牙槽嵴，止于邻牙相同部位。保持牙弓上相邻两牙的接触，阻止其分离。

牙龈中几乎没有弹性纤维，仅在大的血管壁中有弹性纤维。相反，牙槽黏膜的固有层中含有大量的弹性纤维。

牙龈没有黏膜下层，固有层含有多种细胞成分，主要是成纤维细胞，还有少量淋巴细胞、浆细胞和巨噬细胞等。

（3）血管：牙龈的血管来自牙槽动脉分支，即①分布在牙槽骨颊舌侧的骨膜上动脉；②牙周膜的血管分支进入牙龈；③牙槽中隔动脉。

牙龈含有丰富的淋巴管。起自牙龈固有层中的乳头层，汇合成牙槽骨骨膜淋巴网，回流到颏下淋巴结和下颌下淋巴结中。

牙龈有丰富的神经，在上颌来自上牙槽神经和腭前神经，在下颌来自下牙槽神经和舌神经。有不同类型的神经末梢，如触觉小体、环状小体和球状小体，或很细的神经纤维进入上皮层中。

## 二、牙周膜

牙周膜由致密的结缔组织构成，环绕牙根，位于牙根和牙槽骨之间。牙周膜厚度为0.15～0.38mm，在根中1/3最薄。牙周膜由细胞、基质和纤维组成，其中大量的胶原纤维将牙固定在牙槽窝内，并能抵抗和调节牙所承受的咀嚼压力，具有悬韧带的作用，又称牙周韧带。

1. 组织结构

（1）纤维：牙周膜的纤维主要由胶原纤维和不成熟的弹性纤维组成，其中胶原纤维数量最多，构成牙周膜的主要成分，主要为Ⅰ型胶原，少部分为Ⅲ型胶原（2000）。由于主纤维所在的部位和功能不同，其排列方向也不同。自牙颈向根尖可分为下列几组。

①牙槽嵴组：纤维起于牙槽嵴顶，呈放射状向牙冠方向走行，止于釉牙骨质界下方的牙骨质。主要分部在牙的唇（颊）、舌（腭）侧，在邻面无此纤维。其功能是将牙向牙槽窝内牵引，对抗侧方力，保持牙直立。

②水平组：在牙槽嵴纤维的根方，呈水平方向分布，与牙弓的𬌗平面大致平行，一端埋入牙骨质，另一端埋入牙槽骨中，是维持牙直立的主要力量，并与牙槽嵴纤维共同对抗侧方力，防止牙侧方移动。

③斜行组：是牙周膜中数量最多、力量最强的一组纤维。除牙颈部和根尖区外，都是斜纤维分布的区域。纤维方向向根方倾斜约45°，埋入牙槽骨的一端近牙颈部，附着牙骨质一端近根尖部，将牙悬吊在牙槽窝内。这种结构可将牙承受的咀嚼压力转变为牵引力，均匀地分散到牙槽骨上。在水平切面上，斜纤维的排列呈交织状，而不是直的放射状，这可限制牙的转动。

④根尖组：起于根尖区牙骨质，呈放射状止于根尖周围的牙槽骨，具有固定根尖的作用，保护进出根尖孔的血管和神经。

⑤根间组：只存在于多根牙，起自根分叉处的牙根间骨隔顶，止于根分叉区牙骨质，有防止牙根向冠方移动的作用。

（2）基质：基质的成分与其他结缔组织相似，但组成比例不同。主要由氨基葡聚糖和糖蛋白组成，充满在细胞、纤维、血管和神经之间。基质中约含有70%的水，但在纤维沉积的早期，含水分较多，随着结缔组织的成熟，水分减少。基质在维持牙周膜的代谢、保持细胞的形态、运动和分化方面起重要作用。在牙受咀嚼力时，也具有明显的支持作用。

（3）细胞

①成纤维细胞：是牙周膜中最多，在功能上也是最重要的细胞。光镜下观察细胞核大，胞质嗜碱性，细胞排列方向与纤维束的长轴平行。电镜下细胞有丰富的粗面内质网、核糖体和高尔基复合体。在许多成纤维细胞中还可发现含有胶原碎片的小泡。胶原纤维被成纤维细胞吞噬进入小泡中，然后胞质的溶酶体与小泡融合，产生胶原酶降解被吞噬的纤维，表明成纤维细胞具有吸收胶原的能力。成纤维细胞也有发育很好的细胞骨架，主要是肌动蛋白，能使细胞移动和形状发生变化，以适应功能的需要。在牙周膜中胶原纤维不断改建，这种改建由成纤维细胞合成胶原同时也降解胶原来实现的。而且改建不局限在牙周膜中央区，整个牙周膜都可发生改建和更新。因此，任何对纤维细胞功能的破坏，都能导致牙支持组织的丧失。

②成牙骨细胞：分布在邻近牙骨质的牙周膜中，细胞扁平，胞核呈圆形或卵圆形。细胞平铺在根面上，在牙骨质形成时近似立方状。

③上皮剩余：在牙周膜中，邻近牙根表面的纤维间隙中可见到小的上皮条索或上皮团，与牙根表面平行排列，也称Malassez上皮剩余。这是牙根发育期上皮根鞘残留下的上皮细胞。在光镜下细胞较小，呈立方形或卵圆形，胞质少，嗜碱染色。电镜观察上皮细胞有基底膜将细胞与牙周膜的基质分开，相邻细胞有桥粒相连，胞质含有张力微丝和大量的核糖体。平时上皮剩余呈静止状态，在受到炎症刺激时，上皮增殖成为颌骨囊肿和牙源性肿瘤的来源。

④成骨细胞和破骨细胞：同身体其他骨一样，在骨形成时，邻近牙槽骨表面有许多成骨细胞。形态呈立方状，胞核大，核仁明显，胞质嗜碱性，静止期的成骨细胞为梭形。当牙槽骨发生吸收时，在骨吸收处出现蚕食状凹陷称为Howship陷窝。破骨细胞是多核巨细胞，直径可达50μm以上，胞核数目不等，胞质嗜酸性，位于吸收陷窝内。当骨吸收停止时，破骨细胞即消失。当牙骨质吸收时，在吸收处也可见破骨细胞，亦可称为破牙骨质细胞。

⑤未分化间充质细胞：是牙周膜中另一重要的细胞成分。这种细胞位于血管周围5μm内的区域。未分化间充质细胞是牙周膜中新生细胞的来源。如在牙周膜中这些细胞可进一步分化为成纤维细胞、成骨细胞和成牙骨质细胞。在牙周膜中新生的细胞必须与死亡的或移动到牙周膜外的细胞保持平衡。而生理性细胞死亡即细胞凋亡在牙周膜更新中有重要作用。

（4）血管和淋巴管：牙周膜含有丰富的血管，来自牙槽动脉的分支，主要有3个方面的来源。①来自牙龈的血管；②来自上牙槽动脉和下牙槽动脉的分支进入牙槽骨，再通过筛状板进入牙周膜；③来自上牙槽动脉和下牙槽动脉在进入根尖孔前的分支。在牙颈区牙周膜血管分支与邻近的牙龈血管分支吻合形成血管网。多方面来源的血管在牙周膜中互相吻合，形成树枝状的血管丛。因此，在根尖切除或牙龈切除时不会影响牙周膜的血液供给。牙周膜血管的分布因牙而异，如后牙的牙周膜血管比前牙丰富，在单颗牙中近牙龈处的牙周膜血管比根尖区更丰富。

淋巴管在牙周膜中呈网状分布，与血管伴行至根尖部，与来自牙髓、牙龈的淋巴管吻合，注入下颌下淋巴结和颏下淋巴结。当牙周膜发生炎症时可引起下颌下淋巴结和颏下淋巴结肿大。

（5）神经：牙周膜有丰富的神经，来自根尖区的神经纤维，沿牙周膜向牙龈方向走行。来自牙槽骨内神经，穿过牙槽窝骨壁进入牙周膜后分为两支，分别向根尖和牙龈方向走行，并与来自根尖的神经纤维混合。牙周膜的神经纤维大部分是感觉神经纤维，自主神经较少。在牙周膜中，邻近牙槽骨侧面1/3处有成束的有髓和无髓神经纤维，伴血管分布，而邻近牙骨质侧有孤立的有髓和无髓神经纤维。牙周膜除感受触觉、压力感觉外，还感受痛觉。

在牙周膜中有时可见到圆形的钙化小体，称为牙骨质小体。单个或多个牙骨质小体同时存在，游离于牙周膜中或附着在牙骨质表面。牙骨质小体可能是变性的上皮细胞发生钙化而形成。

2. 功能及增龄变化

（1）功能

①支持功能：牙周膜的主要纤维一端埋入牙骨质中，另一端埋入牙槽骨，将牙固定在牙槽窝中。同时它还有保护作用，可缓冲外力的冲击，保护其中的血管、神经及牙根免受外力的损害。牙周膜一旦受到损害，无论牙体如何完整，牙因失去附着而松动，以至脱落。

②感觉功能：牙周膜中有丰富的神经和末梢感受器，对疼痛和压力轻叩、震动都有很敏锐的感觉。通过神经系统的传导和反射，支配着颌骨、肌和关节的运动。因此，牙周膜有调节和缓冲咀嚼力的功能。

③营养功能：牙周膜中丰富的血供不仅营养牙周膜本身，也营养牙骨质和牙槽骨。

④形成功能：牙周膜不断地进行更新和改建，成纤维细胞不仅有合成胶原、基质、弹性纤维和糖蛋白的功能，还有吸收胶原、吞噬异物的能力，来控制牙周膜在体内的平衡和牙周膜的结构，使其处于良好的功能状态。成骨细胞和成牙骨质细胞不断地形成新的牙骨质和牙槽骨，新生成的牙周膜纤维被埋在其中，以保证牙和牙周膜的正常附着联系。

（2）增龄变化：随着年龄的增长，牙周膜中的胶原纤维增多，直径增大，细胞成分减少。基质中硫酸软骨素减少。牙周膜厚度的改变是重要的增龄的变化。随着年龄的增长，牙周膜厚度变薄。如在青年人中牙周膜厚约 0.21mm，在成年人厚为 0.18mm，到老年时（51～67 岁），厚度减少到 0.15mm。这种变化可能是由于咀嚼功能降低而引起的。

牙周膜的结构与其功能大小密切相关。埋伏牙和经久不用的牙，牙周膜窄，主纤维失去有规律的功能性排列，牙骨质和牙槽骨中缺乏穿通纤维。当功能增大时，主纤维束粗大并呈良好的功能性排列，牙周膜宽度增大。

在牙萌出过程中，当牙尖入口腔时，来自口腔的抗原穿过增宽的上皮细胞间隙，进入结缔组织，引起炎症反应，通常这种炎症比较轻微，并由机体免疫系统将其局限，当牙萌出后，由于炎症加剧，可引起牙龈炎，甚至牙周炎。待炎症消退，组织萎缩，形成萎缩型牙周炎。这是最常见的牙龈退缩。

在正常情况下，牙骨质釉质结合处是结合上皮附着的正常解剖位置。随着年龄增长和炎症的刺激，结合上皮附着水平缓慢向根方移动（又称为被动萌出），达到牙骨质表面。局部因素如食物嵌塞能引起局部的萎缩。

## 三、牙槽骨

1. **组织结构**（2015）

（1）固有牙槽骨：固有牙槽骨衬于牙槽窝内壁，包绕牙根与牙周膜相邻，在牙槽嵴处与外骨板相连。它是一层多孔的骨板，又称筛状板。牙周膜的血管和神经纤维穿过小孔进入骨髓腔中。由于固有牙槽骨很薄，无骨小梁结构，在X线片上表现为围绕牙周膜外侧的一条白色阻射线，称硬骨板，是检查牙周组织的重要标志。X线的这一图像并不表明固有牙槽骨矿化的增加，而是由于该处无骨小梁X线更易穿过所致。当牙周膜发生炎症和外伤时，硬骨板首先消失。

组织学上固有牙槽骨由平行排列的骨板构成，与牙槽窝壁平行。构成骨板的内源性胶原纤维较粗大。邻近牙周膜侧的固有牙槽骨呈板层排列，其中包埋了大量的牙周膜纤维即穿通纤维，其走行方向与骨板垂直或有一定角度，固有牙槽骨中的穿通纤维比牙骨质中的穿通纤维粗。由于有大量的外源性胶原纤维的埋入，所以固有牙槽骨又称为束骨。在邻近骨髓侧，固有牙槽骨由骨板和哈弗系统构成，其外层有几层骨板呈同心圆排列，内有神经和血管通过。

（2）骨密质：骨密质是牙槽骨的外表部分，即颌骨内、外骨板延伸的部分。骨密质的厚度颇不一致，上颌牙槽骨的唇面，尤其前牙区骨密质很薄，有许多血管和神经穿过的滋养管，而舌侧增厚。在下颌骨则相反，骨密质比上颌厚而致密，小孔很少，所以在施行局部麻醉时，在上颌前牙用局部浸润麻醉的效果比下颌好。通常下颌的骨密质，其舌侧骨板比颊侧厚，但在磨牙区由于担负较大的咀嚼力，磨牙颊侧骨板也增厚。

骨密质表面为平行骨板，深部有致密的不同厚度的哈弗系统的骨。

（3）骨松质：由骨小梁和骨髓组成，位于骨密质和固有牙槽骨之间。由含细纤维的膜性骨组成，呈板层排列并伴有哈弗系统，形成大的骨小梁。前牙区骨松质含量少，有时几乎仅有两层骨密质，甚至牙根唇面由于骨部分缺失而形成裂隙。后牙支持骨量多，骨小梁的粗细、数量和排列方向与所承担的咀嚼力密切相关。承受较大咀嚼力的区域，支持骨量增多，骨小梁粗大、致密，骨髓间隙小；而无功能力的牙或咀嚼力小的牙，则骨小梁细小，骨髓间隙大。骨小梁的排列方向一般与咬合力相适应，以最有效的排列方向来抵抗外来的压力。如两牙间的骨小梁呈水平排列，而根尖周围的骨小梁为放射状排列，故能从各个方向支持牙。而无功能的牙的周围，骨小梁排列无规律。骨松质中的骨髓在年轻时有造血功能，称为红骨髓，内含有造血干细胞和骨髓基质干细胞，可分化为成纤维细胞、成骨细胞、成软骨细胞和脂肪细胞等，对调节骨形成和骨改建有重要的作用。成年时含脂肪多，为黄骨髓。

2. **生物学特性**　牙槽骨是高度可塑性组织，也是人体骨最活跃的部分。它不但随着牙的生长发育、脱落替换和咀嚼压力而变动，而且也随着牙的移动而不断地改建。牙槽骨具有受压力被吸收，受牵引力会增生的特性。

（1）牙生理移动时牙槽骨的改建：牙的生理性移动主要有二，一是由于补偿牙齿𬌗面磨损而不断向𬌗面方向移动；二是补偿牙冠邻面磨损的近中方向移动，以此来维持上下牙列以及相邻牙间的正常邻接关系和颌间距离。当牙在生理性移动时，牙槽骨不断进行着吸收和增生的改建。

牙近中移动时，牙根远中面的固有牙槽骨，因受到牙周膜传递的牵引力而刺激骨质增生，镜下可见到束骨成层地与根面平行的沉积，骨面有成骨细胞。与此同时，近中面的固有牙槽骨因受到压力而吸收，骨面有吸收陷窝和破骨细胞，看不到有沙比纤维的骨板。这样，牙就连同牙槽窝一起，逐渐向近中移动。

咬合移动是一种随着年龄增长而进行的正常生理现象。这种移动是周期性的，缓慢且移动得很少，但有的牙在失去对𬌗牙时，常发生显著的咬合移动，若干时日后，该牙竟比邻牙显然高出（伸长），牙槽突也发生失用性萎缩，甚至成为牙周病的因素。为了防止邻牙倾斜和对𬌗牙伸长，缺失的牙都应及时修补。

（2）牙槽骨的增龄变化：随年龄的增长牙槽嵴的高度减少，与身体其他骨一样可出现生理性的骨质疏松，骨密度逐渐减低，骨的吸收活动大于骨的形成。骨髓被脂肪代替，由红骨髓变为黄骨髓。光镜下见牙槽窝骨壁由光滑变为锯齿状，细胞数量减少，成骨能力明显降低，埋入的穿通纤维不均匀。

# 第 3 单元　口腔黏膜

## 重点提示

本单元内容较少，考查的知识点较重要。需要重点掌握口腔黏膜角化上皮和非角化上皮的分层；咀嚼黏膜的部位、特殊黏膜的部位及特征性结构。熟悉非角质形成细胞的种类；被覆黏膜的组织学特点。

## 考点串讲

### 一、口腔黏膜的基本结构

上皮

（1）角质形成细胞（由深至浅）

①基底层（2012）：位于上皮的最深面，是一层立方形或矮柱状细胞，借基底膜与固有层结缔组织相连。电镜下基底细胞与结缔组织相连接处形成半桥粒，附着在基板上。光镜下见胞核呈圆形，染色深。基底细胞和邻近的棘层细胞有增殖能力，因此称为生发层。

②棘层：位于基底层浅层，由体积较大的多边形细胞组成。在上皮中是层次最多的细胞。胞核呈圆形或卵圆形，位于细胞中央，含1~2个核仁。胞质常伸出多而小的棘刺状突起与相邻的细胞相接，此突起称为细胞间桥。细胞间桥之间为迂回的细胞间腔隙，此腔隙在牙龈和硬腭上皮更大些，所以细胞间桥更明显。电镜下见细胞间桥的突起相接处为桥粒。

③颗粒层：位于角化层深面，一般由2~3层细胞组成。胞质内含嗜碱性透明角质颗粒，染色深。胞核浓缩。其表面为正角化时，此层明显；表面为不全角化时，此层可不明显。电镜下见近角化层的粒层细胞内张力细丝致密并且与透明角质颗粒关系密切。透明角质颗粒的主要成分是纤丝聚集蛋白原，是在棘细胞层形成的蛋白质，有利于细胞内钙的储存。

④角化层：位于上皮最表层，细胞扁平、体积大，细胞器及核完全消失，称为正角化，如硬腭；若仍有未消失的细胞核称为不全角化，如牙龈。胞质充满角蛋白。

非角化上皮由基底层、棘层、中间层和表层构成。基底层细胞形态同角化上皮；棘层细胞体积大，细胞间桥不明显，胞质中张力细丝不成束；表层细胞扁平，有细胞核，胞质含糖原，染色浅，张力细丝分散,细胞器少。中间层为棘层和表层的过度。非角化上皮无颗粒层和角化层。

（2）非角质形成细胞

①黑色素细胞:位于口腔黏膜上皮的基底层。约在胚胎第11周由神经嵴细胞迁移而来,并在此分裂繁殖。光镜下胞质透明,胞核呈圆形或卵圆形。特殊染色见胞质有树枝状突起伸入基底细胞或棘细胞之间。胞质内含黑色素颗粒,并且可经细胞突起排出,再进入邻近的角质形成细胞内。黑色素细胞无张力细丝及桥粒,内质网和高尔基复合体发达。对银染色、多巴染色、S-100蛋白染色呈阳性反应。临床上,牙龈、硬腭、颊和舌常见黑色素沉着。因此,这些部位也是黑色素性病变的好发部位。较重的色素沉着包括黑色素细胞内的色素及传入邻近细胞的色素。

②朗格汉斯细胞:也是一种有树枝状突起的细胞。主要位于棘层,也见于基底层,来自于造血组织。该细胞在上皮内不同部位,其数量和功能均有所不同。常规染色胞质透明,核深染（2015）。对多巴染色呈阴性反应。电镜下见此细胞无张力细丝,无桥粒,胞质内有特殊的棒状或球拍样颗粒,称朗格汉斯颗粒或Birbeck颗粒,有单位膜包绕。此细胞与黏膜的免疫功能有关,其细胞表面特征与巨噬细胞很类似,含Ia抗原、ATP酶、HLA-DR抗原和$CD_1$抗原,有Fc-IgG和$C_3$受体。作为一种抗原呈递细胞,可以激活T淋巴细胞。

③梅克尔细胞:此细胞位于基底层,常成群分布,可能来自于神经嵴或上皮细胞。H-E染色切片中,染色较角质细胞浅。电镜下一般无树枝状突起,细胞内有少量张力细丝,偶见借桥粒与邻近角质形成细胞形成细胞连接。胞质内可见发达的高尔基复合体和小而圆的电子致密性膜被小泡,内含神经递质。在邻近与神经末梢形成的突触样连接的胞质中,常见此种小泡,可释放神经递质,引发冲动。此种细胞是一种压力或触觉感受细胞。

## 二、分类及组织结构

1. 咀嚼黏膜　包括牙龈和硬腭黏膜,在咀嚼时承受压力和摩擦。咀嚼黏膜的上皮有角化,正角化时有明显的粒层;不全角化时粒层不明显。棘层细胞间桥明显。固有层厚,乳头多而长,与上皮嵴呈指状镶嵌,形成良好的机械附着;胶原纤维束粗大并排列紧密。固有层深部或直接附着在骨膜上,形成黏骨膜;或借黏膜下层与骨膜相连。咀嚼黏膜与深部组织附着牢固,不能移动。

（1）硬腭（2000）:腭黏膜由两部分组成,前2/3为硬腭,后1/3为软腭。硬腭黏膜呈浅粉红色。表面角化层较厚,以正角化为主。固有层具有上述咀嚼黏膜特征。根据有无黏膜下层可将其分为牙龈区、中间区、脂肪区和腺区四部分。牙龈区和中间区无黏膜下层,固有层与骨膜紧密相连;脂肪区和腺区有黏膜下层,其中有很多胶原纤维将脂肪和腺体分成若干大小不一、形状各异的小隔。腺区内的腺体与软腭的腺体连为一体,为纯黏液腺。

硬腭前方正中有切牙乳头,上皮下为致密的结缔组织,其中有退化的鼻腭管的口腔部分。这是一条盲管,长度不定,内衬假复层柱状上皮。上皮内还有许多杯状细胞,并有黏液腺体开口至此管腔内。硬腭前方侧部有黏膜皱襞,称腭皱襞,其隆起部分由固有层致密的结缔组织组成。

硬腭黏膜与软腭黏膜相延续,两者有明显的分界。软腭黏膜无角化,固有层乳头少而短,黏膜下层疏松,含腭腺。

（2）牙龈:见牙周组织。

2. 被覆黏膜　口腔黏膜中除咀嚼黏膜和舌背黏膜以外者均为被覆黏膜。其表面平滑,呈粉红色,无角化。固有层含胶原纤维、弹性纤维和网状纤维。胶原纤维束不如咀嚼黏膜者粗大,上皮与结缔组织交界比较平坦,结缔组织乳头较短粗。有较疏松的黏膜下层。被覆黏膜富有弹性,有一定的活动度。

（1）唇黏膜:唇可分为外侧的皮肤、内侧的黏膜及两者之间的移行部唇红。唇黏膜上皮为无角化复层鳞状上皮,中间层较厚,固有层为致密的结缔组织。其乳头短而不规则。黏膜下层较厚,与固有层无明显界线,含小唾液腺、脂肪,深部附着于口轮匝肌。唇红的上皮有角化,细胞中含有较多的角母蛋白,透明度较高;固有层乳头狭长,几乎达上皮表面,乳头中含有许多毛细血管襻,血色可透过表面上皮使唇部呈朱红色。当贫血或缺氧时，唇红部表现为苍白或发绀。唇红部黏膜下层无小唾液腺及皮脂腺，故易干裂。唇红部向外与唇部皮肤相延续。表皮有角化，真皮和皮下组织有皮肤附属器。

（2）颊黏膜：颊黏膜的组织结构与唇黏膜相似。固有层结缔组织较致密，黏膜下层较厚，脂肪较多，有较多的小唾液腺称颊腺。颊黏膜借黏膜下层附着于颊肌上，有一定张力，在咀嚼活动中不出现皱襞。在口角后方的颊黏膜咬合线区，有时出现轻微角化，称白线。颊黏膜有时可出现成簇的粟粒状淡黄色小颗粒，为异位的皮脂腺，称福代斯斑（2014）。

（3）口底和舌腹黏膜：口底黏膜较薄，松弛地附着于深层组织上。固有层乳头短，黏膜下层含脂肪组织。在舌下皱襞处有舌下腺。口底黏膜与下颌舌侧牙龈相连，两者有明显的界线；向后与舌腹黏膜相延续。舌腹黏膜光滑而薄，上皮无角化，结缔组织乳头多而短。结膜下层不明显，黏膜紧接舌肌束周围的结缔组织。

（4）软腭黏膜：软腭黏膜与硬腭黏膜相延续，色较硬腭黏膜深。固有层血管较多，固有层与黏膜下层之间有弹性纤维分隔。黏膜下层含黏液腺。

3. 特殊黏膜　特殊黏膜即舌背黏膜（2000），上皮为复层鳞状上皮，无黏膜下层，表面有丰富的乳头。

（1）丝状乳头：数目最多，遍布于舌背，舌尖部最多。丝状乳头体积较小，高1～3mm，尖端多向后方倾斜，末端具有毛刷样突起。乳头表面有透明角化上皮细胞。上皮的浅层细胞经常有角化和剥落现象。如角化上皮剥落延迟，同时与食物残渣、唾液、细菌等混杂，附着于乳头表面即形成舌苔。舌苔的色泽、分布、厚薄、干腻等变化可反映一些全身状况的改变，临床上是中医辨证施治的重要依据。除舌苔外，当丝状乳头萎缩时，舌面光秃。如在舌苔剥脱使舌背呈地图样时称地图舌。丝状乳头在青年时期最发达，至老年渐变平滑。

（2）菌状乳头：数目较少，分散于丝状乳头之间，位于舌尖和舌侧缘，色泽较红，呈圆形、头大颈细的突起状，高0.7～1.5mm，直径为0.4～1.0mm，上皮较薄，表层无角化，固有层血管丰富，因而呈红色。有的菌状乳头的上皮内可见少数味蕾，有味觉感受作用。当多个菌状乳头增生、肿胀、充血时，舌表面似草莓状，称草莓舌。当菌状乳头、丝状乳头均萎缩，致使舌乳头消失呈光滑的片状、平如镜面时，称光滑舌或镜面舌。

（3）轮廓乳头：在舌乳头中体积最大，数目最少，为8～12个，沿界沟前方排成一列。该乳头呈矮柱状，高1～1.5mm，直径为1～3mm，每个乳头的四周均有深沟（轮廓沟）环绕，轮廓沟外的舌黏膜稍隆起，形成乳头的轮廓结构。此乳头表面上皮有角化，但乳头的侧壁即轮廓沟壁上皮无角化，其上皮内有许多染色浅的卵圆形小体，称味蕾。在轮廓沟底附近的舌肌纤维束间有较多纯浆液腺，即味腺或称冯·埃布纳腺。味腺导管开口于轮廓沟底，其分泌物的冲洗可清除食物残屑，溶解食物，有助于味觉感受器发挥味觉感受作用。

（4）叶状乳头：位于舌侧缘后部，在人类此乳头为退化器官，呈5～8条平行排列的皱襞。正常时此乳头不明显，炎症时往往肿大，且伴疼痛。

（5）味蕾：是味觉感受器，为位于上皮内的卵圆形小体，长约80μm，厚约40μm。主要分布于轮廓乳头靠近轮廓沟的侧壁上皮，它处如菌状乳头、软腭、会厌等上皮内亦可见味蕾分布。

味蕾的功能是感受味觉。其中舌体的菌状乳头主要感受甜、咸味；叶状乳头处味蕾主要感受酸味；轮廓乳头、软腭及会厌处味蕾主要感受苦味。

# 第 4 单元　唾液腺

## 重点提示

本单元内容较少，主要考点是唾液腺的结构特点，如导管中的分泌管是重点。其次是唾液腺的分类要求掌握，能熟记纯黏液腺、纯浆液腺、混合性腺的种类。

============== **考点串讲** ==============

## 一、唾液腺的组织结构

唾液腺由实质和间质两部分组成，实质即由分泌单位、皮脂腺和肌上皮细胞组成，分泌单位包括腺泡与导管系统。导管系统由闰管、分泌管（纹管）和排泄管3部分组成，闰管和分泌管位于小叶内，排泄管穿行于小叶间。间质即由纤维结缔组织形成的被膜与小叶间隔，其中含有血管、淋巴管和神经。

1. 腺泡　腺泡连接于导管末端，由单层腺上皮细胞组成，为腺的分泌部。腺泡外周有一层薄的基膜包绕，在腺细胞和基膜之间，有肌上皮细胞附着于腺细胞上，它具有收缩能力，有助于腺泡分泌物的排出。根据腺泡的形态、结构和分泌物性质的不同，分为浆液性腺泡、黏液性腺泡、混合性腺泡3种类型。

（1）浆液性腺泡：呈球状，由浆液细胞组成。分泌物稀薄，呈水样，含唾液淀粉酶和少量黏液。因此，更准确的名称应为浆黏液细胞。

光镜下，细胞呈锥体形，基底部较宽，紧附于基膜上，顶端向着腺腔内。胞核为圆形，位于基底部1/3处。胞质嗜碱性，含PAS阳性的分泌颗粒，称酶原颗粒，其直径约为1μm。当细胞分泌时，分泌颗粒减少，同时细胞体积变小，胞核增大，核仁明显。

电镜下，浆液细胞具有合成、储存和分泌蛋白质的细胞特征，表现为细胞核染色质随细胞的分泌周期而改变，分泌早期细胞核内主要是常染色质，分泌后期主要是异染色质。

（2）黏液性腺泡：呈管状，由黏液细胞组成。分泌物中酶成分较少，蛋白质与大量糖类结合，形成黏液，故其分泌物较浆液细胞黏稠。

光镜下，黏液细胞呈三角形或锥体形。分泌产物少时胞核较大，染色浅；分泌产物多时细胞核扁平，位于细胞底部，染色较深。因胞质内含丰富的黏原颗粒，在固定及染色过程中，黏原颗粒常被破坏，故胞质透明呈网状结构。网架由胞质和沉淀的黏原所构成，着色微嗜碱性，淡蓝染色。其成分为数量不等的酸性黏多糖和中性黏多糖，阿辛蓝、黏液卡红和PAS染色呈阳性。

电镜下，黏液细胞内含有较多的高尔基复合体，表明糖类合成较旺盛。粗面内质网和线粒体等细胞器不如浆液细胞显著，主要集中在细胞的底部和侧面。细胞内充满电子透明的分泌颗粒，这些颗粒比浆液细胞颗粒大，且形状不规则。

（3）混合性腺泡：由黏液细胞和浆液细胞组成。前者组成腺泡之大部分，紧接闰管；后者呈新月状覆盖于腺泡的盲端表面，又名半月板。浆液细胞的分泌物由细胞间小管通入腺泡腔内。

2. 导管

（1）闰管：是导管最细小的终末分支部分，连接腺泡与分泌管（纹管）。其长短不一，若黏液细胞多，则闰管较短；反之，黏液细胞少，则闰管较长。例如，腮腺具有较长的闰管，舌下腺的闰管则短而不易见；在纯黏液腺中，其腺泡乃直接连于排泄管的远端小管。

光镜下，管壁上皮细胞为矮柱状或立方形，胞质较少，染色较淡，胞核呈圆形且较大，位于细胞中央。电镜下，闰管细胞有浆液细胞的某些特点，即基底部胞质内有少量粗面内质网，顶部胞质内有中等大小的高尔基复合体，在靠近腺泡端的细胞内可见少数分泌颗粒，细胞顶部有微绒毛突入腺腔内，侧面有指状突起互相交错，相邻细胞间近腔面有连接复合体，深部有桥粒结构。在基膜与闰管细胞之间有肌上皮细胞。

闰管细胞有可能发挥干细胞作用，或分化为腺泡细胞，或分化为肌上皮细胞，或分化为分泌管细胞。

（2）分泌管（纹管）（2014）：与闰管相延续，管径较粗，管壁由单层柱状细胞所组成（如上所述，在接近闰管段的分泌管外周，尚附有肌上皮细胞）；胞质丰富，呈强嗜伊红，核圆形，位于细胞中央或近基底部（2003）。分泌管的主要特征是细胞的基底部有垂直于基底面的纵纹，所以分泌管又称纹管。电镜下，细胞顶部胞质内有滑面内质网、游离核糖体、溶酶体，胞核周围有少量粗面内质网和高尔基复合体，细胞腔面有短的微绒毛，相邻细胞之间有连接复合体、桥粒和指状突起等结构。另在上皮细胞基底面，细胞膜向内折，形成许多垂直的皱襞，其间夹有纵形排列的线粒体，这就构成光学显微镜下所见的纵纹，与肾小管类似，是转运水和电解质的典型的组织表现。分泌管细胞内含多种酶，如ATP酶、琥珀酸脱氢酶、碳酸酐酶，参与唾液某些成分的代谢，并为其浓缩提供能量。

当腺泡分泌物流经分泌管时，上皮细胞能主动吸收钠，排出钾，并转运水，改变唾液的量和渗透压。此吸收与排泌功能受肾上腺皮质分泌的醛固酮等激素的调节，而细胞底部的折叠与密集的线粒体则起钠泵作用。

（3）排泄管：起始于小叶内，与分泌管相延续。管壁细胞呈柱状，胞质淡染。出小叶后穿行于小叶间结缔组织中，又称小叶间导管。此时管径变粗，管壁细胞变为假复层或复层柱状上皮。除含有类似分泌管（纹管）之柱状细胞外，还含有许多小的基底样细胞，即所谓储备细胞，亦可能发挥干细胞作用。最后，各小叶间导管汇集成更大的总排泄管，开口于口腔，其上皮逐渐变为复层鳞状上皮，并与口腔黏膜上皮融合。导管内有时可见特殊的细胞，胞质嗜伊红，含线粒体多，称为大嗜酸粒细胞。

在黏液聚集、慢性炎症，尤其在有结石的情况下，排泄管上皮可化生为纤毛柱状上皮、复层鳞状上皮和黏液细胞。此改变在小导管者少。

## 二、组织学特点

1. 大唾液腺

（1）腮腺：腮腺是唾液腺中最大的，分深、浅两叶，其间有面神经穿过。浅叶位于外耳前方，深叶位于下颌后凹。腮腺分泌物的排出管称腮腺导管。在成年人，此导管开口于上颌第二磨牙相对应的颊黏膜上，开口处呈乳头状。沿腮腺导管有时还可见副腮腺。腮腺全部由浆液性腺泡组成，故属纯浆液腺。

（2）下颌下腺：下颌下腺腺体大部分位于颌下三角内，但也有一部分在下颌舌骨肌游离缘的后上方，因此下颌下腺包绕着下颌舌骨肌的后缘。下颌下腺主导管向前行走，开口于舌系带两侧的肉阜，开口处呈乳头状。下颌下腺是混合腺，以浆液性腺泡为主，并有少数黏液性腺泡和混合性腺泡。

（3）舌下腺：舌下腺由一对较大和若干个较小的腺体组成，是3对大唾液腺中最小的一对，呈杏仁状，位于口底黏膜和下颌舌骨肌之间。通过舌下腺主导管开口于下颌下腺导管，也偶有直接开口于口腔者。较小的舌下腺其导管或与舌下腺主导管联合，有的与下颌下腺导管联合或开口在舌下皱襞处。舌下腺也是一种混合腺（2015），唯其中黏液性腺泡占主要部分，纯浆液细胞很稀少，只见于混合性腺泡的新月形细胞群中。

2. 小唾液腺　小唾液腺包括唇腺、颊腺、舌腺、腭腺、舌腭腺和磨牙后腺等，位于黏膜固有层和黏膜下层。其中唇腺、颊腺、磨牙后腺均属混合性腺体，但以黏液性腺泡为主。

电镜下，唇腺仅见有黏液细胞，其间有细胞间小管，闰管长度各异，小叶间导管也很短，细胞基底部有纵纹。在唇腺纤维结缔组织中，浆细胞分泌IgA，并与腺细胞分泌的分泌片结合形成分泌型IgA，排入口腔，具有免疫作用。唇腺是唾液分泌型IgA的主要来源，其浓度比腮腺高4倍。此外，唇腺活检也被认为是诊断舍格伦综合征（Sjögren syndrome）的一种简便方法。

舌腭腺、腭腺均属纯黏液腺（2004）。前者位于舌腭皱襞的咽部，但也可从舌下腺后部延伸至软腭；腭腺位于硬腭的腺区、软腭和腭垂（悬雍垂）。

舌腺可分成几组。舌前腺位于舌腹面舌系带两侧近舌尖处黏膜下，以黏液性腺泡为主，仅有少数混合性腺泡；舌根部和舌边缘区有舌后腺，是纯黏液腺；轮廓乳头环沟下方的味腺是纯浆液腺，亦称von Ebner腺，位于轮廓乳头下方的舌肌纤维之间，导管开口在轮廓乳头的沟内和叶状乳头之间的沟内。唇、颊、磨牙后区、腭、舌等处，是小唾液腺主要的分布部位。因此，这些部位也是黏液囊肿和唾液腺肿瘤的好发部位。

# 第5单元　口腔颌面部发育

## 重点提示

本单元内容重点集中在面、腭发育异常的原因，因为内容比较抽象，掌握起来有难度，考生可以通过真题，举一反三加以掌握，往往能事半功倍。

## 考点串讲

### 一、面部的发育

1. 发育过程　3周形成额鼻突，其下方出现下颌突即第一鳃弓。4周下颌突两侧上方形成上颌突，此时上颌突、额鼻突和下颌突形成原始口凹。4周出现鼻板（分化中鼻突和两侧的侧鼻突）。5周——中鼻突末端出现两个球状突。6周——中鼻突+两个球状突联合形成人中，上颌突+球状突融合形成上唇，侧鼻突+上颌突形成鼻梁侧面、鼻翼和部分面颊；上颌突+下颌突形成面颊部。7～8周——初具人形（2000，2004）。

2. 发育异常

（1）唇裂：上唇多见，球状突和上颌突未联合或部分联合。

（2）面裂：上颌突与下颌突未或部分联合发生横面裂，较轻者为大口畸形，联合过多则为小口畸形；上颌突与侧鼻突未联合形成斜面裂。

### 二、腭部的发育

1. 发育过程　6周——前腭突：球状突与上颌突联合并向内生长形成，将形成前颌骨和上颌切牙；6周末——侧腭突：两侧上颌突向内生长形成，与前腭突融合和联合。最初是垂直生长，至8周，水平生长，9周开始融合和联合（2015）。

2. 发育异常

（1）腭裂：一侧侧腭突和对侧侧腭突及鼻中隔未融合或部分融合。

（2）鼻唇囊肿、正中囊肿：腭突融合缝隙中，残留的上皮残余引发囊肿。

### 三、舌的发育

1. 发育过程　4周——奇结节和侧舌隆突，同时第三鳃弓形成联合突。6周——两侧侧舌隆突在中线联合形成舌体（舌前2/3），奇结节退化消失。联合突形成舌根（舌后1/3）。

2. 发育异常

（1）分叉舌：侧舌隆突未联合或联合不全。

（2）异位甲状腺：甲状舌管下降过程中发生停滞。

（3）甲状舌管囊肿：甲状舌管未退化或残留上皮形成。

# 第6单元　牙的发育

## 重点提示

本单元内容是口腔组织病理学的重点。需要重点掌握成釉器发育的分期，牙胚、牙囊的发育，牙板的结局，牙本质、牙釉质形成的顺序及各自矿化的特点；其次，要熟悉牙髓的形成、牙根的发育，了解牙周组织（牙骨质、牙周膜及牙槽骨）的发育。

========= **考点串讲** =========

## 一、牙胚的形成

1. **牙板的发生**　　在胚胎的第5周，覆盖在原始口腔的上皮由两层细胞组成，外层是扁平上皮细胞，内层为矮柱状的基底细胞。在未来的牙槽突区，深层的外胚间叶组织诱导上皮增生，开始仅在上、下颌弓的特定点上，上皮局部增生，很快增厚的上皮互相连接，依照颌骨的外形形成一马蹄形上皮带，称为原发性上皮带。在胚胎第7周，这一上皮带继续向深层生长，并分叉为两个：向颊（唇）方向生长的上皮带称前庭板，位于舌（腭）侧的上皮带称为牙板。前庭板继续向深层生长，与发育的牙槽嵴分开，前庭板表面上皮变性，形成口腔前庭沟。

牙板向深层的结缔组织内伸延，在其最末端细胞增生，进一步发育成牙胚。牙胚由3部分组成：①成釉器，起源于口腔外胚层，形成釉质；②牙乳头，起源于外胚间叶，形成牙髓和牙本质；③牙囊，起源于外胚间叶，形成牙骨质、牙周膜和固有牙槽骨。牙胚的发生是口腔上皮和外胚间叶互相作用的结果。

2. **牙胚的形成及分化**

（1）成釉器的发育

1）蕾状期：在胚胎第8周，在牙板的20个定点上牙板最末端膨大，上皮细胞迅速增生，形成圆形或卵圆形的上皮芽，形状如花蕾，这是乳牙早期的成釉器，其构成细胞类似基底细胞，呈立方状或矮柱状。在上皮下方和周围的外胚间叶细胞增生，密集在一起包绕上皮芽，但未见细胞的分化。

在牙弓的每一象限内，最先发生的成釉器有4个，即乳切牙、乳尖牙和第一乳磨牙、第二乳磨牙。所有的乳牙牙胚在胚胎第10周发生（2016），而所有恒牙牙胚在胚胎第4个月形成。

2）帽状期：胚胎第9～10周，上皮芽继续向外胚间叶中生长，体积逐渐增大。在长入的上皮周围，外胚间叶细胞密度增加，形成细胞凝聚区。长入上皮的基底部向内凹陷，形状如同帽子，覆盖在球形的外胚间叶细胞凝聚区上。该上皮具有形成釉质的功能，称为帽状期成釉器。成釉器分化为3层细胞，即外釉上皮层、内釉上皮层和星网状层。成釉器下方的球形细胞凝聚区称为牙乳头，将来形成牙本质和牙髓。包绕成釉器和牙乳头边缘的外胚间叶细胞，密集成一结缔组织层，称为牙囊，将来形成牙支持组织。在牙发育的这一阶段，已能见到形成牙及其支持组织的成分。成釉器、牙乳头和牙囊共同形成牙胚。

3）钟状期（2003）

①外釉上皮层：成釉器的周边是一单层立方状细胞，称外釉上皮，借牙板与口腔上皮相连。外釉上皮细胞胞质少，含有游离核糖体和少量的粗面内质网以及线粒体和少量散在的微丝，细胞间有连接复合体。

②内釉上皮层：由单层上皮细胞构成，并整齐排列在成釉器凹面的基底膜上，与牙乳头相邻，以半桥粒将细胞固定在基底板上。从牙颈部到牙尖，细胞分化程度各异。内釉细胞开始是矮柱状或立方状，胞核大而居中，高尔基复合体分布在邻近中间层的胞质中，线粒体分布在胞质的其他部分。随着成釉器的发育，内釉细胞开始分化为成釉细胞。

内釉上皮与外釉上皮相连处，称颈环。在颈环处，柱状的内釉上皮细胞向立方状外釉上皮细胞移行，在近内釉上皮细胞侧有无细胞区，内有少量胶原原纤维，最终在该处形成牙本质。颈环在上皮根鞘的发生中起重要作用。

③星网状层：位于内、外釉上皮之间。细胞为星形，有长的突起，细胞之间以桥粒相互连接成网状，故称星网状层。星形细胞含有通常应有的细胞器，但数量稀少，并以桥粒与外釉上皮细胞和

中间层细胞相连接。

④中间层：在内釉上皮层与星网状层之间有2～3层扁平细胞，细胞核卵圆或扁平状，称为中间层。在钟状期早期，细胞核居中，高尔基复合体、粗面内质网、线粒体和其他细胞器数量不多。到晚期，细胞间隙增大、充满微绒毛，上述细胞器增多，酸性黏多糖及糖原沉积。该层细胞具有高的碱性磷酸酶活性，与釉质的形成有关。

（2）牙乳头、牙囊的发育，牙板的结局

①牙乳头：牙乳头细胞为未分化的间充质细胞。在内釉上皮细胞诱导下，牙乳头外胚层细胞分化为高柱状成牙本质细胞。牙乳头决定牙的形状，形成牙髓和牙本质。

②牙囊形成牙骨质、牙周膜和牙槽骨。

③牙板退化消失，未退化者可能形成上皮岛或上皮团的形式存在于颌骨或牙龈中，称 Serre上皮剩余。新生儿可见马牙。某些情况下，残余的牙板上皮，可成为牙源性上皮性肿瘤或囊肿的起源。

## 二、牙体及牙周组织的形成

1. 牙本质的形成　成牙本质细胞完成，牙本质矿化形态主要是球形矿化。成牙本质细胞层与矿化牙本质间的有机基质，称为前期牙本质。成牙本质细胞合成纤维与基质共同形成最早牙本质基质，称为罩牙本质。

2. 牙釉质的形成（2012）　在牙本质形成之后，釉质的形成包括细胞分泌有机基质，立即部分矿化，矿化程度达30%，而后釉质进一步矿化。釉质矿化是由成釉细胞调控的。釉质发育完成后，成釉细胞、中间层细胞和星网状层与外釉上皮细胞结合，形成缩余釉上皮，当牙萌出到口腔中，缩余釉上皮在牙颈部形成结合上皮。

3. 牙髓的形成　牙乳头是牙髓产生的原始组织。原发性牙本质形成后，髓腔内的结缔组织即为牙髓。

4. 牙根及牙周组织的形成（2003）　牙根形成主要依靠上皮根鞘。上皮隔是上皮根鞘向根部生长时向牙髓方向弯曲形成的盘状结构，上皮隔和邻近外胚间叶细胞决定牙根长度、弯曲度、厚度和数量。牙根发育过程中，上皮隔的位置保持不变。

牙周组织形成包括牙骨质、牙周膜、牙槽骨。

牙骨质：牙囊细胞穿过根鞘上皮，进入牙根，牙本质表面分化为成牙骨质细胞。

牙周膜：牙囊细胞分化为成纤维细胞，产生胶原纤维。

牙槽骨：牙周膜形成时，在骨隐窝的壁上和发育的牙周膜纤维束周围分化出成骨细胞，形成新骨。

# 第 7 单元　牙的发育异常

## ═══ 重点提示 ═══

本单元内容相对不太重要，考试主要集中在氟牙症的病理及釉质发育不全的病理变化。由于本单元考试所占比例较小，适当了解即可。

## ═══ 考点串讲 ═══

## 一、釉质形成缺陷症（2012）

釉质形成缺陷症的遗传类型最常见为常染色体显性型，较少见为X染色体相关型。

1. 形成不全型

（1）普遍性凹陷者：针尖至针头大小的凹陷缺损遍布于牙面，牙颊面受累最严重，凹陷成排排列，可伴色素沉着。凹陷之间的釉质厚度、硬度、颜色正常。

（2）局限性凹陷者：表现为横向排列的凹陷、线形缺损，或较大面积的缺陷而周围为钙化不全。典型病变位于牙颊面中1/3处，切缘、咬合面常不累及。病变影响乳牙、恒牙列或仅影响乳牙列，可所有牙或少数牙受累。常染色体隐性型（IC型）病变更严重，常累及两牙列的所有牙。

2. **成熟不全型**　病变牙形态正常，但出现斑块状的白、黄、棕色变色不透光区，釉质较正常软，易磨耗，但没有钙化不全型者严重。釉质易于从牙本质脱落，X线检查釉质透光度与牙本质相似。

3. **钙化不全型**　为釉质形成缺陷中最常见的类型，釉基质形成正常但无明显的矿化，分常染色体显性、常染色体隐性两种亚型。两型均为牙萌出时大小、形态和釉质厚度正常，但釉质很软，因磨耗而很快磨去，常磨至牙龈水平，仅遗留颈部釉质，因颈部釉质钙化较高。由于大部分釉质被磨去，造成牙本质暴露。萌出时釉质为黄棕色或橙色，但很快由于色素沉着变为棕至黑色，并有牙石沉积。牙未萌及前牙开殆常见。两种亚型的表现相似，但常染色体隐性型病变常更严重。X线检查示釉质硬度与牙本质相似。

4. **成熟不全/形成不全型**　此型表现为釉质形成不全同时伴成熟不全，乳牙、恒牙均可弥漫性累及。由于釉质厚度、牙大小的不同可分为两种亚型。

成熟不全/形成不全亚型的主要缺陷为釉质成熟不全，呈斑块状黄白、黄棕色，牙颊面常见凹陷。X线检查示釉质密度与牙本质相近。除有不等程度的牛形牙外，单根牙可见大的牙髓腔。

形成不全/成熟不全亚型的主要缺陷为釉质形成不全，釉质薄而成熟不全。X线检查示除了釉质厚度的减少，特征与成熟不全/形成不全亚型相似。

## 二、氟牙症（2015）

氟牙症又称斑釉、氟斑牙。在牙发育阶段，如果饮用水中氟含量 $>1/10^{-6}$，或经其他途径摄入过多的氟，氟离子可导致釉质形成不全和钙化不全，这种釉质的发育障碍即为氟牙症。

病变严重程度与摄取氟的剂量、时间呈正相关，在牙发育的关键时期摄入较高的氟导致较严重的氟牙症。在釉质形成的成熟早期对氟特别敏感，而分泌期最不敏感。病变在牙弓上对称性地发生，但在牙与牙之间严重程度不同。主要见于恒牙列。由于胎盘的屏障作用，发生于乳牙的病变很少，但在严重病例及地方性氟中毒区，乳牙也可累及。前磨牙、上切牙、第二磨牙受到的影响最大，尖牙、第一磨牙、下颌切牙依次递减（2015）。

患牙的临床表现可有很大不同。病变轻者釉质上出现无光泽的白色斑点、斑块或条纹；中等程度者病变区呈黄色、棕色、黑色，可伴有程度不同的釉质形成障碍，牙面上出现不规则凹陷；在严重病例，窝状凹陷相互融合，牙正常形态丧失。

形态学观察氟斑牙牙面显示，发育不全使釉面横纹中断，在发育缺陷区牙面上可见清楚的釉柱末端。镜下可见釉质矿化不良，尤其是在釉柱之间及有机物较多的薄弱处。但釉质表层过度矿化，釉柱方向不规则，釉牙本质界的弧形结构较正常牙更加明显。表层钙化良好，其深方的表层下区存在弥漫性的矿化不良。

氟牙症在临床上和组织学上与其他类型的釉质矿化不全、发育不全难以区分。病变牙具有抗龋性，这是由于虽然病变使酸更易侵入，但釉柱较正常时有更强的抗酸溶解性。由于其他因素也可导致类似的釉质损伤，确诊氟牙症需要看到病变缺陷为双侧、有先前过度摄入氟的病史以及釉质或其他组织中氟含量增高的证据。

造成氟牙症的确切机制尚不明了，但病变与牙发育期成釉细胞的损伤有关，组织学观察发现成釉细胞有损伤，导致成釉细胞形成釉基质功能的缺陷。同时，较高的氟也干扰基质钙化过程。调查表明，在高氟区，尽管饮用同样的水，并非所有儿童表现出相同程度的氟斑牙，这可能是由于饮用水量的个体差异以及氟摄入量不同所致。

# 第 8 单元　龋病

本单元内容相对不太重要，考试很少出现。重点掌握釉质龋和牙本质龋的分层及各层的特点，其他内容了解即可。

═══════════ 考点串讲 ═══════════

## 一、釉质龋

### 釉质龋的病理变化

1. 平滑面龋　多位于牙邻接面接触点下方、颊舌面近龈缘牙颈部。早期表现为牙表面白垩色不透明区，与周围正常的透明釉质不同，这种不透光是由于釉质的脱钙使其光折射率改变。此时，釉质表面的连续性未丧失，探针或常规 X 线摄影不能检测到病变。以后，由于色素沉着，白色斑块状病变有黄色或棕色色素沉着，并向周围组织扩展，病变区逐渐变得粗糙，最终病变进展，组织崩溃，龋洞形成。

从X线片上很难明确区分表面尚完整和有龋洞形成的釉质病变，对于X线检查透光性局限于釉质的病变，龋洞形成的可能性很低，透光性局限于牙本质外一半的病变龋洞形成的可能性为40%～80%，透光性累及一半或大部分牙本质厚度的病变则已形成龋洞。颊舌面颈部龋由牙的颊、舌面龈缘相对处向咬合面扩展，其外观与邻面龋相似，但多数形成开放的龋洞。

光镜下观察釉质早期平滑面龋纵磨片，最早显示为病损区的釉柱横纹和生长线变得明显，以后逐渐有色素沉着。当釉质龋继续发展，釉质深层受累，病损呈三角形，三角形的顶部向着釉牙本质界，基底部向着釉质表面，三角形顶部为病变最早、最活跃的部分。病变的此种形态与釉柱从釉牙本质界向表面呈放射状排列有关。

结合透射光显微镜、偏光显微镜、显微放射摄影观察早期平滑面釉质龋纵磨片，由深层至表层病变可分为4层，即透明层、暗层、病损体部、表层。

（1）透明层：位于病损的最前沿，和正常釉质相连，是釉损最早发生的组织学改变。此层釉质晶体开始出现脱矿，晶体间孔隙较正常釉质增大，孔隙容积约为1%，较正常釉质的0.1%增多。透明层是釉质龋最初的表现，是由于釉质少量脱矿造成的。

（2）暗层：紧接于透明层表面，此层表现为暗黑色。偏光显微镜观察，暗层呈正双折射。暗层较透明层孔隙增加，孔隙容积为2%～4%。孔隙大小不一，部分孔隙较大，部分孔隙较透明层中的小。

（3）病损体部：是釉质龋病变的主要部分，从表层下一直延伸到近暗层。在偏振光下病损体部呈正双折射。此层脱矿程度较为严重，测量分析表明，孔隙容积在边缘处相对较少，约占釉质容积的5%，至中心区逐渐增加，可达25%。病损体部为釉质龋中脱矿最严重的层次，在所有病损中都存在。

（4）表层：位于釉质龋的最表面，厚20～100μm，平均为40μm。此层表现为相对完整而未受影响，之所以称为相对完整是由于此层的组织结构和理化特性与正常釉质较为相似，脱矿程度明显较病损体部轻。偏光显微镜下观察，表层表现为负双折射，孔隙容积约占釉质体积的5%。表层是龋损发生时首先受酸侵蚀的部位，但其脱矿程度反而较其深层的病损体部轻，表现为表层较正常，而表层下脱矿。

2. 窝沟龋　窝沟龋病损并非从底部开始，而是呈环状围绕着窝沟壁进展，并沿釉柱长轴方向向深部延伸，当病变进展超过窝沟底部时，侧壁病损相互融合。由于窝沟附近的釉柱排列方向为向窝沟底部集中，形成的龋损和形态与釉柱排列方向一致，即口小底大的三角形潜行性龋损，由于釉质在窝沟底较薄，窝沟龋病变很容易进展到牙本质。

## 二、牙本质龋

1. 发展过程 牙本质龋的发展过程较釉质龋迅速。当釉质龋、牙骨质龋向深方进展达牙本质时，病变可沿釉牙本质界、牙骨质牙本质界向两侧扩展，同时沿牙本质小管深入，虽然早期细菌并未侵入，但细菌产生的酸的扩散较早就使近釉质、牙骨质病损前沿的牙本质发生脱矿，脱矿后释放出的钙、磷离子向周围扩散，成牙本质细胞也可分泌一定的钙、磷离子，由于在脱矿深层区域 pH 相对较高，在此微环境中矿物离子易重新沉积，使牙本质小管内矿化。这种小管内的再矿化现象发生于龋病进展较慢时，其形成有助于阻止外来有害物质的进入。龋病进一步进展，细菌侵入牙本质小管，尽管每一牙本质小管中可有大量细菌繁殖，但一般一个牙本质小管中为一种细菌。细菌除进一步产酸使管周、管间牙本质脱矿外，其产生的蛋白溶解酶使基质中的有机物溶解，小管扩张变形，最终结构破坏，相邻小管相互融合形成坏死灶。坏死灶继续扩大，以致大片结构崩解，最终龋洞形成。

2. 病理变化 牙本质龋在病理形态上是一个累及范围较广的三角形病变，三角形的顶指向牙髓腔，底向着釉牙本质界，较大的病变表现为三角形的顶部增宽，接近于牙髓腔。按病变的组织形态、脱矿程度、细菌侵入情况的不同，一般可将牙本质龋的病理变化由病损深部向表面分为 4 层结构。

(1) 透明层：又称硬化层，为牙本质龋最深层、最早出现的改变，位于病变的底部和侧面，在透射光下呈均质透明状（2003，2005）。这种透明是由于牙本质小管管腔变窄、管腔中有矿物盐沉积，使管腔内折光率与周围细胞间质相似。矿物晶体可先沉积于成牙本质细胞突起内，也可先出现于细胞突周围呈向心性沉积。以后，晶体数量逐渐增多，最终可将小管完全堵塞。电镜观察，小管内矿物晶体为针形或方形，电子衍射显示其为白磷钙石或磷酸八钙。这些矿物晶体可来源于其表面脱矿层游离出的无机盐离子的再矿化。

(2) 脱矿层：位于透明层表面，是在细菌侵入之前，酸的扩散所导致的脱矿改变。此层牙本质小管形态仍然比较完整，牙本质小管内基本上无细菌侵入。但管周、管间牙本质磷灰石数目减少，说明有脱矿的存在。管间、管周牙本质中胶原纤维结构基本完好。此外，管周有时可见比正常牙本质中大的晶体，表明同时有再矿化现象发生。

(3) 细菌侵入层：位于脱矿层表面，牙本质小管内有细菌侵入，细菌甚至进入牙本质小管分支。细菌在牙本质小管内向下延伸并繁殖。细菌的侵入可能分为两个阶段，第一阶段由产酸菌组成，主要是乳杆菌，细菌产生的酸向深层扩散达脱矿层。第二阶段由产酸菌和蛋白溶解菌混合组成，它们进一步破坏已脱矿的基质。对牙本质龋的细菌进行分层分析表明，在病损主要部位，细菌构成复杂，为需氧菌、微需氧菌、厌氧菌的混合，在深层病变则以厌氧菌为绝对优势，其中乳杆菌数量最多，可能是病变环境为其提供了适宜的生长条件。

(4) 坏死崩解层：坏死崩解层为牙本质龋损的最表层，随着液化坏死灶扩大，数量增多，细菌不再局限于小管内，而侵入管周、管间牙本质，在此区几乎无正常牙本质结构保留，牙本质完全崩解破坏，只残留一些坏死崩解组织和细菌，龋洞开始从釉牙本质界处形成。

## 三、牙骨质龋（2012）

牙骨质龋多发生于牙龈萎缩、牙根面暴露后，牙骨质表面菌斑沉积，继而龋病形成，临床上多见于老年人根龋。由于根龋好发部位为牙颈部，所以病变常累及颈部的釉质、牙骨质，直接或间接累及牙本质。

形态学观察发现，电镜下，牙骨质表面有许多小而浅的凹陷，内有大量细菌。显微放射摄影显示，病变早期为表层X线阻射，即矿化较良好，而表层下脱矿。病变进展，牙骨质磷灰石晶体出现程度不同的溶解、破坏，胶原纤维断裂消失，最终结构崩解。当牙骨质龋进展缓慢时，在相应的牙髓腔侧也可出现类似于冠部牙本质龋发生时的修复反应，即形成修复性牙本质。

由于牙骨质龋进展较快，且颈部牙骨质很薄，所以病变很快进展到牙本质，此时的组织学病变与冠部牙本质龋类似。但由于随年龄增长，牙本质小管因矿物盐沉积而管径缩小甚至封闭，故发生于颈部牙本质龋的进展多数较冠部牙本质龋慢。

# 第9单元　牙髓病

=== 重点提示 ===

本单元内容较少，考查点较重要。考点主要是急、慢性牙髓炎的病理表现，注意慢性牙髓炎3种类型的不同病理。

=== 考点串讲 ===

## 一、急性牙髓炎的病理变化

急性牙髓炎多数由牙髓充血发展而来或为慢性牙髓炎的急性发作，常因深龋感染牙髓所致。龋病时，细菌尚未进入牙髓，其代谢产物经牙本质小管进入牙髓导致局部牙髓充血或慢性炎症。当机体抵抗力降低或随龋损进一步发展，细菌进入，牙髓局部的慢性炎症便急性发作，进而发展为急性牙髓炎。无慢性过程的急性牙髓炎多由于牙髓受到急性物理、化学刺激或严重感染等情况，如手术切割牙体组织等导致的过度热刺激，消毒药物或充填材料化学刺激等。

病理变化　早期病变局限在受刺激部位相对应的牙髓，如龋损下方，牙髓血管扩张充血，血管通透性增加，液体渗出，组织水肿，沿血管壁周围有纤维蛋白渗出，这时称急性浆液性牙髓炎。随着炎症加重，成牙本质细胞变性坏死，受损的组织、细胞和炎症细胞释放大量炎症介质和细胞因子，如组胺、5-羟色胺、白细胞介素、白三烯、前列腺素、转化生长因子等，这些炎症介质进一步增加血管的通透性，趋化更多的中性粒细胞向炎症中心集中。中性粒细胞、巨噬细胞等在杀灭细菌的同时释放溶酶体酶，使局部组织液化坏死，形成脓肿。早期脓肿局限，脓腔内有密集的中性粒细胞浸润，其余牙髓水肿伴炎症细胞浸润。这时若得以及时治疗，还可以保存部分牙髓，否则，炎症迅速向周围扩散，<u>中性粒细胞广泛浸润至整个牙髓组织（2012）</u>，形成多处小脓肿，此时，若炎性渗出未得到及时引流，髓腔压力极度增加，最终使整个牙髓液化坏死，此时称为急性化脓性牙髓炎，也称不可逆性牙髓炎。

## 二、慢性牙髓炎的病理变化

1. 慢性闭锁性牙髓炎　镜下可见牙髓血管扩张充血，<u>组织水肿，淋巴细胞、浆细胞、巨噬细胞、中性粒细胞浸润，同时可伴有毛细血管和成纤维细胞增生（2003，2012）</u>，肉芽组织形成。随病程迁延，可见增生的胶原纤维将炎症区与正常的牙髓组织隔开。若机体抵抗力弱而刺激较强时可形成脓肿甚至牙髓坏死。脓肿周围常有肉芽组织包绕，而其余牙髓组织正常。病程长者，有时可见修复性牙本质形成。

2. 慢性溃疡性牙髓炎　镜下可见患牙有较大的穿髓孔，穿髓孔表面为炎性渗出物、食物残渣及坏死物质覆盖，其下方为炎性肉芽组织和新生的胶原纤维，深部有活力牙髓组织，表现为血管充血扩张，其中散在有淋巴细胞、浆细胞、巨噬细胞等慢性炎症细胞浸润。有时溃疡表面可见不规则钙化物沉积或修复性牙本质形成，从而阻挡病原刺激向深部扩散，保护其余正常的牙髓组织。慢性溃疡性牙髓炎病程缓慢，如果早期得到及时而彻底的治疗，可保存部分活髓，否则，炎症将累及整个牙髓组织，导致牙髓坏死。

3. 慢性增生性牙髓炎（2015）　慢性增生性牙髓炎主要表现是增生的牙髓组织充填于龋洞中或

超出殆面突向口腔。根据慢性增生性牙髓炎构成成分不同，可将其分为溃疡型和上皮型。溃疡型慢性增生性牙髓炎外观常呈红色或暗红色，探之易出血。显微镜下观察主要为增生的炎性肉芽组织充填于龋洞中或突出于龋洞外，表面为炎性渗出物和坏死组织被覆，深层为新生的毛细血管、成纤维细胞和散在的淋巴细胞、浆细胞、巨噬细胞和中性粒细胞等炎症细胞浸润。病程长者可见较多的成纤维细胞和胶原纤维。上皮型慢性增生性牙髓炎肉眼观察呈粉红色，较坚实，探之不易出血。显微镜下见息肉由大量成纤维细胞和胶原纤维构成，其中散在淋巴细胞、浆细胞浸润，表面被覆复层鳞状上皮。鳞状上皮可能由口腔黏膜上皮脱落细胞种植而来或由龋洞邻近的牙龈上皮增生而来。

　　此外，慢性牙髓炎中还有一型较特殊的牙髓炎称残髓炎，残髓炎是发生在残留于根管内的牙髓组织的炎症。残髓炎常发生于干髓术后数月甚至数年，其次见于活髓切断术失败的患牙；牙髓塑化治疗时塑化不全或多根牙根管治疗时遗漏的根管均可继发残髓炎。临床表现为放射痛、冷热刺激痛，有时也可发生剧烈的自发性阵痛。因炎症发生在近根尖孔处的牙髓组织，故患牙常伴咬合不适或咬合痛。其病理变化常为慢性炎症，即残留牙髓血管扩张充血、组织水肿，淋巴细胞、浆细胞、中性粒细胞等炎症细胞浸润，严重者也可见牙髓脓肿或坏死。

# 第 10 单元　根尖周炎

## 重点提示

　　本单元内容相对较少，但考点相对集中，本单元内容全面掌握。急性根尖周炎掌握其不同的排脓途径；慢性根尖肉芽肿掌握病理表现特征、上皮来源；慢性根尖周脓肿掌握病理表现。

## 考点串讲

### 一、急性根尖周炎

　　病理变化　炎症早期，根尖周组织血管扩张充血，浆液渗出，组织水肿，少量中性粒细胞游出血管，这阶段称急性浆液性根尖周炎，持续时间较短暂，随炎症进一步发展，根尖周血管持续扩张充血，在炎症介质的趋化作用下，大量的中性粒细胞游出，聚集在根尖周牙周膜中，形成脓肿。脓肿早期局限在根尖孔附近的牙周膜内，脓肿边缘可见淋巴细胞、浆细胞、巨噬细胞等浸润。细菌及其产物进一步损害牙周膜，中性粒细胞大量聚集吞噬细菌及其产物的同时，释放溶酶体酶等，使根尖周牙周膜坏死，液化形成大脓肿。其周围的牙槽骨骨髓腔中有较多中性粒细胞浸润。炎症继续发展，则迅速向周围牙槽骨扩散蔓延，形成局限性的牙槽突骨髓炎，此时称急性化脓性根尖周炎，也称急性牙槽脓肿。若此时脓肿得不到引流治疗，脓肿压力越来越大，并从组织结构薄弱处突破，形成自然引流。

### 二、慢性根尖周炎

　1. 慢性根尖周脓肿

　（1）病理变化（2014）：若拔除患牙，可见根尖有污秽的脓性分泌物黏附，根尖粗糙不平，根尖区牙周膜内脓肿形成，脓肿中央为坏死液化组织和脓细胞，脓肿周围为炎性肉芽组织，其中散在中性粒细胞、淋巴细胞、浆细胞、巨噬细胞和新生的毛细血管。肉芽组织外周包绕着纤维结缔组织。根尖牙骨质和牙槽骨呈现不同程度的吸收，破骨细胞位于吸收陷窝内，胞质红染，单核或多个核。有研究证实，炎症介质中白细胞介素-1（IL-1）、肿瘤坏死因子（TNF）、前列腺素（PG）等均能刺激破骨细胞前体细胞向破骨细胞分化而增强其活性，促进根尖周牙槽骨和牙骨质的吸收。

　（2）临床表现：有瘘和无瘘两种情况，有瘘者可见脓液穿破骨壁与口腔黏膜或颌面部皮肤相通，瘘管壁被覆复层鳞状上皮。这些上皮可来自 Malassez 上皮剩余，也可来自肉芽组织内，也可由口腔黏膜或皮肤上皮经瘘管口长入，瘘管壁上皮下毛细血管增生扩张，结缔组织水肿，其中大量中性粒细胞、淋巴细胞、浆细胞等浸润。

2. 根尖周肉芽肿　根尖周肉芽肿早期，根尖组织在根管内病原刺激物的作用下，根尖周牙周膜出现血管扩张，组织水肿，毛细血管和成纤维细胞增生，慢性炎症细胞浸润。病变范围较小，局限在根尖周牙周膜。病原刺激继续存在，炎症范围逐渐扩大，根尖周组织结构破坏，代之以炎性肉芽组织，即毛细血管和成纤维细胞增生，中性粒细胞、淋巴细胞、浆细胞和巨噬细胞等散在浸润。炎性肉芽组织周围纤维组织增生，限制炎症向周围扩展，这是机体对病原刺激的防御反应。肉芽组织中可见吞噬脂质的泡沫细胞呈灶性分布（2016）。部分病例可见含铁血黄素和胆固醇结晶沉着。胆固醇晶体在制片过程中溶解呈梭形裂隙，裂隙周围可见巨细胞反应。

有时根尖周肉芽肿内可见增生上皮团或上皮条索相互交织成网状。这些上皮可能来源于：①Malassez上皮剩余（2014）；②经瘘管口长入的口腔黏膜上皮或皮肤；③牙周袋壁上皮；④呼吸道上皮，这种情况见于病变与上颌窦或鼻腔相通的病例。

根尖周肉芽肿随机体抵抗力、病原刺激强度的变化，组织病理学特点可能出现以下改变。

（1）当机体抵抗力增强而病原刺激较弱时，肉芽组织中纤维成分增多，浸润的炎症细胞减少，牙槽骨和根尖周牙骨质吸收暂停或出现修复，并分化出成骨细胞和成牙骨质细胞，形成新骨和新牙骨质修复缺损的牙槽骨和根尖牙骨质，使病变缩小。当机体抵抗力下降而病原刺激增强时，则炎症反应加重，炎症细胞浸润增多，破骨细胞被激活，牙槽骨和根尖周牙骨质出现吸收、破坏，病变范围增大。

（2）根尖肉芽肿体积增大，营养难以抵达肉芽肿中心，肉芽肿中央组织可因缺血而坏死、液化，形成脓肿；向急性炎症转化，出现急性牙槽脓肿的症状。脓液可自行穿破骨壁引流或经不彻底的治疗，则可迁延为慢性根尖周脓肿。这时，在相应牙龈上出现瘘口，时有脓液流出。临床上可出现反复肿胀。有研究发现，根尖周慢性炎症向急性转化过程中，炎症细胞比例也发生改变，慢性炎症病灶中，浸润的细胞以T淋巴细胞为主，而转化为急性炎症时，则以B淋巴细胞浸润为主，并且检测到大量产生免疫球蛋白的浆细胞。

（3）上皮性根尖周肉芽肿，可以转变成根尖周囊肿。通过以下方式转化：①增生的上皮团中心部分由于营养障碍，液化变性，渗透压增高吸引周围组织液，进而发展成囊肿；②增生的上皮被覆脓腔，当炎症缓解后转变成囊肿；③增生的上皮包裹的炎性肉芽组织也可以发生退变、坏死，形成囊肿。

（4）另有部分年轻患者，抵抗力强，在轻微低毒刺激下，炎症缓解，肉芽组织中纤维成分增加，病变范围缩小，吸收的牙槽骨重新沉积，骨小梁增粗增密，髓腔缩小，骨密度增大，髓腔中纤维组织增生，散在慢性炎症细胞浸润。X线片示根尖周局灶性阻射影，与正常骨分界不清，称致密性骨炎。同时，吸收破坏缺损的根尖周牙骨质也出现修复，甚至过度沉积，出现牙骨质过度增厚。

3. 根尖周囊肿　是颌骨内最常见的牙源性囊肿，属于炎症性囊肿，一般经历了牙龋坏、牙髓炎症和坏死、根尖周组织的炎症和免疫反应、Malassez上皮剩余增殖以及增殖上皮团块中央液化、囊性变等一系列病理过程，因此，根尖周囊肿常发生于一死髓牙的根尖部。相关牙拔除后，若其根尖炎症未做适当处理而继发囊肿，则称为残余囊肿。

病理变化：肉眼见囊肿大小和囊壁厚薄不一，囊肿较小时可随拔除之残根或患牙一起完整摘除，为附着于患牙根尖部的软组织囊性肿物。大多数情况下，囊壁已破裂，送检物为散碎囊壁样组织。镜下见囊壁的囊腔面内衬无角化的复层鳞状上皮，厚薄不一，上皮钉突因炎性刺激发生不规则增生、伸长，相互融合呈网状，上皮表现明显的细胞间水肿和以中性粒细胞为主的上皮内炎症细胞浸润，炎性浸润致密区常导致上皮的连续性中断。纤维组织囊壁内炎症明显，炎性浸润细胞主要为淋巴细胞、浆细胞，也混杂有中性粒细胞浸润及泡沫状吞噬细胞。囊壁内可见含铁血黄素和胆固醇晶体沉积，胆固醇晶体在制片过程中被有机溶剂溶解而留下裂隙，裂隙周围常伴有多核巨细胞反应。晶体也可通过衬里上皮进入囊腔，故穿刺抽吸的囊液中有闪闪发亮的物质，涂片镜下可见长方形缺一角的晶体，即胆固醇晶体。有时衬里上皮和纤维囊壁内可见透明小体，为弓形线状或环状的均质状小体，呈嗜伊红染色。由于这种透明小体仅见于牙源性囊肿中，因此，有学者认为是一种由上皮细胞分泌的特殊产物，也有学者认为它可能来源于某种角蛋白或来自血液。

# 第 11 单元  牙周组织疾病

## 重点提示

本单元内容不多。主要掌握牙周炎发展过程的 4 个时期及治疗关键期；其次，熟悉牙周炎活动期和静止期的典型病例变化。

## 考点串讲

### 一、龈炎

慢性龈炎（2014）  主要在牙龈的龈沟壁处有炎症细胞浸润，在沟内上皮的下方可见中性粒细胞浸润，再下方为大量的淋巴细胞（主要为 T 淋巴细胞）。炎症细胞浸润区域的胶原纤维大多变性或丧失。根据慢性龈炎的病理变化可分为以下两型。

（1）炎症水肿型：牙龈的纤维结缔组织水肿明显，其间有大量淋巴细胞、中性粒细胞浸润，还可见少量浆细胞，毛细血管增生、扩张、充血。

（2）纤维增生型：上皮下纤维结缔组织增生成束，束间可见淋巴细胞及浆细胞浸润，毛细血管增生不明显，其炎症成分比水肿型少。

以上两型炎症均只局限于牙龈组织内，其深部的牙周膜与牙槽骨均未见明显变化。炎症水肿型类似于炎症肉芽组织；纤维增生型类似于瘢痕组织。

### 二、牙周炎

1. 牙周炎的发展过程  牙周炎的发展是一个连续过程，现将菌斑诱发的炎症过程人为地将其分为始发期、早期、病损确立期及进展期 4 个阶段，各个阶段既相互联系、过渡，又各自相对独立。其病变可以缓解或停止，呈现出修复现象的静止态；也可以持续发展到进行性的晚期阶段，直至牙松动、脱落。

（1）始发期：龈沟区的沟内上皮与结合上皮周围表现为急性渗出性炎症反应。毛细血管扩张充血，通透性增加。上皮及其下方结缔组织内有大量中性粒细胞浸润，其下方可见少量淋巴细胞及巨噬细胞。中性粒细胞与单核细胞从血管内游出并进入龈沟内，龈沟液渗出增多。此时临床出现短暂的急性渗出性炎症表征。一般持续2～4天。

（2）早期病变：在结合上皮周围除了增多的中性粒细胞以外，上皮下结缔组织内山现大量的淋巴细胞浸润，主要为T淋巴细胞，还可见少量的浆细胞及巨噬细胞，炎症渗出物继续增多，大量的中性粒细胞移入龈沟内，胶原变性、破坏，结合上皮开始增生。此期仍为急性期的范围，临床出现典型龈炎的表现。此期可持续3周或更长时间。

（3）病损确立期：结合上皮及沟内上皮仍有较多的中性粒细胞，上皮下可见大量的淋巴细胞浸润，除了T 淋巴细胞以外，B淋巴细胞不断增多，可见多数浆细胞（2015）。龈沟液内出现各种免疫球蛋白、补体及中性粒细胞释放的多种酶等。结合上皮继续向龈方增殖，形成较浅的牙周袋。此时炎症仅限于软组织中，尚未见明显的牙槽骨吸收。此期主要为慢性龈炎表现，若宿主防御功能旺盛且治疗及时，则炎症可被抑制或逆转。此期大部分病损亦可处于静止状态，其中一部分将继续发展为难以逆转的牙周炎，即进一步发展为进展期的牙周炎各种病理变化。

（4）进展期：结合上皮继续加深，形成深牙周袋，上皮下结缔组织的基质及胶原纤维变性、溶解，大部分丧失。破骨细胞活跃，牙槽骨吸收、破坏明显。炎症浸润向深部漫延、扩展，浆细胞增多。牙周袋内的炎性渗出物、抗体及补体成分增多。此期在临床出现明显的牙周溢脓、牙松动等典型的牙周炎症状。这一期如不能控制使其发展，则最终导致牙松动、脱落。

2. **牙周炎活动期的病理变化**

（1）牙面上可见不同程度的菌斑、软垢及牙石堆积。

（2）牙周袋内有大量炎性渗出物、免疫球蛋白及补体等成分。

（3）沟内上皮出现糜烂或溃疡，一部分上皮向结缔组织内增生呈条索状或网眼状，有大量炎症细胞浸润，并见一部分炎症细胞及渗出物移出至牙周袋内。

（4）结合上皮向根方增殖、延伸，形成深牙周袋，其周围有密集的炎症细胞浸润。

（5）沟内上皮及结合上皮下方的胶原纤维水肿、变性、丧失，大部分已被炎症细胞取代，牙槽嵴顶骨吸收明显。

（6）牙槽骨出现活跃的破骨细胞性骨吸收陷窝。牙槽嵴顶及固有牙槽骨吸收、破坏。

（7）牙周膜的基质及胶原变性、降解，由于骨的吸收、破坏，导致牙周膜间隙增宽。

（8）深牙周袋致使根面的牙骨质暴露，可见牙石与牙骨质牢固地附着。

3. **牙周炎静止期的病理变化**

（1）沟内或袋壁上皮及结合上皮周围的炎症明显减少，在牙周袋与牙槽骨之间可见大量新生的纤维结缔组织，或见粗大的胶原纤维束增生，其间可见少量的慢性炎症细胞浸润，还可见新生的毛细血管。

（2）牙槽骨的吸收呈静止态，一般看不到破骨细胞。常可见原有的吸收陷窝区有新的类骨质形成。牙槽嵴部位的吸收亦可见有类骨质或新骨形成。

4. **牙槽骨吸收与牙周袋形成**　在临床病理上可分为 3 种情况。

（1）龈袋：又称假性牙周袋，此时牙槽骨尚无明显的吸收，牙槽骨的高度并未丧失，仅仅是牙龈组织由于炎症性增生、肿大，导致龈缘覆盖牙冠面形成的龈袋。

（2）骨上袋：牙周袋底在牙槽嵴顶的上方，由于牙槽嵴为水平型骨吸收，其高度明显降低，导致骨上袋形成。

（3）骨内袋：牙周袋位于牙槽嵴顶下方，牙槽骨在袋的侧方，牙周袋处于牙根面与牙槽骨之间。主要由于牙槽骨发生垂直型骨吸收所致。此时牙槽骨的高度变化轻微，但牙根周围的固有牙槽骨吸收、破坏显著。X线表现：骨内袋的牙槽骨呈垂直性吸收，牙周膜间隙明显增宽。

# 第 12 单元　口腔黏膜病

## ══════ 重点提示 ══════

本单元内容丰富，知识点多，基本病理变化需要掌握各自特点及常见疾病；常见口腔黏膜病则需要掌握每种病的特征性病理表现，而且结合口腔黏膜病学，加以诊断和治疗。

## ══════ 考点串讲 ══════

### 一、基本病理变化

1. **过度角化和角化不良**

（1）过度角化：也称角化亢进，是指黏膜或皮肤的角化层过度增厚，临床上为乳白色或灰白色。在组织学上可分为过度正角化和过度不全角化两种。过度正角化是角化层增厚，细胞界限不清，细胞核消失，形成均匀性嗜伊红染色的角化物，伴有粒层增厚且透明角质颗粒异常明显；过度不全角化为增厚的角化层中胞核未分解消失，粒层增厚不明显。

（2）角化不良：也称错角化，为上皮的异常角化，在上皮棘层或基底层内个别或一群细胞发生角化。角化不良有两种情况：一为良性角化不良，多在高度增生的上皮钉突中出现；另一种为恶性角化不良，有时可见胞核，细胞形态有一定异形性，见于原位癌及鳞状细胞癌。

2. **上皮异常增生**（2012）　上皮异常增生和细胞非典型增生是两个词，为WHO（1978、1996）口腔癌和癌前病变研究中心提出：个别细胞改变称为非典型性，上皮总的紊乱称为上皮异常增生。

上皮异常增生可发生以下变化：①上皮基底细胞极性消失；②出现一层以上基底样细胞；③核浆比例增加；④上皮钉突呈滴状；⑤上皮层次紊乱；⑥有丝分裂象增加，可见少数异常有丝分裂；⑦上皮浅表1/2出现有丝分裂；⑧细胞多形性；⑨细胞核浓染；⑩核仁增大；⑪细胞黏结力下降；⑫在棘细胞层中单个或成团细胞角化。并不是以上12项均出现才诊断为上皮异常增生，根据以上项目出现的数目，而分为轻度、中度、重度上皮异常增生。

3. **基底细胞空泡性变及液化**　为基底细胞内水肿，较轻时细胞稍增大，胞质呈空泡状，称空泡性变；水肿严重时，基底细胞即发生液化、溶解、破碎，基底细胞排列不齐，基底膜不清，甚至消失。此种病变常见于扁平苔藓和红斑狼疮（2012）。

4. **疱**　为黏膜或皮肤内储存液体而成疱（2014）。疱的内容物有浆液（水疱）、血液（血疱）及脓液（脓疱）。疱凸出于黏膜，表面呈半圆形，周围有的有红晕。疱的大小不一，小的肉眼仅可看出，大的如豌豆般大或更大一些，也可相互融合在一起，一般直径超过5mm者称大疱。小的水疱直径在1~3mm，若聚集成簇，称为疱疹。口腔黏膜的疱由于经常接受机械刺激，所以疱形成后很快破裂，且不结痂，是由于口腔内经常有唾液湿润的缘故。

在组织学上，根据疱形成的部位可分为棘层内疱和基层下疱。

（1）棘层内疱：疱在上皮棘层内或在基底层上，有棘层松解，上皮细胞失去内聚力而分离。见于天疱疮，也见于病毒性水疱。

（2）基层下疱：疱在基底层之下，基底细胞变性，使上皮全层剥离，见于黏膜良性类天疱疮、多形渗出性红斑。

5. **丘疹**　是黏膜或皮肤上凸出的小疹，大小为1~5mm，较硬，色灰或发红，消失后不留痕迹。丘疹的基底为圆形或椭圆形，顶端有尖、圆、扁平等不同形态。在麻疹患者往往在颊黏膜出现丘疹，为诊断该病的一个早期特征，丘疹在显微镜下表现为：①上皮增厚；②浆液渗出；③炎症细胞浸润。

6. **糜烂和溃疡**

（1）糜烂：为上皮浅层破坏，未侵犯上皮全层称糜烂（2012，2014）。可由机械刺激或药物烧伤而引起，也可继发于水疱破溃后，如疱疹。糜烂面一般鲜红，表面平滑而湿润，可有疼痛。以后由上皮细胞增生而痊愈，并不遗留瘢痕。

（2）溃疡：是黏膜或皮肤表层坏死而脱落形成凹陷。按其破坏组织的程度，可分为浅层溃疡和深层溃疡。浅层溃疡只破坏上皮层，愈合后不留瘢痕，如复发性阿弗他溃疡。而深层溃疡则病变波及黏膜下层，痊愈后遗留瘢痕，如复发性坏死性黏膜腺周围炎。

溃疡是多种多样的，大小、数目、深浅均不一。检查溃疡时要注意边缘是否整齐，有无倒凹；溃疡面有无假膜形成；底部是平坦，还是有颗粒结节；基底部有无硬结；是否向周围浸润。这些现象对于确定诊断及分析黏膜病，特别是早期发现恶性病变都很重要。

## 二、常见口腔黏膜病

1. **口腔白斑病**

（1）临床表现：白斑可发生在口腔各部位黏膜，以颊、舌黏膜最为多见。男性较为多发，男与女之比为13.5：1。白斑为灰白色或乳白色斑块，边界清楚，与黏膜平齐或略为高起，舌舔时有粗涩感。根据临床表现可分为均质型和非均质型两类。均质型可发生于口腔黏膜的各个部位，病损为白色，表面平坦、起皱、呈细纹状或浮石状。非均质型白斑亦见于口腔各部位黏膜，其表现为白色病损中夹杂有疣状、结节、溃疡或红斑样成分。一般情况下，非均质型白斑较均质型白斑的恶变危险性高。白斑的发病部位也与恶变有重要关系，特别是发生在口底。舌腹部及舌侧缘部位的白斑，被认为是高危险区，其癌变率比其他部位的口腔黏膜白斑都高，应提高警惕，并进行定期的追踪观察。

（2）病理变化：白斑的主要病理改变为上皮增生（2016），有过度正角化或过度不全角化，或两者同时出现为混合角化。上皮单纯性增生为良性病变，主要表现为上皮过度正角化，上皮粒层明显和棘层增生，没有非典型细胞。上皮钉突可伸长且变粗，但仍整齐且基底膜清晰。固有层和黏膜下层有淋巴细胞、浆细胞浸润。

上皮疣状增生见于疣状白斑，上皮表面高低不平呈刺状或乳头状增生，表层有过度角化，粒层明显，棘层增生。上皮下结缔组织内可有慢性炎症细胞浸润。

白斑伴有上皮异常增生时，其恶变潜能随上皮异常增生程度的增加而增大。所谓"异常增生"，其特征为细胞的不典型增生，丧失正常细胞成熟及分层过程，但较原位癌轻微。

2. 口腔扁平苔藓

（1）临床表现：本病好发于40～49岁的女性，患病率为0.5%左右，发病部位多见于颊、舌、唇及牙龈等黏膜，病变常为对称性分布，尤以颊黏膜最为多见。典型病损是在黏膜上出现白色或灰白色的条纹，条纹之间的黏膜发红，这些条纹可呈网状、线状、环状或树枝状。发生在舌黏膜的扁平苔藓一般为灰白色斑块状，似黏膜表面滴了一滴牛奶，比白斑色浅，且不似白斑高起、粗糙。本病在临床常分为6型，即网状型、丘疹型、斑状型、萎缩型、溃疡型及疱型。以网状型最为多见。皮肤病变的特征为圆形或多角形扁平丘疹，中心有凹陷，开始为鲜红色或紫红色，以后逐渐变浅成为褐色斑。

（2）病理变化：在黏膜的白色条纹处，上皮为不全角化层，在黏膜发红部位，则上皮表层无角化，且结缔组织内血管可有扩张充血。一般棘层增生较多，也有少数棘层萎缩。上皮钉突显示不规则延长，少数上皮钉突下端变尖呈锯齿状。基底细胞层液化、变性，因此，基底细胞排列紊乱，基底膜界线不清，基底细胞液化明显者可形成上皮下疱。黏膜固有层有密集的淋巴细胞浸润带，其浸润范围一般不达到黏膜下层。研究证实，这些浸润的淋巴细胞主要是T细胞。在上皮的棘层、基底层或黏膜固有层可见圆形或卵圆形的胶样小体或称civatte小体，其直径平均为10μm，苏木精伊红染色为均质性嗜酸性，PAS染色阳性呈玫瑰红色。这种小体可能是细胞凋亡的一种产物（2001，2015）。

电镜观察可见基底细胞内线粒体和粗面内质网肿胀，胞质内出现空泡，严重者空泡多而大，结构消失。基底细胞和基膜间半桥粒数量减少，可见基膜增殖、断裂和脱位。在上皮内可见白细胞，且有变性现象。

3. 慢性盘状红斑狼疮

（1）临床表现：慢性盘状红斑狼疮主要发生于口颊部的皮肤与黏膜，多无全身性损害。先发生于皮肤的外露部位，面部的鼻梁两侧皮肤呈鲜红色斑，其上覆盖白色鳞屑，称为蝴蝶斑。还可发生于面部其他部位或手背等处，为圆形红斑，当揭去其上面的鳞屑，可见扩大的毛囊，在鳞屑的内面，可见呈棘状突起的角质栓塞。口腔部位多发生于唇颊部黏膜，其特征为红斑样病损。可有糜烂、出血，在唇红部可出现结痂。陈旧性病变可有萎缩、角化，病损周围可见白色放射状条纹。

（2）病理变化（2014）：上皮表面有过度角化或不全角化，粒层明显，角化层可有剥脱，有时可见角质栓塞（2015）；上皮棘层变薄，有时可见上皮钉突增生、伸长；基底细胞发生液化、变性，上皮与固有层之间可形成裂隙和小水疱，基底膜不清晰；上皮下结缔组织内有淋巴细胞浸润，主要为T细胞；毛细血管扩张、管腔不整，血管内可见玻璃样血栓，血管周围有类纤维蛋白沉积，PAS染色阳性，管周有淋巴细胞浸润；胶原纤维发生类纤维蛋白变性，纤维水肿、断裂；基底膜增厚，PAS反应阳性。上述各种病理变化不一定同时存在，但这些变化对诊断本病具有一定的意义。

# 第 13 单元　口腔颌面部囊肿

## 重点提示

本单元内容较多，但复习时主要掌握每种囊肿的病理特征，熟悉各种囊肿的好发部位。其他内容适当了解。

## 考点串讲

### 一、牙源性囊肿

1. 根尖周囊肿的病理变化　20～49 岁，常与末期龋、残根或死髓牙相伴，X 线片显示根尖区一圆形或卵圆形透射区，边缘整齐。病理见囊腔面衬无角化复层鳞状上皮、上皮钉突增生、伸长或呈网状，上皮及纤维囊壁内炎症细胞浸润，囊壁可见胆固醇结晶、透明小体。

2. 含牙囊肿　又称滤泡囊肿，是指囊壁包含一个未萌牙的牙冠并附着于该牙的牙颈部的囊肿。因此，含牙囊肿可表现典型的 X 线特点，即环绕一未萌牙冠的透射影像。然而，这种 X 线表现并非为含牙囊肿所独有，其他牙源性病损也可能表现类似的含牙关系，如牙源性角化囊性瘤、牙源性腺样瘤和单囊性成釉细胞瘤等。因此，对含牙囊肿的诊断不能仅依据 X 线表现。

（1）临床表现：含牙囊肿多发生于10～39岁的患者，男性比女性多见；发病部位以下颌第三磨牙区最常见，其次为上颌单尖牙、上颌第三磨牙和下颌前磨牙区，可能与这些部位的牙易于阻生有关；含牙囊肿内所含的牙大多数为恒牙，偶见含乳牙或额外牙；囊肿生长缓慢，早期无自觉症状，往往因牙未萌、缺失或错位而行X线片检查时被发现。囊肿发育较大时可引起颌骨膨隆或面部不对称、牙移位及邻近牙的牙根吸收；X线表现为圆形透射区，边界清楚，囊腔内可含一个未萌的牙冠，少数较大的病变也可呈多房性改变。

（2）病理变化：肉眼见囊壁较薄，囊腔内含有牙冠，囊壁附着于牙颈部，囊液多呈黄色；镜下见纤维结缔组织囊壁内衬较薄的复层鳞状上皮，仅由2～5列扁平细胞或矮立方细胞构成，无角化，没有上皮钉突，类似于缩余釉上皮；纤维囊壁内炎症不明显，含丰富的糖蛋白和黏多糖；囊肿继发感染时，上皮增生，上皮钉突明显，囊壁组织内见大量炎症细胞浸润；约40%囊肿的衬里上皮可发生黏液细胞化生，含产黏液细胞或纤毛柱状细胞，少数情况还可见皮脂腺细胞；某些病例的衬里上皮还可发生区域性角化，一般为正角化；纤维囊壁中有时可见牙源性上皮岛。

含牙囊肿一般发生于牙冠形成后，缩余釉上皮和牙面之间液体蓄积而成囊肿。若囊肿发生于釉质完全形成之前，所含牙可表现为釉质发育不全。

含牙囊肿手术治疗后很少复发，预后较好。

### 二、非牙源性囊肿

1. 鳃裂囊肿　又称为颈部淋巴上皮囊肿，常位于颈上部近下颌角处，胸锁乳突肌上 1/3 前缘。一般认为鳃裂囊肿来自鳃裂或咽囊的上皮剩余，但也有学者认为其发生可能与胚胎时期陷入颈淋巴结内的唾液腺上皮囊性变有关。约95%的鳃裂囊肿为第二鳃裂来源，发生于约相当肩胛舌骨肌水平以上和下颌角以下；其余 5%分别来源于第一鳃裂、第三鳃裂和第四鳃裂，其中发生于下颌角以上和腮腺者常为第一鳃裂来源，发生于颈根区者为第三鳃裂、第四鳃裂来源。该囊肿好发于 20～40岁的年轻患者，囊性肿物柔软，界线清楚，可活动，无明显症状，继发感染时可伴疼痛。囊肿一般发生于单侧颈部，少数情况下，双侧颈部可同时发生囊肿。囊肿内含物为黄绿色或棕色清亮液体，或含浓稠胶样、黏液样物。组织学上，90%以上的囊壁内衬复层鳞状上皮，可伴或不伴角化，部分囊肿可内衬假复层柱状上皮，纤维囊壁内含有大量淋巴样组织并形成淋巴滤泡（2013）。第一鳃裂囊肿的囊肿壁内缺乏淋巴样组织，与表皮样囊肿相似。

鳃裂囊肿手术摘除后，几乎无复发。但文献中有鳃裂囊肿上皮癌变的零星报道，这些病例应与原发于鼻咽部恶性肿瘤的转移瘤相鉴别。

另有一类发生于口腔内的、具有与鳃裂囊肿相似组织学特点的囊肿，称为口腔淋巴上皮囊肿，这类囊肿发生于口腔有内构成所谓Waldeyer 环的淋巴组织内，与胚胎发育时内陷于这些区域的唾液腺上皮成分的增殖和囊性变有关。好发部位包括口底、舌、软腭等处。近年来有研究显示人类免疫缺陷病毒（HIV）感染者中，腮腺淋巴上皮囊肿的发生率有所增高，这可能与HIV感染所致的腮腺内淋巴结病变有关。

2. **甲状舌管囊肿**　是甲状舌导管残余上皮发生的囊肿。胚胎第 4 周时，原始咽底部，第一鳃弓和第二鳃弓之间，内胚层上皮增殖内陷形成一向下行的袋状突出物即甲状腺始基，这个部位就是以后的舌盲孔处。甲状腺始基下行过程带有中空的管即甲状舌导管。胚胎第 6 周时此管开始退化，第 10 周时此管消失。如甲状舌导管不消失或发育异常可导致各种病损，如甲状舌管囊肿、甲状舌管瘘或甲状腺迷走组织等。甲状舌管囊肿可发生在舌盲孔与甲状腺之间导管经过的任何部位，以甲状舌骨区发生者最多见。可发生于任何年龄，但青少年较多见。男、女性别之比为 2∶1。囊肿常位于颈部中线或近中线处，直径一般为 2～3cm，表面光滑，边界清楚，触之有波动感，能随吞咽上下活动。囊内容物为清亮脓液样物质，如发生感染则为脓性或黏液脓性内容物。囊壁可内衬假复层纤毛柱状上皮或复层鳞状上皮，常见两者的过渡形态，邻近口腔处的囊肿衬里多为复层鳞状上皮，而位置靠下方者多为纤毛柱状上皮衬里。纤维性囊壁内偶见甲状腺或黏液腺组织。甲状舌管囊肿偶有癌变的报道，仅占所有甲状舌管囊肿病例的1%以下，大多数恶性者表现为乳头状甲状腺癌。

3. **黏液囊肿**　是黏液外渗性囊肿和黏液潴留囊肿的统称，是一类由于小唾液腺导管破裂或阻塞所致的黏液外渗或潴留而发生软组织囊肿。常发生于下唇黏膜，其次为颊、口底、舌和腭部。黏液囊肿位于组织内的深度不同，可以为浅在性黏液囊肿，也可是深在性的，大小不等，直径可由几毫米至 1cm。浅在者其病变表面呈淡蓝色，透明、易破裂；深在者表面黏膜与周围口腔黏膜颜色一致。黏液囊肿可自行消退或破溃，其黏液性内容物可以排出或不排出，故可反复发作。浅在型黏液囊肿更易复发。

外渗性黏液囊肿通常是机械性外伤致唾液腺导管破裂，黏液外溢进入结缔组织内，黏液池被炎性肉芽组织和结缔组织包绕或局限，没有衬里上皮（2005，2013）。邻近的唾液腺组织呈非特异性慢性炎症。

潴留性黏液囊肿被认为是唾液腺导管阻塞，唾液液潴留致导管扩张而形成囊性病损。发生于口腔的潴留性黏液囊肿相对少见，多见于50岁以后的患者，以口底、腭、颊和上颌窦部常见。囊腔内含有浓稠液物质，衬以假复层上皮细胞、双层柱状上皮细胞或立方状上皮细胞。部分潴留性黏液囊肿衬里中可见嗜酸性上皮细胞。

# 第9章 生物化学

## 第1单元 蛋白质的化学

===== 重点提示 =====

本单元出题重点集中在蛋白质的基本单位——氨基酸，包括氨基酸的结构，必需氨基酸的种类、分类、肽键；其次是蛋白质的几级结构的定义和化学键；了解蛋白质的理化性质。考试对本单元的考查较为基础，题目多不难，只需掌握理论知识即可。

===== 考点串讲 =====

### 一、蛋白质的分子组成

1. 元素组成 主要有碳、氢、氧、氮及硫。有些蛋白质还含有少量磷和金属元素铁、铜、锌、锰、钴、钼等。个别蛋白质还含有碘。

2. 基本单位——氨基酸

（1）结构：由共同连接在 α-碳原子（2000）的 $^+NH_3$、$COO^-$ 及支链组成，$H_2NCHRCOOH$ 为通式。

（2）必需氨基酸：8 种，赖氨酸、色氨酸、苯丙氨酸、甲硫氨酸（蛋氨酸）、苏氨酸、异亮氨酸、亮氨酸和缬氨酸。

（3）分类

①非极性疏水性氨基酸：甘氨酸、丙氨酸、缬氨酸、亮氨酸等。

②极性中性氨基酸：丝氨酸、酪氨酸、蛋氨酸、苏氨酸等。

③酸性氨基酸：天冬氨酸、谷氨酸。

④碱性氨基酸：赖氨酸、精氨酸、组氨酸（2005）。

（4）天然蛋白质中不存在同型半胱氨酸和鸟氨酸（2015）；瓜氨酸是不出现于蛋白质中的氨基酸。

### 二、蛋白质的分子结构

1. 肽键与肽链

（1）肽键：一个氨基酸的 α-羧基与另一个氨基酸的 α-氨基脱水缩合而成的化学键（2005）。

（2）肽：氨基酸通过肽键缩合而形成的化学物。10 个以内氨基酸相连而成的肽称寡肽，由更多的氨基酸相连形成的肽称多肽。

2. 蛋白质的一级结构 即 N-端至 C-端氨基酸的排列顺序，是蛋白质空间构象和生物学功能的基础。主要化学键为肽键，部分包含二硫键。

3. 蛋白质的二级结构 即肽链主链骨架原子的相对空间位置，包括 α 螺旋、β 折叠、β 转角和无规卷曲。主要化学键是氢键（2012）。

4. 三级结构和四级结构的概念

（1）三级结构：为全部氨基酸残基的相对空间位置。形成和稳定主要靠疏水作用和范德华力等。

（2）结构域：三级结构的划分，球状或纤维状区域，折叠紧密。

（3）分子伴侣：保护协助蛋白质折叠成天然构象或四级结构，如二硫键的正确形成、热休克蛋白等。

（4）四级结构：蛋白质分子各亚基之间，特定的三维空间排布。氢键和离子键为各亚基间的主要结合力、同二聚体、异二聚体。

### 三、蛋白质的理化性质

1. **蛋白质的等电点（pI）** 当蛋白质溶液处于某一 pH 时，蛋白质解离成正、负离子的趋势相等，即成为兼性离子，净电荷为零，此时溶液的 pH 称蛋白质的等电点。

2. **蛋白质的变性、沉淀**

（1）蛋白质空间构象的破坏、理化性质的改变及生物活性的丧失。二硫键和非共价键的破坏，不涉及氨基酸序列的改变。

（2）变性后的蛋白质疏水侧链暴露，易于析出、沉淀。

（3）变性程度轻的蛋白质，去除变性因素后，可恢复或部分恢复原有的构象和功能，称为复性。

（4）蛋白质沉淀：蛋白质变形后，疏水侧链暴露，肽链融汇相互缠绕而聚集，因而从溶液中析出，这一现象称为蛋白质沉淀。变性蛋白质容易沉淀，但有时蛋白质沉淀并不是变性。

# 第 2 单元　维生素

=== **重点提示** ===

本单元内容较少，对本单元的考查也较少，重点掌握各种维生素的特点及缺乏引起的疾病即可。

=== **考点串讲** ===

### 一、脂溶性维生素

1. **维生素 A**

（1）生理功能：与视觉有关，是合成视紫红质的原料；维持上皮组织结构完整；促进生长发育。

（2）缺乏症：夜盲症、眼干燥症等（2000）。

2. **维生素 D**

（1）生理功能：调节钙、磷代谢，促进钙、磷吸收。

（2）缺乏症：儿童佝偻病、成人软骨病。

3. **维生素 E**

（1）生理功能：抗氧化作用，维持生殖功能，促进血红素代谢。

（2）缺乏症：新生儿贫血。

4. **维生素 K**

（1）生理功能：维持凝血因子正常水平。

（2）缺乏症：易出血。

### 二、水溶性维生素

1. **维生素 $B_1$**

（1）生理功能：又名硫胺素，体内为活化型的焦磷酸硫胺素（TPP），是 α-酮酸氧化脱羧酶和转酮醇酶的辅酶，并可抑制胆碱酯酶的活性。

（2）缺乏症：脚气病、末梢神经炎。

2. **维生素 $B_2$**

（1）生理功能：又名核黄素，体内为活化型的黄素单核苷酸（FMN）和黄素腺嘌呤二核苷酸（FAD），是体内氧化还原酶的辅基。

（2）缺乏症：口角炎、唇炎、阴囊炎、眼睑炎等。

3. 维生素 PP

（1）生理功能：包括烟酸（尼克酸）和烟酰胺（尼克酰胺），体内的活化型为 $NAD^+$ 和 $NADP^+$，是体内多种不需氧脱氢酶的辅酶（2005，2014）。

（2）缺乏症：癞皮病。

4. 维生素 $B_6$

（1）生理功能：包括吡哆醇、吡哆醛及吡哆胺，体内活化型为磷酸吡哆醛和磷酸吡哆胺，是体内转氨酶的辅酶，也是 δ-氨基 γ-酮戊酸（ALA）合成的辅酶。

（2）缺乏症：未发现维生素 $B_6$ 缺乏病例。

5. 叶酸

（1）生理功能：以四氢叶酸的形式参与一碳基团的转移。

（2）缺乏症：DNA 合成受抑制。

6. 维生素 $B_{12}$

（1）生理功能：又名钴胺素，是唯一含金属元素的维生素，参与甲基转移。

（2）缺乏症：巨幼细胞贫血。

7. 维生素 C

（1）生理功能：促进胶原蛋白合成；参与体内氧化还原反应；保护巯基；增加铁的吸收；催化胆固醇转变为 7-α 羟化酶的辅酶；参与芳香族氨基酸的代谢。

（2）缺乏症：坏血病。

# 第 3 单元　酶

## 重点提示

本单元内容相对较少。出题重点集中在酶的分子结构与催化作用，其次是酶原激活的定义；此外，酶促反应特点也应重点掌握。熟悉影响酶促反应的因素及调节作用。

## 考点串讲

### 一、概述

1. 概念　酶是生物催化剂，是一种具有生物活性的蛋白质，少数 RNA 分子也具有催化功能，称为核酶，酶不改变反应的平衡，只是通过降低活化能加快反应的速度（2000）。

2. 酶促反应的特点（2015）　①高效性：降低反应活化能。②特异性：绝对特异性，相对特异性、立体异构特异性。③可调节性：酶的生成与降解、酶的催化效力、底物浓度的改变。

### 二、酶的结构与功能

1. 分子组成　单纯酶和结合酶。

（1）酶蛋白：结合酶的蛋白质组成部分，决定反应的特异性。

（2）辅助因子：结合酶的非蛋白质组成部分，决定反应的种类与性质，一般为金属离子或小分子有机化合物，分为辅酶与辅基。

2. 活性中心　必需基团组成，具有特定空间结构，与底物特异结合并将底物转化为产物（2003）。

（1）结合基团：结合底物和辅酶。

（2）催化基团：催化发生化学反应。

3. 酶原与酶原激活（2012）

（1）酶原：无活性的前体酶。

（2）酶原激活：酶原向酶的转化过程，实质为酶活性中心形成或暴露（2000）。如蛋白激酶 A 需经 cAMP 激活后方可发挥作用。

4. 同工酶

（1）相同点：催化的化学反应相同。

（2）不同点：酶蛋白的分子结构、理化性质或免疫学性质不同。

### 三、影响酶促反应速度的因素（2016）

1. 酶浓度　当底物浓度足以使酶饱和的情况下，酶促反应速度与酶浓度成正比，但底物不足以使酶饱和时，再继续增加酶的浓度，反应速度不改变。

2. 底物浓度　酶浓度不变时，底物浓度与反应速度呈矩形双曲线。

3. 温度　低温时酶活性较弱，反应速度慢，温度升高时，酶活性增加，反应速度增加，当温度再升高超过一定范围时，酶变性失活，反应速度减慢。

4. pH　在一定的 pH 范围内酶表现催化活性，在一定 pH 时酶的催化活性最大，此 pH 称酶作用的最适 pH，偏离最适 pH 越远，酶活性越低。

5. 激活剂　增加酶的活性，大多是金属离子，如 $K^+$、$Na^+$、$Mg^{2+}$ 等。

6. 抑制剂　抑制酶的活性，分可逆性抑制和不可逆性抑制。可逆性抑制又分为竞争性抑制、非竞争性抑制、反竞争性抑制。不可逆性抑制分为非专一性抑制和专一性抑制。

# 第 4 单元　糖代谢

=== 重点提示 ===

本单元几乎每年必考，出题量 1～3 道。出题重点集中在糖原分解代谢，包括糖酵解的关键酶，三羧酸循环的基本过程及其意义，其次是糖原合成，应重点掌握。可发生糖异生的物质、关键酶、磷酸戊糖途径的意义也应掌握，熟悉血糖的去路。

=== 考点串讲 ===

## 一、糖的分解代谢

1. 糖酵解的主要过程、关键酶和生理意义

（1）糖酵解的基本途径：葡萄糖→丙酮酸→乳酸。

（2）阶段一：糖酵解途径。

①葡萄糖磷酸化为 6-磷酸葡萄糖，己糖激酶催化，消耗 1 分子腺苷三磷酸（ATP）。

②6-磷酸葡萄糖转变为 6-磷酸果糖，磷酸己糖异构酶催化，$Mg^{2+}$ 参与的可逆反应。

③6-磷酸果糖变为 1, 6-二磷酸果糖，6-磷酸果糖激酶-1 催化。消耗 1 分子腺苷三磷酸。

④磷酸己糖裂解为 2 分子的磷酸丙糖，醛缩酶催化的可逆反应。

⑤磷酸丙糖同分异构化，磷酸丙糖异构酶催化。

以上反应为耗能阶段，1 分子葡萄糖消耗 2 分子 ATP，产生 2 分子 3-磷酸甘油醛。

⑥3-磷酸甘油醛氧化为 1, 3-二磷酸甘油酸，3-磷酸甘油醛脱氢酶催化（2004），生成烟酰胺腺嘌呤二核苷酸（NADH）＋$H^+$。

⑦1, 3-二磷酸甘油酸转变为 3-磷酸甘油酸，磷酸甘油酸激酶催化，酵解过程中第一次产生腺苷三磷酸的反应。

⑧3-磷酸甘油酸转变为 2-磷酸甘油酸，磷酸甘油酸变位酶催化，可逆。

⑨2-磷酸甘油酸脱水为磷酸烯醇式丙酮酸，烯醇化酶催化。

⑩磷酸烯醇式丙酮酸生成丙酮酸，丙酮酸激酶催化，生成 1 分子腺苷三磷酸。

（3）阶段二：丙酮酸转化为乳酸，乳酸脱氢酶催化。

（4）糖酵解的关键酶

①6-磷酸果糖激酶-1：调节糖酵解途径最重要的酶。

②丙酮酸激酶：为第 2 个重要的调节点。

③葡萄糖激酶或己糖激酶。

（5）糖酵解的生理意义：机体缺氧时迅速提供能量，成熟红细胞完全依赖糖酵解提供能量（2012）。

2. 糖有氧氧化的基本过程、关键酶及生理意义

（1）有氧氧化的基本过程

①丙酮酸氧化脱羧：丙酮酸＋$NAD^+$＋HSCoA→乙酰 CoA＋NADH＋$H^+$＋$CO_2$。

②三羧酸循环：柠檬酸形成→异柠檬酸形成→第 1 次氧化脱羧形成 α-酮戊二酸→第 2 次氧化脱羧形成琥珀酰 CoA→高能磷酸化成琥珀酸（底物水平磷酸化）→脱氢后生成延胡索酸→加水成为苹果酸→脱氢成为草酰乙酸（苹果酸脱氢酶催化）（2015，2016）。

（2）关键酶：柠檬酸合酶、异柠檬酸脱氢酶、α-酮戊二酸脱氢酶复合体。

（3）三羧酸循环的生理意义：①3 种营养素的最终代谢通路；②通过 4 次脱氢，为氧化磷酸化反应生成腺苷三磷酸提供 NADH＋$H^+$和 $FADH_2$；③糖、脂肪、氨基酸代谢联系的枢纽。

3. 磷酸戊糖途径的生理意义　①为核酸的生物合成提供核糖；②提供 NADPH 作为供氢体参与多种代谢反应：合成代谢、羧化反应、维持谷胱甘肽的还原状态（2003）。

## 二、糖原的合成与分解

1. 概念　糖原的合成：葡萄糖合成糖原的过程称为糖原合成，是消耗能量的过程，每增加 1 个葡萄糖单位消耗 2 分子腺苷三磷酸。

2. 生理意义　糖原主要是肝和骨骼肌作为容易动员的能量储存物质，肌肉中糖原的作用主要是供给其连续收缩时不断需要的能量，而肝糖原的主要作用是维持血液中葡萄糖的稳定水平。

## 三、糖异生

1. 糖异生概念　非糖物质转换为葡萄糖的过程称为糖异生。

2. 关键酶　果糖双磷酸酶-1（2002，2003）。

3. 糖异生的生理意义　①维持血糖浓度恒定（2012）；②补充肝糖原；③调节酸碱平衡（2014）。

## 四、血糖

1. 概念　血液中的葡萄糖称为血糖。

2. 血糖的来源和去路

（1）来源：①食物中的糖经消化吸收在小肠内吸收入血，是血糖的主要来源；②肝糖原分解产生的葡萄糖入血，是空腹血糖的主要来源；③非糖物质通过糖异生途径生成葡萄糖，如乳酸。

（2）去路：①在组织细胞中氧化分解；②在肝、肌肉中合成糖原储存起来；③葡萄糖分解代谢的中间产物转化为非糖物质；④血糖过高，超过肾糖阈时，从尿液排出。

3. 血糖浓度的调节　正常血糖浓度为 3.89～6.11mmol/L，主要调节因素是胰岛素（降低血糖）和胰高血糖素（升高血糖）。

4. 高血糖和低血糖　临床上将空腹血糖浓度＞6.9mmol/L 称为高血糖；空腹血糖浓度＜3.0mmol/L 时称为低血糖。

# 第 5 单元　生物氧化

## 重点提示

本单元出题量较少,在考试中所占比重小,但考查重点集中在氧化磷酸化部分,应重点掌握,尤其两条呼吸链的组成与生成能量,其次是氧化磷酸化的调节(抑制剂的调节)也应熟悉。

## 考点串讲

### 一、概述

1. 生物氧化的概念　在细胞内氧化分解成二氧化碳和水并释放出能量形成 ATP 的过程称为生物氧化。

2. 特点　①体温条件下进行;②产生的能量能储存在特殊的化合物中,如 ATP。

### 二、呼吸链

1. 呼吸链的概念　递氢或递电子体在线粒体内膜上按一定顺序排列组成的连锁反应体系称为电子传递链,它与细胞摄取氧的呼吸过程相关,又称呼吸链。

2. 两条呼吸链的组成

(1) NADH 氧化呼吸链:NADH→FMN→CoQ→Cyt b→Cyt c1→Cyt c→Cyt aa3→$O_2$(2003)。

(2) 琥珀酸氧化呼吸链:FAD→CoQ→Cyt b→Cyt c1→Cyt c→Cyt aa3→$O_2$。

### 三、ATP 的生成

1. ATP 的生成和利用　底物水平磷酸化、呼吸链水平的氧化磷酸化。ATP 是生命活动的直接供能物质,腺苷二磷酸(ADP)和磷接受物质氧化所释放的能量生成 ATP,ATP 水解生成 ADP 和磷并释放出能量供机体需要。ATP 也可将其高能磷酸键转移给 UDP、CDP 及 GDP 以生成相应的 UTP、CTP 和 GTP。UTP 可用于糖原合成,CTP 可用于磷脂合成,GTP 可用于蛋白质合成。

2. 影响氧化磷酸化的因素(2014)

(1) 抑制剂。①呼吸链抑制剂:鱼藤酮、粉蝶霉素 A、异戊巴比妥可结合复合体 I 中的铁硫蛋白;抗霉素 A、二巯丙醇抑制复合体Ⅲ中的 Cyt b 与 Cyt c1;CO、$CN^-$、$N_3^-$ 及 $H_2S$ 抑制细胞色素 C 氧化酶。②解偶联剂:二硝基苯酚(2000)。③氧化磷酸化抑制剂:寡霉素对 ADP 磷酸化和电子传递均抑制。

(2) ADP 的调节作用。

(3) 甲状腺激素:诱导生成 $Na^+$-$K^+$-ATP 酶,加速 ATP 分解。

(4) 线粒体:DNA 突变。

# 第 6 单元　脂质代谢

## 重点提示

本单元是重点内容,但考试对本单元的涉及较少。出题重点集中在脂肪的合成与分解代谢,包括合成部位、原料及关键酶。其次是酮体的组成及其生物合成也要求掌握,熟悉胆固醇的代谢及血脂的分类,其他内容适当了解。

## ═══ 考点串讲 ═══

### 一、脂质概述

1. 分类

（1）脂肪：甘油＋脂肪酸。

（2）类脂：磷脂、糖脂、胆固醇及其酯。

2. 生理功能

（1）储能和供能：脂肪是机体能量的主要储存方式，在机体需要时提供能量。

（2）生物膜的组成成分：生物膜双层结构的基本骨架。

（3）脂类衍生物的调节作用：参与细胞间信息传导，调节多种细胞代谢活动。

### 二、三酰甘油的分解代谢

1. 三酰甘油的水解——脂肪动员

（1）概念：脂肪被脂肪酶逐步水解为游离脂酸及甘油的过程。

（2）受多种激素调控：脂解激素、抗脂解激素。

（3）体内脂肪大量动员时，易生成酮体。

2. 甘油的氧化分解

（1）代谢去路：氧化、糖异生、成脂。

（2）与糖代谢的交叉点：磷酸二羟丙酮。

3. 脂肪酸 β-氧化的基本过程

（1）脂酸的活化：脂酰 CoA 的生成在线粒体外进行，脂酰 CoA 合成酶催化。

（2）脂酰 CoA 进入线粒体：为限速步骤，肉碱转运，肉碱脂酰转移酶Ⅰ为脂酸 β 的限速酶。

（3）脂酸的 β 氧化

①线粒体基质内。

②脂酸 β-氧化多酶复合体。

③脱氢、加水、再脱氢及硫解。

④生成 1 分子比原来少 2 个碳原子的脂酰 CoA 及 1 分子乙酰 CoA。

4. 酮体的生成和利用

（1）酮体的组成：乙酰乙酸、β-羟丁酸、丙酮。

（2）酮体的生成：β-氧化生成的乙酰 CoA（2015）为其原料。酮体生成的关键酶是 HMG-CoA 合成酶。

（3）酮体的利用

①琥珀酰 CoA 转硫酶：心、肾、脑及骨骼肌线粒体内活性较高，活化乙酰乙酸，生成乙酰乙酰 CoA。

②乙酰乙酰 CoA 硫解酶：生成 2 分子乙酰 CoA，后者进入三羧酸循环。

③乙酰乙酰硫激酶：活化乙酰乙酸生成乙酰乙酰 CoA，经硫解生成乙酰 CoA。

（4）酮体生成的生理意义（2016）：为脂酸代谢的中间产物，长期饥饿、糖供应不足时是肌，尤其是脑组织的重要能量来源。

### 三、三酰甘油的合成代谢

1. 合成的部位　肝、脂肪　线粒体外细胞胞液中的脂酸合成酶等催化合成。

2. 合成的原料

（1）乙酰 CoA：主要来自葡萄糖，在线粒体内产生，经柠檬酸-丙酮酸循环透过线粒体膜，进入胞液后成为原料。

（2）ATP、NADPH、HCO$_3^-$（CO$_2$）及 Mn$^{2+}$等。

## 四、胆固醇代谢

1. 胆固醇的合成部位、原料和关键酶
（1）合成部位：肝为主要场所。
（2）合成原料：乙酰 CoA。
（3）关键酶：HMG- CoA 还原酶。
2. 胆固醇的转化与去路　①转变为胆汁酸；②转为类固醇激素；③转化为 7-脱氢胆固醇。

## 五、血脂

1. 血脂组成与含量　组成复杂，有三酰甘油、磷脂、胆固醇及其酯和游离脂酸等。正常成年人空腹血脂的含量：三酰甘油 10～150mg/ml；磷脂 150～250mg/ml；总胆固醇 100～250mg/ml；游离脂酸 5～20mg/ml。

2. 血浆脂蛋白的分类及生理功能
（1）脂蛋白的分类：根据密度、颗粒大小、表面电荷、电泳行为及免疫性不同分类。
①电泳法：α 脂蛋白、前 β 脂蛋白、β 脂蛋白及乳糜微粒。
②超速离心法：乳糜微粒、极低密度脂蛋白（VLDL）、低密度脂蛋白（LDL）和高密度脂蛋白（HDL）、中密度脂蛋白（IDL）。
（2）血浆脂蛋白的组成：蛋白质、三酰甘油、磷脂、胆固醇及其酯。
（3）脂蛋白的功能：①乳糜微粒，转运外源性三酰甘油及胆固醇。②极低密度脂蛋白，转运内源性三酰甘油及胆固醇（2012）。③低密度脂蛋白，转运内源性胆固醇。④高密度脂蛋白，逆转运胆固醇。
（4）载脂蛋白：ApoA、ApoB、ApoC、ApoD 等。①ApoA Ⅰ：分布于 HDL，激活卵磷脂胆固醇脂酰基转移酶（LCAT），识别 HDL 受体。②ApoA Ⅱ：分布于 HDL，激活 HL，稳定 HDL 结构。③ApoA Ⅳ：分布于 HDL、CM，辅助激活 LPL。④ApoB100：分布于 VLDL、LDL，识别 LDL 受体。

# 第 7 单元　氨基酸代谢

== 重点提示 ==

本单元内容虽不是每年必考，但与第一单元蛋白质的化学有关系，也应重点复习。出题重点集中在必需氨基酸的种类、氨基酸的脱氨基作用（转氨酶、辅酶、脱氨基的方式）和氨的代谢（氨的来源、体内氨的去路），应重点掌握。熟悉体内个别氨基酸的代谢。了解蛋白质的生理功能。

== 考点串讲 ==

## 一、蛋白质的营养作用

1. 蛋白质的生理功能
（1）物质基础：维持细胞、组织的生长、更新、修补及催化、运输、调节代谢等。
（2）能源物质：17kJ（4kcal）/g 蛋白。
2. 营养必需氨基酸　必需氨基酸：体内需要、不能自身合成的氨基酸，由食物供给。8 种：缬氨酸、异亮氨酸、亮氨酸、苏氨酸、甲硫氨酸、赖氨酸、苯丙氨酸和色氨酸（2000，2005）。

3．蛋白质的营养互补作用　营养价值较低的蛋白质混合食用，则必需氨基酸可以相互补充从而提高营养价值，称为食物蛋白质的互补作用。谷类蛋白质含赖氨酸较少而含色氨酸较多，豆类蛋白质含赖氨酸较多而含色氨酸较少，两者混合食用即可提高营养价值（2014）。

## 二、氨基酸的一般代谢

1．氨基酸的脱氨基作用

（1）氨基酸分解代谢的最主要反应。

（2）合脱氨基：氨基酸与 α-酮戊二酸在转氨酶催化下生成相应的 α-酮酸，谷氨酸经 L-谷氨酸脱氢酶作用脱去氨基生成 α-酮戊二酸，后者继续参加转氨基作用。

（3）转氨基作用的机制：磷酸吡哆醛接受氨基→磷酸吡哆胺→将氨基转移给另一种 α-酮酸，需要转氨酶的催化。

（4）L-谷氨酸氧化脱氨基：肝、肾、脑等组织中，L-谷氨酸→α-酮戊二酸，L-谷氨酸脱氢酶催化，$NAD^+$ 或 $NADP^+$ 为辅酶。

（5）嘌呤核苷酸循环：肌肉组织中腺嘌呤核苷酸（AMP）在腺苷酸脱氨酶催化下脱去氨基（2005）。

2．氨的代谢

（1）体内氨的来源

①氨基酸脱氨作用产生，为主要来源。

②肠道的吸收。

③肾小管上皮细胞。

（2）氨的转运

①丙氨酸-葡萄糖循环：肌肉组织中的氨以丙氨酸形式运输至肝，合成尿素和葡萄糖。

②谷胺酰胺的运氨作用：从脑、肌肉组织向肝、肾运氨。

③氨的去路：在肝内合成尿素是体内氨的主要去路。

肝：尿素合成的主要器官，在肝的线粒体和胞质中。

鸟苷循环学说：$2NH_3 + CO_2 + 3ATP + 3H_2O \rightarrow CO(NH_2)_2 + 2ADP + AMP + 4Pi$

关键酶：氨基甲酰磷酸合成酶 I、精氨酸代琥珀酸合成酶。

合成非必需氨基酸和其他含氮化合物。

合成谷氨酰胺。

肾小管泌氨。

3．α-酮酸的代谢　①经氨基化生成非必需氨基酸；②转变成糖及脂类；③氧化供能。

## 三、个别氨基酸的代谢

1．氨基酸的脱羧基作用

（1）生成产物：胺。

（2）催化酶：氨基酸脱羧酶，辅酶为磷酸吡哆醛。

（3）几种重要的胺类物质

①γ-氨基丁酸（GABA）：抑制性神经递质，谷氨酸脱羧酶催化。

②牛磺酸：结合胆汁酸的组分，半胱氨酸氧化为磺酸丙氨酸后脱羧而来。

③组胺：强烈的血管舒张药，组氨酸经组氨酸脱羧酶催化生成。

④5-羟色胺：抑制性神经递质，收缩血管作用，色氨酸经色氨酸羟化酶、脱羧酶作用生成。

⑤多胺：鸟氨酸脱羧，精脒、精胺，细胞生长的调节物质，鸟氨酸脱羧酶为限速酶。

2．一碳单位

（1）概念：氨基酸分解代谢中产生，含 1 个碳原子。

（2）来源：丝氨酸、甘氨酸、组氨酸及色氨酸的代谢。

（3）载体：<u>四氢叶酸，也是一碳单位代谢的辅酶</u>。

（4）生理作用：合成嘌呤和嘧啶的原料，联系氨基酸与核酸的代谢。

3. 苯丙氨酸和酪氨酸代谢

（1）酪氨酸羟化酶是合成儿茶酚胺的限速酶。<u>酪氨酸的另一代谢途径是合成黑色素，在黑色素细胞中酪氨酸酶的催化下生成</u>。

（2）当体内缺乏苯丙氨酸羟化酶时，苯丙氨酸不能转化为酪氨酸而在体内蓄积，经转氨基作用生成苯丙酮酸，后者进一步转变成苯乙酸等衍生物。此时，尿中出现大量苯丙酮酸等代谢产物，称为苯丙酮尿症。

（3）酪氨酸还可在酪氨酸转氨酶的催化下生成对羟苯丙酮酸，后者经尿黑酸等中间产物变成延胡索酸和乙酰乙酸。

# 第8单元　核酸的结构、功能与核苷酸代谢

## 重点提示

本单元内容是考试的重点内容，几乎每年都有涉及。出题重点集中在 DNA 的结构与功能，其次是 DNA 变性，一定要重点掌握。其次要求掌握各种 RNA 的结构，了解核苷酸及核酸的分子组成。

## 考点串讲

### 一、核酸的分子组成

1. 分类　脱氧核糖核酸（DNA）和核糖核酸（RNA）。

2. 基本成分及基本单位　核酸的基本组成单位是核苷酸，核苷酸由碱基、戊糖和磷酸连接而成。

（1）碱基：<u>腺嘌呤（A）、鸟嘌呤（G）、胞嘧啶（C）、胸腺嘧啶（T）、尿嘧啶（U）（2000，2004）</u>。

（2）戊糖：β-D-2-脱氧核糖、β-D-核糖。

（3）核苷（脱氧核苷）：碱基和核糖或脱氧核糖间通过糖苷键结合形成，C-1′为连接位置。

（4）核苷酸：核苷与磷酸结合，多数磷酸基团位于第 5 位碳原子 C-5′上。

### 二、DNA 的结构与功能

1. <u>DNA 的一级结构</u>　由脱氧核糖核苷酸形成的多聚脱氧核糖核苷酸，核苷酸的排列顺序即为其一级结构。

2. DNA 双螺旋结构

（1）反向平行的互补双链结构。碱基互补原则：G≡C，A＝T。

（2）右手螺旋结构：直径 2nm，<u>一周包含 10 对碱基（2005）</u>，螺距 3.4nm，表面存在大沟和小沟。

（3）<u>疏水力和氢键共同维系双螺旋结构的稳定（2003）</u>。横向依靠两条链互补碱基间的氢键维系，纵向靠碱基平面间的疏水性堆积力维持。

3. DNA 的功能　以基因的形式荷载遗传信息，并作为基因复制和转录的模板。

### 三、RNA 结构与功能

1. <u>mRNA（2016）</u>

（1）转录核内 DNA 遗传信息的碱基排列顺序，并携带至细胞质，作为蛋白质细胞内合成的模

板（2000）。

（2）由氨基酸编码区和非编码区构成；真核生物 mRNA 含特殊 5′-末端的帽和 3′-末端的多聚 A 尾（polyA）结构。

（3）5′-末端的帽结构：7-甲基鸟嘌呤-三磷酸鸟苷（$m^7GpppN^m$）结构，与帽结合蛋白结合，对于 mRNA 的转运、同核蛋白体的结合、与翻译起始子的结合以及 mRNA 的稳定性的维系有重要作用。

（4）3′-末端的多聚 A 尾结构：数十至数百个腺苷酸连接而成，与 poly（A）结合蛋白结合，同 5′-帽结构一起维系 mRNA 的功能和结构。

2. tRNA

（1）结构特点：①含有除 A、G、C、U 以外的一些稀有碱基（2012）。②存在一些能局部互补配对的区域，形成局部的双链茎环结构或发夹结构，呈三叶草形，DHU 环和 TψC 环。③3′-端为 CCA 组成的氨基酸接纳茎，为氨基酸的结合部位。④每个 tRNA 分子中都有 3 个碱基与 mRNA 上编码的相应氨基酸的密码子具有碱基反向互补关系，称为反密码子。⑤三级结构为倒 L 形。

（2）功能：蛋白质合成中作为各种氨基酸的载体，将氨基酸转呈给 mRNA。

3. rRNA

（1）细胞内含量最多的 RNA（2014），与核蛋白体蛋白共同构成核蛋白体（核糖体）。

（2）真核生物由大（5S、5.8S、28S 及近 50 种蛋白）、小（18S 和 30 余种蛋白）两个亚基组成。

（3）18SrRNA 二级结构呈花状。

（4）为蛋白质合成的场所。

## 四、核酸的理化性质

1. 核酸的紫外吸收　在 260nm 波长有紫外吸收峰，是由碱基的共轭双键决定的，这一特点常用于核酸的定性、定量分析。

2. DNA 变性和复性

（1）DNA 的变性：某些理化因素作用下，DNA 双链的互补碱基对之间的氢键断裂，使 DNA 双螺旋结构松散，成为单链的现象称为 DNA 变性。不涉及一级结构的改变（2017）。

（2）DNA 的复性：变性的 DNA 在适当条件下，两条互补链重新配对，恢复天然的双螺旋构象。

## 五、核苷酸的代谢

1. 嘌呤核苷酸的分解产物　尿酸。代谢抑制剂：别嘌醇。痛风：尿酸生成过量或尿酸排出过少。

2. 嘧啶核苷酸的分解产物　$NH_3$、$CO_2$、β-丙氨酸、β-氨基异丁酸，随尿排出。

# 第 9 单元　肝生物化学

## ━━━ 重点提示 ━━━

本单元出题率较低，出题点主要集中在肝的生物转化作用，应掌握。了解胆色素的代谢。

## ━━━ 考点串讲 ━━━

### 一、生物转化作用（2016）

1. 概念

（1）生物转化：对一些具有一定生物学效应或毒性的物质进行各种代谢转变，最终排出。肝是生物转化的主要器官。

（2）需进行生物转化的物质分类

①内源性物质：激素、神经递质和其他胺类等生物学活性物质，氨、胆红素等有毒物质。

②外源性物质：食品添加剂、色素、药物、肠道细菌产生的腐败产物。

2. 反应类型

（1）主要类型：第一相反应，氧化反应、还原反应、水解反应；第二相反应，结合反应。

（2）氧化反应：①微粒体依赖 $P_{450}$ 的加单氧酶系，依赖细胞色素 $P_{450}$ 的加单氧酶又称混合功能氧化酶。②线粒体单胺氧化酶系。③醇脱氢酶与醛脱氢酶系。

3. 生理意义　灭活作用、解毒作用，增加被转化物质的溶解性、排出体外。

## 二、胆色素代谢

1. 胆色素的概念　胆色素是体内铁卟啉化合物的主要分解代谢产物，包括胆红素、胆绿素、胆素原和胆素。

2. 未结合胆红素　又称游离胆红素、"间接胆红素"，未经肝处理，与血浆清蛋白结合而被转运脂溶性，难溶于水，不能由肾排出。

3. 结合胆红素　"直接胆红素"，肝中经葡萄糖醛酸结合后生成，水溶解度大，毒性小，通过尿液排出。

4. 胆红素在肠道中的变化　结合胆红素随胆汁排到肠道后，在肠道细菌的作用下，水解生成游离胆红素，再还原成粪胆原和尿胆原。

（1）胆色素的肠肝循环：结合胆红素在肠道转化为胆素原。肠黏膜细胞重吸收胆素原（10%～20%的胆素原被肠黏膜重吸收）。胆素原经门静脉入肝，大部分再随胆汁排入肠道。

（2）粪便颜色的主要来源：当肠梗阻时，结合胆红素不能排入肠道，粪便呈灰白色，称为白陶土样便。

（3）尿中主要的色素：少量尿胆素可通过肾小球滤过经尿液排出。

5. 胆色素代谢与黄疸　血中正常的胆红素浓度很低，为 $1\sim16\mu mol/L$，当血中胆红素聚集到一定程度就会向组织中扩散，在巩膜和皮肤最明显，成为黄疸。黄疸的分类：①溶血性黄疸；②阻塞性黄疸；③肝细胞性黄疸。

# 第10章　药理学

## 第1单元　总论

=== 重点提示 ===

本单元历年出题量较少，多为记忆性的概念题，考生在复习中要重点掌握副作用、停药反应、首关消除的概念，其他的概念要了解。

=== 考点串讲 ===

### 一、药效学

1. **治疗作用**　药物作用的效果有利于改变病人的生理、生化功能或病理过程，使患病机体恢复正常。根据治疗效果可分为对因治疗和对症治疗。

2. **副作用**　由于药理效应选择性低，药理效应涉及多个器官，当某一效应用作治疗目的时，其他效应就成为副作用（2005）。例如，阿托品用于解除胃肠痉挛时，可引起口干、心悸、便秘等不良反应。不良反应是在治疗剂量下发生的，是药物本身固有的作用，多数较轻微并可以预料。但难以避免。

3. **毒性反应**　是指在剂量过大或药物在体内蓄积过多时发生的危害性反应，一般比较严重。毒性反应一般是可以预知的，应避免发生。急性毒性反应多损害循环、呼吸及神经系统功能，慢性毒性反应多损害肝、肾、骨髓、内分泌等功能。致癌、致畸胎和致突变反应也属于慢性毒性范畴。

4. **变态反应**　是一类免疫反应。非肽类药物作为半抗原与机体蛋白结合为抗原后，经过接触10天左右的敏感化过程而发生的反应，也称过敏反应。常见于过敏体质患者。反应性质与药物原有效应无关，用药理性拮抗药解救无效。反应的严重程度差异很大，与剂量无关。停药后反应逐渐消失，再用时可能再发。致敏物质可能是药物本身，也可能是其代谢物，亦可能是制剂中的杂质。临床用药前虽常做皮肤过敏试验，但仍有少数假阳性或假阴性反应。

5. **后遗效应**　指停药后血药浓度已降至阈浓度以下时残存的药理效应，如服用巴比妥类催眠药后，次晨出现的乏力、困倦等现象。

6. **停药反应**　指突然停药后原有疾病加剧，又称回跃反应，如长期服用可乐定降血压，停药次日血压将明显回升。

7. **特异质反应**　是一类先天遗传异常所致的反应，但与药物固有的药理作用基本一致，反应严重程度与剂量成比例，药理性拮抗药救治可能有效。这种反应不是免疫反应，故不需预先敏化过程。例如，对骨骼肌松弛药琥珀胆碱发生的特异质反应是由于先天性血浆胆碱酯酶缺乏所致。

### 二、药动学

药动学是研究药物体内过程及体内药物浓度随时间变化的规律的科学。

#### （一）首关消除

药物的吸收是指药物自体外或给药部位经过细胞组成的屏蔽膜进入血液循环的过程。药物只有经吸收后才能发挥全身作用。有些用药只要求产生局部作用，则不必吸收，如皮肤、黏膜的局部用药。某些只需在肠腔内发挥作用的用药，如抗酸药和轻泻药，虽然是口服给药，也无须吸收。但即使是这些情况，药物仍可能被吸收而产生吸收作用。不同给药途径有不同的药物吸收过程和特点。

首关消除：大多数药物在胃肠道内是以简单扩散的方式被吸收。药物吸收后通过门静脉进入肝，有些药物首次通过肝就发生转化，减少进入体循环的量，叫作首关消除。

### （二）生物利用度

生物利用度是指经过肝首关消除过程后，能被吸收进入体循环的药物相对量和速度。

### （三）血-脑屏障

脑组织内的毛细血管内皮细胞紧密相连，内皮细胞之间无间隙，且毛细血管外表面几乎均为星形胶质细胞包围，这种特殊结构形成了血浆与脑脊液之间的屏障。此屏障能阻碍许多大分子、水溶性或解离型药物通过，只有脂溶性高的药物才能以简单扩散的方式通过血-脑屏障。血-脑屏障的通透性也并非一成不变，如炎症可改变其通透性。

### （四）胎盘屏障

胎盘屏障是胎盘绒毛与子宫血窦间的屏障，由于母亲与胎儿间交换营养成分与代谢废物的需要，其通透性与一般毛细血管无显著差别，只是到达胎盘的母体血流量少，进入胎儿循环慢一些罢了。

# 第2单元　传出神经系统药

## 重点提示

本单元是药理学的重点内容，重点掌握毛果芸香碱、新斯的明的临床应用，熟悉有机磷酸酯类中毒解救，掌握阿托品的药理作用及临床应用，掌握肾上腺素的药理作用及临床应用，熟悉多巴胺的药理作用。了解其他代表药物的临床应用及不良反应。

## 考点串讲

### 一、胆碱受体激动药与胆碱酯酶抑制药

#### （一）毛果芸香碱

又名匹鲁卡品，是从毛果芸香属植物中提出的生物碱，其水溶液稳定，也能人工合成。

1. 对眼和腺体的药理作用

（1）眼

①缩瞳：毛果芸香碱可激动瞳孔括约肌的 M 胆碱受体，表现为瞳孔缩小。

②降低眼内压：毛果芸香碱通过缩瞳作用使虹膜向中心拉动，虹膜根部变薄，从而使处于虹膜周围的前房角间隙扩大，房水易于经滤帘进入巩膜静脉窦，使眼内压下降。

③调节痉挛：毛果芸香碱作用后环状肌向瞳孔中心方向收缩，造成悬韧带放松，晶状体由于本身弹性变凸，屈光度增加，此时只适合于视近物，而难以看清远物，毛果芸香碱的这种作用称为调节痉挛。

（2）腺体：吸收后能激动腺体的 M 胆碱受体，汗腺和唾液腺分泌增加最明显（2012）。

2. 临床应用（2002，2003）

（1）青光眼：毛果芸香碱能使眼内压迅速降低，从而缓解或消除青光眼症状。

（2）虹膜炎：与扩瞳药交替使用，以防止虹膜与晶状体粘连。

（3）其他：口服可用于颈部放射后的口腔干燥，但在增加唾液分泌的同时，汗液分泌也明显增加。还可用作抗胆碱药阿托品中毒的解救。

#### （二）有机磷脂类的毒理及中毒解救

1. 毒理作用机制　主要为有机磷酸酯类，可与乙酰胆碱酯酶（AChE）牢固结合，形成难以水解的磷酰化 AChE，使 AChE 失去水解乙酰胆碱（ACh）的能力，造成体内 ACh 大量积聚而引起一系列中毒症状，主要表现为毒蕈碱样症状、烟碱样症状和中枢神经系统症状。

2．急性中毒症状　主要表现为对胆碱能神经突触（包括胆碱能节后神经末梢及自主神经节部位）、胆碱能神经肌肉接头和中枢神经系统的影响。

（1）胆碱能神经突触：当人体吸入或经眼接触毒物蒸气或雾剂后，眼和呼吸道症状可首先出现，表现为瞳孔明显缩小、眼球疼痛、结膜充血、睫状肌痉挛、视物模糊、眼眉疼痛。随着药物的吸收，由于血压下降所致交感神经的兴奋作用，缩瞳作用可能并不明显，但可见泪腺、鼻腔腺体、唾液腺、支气管和胃肠道腺体分泌增加。呼吸系统症状还包括胸腔紧缩感及由于支气管平滑肌收缩、呼吸道腺体分泌增加所致的呼吸困难。当毒物由胃肠道摄入时，则胃肠道症状可首先出现，表现为厌食、恶心、呕吐、腹痛、腹泻等。当毒物经皮肤吸收中毒时，则首先可见与吸收部位最邻近区域出汗及肌束颤动。严重中毒时，可见自主神经节呈先兴奋、后抑制状态，产生复杂的自主神经综合效应，常可表现为口吐白沫、呼吸困难、流泪、阴茎勃起、大汗淋漓、大小便失禁、心率减慢和血压下降。

（2）胆碱能神经肌肉接头：表现为肌无力、不自主肌束抽搐、震颤，并可导致明显的肌无力和麻痹，严重时可引起呼吸肌麻痹。

（3）中枢神经系统：除了脂溶性极低的毒物外，其他毒物均可进入血-脑屏障而产生中枢作用，表现为先兴奋、不安，继而出现惊厥，后可转为抑制，出现意识模糊、共济失调、谵妄、反射消失、昏迷、中枢性呼吸麻痹及延髓血管运动中枢和其他中枢抑制造成血压下降。

3．中毒解救

（1）清除毒物避免继续吸收：对经皮肤吸收中毒者，用温水或肥皂水清洗染毒皮肤，对经口中毒者，洗胃；美曲膦酯（敌百虫）口服中毒者，不能用碱性溶液洗胃。对硫磷中毒者忌用高锰酸钾溶液洗胃。

（2）对症治疗，减轻中毒症状：吸氧、人工呼吸、补液，及早、足量、反复地注射阿托品，对中度和重度中毒者，需合用阿托品和胆碱酯酶复活药碘解磷定或氯解磷定。

## 二、胆碱受体阻断药——阿托品

### （一）药理作用

1．腺体　通过 M 胆碱受体的阻断作用抑制腺体分泌，对唾液腺（$M_3$受体亚型）与汗腺的作用最敏感。

2．眼　阻断 M 胆碱受体，使瞳孔括约肌和睫状肌松弛，出现扩瞳、眼内压升高和调节麻痹。

3．平滑肌　能松弛许多内脏平滑肌，对过度活动或痉挛的内脏平滑肌松弛作用较显著。

4．心脏　对心脏的主要作用为加快心率，但治疗量（0.4～0.6mg）部分患者常可见心率短暂性轻度减慢，一般每分钟减少4～8次。

阿托品可拮抗迷走神经过度兴奋所致的房室传导阻滞和心律失常。阿托品尚可缩短房室结的有效不应期，增加心房颤动或心房扑动患者的心室率。

5．血管与血压　由于许多血管床缺乏明显的胆碱能神经支配，治疗剂量的阿托品单独使用时对血管与血压无显著影响，但可完全拮抗由胆碱酯类药物所引起的外周血管扩张和血压下降。

6．中枢神经系统　治疗剂量的阿托品（0.5～1mg）可轻度兴奋延髓及其高级中枢而引起弱的迷走神经兴奋作用，较大剂量（1～2mg）可轻度兴奋延髓和大脑，5mg 时中枢兴奋明显加强，中毒剂量（10mg 以上）可见明显中枢中毒症状，持续的大剂量可见中枢由兴奋转为抑制，发生昏迷与呼吸麻痹，最后死于循环衰竭与呼吸衰竭。

### （二）临床应用

1．解除平滑肌痉挛　对胃肠绞痛及膀胱刺激症状如尿频、尿急等疗效较好，对胆绞痛及肾绞痛的疗效较差。

2．抑制腺体分泌　用于全身麻醉前给药，以减少呼吸道腺体及唾液腺分泌（2005），防止分泌物阻塞呼吸道及吸入性肺炎的发生。也可用于严重的盗汗及流涎症。

3．眼科

（1）虹膜睫状体炎：0.5%～1%阿托品溶液滴眼，可松弛虹膜括约肌和睫状肌，使之充分休息，有助于炎症消退。尚可与缩瞳药交替应用，预防虹膜与晶状体的粘连。

（2）验光、检查眼底：眼内滴用阿托品可使睫状肌松弛，具有调节麻痹作用，此时由于晶状体固定，可准确测定晶状体的屈光度。亦可利用其扩瞳作用以利检查眼底。但阿托品作用持续时间较长，其调节麻痹作用可维持2～3天，现已少用。只有儿童验光时，仍用之。因儿童的睫状肌调节功能较强，须用阿托品发挥其充分的调节麻痹作用。

4．**缓慢型心律失常**　临床上常用阿托品治疗迷走神经过度兴奋所致窦房传导阻滞、房室传导阻滞等缓慢型心律失常，还可用于治疗继发于窦房结功能低下而出现的室性异位节律。

5．**抗休克**　对暴发型流行性脑脊髓膜炎、中毒性细菌性痢疾、中毒性肺炎等所致的感染性休克患者，可用大剂量阿托品治疗，能解除血管痉挛，舒张外周血管，改善微循环。但对休克伴有高热或心率过快者，不宜用阿托品。

6．**其他**　解救有机磷酸酯类中毒。

**（三）不良反应**

常见不良反应有口干、视物模糊、心率加快、瞳孔扩大及皮肤潮红等。随着剂量增大，其不良反应逐渐加重，甚至出现明显中枢中毒症状。

阿托品的最低致死量成年人为80～130mg，儿童约为10mg。

阿托品中毒的解救主要为对症治疗。如属口服中毒，应立即洗胃、导泻，以促进毒物排出，并可用毒扁豆碱1～4mg（儿童0.5mg）缓慢静脉注射，可迅速对抗阿托品中毒症状（包括谵妄与昏迷）。但由于毒扁豆碱体内代谢迅速，患者可在1～2小时再度昏迷，故需反复给药。如患者有明显中枢兴奋时，可用地西泮对抗，但剂量不宜过大，以免与阿托品导致的中枢抑制作用产生协同作用。不可使用吩噻嗪类药物，因这类药物具有M受体阻断作用而加重阿托品中毒症状。应对患者进行人工呼吸。此外，还可用冰袋及酒精擦浴以降低患者的体温，这对儿童中毒者更为重要。

禁忌证：青光眼及前列腺肥大者禁用，后者因其可能加重排尿困难。老年人慎用。

## 三、肾上腺素受体激动药

### （一）肾上腺素

1．**药理作用**　肾上腺素主要激动α和β受体，产生较强的α型和β型作用。

（1）心脏：作用于心肌、传导系统和窦房结的$\beta_1$及$\beta_2$受体，加强心肌收缩性，加速传导，加快心率，提高心肌的兴奋性。

（2）血管：激动血管平滑肌上的α受体，血管收缩；激动$\beta_2$受体，血管舒张。

（3）血压：在皮下注射治疗量（0.5～1mg）或低浓度静脉滴注（每分钟滴入10μg）时，由于心脏兴奋，心排血量增加，故收缩压升高；由于骨骼肌血管舒张作用对血压的影响，抵消或超过了皮肤黏膜血管收缩作用的影响，故舒张压不变或下降；此时身体各部位血液重新分配，更适合于紧急状态下机体能量供应的需要。较大剂量静脉注射时，收缩压和舒张压均升高。

（4）平滑肌：能激动支气管平滑肌的$\beta_2$受体，发挥强大的舒张作用。并能抑制肥大细胞释放组胺等过敏性物质，还可使支气管黏膜血管收缩，降低毛细血管的通透性，有利于消除支气管黏膜水肿。

（5）代谢：肾上腺素能提高机体代谢。

（6）中枢神经系统：肾上腺素不易透过血-脑屏障，仅在大剂量时才出现中枢兴奋症状。

2．**临床应用**

（1）心搏骤停：用于溺水、麻醉和手术过程中的意外和药物中毒、传染病和心脏传导阻滞等所致的心搏骤停。

（2）过敏性疾病

①过敏性休克：肾上腺素激动α受体，收缩小动脉和毛细血管前括约肌，降低毛细血管的通透

性；激动 β 受体可改善心功能，缓解支气管痉挛；减少过敏介质释放，扩张冠状动脉，可迅速缓解过敏性休克的临床症状，挽救患者的生命，为治疗过敏性休克的首选药。应用时一般肌内注射或皮下注射给药，严重病例亦可用生理盐水稀释10倍后缓慢静脉注射，但必须控制注射速度和用量，以免引起血压骤升及心律失常等不良反应。

②支气管哮喘：控制支气管哮喘的急性发作，皮下注射或肌内注射能于数分钟内奏效。本品由于不良反应严重，仅用于急性发作者。

③血管神经性水肿及血清病：肾上腺素可迅速缓解血管神经性水肿、血清病、荨麻疹、花粉症（枯草热）等变态反应性疾病的症状。

（3）与局部麻醉药配伍及局部止血：肾上腺素加入局部麻醉药注射液中，可延缓局部麻醉药的吸收，延长局部麻醉药的麻醉时间。一般局部麻醉药中肾上腺素的浓度为1：250 000，一次用量不超过0.3mg。

（4）治疗青光眼（2000，2002）。

3．不良反应  心悸、头痛、烦躁和血压升高。剂量过大，可引起血压骤升，引发脑出血，老年人慎用；心肌耗氧量增加，心肌缺血，心律失常，心室颤动，严格控制剂量。禁用于高血压、脑动脉硬化、器质性心脏病、糖尿病和甲状腺功能亢进症患者。

**（二）多巴胺**

1．药理作用  多巴胺主要激动 α、β 受体和外周的多巴胺受体。

（1）心脏：主要激动心脏 $\beta_1$ 受体，也具释放去甲肾上腺素作用，能使收缩性加强，心排血量增加。一般剂量对心率影响不明显，大剂量可加快心率。

（2）血管和血压：能作用于血管的 α 受体和多巴胺受体，而对 $\beta_2$ 受体的影响十分微弱。多巴胺能增加收缩压和脉压，而对舒张压无作用或稍增加，这可能是心排血量增加，而肾动脉和肠系膜动脉阻力下降，其他血管阻力微升使总外周阻力变化不大的结果。

（3）肾：多巴胺在低浓度时作用于 $D_1$ 受体，舒张肾血管，使肾血流量增加，肾小球的滤过率也增加。同时多巴胺具有排钠利尿作用，可能是多巴胺直接对肾小管 $D_1$ 受体的作用。大剂量时，可使肾血管明显收缩。

2．临床应用（2000，2015）  用于各种休克，如感染中毒性休克、心源性休克及出血性休克等。
本品与利尿药联合应用于急性肾衰竭。也可用于急性心功能不全，具有改善血流动力学的作用。

**（三）去甲肾上腺素**

1．药理作用  激动 α 受体作用强大，对 $\alpha_1$ 受体和 $\alpha_2$ 受体无选择性。对心脏 $\beta_1$ 受体作用较弱，对 $\beta_2$ 受体几乎无作用。

（1）血管：激动血管的 $\alpha_1$ 受体，使血管收缩，主要是使小动脉和小静脉收缩。

（2）心脏：较弱激动心脏的 $\beta_1$ 受体，使心肌收缩性加强，心率加快，传导加速，心排血量增加。也会出现心律失常，但较肾上腺素少见。

（3）血压：小剂量滴脉注射时由于心脏兴奋，收缩压升高，此时血管收缩作用尚不十分剧烈，故舒张压升高不多而脉压加大。较大剂量时，因血管强烈收缩使外周阻力明显增高，故收缩压升高的同时舒张压也明显升高，脉压变小。

（4）其他：仅在大剂量时才出现血糖升高。对中枢神经系统的作用较弱。对于孕妇，可增加子宫收缩的频率。

2．临床应用  仅限于早期神经源性休克及嗜铬细胞瘤切除后或药物中毒时的低血压。

3．不良反应

（1）局部组织缺血坏死：静脉滴注时间过长、浓度过高或药液漏出血管，可引起局部缺血坏死，如发现外漏或注射部位皮肤苍白，应停止注射或更换注射部位，进行热敷，并用普鲁卡因或 α 受体阻断药酚妥拉明做局部浸润注射，以扩张血管。

（2）急性肾衰竭：滴注时间过长或剂量过大，可使肾血管剧烈收缩，产生少尿、无尿和肾实质损伤，故用药期间尿量应保持在每小时25ml以上。

（3）高血压、动脉硬化症、器质性心脏病及少尿、无尿、严重微循环障碍的患者及孕妇禁用。

#### （四）异丙肾上腺素

1. 药理作用　主要激动 β 受体，对 $\beta_1$ 受体和 $\beta_2$ 受体选择性很低。对 α 受体几乎无作用。

（1）心脏：对心脏 $\beta_1$ 受体具有强大的激动作用，表现为正性肌力和正性频率作用，缩短收缩期和舒张期。

（2）血管和血压：对血管有舒张作用，主要是使骨骼肌血管舒张（激动 $\beta_2$ 受体），对肾血管和肠系膜血管舒张作用较弱，对冠状血管也有舒张作用。

（3）支气管平滑肌：可激动 $\beta_2$ 受体，舒张支气管平滑肌，作用比肾上腺素略强，并具有抑制组胺等过敏性物质释放的作用。

（4）其他：能增加肝糖原、肌糖原分解，增加组织耗氧量。不易透过血-脑屏障，中枢兴奋作用不明显。

2. 临床应用

（1）支气管哮喘：舌下或喷雾给药，用于控制支气管哮喘急性发作，疗效快而强。

（2）房室传导阻滞：舌下含药或静脉滴注给药，治疗二、三度房室传导阻滞。

（3）心搏骤停：适用于心室自身节律缓慢，高度房室传导阻滞或窦房结功能衰竭而并发的心搏骤停，常与去甲肾上腺素或间羟胺合用做心室内注射。

（4）感染性休克：适用于中心静脉压高、心排血量低的感染性休克，但要注意补液及心脏毒性。

3. 不良反应　常见的是心悸、头晕。在支气管哮喘患者，可致心肌耗氧量增加，引起心律失常，甚至产生危险的心动过速及心室颤动。禁用于冠状动脉粥样硬化性心脏病、心肌炎和甲状腺功能亢进症等患者。

### 四、肾上腺素受体阻滞药

#### （一）酚妥拉明

1. 药理作用　酚妥拉明能竞争性地阻断 α 受体，对 $\alpha_1$ 受体、$\alpha_2$ 受体具有相似的亲和力，拮抗肾上腺素的 α 型作用，使激动药的量效曲线平行右移。

（1）血管：具有阻断血管平滑肌 $\alpha_1$ 受体和直接扩张血管作用。静脉注射舒张血管，血压下降，对静脉和小静脉的 α 受体阻断作用比其对小动脉的作用强。

（2）心脏：对心脏有兴奋作用，使心收缩力加强，心率加快，心排血量增加。这种兴奋作用部分由血管舒张，血压下降，反射性兴奋交感神经引起；部分是阻断神经末梢突触前膜 $\alpha_2$ 受体，从而促进去甲肾上腺素释放的结果。偶可致心律失常。

（3）其他：有拟胆碱作用，使胃肠平滑肌兴奋。有组胺样作用，使胃酸分泌增加。酚妥拉明可引起皮肤潮红等。

2. 临床应用

（1）治疗外周血管痉挛性疾病。

（2）去甲肾上腺素滴注外漏：长期过量静脉滴注去甲肾上腺素或静脉滴注去甲肾上腺素外漏时，可致皮肤缺血、苍白和剧烈疼痛，甚至坏死，此时可用酚妥拉明10mg或妥拉唑林25mg溶于10～20ml生理盐水中做皮下浸润注射。

（3）肾上腺嗜铬细胞瘤：酚妥拉明降低嗜铬细胞瘤所致的高血压，用于肾上腺嗜铬细胞瘤的鉴别诊断、骤发高血压危象及手术前的准备。做鉴别诊断试验时，可引起严重低血压，曾有致死的报道，故应特别慎重。

（4）抗休克：适用于感染性休克、心源性休克和神经源性休克。

（5）治疗急性心肌梗死和顽固性充血性心力衰竭：心力衰竭时，由于心排血量不足，导致交感张力增加、外周阻力增高、肺充血以及肺动脉压力升高，易产生肺水肿。应用酚妥拉明可扩张血管、降低外周阻力，使心脏后负荷明显降低、左心室舒张末压与肺动脉压下降、心排血量增加，心力衰竭得以减轻。

（6）药物引起的高血压：用于肾上腺素等拟交感胺药物过量所致的高血压。亦可用于突然停用可乐定或应用单胺氧化酶抑制药患者食用富含酪胺食物后出现的高血压危象。

（7）其他：酚妥拉明口服或直接阴茎海绵体内注射用于诊断或治疗阳萎。

## （二）普萘洛尔

1. 药理作用

（1）β受体阻断作用

①心血管系统：主要由于阻断心脏 $\beta_1$ 受体，可使心率减慢，心收缩力减弱，心排血量减少，心肌耗氧量下降，血压稍降低。

②支气管平滑肌：在支气管哮喘或慢性阻塞性肺疾病的患者，有时可诱发或加重哮喘。

③代谢

脂肪代谢：长期应用非选择性β受体阻滞药可以增加血浆中 VLDL，中度升高血浆三酰甘油，降低 HDL，而 LDL 浓度无变化，减少游离脂肪酸自脂肪组织的释放，增加冠状动脉粥样硬化性心脏病的危险性。选择性 $\beta_1$ 受体阻滞药对脂肪代谢作用较弱，其作用机制尚待研究。

糖代谢：当β受体阻滞药与α受体阻滞药合用时则可拮抗肾上腺素的升高血糖的作用。普萘洛尔并不影响正常人的血糖水平，也不影响胰岛素的降低血糖作用，但能延缓用胰岛素后血糖水平的恢复。这可能是其抑制了低血糖引起儿茶酚胺释放所致的糖原分解。β受体阻滞药往往会掩盖低血糖症状如心悸等，从而延误低血糖的及时诊断。

④肾素：β受体阻滞药通过阻断肾小球旁器细胞的 $\beta_1$ 受体而抑制肾素的释放，这可能是其降血压作用原因之一。

（2）内在拟交感活性：有些β肾上腺素受体阻滞药与β受体结合后除能阻断受体外，对β受体具有部分激动作用，也称内在拟交感活性。

（3）膜稳定作用：实验证明，有些β受体阻滞药具有局部麻醉作用和奎尼丁样作用，这两种作用都由于其降低细胞膜对离子的通透性所致，故称为膜稳定作用。

（4）其他：普萘洛尔有抗血小板聚集作用。β受体阻滞药尚有降低眼内压作用，这可能是由于减少房水的形成所致。

2. 临床应用

（1）心律失常：多种原因引起的快速型心律失常有效，尤其对运动或情绪紧张、激动所致心律失常或因心肌缺血、强心苷中毒引起的心律失常疗效好。

（2）心绞痛和心肌梗死。

（3）高血压。

（4）充血性心力衰竭。

（5）其他：用于焦虑状态，辅助治疗甲状腺功能亢进症及甲状腺中毒危象，对控制激动不安、心动过速和心律失常等症状有效。也用于嗜铬细胞瘤和肥厚型心肌病，普萘洛尔亦试用于偏头痛、肌震颤、肝硬化的上消化道出血等。噻吗洛尔常局部用药治疗青光眼，降低眼内压。

3. 不良反应

（1）心血管反应：出现心脏功能抑制、外周血管收缩甚至痉挛，出现雷诺现象或间歇跛行，甚至可引起足趾溃烂和坏死。

（2）诱发或加重支气管哮喘：由于对支气管平滑肌 $\beta_2$ 受体的阻断作用，非选择性β受体阻滞药可使呼吸道阻力增加，诱发或加剧哮喘，选择性 $\beta_1$ 受体阻滞药及具有内在拟交感活性的药物，一般不引起上述的不良反应，但这类药物的选择性往往是相对的，故对哮喘患者仍应慎重。

（3）反跳现象：长期应用 β 受体阻滞药时如果突然停药，可导致原来的病情加重，如血压上升、严重心律失常或心绞痛发作次数增加，甚至产生急性心肌梗死或猝死，此种现象称为停药反跳。

（4）其他：偶见眼-皮肤黏膜综合征，个别患者有幻觉、失眠和抑郁症状。少数人可出现低血糖及增强降血糖药的降血糖作用，掩盖低血糖时出汗和心悸的症状而出现严重后果。

禁忌证：禁用于严重左心室心功能不全、窦性心动过缓、重度房室传导阻滞和支气管哮喘的患者。心肌梗死患者及肝功能不良者应慎用。

# 第 3 单元　局部麻醉药

## 重点提示

本单元考查的重点是各种麻醉药的临床应用。考生在复习中重点掌握利多卡因的临床应用及药理作用、各代表药的临床应用及不良反应。了解局部麻醉药的作用机制。

## 考点串讲

### 一、药理作用

1. 局部麻醉作用　局部麻醉药对任何神经，无论是外周神经或中枢神经、传入神经或传出神经、轴索或胞体、神经末梢或突触，都有阻断作用，使兴奋阈升高、动作电位降低、传导速度减慢、不应期延长，直至完全丧失兴奋性和传导性。此时神经细胞膜仍保持正常的静息跨膜电位，但对任何刺激不再引起除极。局部麻醉药在较高浓度时也能抑制平滑肌和骨骼肌的活动。

局部麻醉药对神经、肌肉的麻醉的顺序是：痛、温觉纤维＞触、压觉纤维＞中枢抑制性神经元＞中枢兴奋性神经元＞自主神经＞运动神经＞心肌（包括传导纤维）＞血管平滑肌＞胃肠平滑肌＞子宫平滑肌＞骨骼肌。

2. 作用机制　目前公认的是局部麻醉药阻断神经细胞膜上的电压门控性 $Na^+$ 通道，使传导阻滞，产生局部麻醉作用。局部麻醉药的作用具有频率和电压依赖性。

### 二、常用局部麻醉药的临床应用与不良反应

（一）普鲁卡因

普鲁卡因是常用的局部麻醉药之一（2016）。对黏膜的穿透力弱，一般不用于表面麻醉（2015），常局部注射用于浸润麻醉、传导麻醉、蛛网膜下腔麻醉和硬膜外麻醉（2012）。普鲁卡因也可用于损伤部位的局部封闭。

过量应用可引起中枢神经系统和心血管反应。有时可引起过敏反应，故用药前应做皮肤过敏试验，但皮试阴性者仍可发生过敏反应。

（二）丁卡因

化学结构与普鲁卡因相似，属于脂类局部麻醉药。本药对黏膜的穿透力强，常用于表面麻醉。以 0.5%～1% 溶液滴眼，无角膜损伤等不良反应。本药也可用于传导麻醉、蛛网膜下腔麻醉和硬膜外麻醉，因毒性大，一般不用于浸润麻醉。

易发生毒性反应。

（三）利多卡因

作用比普鲁卡因快、强而持久，安全范围较大，能穿透黏膜，可用于各种局部麻醉方法。临床主要用于传导麻醉和硬膜外麻醉。本药属酰胺类，在肝中受肝微粒体酶水解灭活，$t_{1/2}$ 约 90 分钟，利多卡因还可用于抗心律失常。

# 第 4 单元　中枢神经系统药

=== 重点提示 ===

　　本单元内容较为重要，考试经常涉及。复习重点为地西泮的药理作用及临床应用，氯丙嗪的药理作用及主要适应证，吗啡的药理作用、应用及禁忌证，阿司匹林抗血栓的原理，以上内容需重点掌握，其他内容适当了解即可。

=== 考点串讲 ===

## 一、镇静催眠药——地西泮

　　苯二氮䓬类根据各个药物（及其活性代谢物）的消除半衰期的长短可分为三类：长效类如地西泮；中效类如劳拉西泮；短效类如三唑仑等。

### （一）药理作用及临床应用

　　1. 抗焦虑作用　苯二氮䓬类：小于镇静剂量时即有良好的抗焦虑作用，显著改善紧张、忧虑、激动和失眠等症状。主要用于焦虑症（2012）。对持续性焦虑状态则宜选用长效类药物。对间断性严重焦虑患者则宜选用中、短效类药物。临床常用地西泮和氯氮。

　　2. 镇静催眠作用　苯二氮䓬类随着剂量增大，出现镇静及催眠作用。能明显缩短入睡时间，显著延长睡眠持续时间，减少觉醒次数。主要延长非快动眼睡眠（NREMS）的第2期，对快动眼睡眠（REMS）的影响较小，停药后出现反跳性 REMS 睡眠延长较巴比妥类轻，其依赖性和戒断症状也较轻微。缩短3期和4期的 NREMS 睡眠，减少发生于此期的夜惊或梦游症。

　　3. 抗惊厥、抗癫痫作用　苯二氮䓬类有抗惊厥作用，临床上可用于辅助治疗破伤风、子痫、小儿高热惊厥及药物中毒性惊厥。地西泮静脉注射是目前治疗癫痫持续状态的首选药物。

　　4. 中枢性肌肉松弛作用　苯二氮䓬类有较强的肌肉松弛作用，可缓解动物的去大脑强直，也可缓解人类大脑损伤所致的肌肉僵直。

### （二）不良反应

　　最常见的不良反应是嗜睡、头晕、乏力和记忆力下降。大剂量时偶见共济失调。静脉注射速度过快可引起呼吸和循环功能抑制，严重者可致呼吸及心跳停止。与其他中枢抑制药、乙醇合用时，中枢抑制作用增强，加重嗜睡、昏睡、呼吸抑制、昏迷，严重者可致死。长期应用仍可产生耐受性，需增加剂量。久服可发生依赖性和成瘾，停用可出现反跳现象和戒断症状，表现为失眠、焦虑、兴奋、心动过速、呕吐、出汗及震颤，甚至惊厥。

## 二、抗癫痫药

### （一）苯妥英钠的药理作用、临床应用及不良反应

　　1. 药理作用　具有膜稳定作用，可降低细胞膜对 $Na^+$ 和 $Ca^{2+}$ 的通透性，抑制 $Na^+$ 和 $Ca^{2+}$ 的内流，导致动作电位不易产生。

　　2. 临床应用　①抗癫痫：治疗大发作和局限性发作的首选药物，但对小发作（失神发作）无效。②中枢疼痛综合征：三叉神经痛和舌咽神经痛。③抗心律失常：室性心律失常，特别是对强心苷中毒所致的室性心律失常有效，亦可用于心肌梗死、心脏手术、心导管术等所致室性心律失常。

　　3. 不良反应　常见不良反应有牙龈纤维增生、头晕、眩晕、震颤、共济失调等，严重者出现呼吸抑制。

### （二）卡马西平的药理作用特点及临床应用

　　治疗浓度时能阻滞 $Na^+$ 通道，抑制癫痫灶及其周围神经元放电。已证明本品能增强 γ-氨基丁酸（GABA）在突触后的作用。

对多种癫痫的动物模型均有治疗作用，是治疗单纯性局限性发作和大发作的首选药物之一，同时还有抗复合性局限性发作和小发作作用。对癫痫并发的精神症状亦有效。治疗神经痛效果优于苯妥英钠。还用于治疗尿崩症。具有很强的抗抑郁作用，对锂盐无效的躁狂症、抑郁症有效。

### 三、抗精神失常药——氯丙嗪

#### （一）药理作用及临床应用

1. 药理作用（2003）

（1）对中枢神经系统作用

①抗精神病作用：氯丙嗪对中枢神经系统有较强的抑制作用（也称神经安定作用）。氯丙嗪能显著控制活动状态和躁狂状态而又不损伤感觉能力；能显著减少动物自发活动，易诱导入睡，但动物对刺激有良好的觉醒反应；与巴比妥类催眠药不同，加大剂量也不引起麻醉；能减少动物的攻击行为，使之驯服，易于接近。精神分裂症患者服用氯丙嗪后则显现良好的抗精神病作用，能迅速控制兴奋、躁动状态，大剂量连续用药能消除患者的幻觉和妄想等症状，减轻思维障碍，使患者恢复理智，情绪安定，生活自理。对抑郁无效，甚至可使之加剧。

②镇吐作用：氯丙嗪有强大的镇吐作用，可对抗阿扑吗啡（去水吗啡）的催吐作用，大剂量则直接抑制呕吐中枢。但氯丙嗪对刺激前庭引起的呕吐无效。对顽固性呃逆有效。临床用于治疗多种疾病引起的呕吐，如癌症、放射病及某些药物引起的呕吐。

③对体温调节的作用：氯丙嗪对丘脑体温调节中枢有很强的抑制作用，与解热镇痛药不同，氯丙嗪不但降低发热机体的体温，也能降低正常体温。氯丙嗪的降温作用随外界环境温度而变化，环境温度越低其降温作用越显著，与物理降温同时应用，则有协同降温作用；在炎热天气，氯丙嗪却可使体温升高，这是其干扰了机体正常散热机制的结果。

（2）对自主神经系统的作用：氯丙嗪具有明显的 α 受体阻断作用，可翻转肾上腺素的升压效应，同时还能抑制血管运动中枢，并有直接舒张血管平滑肌的作用，因而扩张血管、降低血压。但反复用药降压作用减弱，故不适于高血压病的治疗。阻断 M 胆碱受体的作用较弱，引起口干、便秘、视物模糊。

（3）对内分泌系统的影响：氯丙嗪阻断 $D_2$ 亚型受体，增加催乳素的分泌，抑制促性腺激素和糖皮质激素的分泌。氯丙嗪也可抑制垂体生长激素的分泌，可试用于巨人症的治疗。

2. 临床应用（2016）

（1）精神分裂症：主要用于 I 型精神分裂症的治疗，尤其对急性患者效果显著，但不能根治，需长期用药，甚至终身治疗；对慢性精神分裂症患者疗效较差。

（2）呕吐和顽固性呃逆：氯丙嗪对多种药物（如洋地黄、吗啡、四环素等）和疾病（如尿毒症和恶性肿瘤）引起的呕吐具有显著的镇吐作用。对顽固性呃逆具有显著疗效。对晕动症无效。

（3）低温麻醉与人工冬眠（2015）。

#### （二）不良反应

1. 常见不良反应 中枢抑制症状（嗜睡、淡漠、无力等）、M 受体阻断症状（视物模糊、口干、无汗、便秘、眼压升高等）、α 受体阻断症状（鼻塞、血压下降、直立性低血压及反射性心动过速等）。

2. 锥体外系反应 包括帕金森综合征、静坐不能、急性肌张力障碍和迟发性运动障碍。

3. 精神异常 氯丙嗪本身可以引起精神异常，如意识障碍、萎靡、淡漠、兴奋、躁动、消极、抑郁、幻觉、妄想等，应与原有疾病加以鉴别，一旦发生应立即减量或停药。

4. 惊厥与癫痫 少数患者用药过程中出现局部或全身抽搐，脑电有癫痫样放电，有惊厥或癫痫史者更易发生，应慎用，必要时加用抗癫痫药物。

5. 过敏反应 常见的症状有皮疹、接触性皮炎等。

6. 心血管和内分泌系统反应 直立性低血压，持续性低血压休克，多见于年老伴动脉硬化、高血压患者；心电图异常及心律失常者。长期用药还会引起内分泌系统紊乱，如乳腺增大、泌乳、月经停止、抑制儿童生长等。

7. **急性中毒**　一次性吞服大剂量后可致急性中毒，患者出现昏睡、血压下降至休克水平，并出现心肌损害，如心动过速、心电图异常（P-R 间期或 Q-T 间期延长，T 波低平或倒置），此时应立即对症治疗。

## 四、镇痛药

### （一）吗啡

1. **药理作用**

（1）中枢神经系统

①镇痛作用：对多种疼痛有效（对钝痛的作用＞锐痛），改善疼痛所引起的焦虑、紧张、恐惧等情绪反应，并可伴有欣快感。

②镇静、致欣快作用：吗啡能改善由疼痛所引起的焦虑、紧张、恐惧等情绪反应，产生镇静作用，提高对疼痛的耐受力。

③抑制呼吸：治疗量吗啡可降低呼吸中枢对血液 $CO_2$ 张力的敏感性和抑制脑桥呼吸调整中枢，使呼吸频率减慢，潮气量降低。

④镇咳：直接抑制延髓咳嗽中枢，使咳嗽反射减轻或消失，产生镇咳作用。

⑤缩瞳：兴奋支配瞳孔的副交感神经。中毒时瞳孔缩小，针尖样瞳孔为其中毒特征。

⑥其他：作用于下丘脑体温调节中枢，改变体温调定点，使体温略有降低，但长期大剂量应用，体温反而升高；兴奋延髓催吐化学感受区，引起恶心和呕吐；抑制下丘脑释放促性腺激素释放激素和促肾上腺皮质激素释放激素。

（2）平滑肌

①胃肠道平滑肌：吗啡减慢胃肠蠕动，提高胃肠张力，易引起便秘。

②胆道平滑肌：治疗量吗啡引起胆道奥迪括约肌痉挛性收缩，可致胆绞痛。阿托品可部分缓解。

③其他平滑肌：降低子宫张力，可延长产妇分娩时程；提高输尿管平滑肌及膀胱括约肌张力，可引起尿潴留；大剂量可引起支气管收缩，诱发或加重哮喘。

（3）心血管系统

①能扩张血管，降低外周阻力，可发生直立性低血压。

②抑制呼吸使体内 $CO_2$ 蓄积，间接扩张脑血管而使颅内压升高。

③对心肌缺血性损伤具有保护作用。

（4）免疫系统：抑制免疫系统和 HIV 蛋白诱导的免疫反应。

2. **临床应用**

（1）镇痛：用于各种原因的疼痛，但仅用于癌症剧痛和其他镇痛药无效时的短期应用。缓解对心肌梗死引起的剧痛。特点：作用强、中枢性镇痛作用，成瘾性。

（2）心源性哮喘（2003，2005）：静脉注射吗啡可迅速缓解患者气促和窒息感，促进肺水肿液的吸收。此外，吗啡降低呼吸中枢对 $CO_2$ 的敏感性，减弱过度的反射性呼吸兴奋，使急促、浅表的呼吸得以缓解，也有利于心源性哮喘的治疗。

（3）止泻：适用于减轻急、慢性消耗性腹泻症状。

3. **不良反应**

（1）治疗量吗啡可产生恶心、呕吐、便秘、排尿困难等。

（2）耐受性及依赖性：耐受性是指长期用药后中枢神经系统对其敏感性降低，需要增加剂量才能达到原来的药效。依赖性是指本类药物被人们反复使用后，使用者将对它们产生瘾癖的特性，又可分为生理依赖性和精神依赖性。

（3）急性中毒：表现昏迷、瞳孔极度缩小、深度呼吸抑制、血压下降、严重缺氧及尿潴留等，多死于呼吸麻痹。抢救：人工呼吸、适量给氧、静脉注射纳洛酮。

### （二）哌替啶

1. 药理作用

（1）镇痛：替代吗啡用于各种剧痛（创伤、术后、癌症）、绞痛（与解痉药合用）、分娩痛（产前2～4小时不用）。

（2）心源性哮喘和肺水肿。

（3）麻醉前给药：镇静、诱导麻醉。

（4）人工冬眠（与氯丙嗪、异丙嗪合用）。

2. 临床应用

（1）镇痛：替代吗啡用于各种剧痛（创伤、术后、癌症）、内脏绞痛（与解痉药合用）、分娩痛（产前2～4小时不用）。

（2）心源性哮喘。

（3）麻醉前给药及人工冬眠：麻醉前给予哌替啶，能使患者安静，消除患者术前紧张和恐惧情绪，减少麻醉药用量并缩短诱导期。本品与氯丙嗪、异丙嗪组成冬眠合剂，以降低需人工冬眠患者的基础代谢。

## 五、解热镇痛药

### （一）阿司匹林

1. 药理作用

（1）解热、镇痛。

（2）抗风湿。

（3）抑制血小板聚集，防止血栓形成。

2. 临床应用

（1）解热镇痛：疗效明显可靠，可用于感冒发热、头痛、牙痛、神经痛、关节痛、肌肉痛等。

（2）作用强：较大剂量治疗急性风湿性关节炎，疗效迅速、确实，亦可作为急性风湿热的鉴别诊断依据。

（3）小剂量可用于预防脑血栓及心肌梗死。

（4）儿科用于川崎病（黏膜皮肤淋巴结综合征）的治疗。

3. 不良反应

（1）胃肠道反应：最为常见。口服可直接刺激胃黏膜，引起上腹不适、恶心、呕吐，大剂量可诱发和加重溃疡及无痛性出血，故溃疡病患者应禁用。

（2）加重出血倾向：大剂量阿司匹林可抑制凝血酶原的形成，引起凝血障碍，加重出血倾向，应用维生素K可以预防。

（3）水杨酸反应：大剂量服用可出现眩晕、恶心、呕吐、耳鸣、听力下降等症状。处理：停药并静脉滴注碳酸氢钠，以促进药物排泄。

（4）过敏反应：大剂量服用可出现眩晕、恶心、呕吐、耳鸣、听力下降等症状。处理：停药并静脉滴注碳酸氢钠，以促进药物排泄。

（5）瑞夷综合征。

（6）肾损害。

### （二）布洛芬

1. 药理作用　有明显的抗炎、解热、镇痛作用。

2. 临床应用　主要用于风湿性关节炎、骨关节炎、强直性关节炎、急性肌腱炎、滑液囊炎等，也可用于痛经的治疗。

（三）对乙酰氨基酚

1．药理作用　解热镇痛作用与阿司匹林相当，但抗炎作用极弱。通常认为在中枢神经系统，对乙酰氨基酚抑制前列腺素合成，产生解热镇痛作用，在外周组织对环氧酶没有明显的作用，这可能与其无明显抗炎作用有关。

2．临床应用

（1）治疗量不良反应很少，偶见过敏。

（2）大量可致急、慢性肾衰竭。

# 第 5 单元　心血管系统药

## ══ 重 点 提 示 ══

本单元内容相对较多，但考试所考查的知识点较少。复习时重点掌握各种代表药的各自适应证，熟悉各自的药理作用，注意要区别记忆，掌握各自的特点。

## ══ 考 点 串 讲 ══

### 一、抗高血压药

（一）硝苯地平

1．药理作用　作用于细胞膜 L-型钙通道，通过抑制钙离子从细胞外进入细胞内，而使细胞内钙离子浓度降低，导致小动脉扩张，总外周血管阻力下降而降低血压。由于周围血管扩张，可引起交感神经活性反射性增强而引起心率加快。

2．临床应用　对轻、中、重度高血压均有降压作用，亦适用于合并有心绞痛或肾病、糖尿病、哮喘、高脂血症及恶性高血压患者。目前多推荐使用缓释片剂，以减轻迅速降压造成的反射性交感活性增加。

（二）卡托普利

1．药理作用　抑制血管紧张素转化酶（ACE），血管紧张素Ⅱ（AngⅡ）生成减少（2012），血管舒张，降低血压。具有轻至中等强度的降压作用，可降低外周血管阻力，增加肾血流量，不伴反射性心率加快。同时减少醛固酮分泌，以利于排钠；特异性肾血管扩张亦加强排钠作用；抑制缓激肽的水解，缓激肽增多；卡托普利亦可抑制交感神经系统活性。

2．临床应用　适用于各型高血压。目前为抗高血压治疗的一线药物之一。本品尤其适用于合并有糖尿病及胰岛素抵抗、左心室肥大、心力衰竭、急性心肌梗死的高血压患者，可明显改善生活质量且无耐受性，连续用药 1 年以上疗效不会下降，而且停药不反跳。卡托普利与利尿药及 β 受体阻滞药合用于重型或顽固性高血压疗效较好。

### 二、抗心绞痛药

（一）硝酸甘油

1．药理作用　硝酸甘油的基本作用是松弛平滑肌，以对血管平滑肌的作用最显著。由于硝酸甘油扩张体循环血管及冠状血管，因而具有如下作用。

（1）降低心肌耗氧量：小剂量硝酸甘油可明显扩张静脉血管，减少回心血量，心室内压减小，心室壁张力降低，射血时间缩短，心肌耗氧量减少。稍大剂量也可显著舒张动脉血管，降低心脏的射血阻力，从而降低左心室内压和心室壁张力，降低心肌耗氧量。

（2）扩张冠状动脉，增加缺血区血液灌注。

（3）降低左心室充盈压，增加心内膜供血，改善左心室顺应性。

（4）保护缺血的心肌细胞，减轻缺血损伤。

2. 临床应用　心绞痛、心肌梗死、心力衰竭（2000）。

### （二）普萘洛尔

1. 药理作用　降低心肌耗氧量；改善心肌缺血区供血。

2. 临床应用　用于对硝酸酯类不敏感或疗效差的稳定型心绞痛，可使发作次数减少，对伴有心律失常及高血压者尤为适用。对冠状动脉痉挛诱发的变异型心绞痛不宜应用，对心肌梗死也有效，能缩小梗死区范围，但因抑制心肌收缩力，故应慎用。

β 受体阻滞抗药和硝酸酯类合用时，通常以普萘洛尔与硝酸异山梨醇酯合用，两药能协同降低心肌耗氧量（2015），同时 β 受体阻滞药能对抗硝酸酯类所引起的反射性心率加快和心肌收缩力增强，硝酸酯类可缩小 β 受体阻滞药所致的心室前负荷增大和心室射血时间延长。

### （三）维拉帕米

1. 药理作用　①降低心肌耗氧量；②舒张冠状血管；③保护缺血心肌细胞，抑制细胞外钙内流（2016）。

2. 临床应用　对稳定型心绞痛有效，与 β 受体阻滞药合用起协同作用，两药合用显著抑制心肌收缩力，故应慎用。对伴心力衰竭、窦房结或明显房室传导阻滞的心绞痛患者应禁用。

## 三、调血脂药

他汀类的药理作用、临床应用、不良反应及常用药物名称。

### （一）药理作用

1. 调血脂作用　治疗剂量下，对 LDL-C 的降低作用最强，总胆固醇次之，降三酰甘油作用很弱。

2. 非调血脂作用

（1）改善血管内皮功能，提高血管内皮对扩血管物质的反应性。

（2）抑制血管平滑肌细胞的增殖和迁移，促进其凋亡。

（3）减少动脉壁巨噬细胞及泡沫细胞的形成，使动脉粥样硬化斑块稳定和缩小。

（4）降低血浆 C 反应蛋白，减轻动脉粥样硬化过程的炎性反应。

（5）抑制单核细胞-巨噬细胞的黏附和分泌功能。

（6）抑制血小板聚集和提高纤溶活性等，这些作用亦有助于抗动脉粥样硬化。

### （二）临床应用

主要用于杂合子家族性和非家族性 Ⅱa、Ⅱb 和Ⅲ型高脂血症，也可用于非胰岛素依赖型（2 型）糖尿病和肾病综合征引起的高胆固醇血症。亦可用于肾病综合征、血管成形术后再狭窄、心脑血管急性事件的预防及器官移植后的排斥反应和骨质疏松等。

### （三）不良反应

少而轻，大剂量应用时患者偶可出现胃肠反应、肌痛、皮肤潮红、头痛等暂时性反应；偶有横纹肌溶解症。

### （四）常用药物名称

普伐他汀、洛伐他汀和阿伐他汀。

## 四、抗心律失常药

### （一）利多卡因

1. 药理作用　利多卡因对激活和失活状态的钠通道都有阻滞作用，当通道恢复至静息态时，阻滞作用迅速解除，因此，利多卡因对除极化组织（如缺血区）作用强。心房肌细胞动作电位时程（APD）短，钠通道处于失活状态的时间短，利多卡因的阻滞作用也弱，因此对房性心律失常疗效差。

利多卡因对正常心肌组织的电生理特性影响小，对除极组织的钠通道（处于失活态）阻滞作用强，因此，对于缺血或强心苷中毒所致的除极化型心律失常有较强的抑制作用。

2. 临床应用　利多卡因的心脏毒性低，主要用于室性心律失常，如心脏手术、心导管术、急性心肌梗死或强心苷中毒所致的室性心动过速或心室颤动。

**（二）胺碘酮**

1. 药理作用　可明显地阻滞复极过程，阻断钠通道、钾通道、钙通道，阻断 α 及 β 受体。

（1）降低自律性。

（2）减慢传导。

（3）延长不应期。

2. 临床应用　广谱抗心律失常药，对心房扑动、心房颤动、室上性心动过速和室性心动过速都有效。

### 五、抗慢性心功能不全药——强心苷类

**（一）药理作用**

1. 对心脏的作用

（1）正性肌力作用：加快心肌纤维缩短速度，使心肌收缩敏捷，舒张期相对延长；加强衰竭心肌收缩力，增加心排血量，但不增加心肌耗氧量。

（2）减慢心率作用。

（3）对传导组织和心肌电生理特性的影响：治疗剂量下，缩短心房和心室的动作电位时程和有效不应期；高浓度时，强心苷可使最大舒张电位减小（负值减小），使自律性提高。

2. 对神经和内分泌系统的作用　中毒剂量强心苷可兴奋延髓催吐化学感受区而引起呕吐，还可兴奋交感神经中枢，明显地增加交感神经冲动。强心苷可减少肾血管紧张素 II 及醛固酮含量。

3. 利尿作用　对心功能不全患者有明显压的利尿作用。可直接抑制肾小管 $Na^+$-$K^+$-ATP 酶，发挥利尿作用。

4. 对血管的作用　强心苷能直接收缩血管平滑肌，使外周阻力上升。

**（二）临床应用**

治疗心力衰竭、心房颤动、心房扑动（2017）、阵发性室上性心动过速。

**（三）常用药物名称**

地高辛、洋地黄毒苷、毛花苷 C、毒毛花苷 K。

# 第 6 单元　利尿药与脱水药

## 重点提示

本单元题量小，但很重要，在临床应用广泛，也很好出题。应全面熟练掌握高效利尿药呋塞米的药理作用、临床应用及不良反应，噻嗪类利尿药氢氯噻嗪的药理作用、临床应用及不良反应。熟悉甘露醇的药理作用及临床应用。

## 考点串讲

### 一、利尿药

**（一）呋塞米（2003）的药理作用、临床应用及不良反应**

1. 药理作用　本类药物主要作用部位在髓袢升支粗段，由于本类药物对 NaCl 的重吸收具有强大的抑制能力，而且不易导致酸中毒，因此是目前最有效的利尿药。

利尿作用的分子机制是特异性地抑制分布在髓袢升支管腔膜侧的 $Na^+$-$K^+$-$2Cl^-$ 共转运子，因而抑制 NaCl 的重吸收。可使尿中 $Na^+$、$K^+$、$Cl^-$、$Mg^{2+}$、$Ca^{2+}$ 排出增多，大剂量呋塞米也可抑制近曲小管的碳酸酐酶活性，使 $HCO_3^-$ 排出增加。

高效利尿药通过对血管床的直接扩张作用影响血流动力学。对心力衰竭的患者，呋塞米和依他尼酸能迅速增加全身静脉血容量，降低左心室充盈压，减轻肺淤血。呋塞米还能增加肾血流量，改变肾皮质内血流分布。

2. 临床应用

（1）急性肺水肿和脑水肿（2014）。

（2）可治疗心源性水肿、肝性腹水、肾性水肿等各类水肿。主要用于其他利尿药无效的严重水肿患者。

（3）急、慢性肾衰竭。

（4）高钙血症。

（5）加速某些毒物的排泄。

3. 不良反应

（1）水与电解质紊乱：表现为低血容量、低血钾、低血钠、低氯性碱血症，长期应用还可引起低血镁。

（2）耳毒性：表现为耳鸣、听力减退或暂时性耳聋，呈剂量依赖性。肾功能不全或同时使用其他耳毒性药物，如并用氨基糖苷类抗生素时较易发生耳毒性。依他尼酸最易引起，布美他尼的耳毒性最小。

（3）高尿酸血症：袢利尿药可能造成高尿酸血症，并诱发痛风。这与利尿后血容量降低，细胞外液容积减少，导致尿酸经近曲小管的重吸收增加有关。

（4）其他：可引起高血糖（但很少促成糖尿病）；升高 LDH-C 和三酰甘油、降低 HDL-C。对磺胺过敏者对呋塞米、布美他尼和托拉塞米可发生交叉过敏反应，而非磺胺衍生物的依他尼酸则较少引起过敏反应。

**（二）氢氯噻嗪药理作用、临床应用及不良反应**

1. 药理作用

（1）利尿作用：产生温和、持久的利尿作用。其作用机制是抑制远曲小管近端 $Na^+$-$Cl^-$ 共转运子，抑制 NaCl 的重吸收（2016）。尿中除排出 $Na^+$、$Cl^-$ 外，$K^+$ 的排泄也增多，本类药也略增加 $HCO_3^-$ 的排泄。

此外，与袢利尿药相反，本类药物还促进远曲小管由甲状旁腺素（PTH）调节的 $Ca^{2+}$ 重吸收过程，减少 $Ca^{2+}$ 在管腔中的沉积。

（2）抗利尿作用：噻嗪类利尿药能明显减少尿崩症患者的尿量及口渴症状，主要因 $Na^+$ 使血浆渗透压降低而减轻口渴感。

（3）降压作用：噻嗪类利尿药是常用的降压药，用药早期通过利尿、血容量减少而降压，长期用药则通过扩张外周血管而产生降压作用。

2. 临床应用

（1）水肿：可用于各种原因引起的水肿。对轻、中度心源性水肿疗效较好，是慢性心功能不全的主要治疗药物之一。

（2）高血压病：与其他降压药合用，可减少后者的剂量，减少不良反应。

（3）其他：可用于肾性尿崩症及加压素治疗无效的垂体性尿崩症。也可用于高尿钙伴有肾结石者，以抑制高尿钙引起的肾结石的形成。

3. 不良反应

（1）电解质紊乱：如低血钾、低血钠、低血镁、低氯血症、代谢性碱血症等，合用潴钾利尿药可防治。

（2）高尿酸血症：痛风患者慎用。

（3）代谢变化：可导致高血糖、高脂血症，因此，糖尿病、高脂血症患者慎用。

（4）过敏反应：本类药物为磺胺类药物，与磺胺类药物有交叉过敏反应。

## 二、脱水药

### （一）甘露醇的药理作用

1. 脱水作用　静脉注射后，该药不易从毛细血管渗入组织，能迅速提高血浆渗透压，使组织间液向血浆转移而产生组织脱水作用，可降低颅内压和眼内压。甘露醇口服用药则造成渗透性腹泻，可用于从胃肠道消除毒性物质。

2. 利尿作用　静脉注射甘露醇后，血浆渗透压升高，血容量增加，血液黏滞度降低，并通过稀释血液而增加循环血容量及肾小球滤过率。该药在肾小球滤过后不易被重吸收，使水在近曲小管和髓袢升支及近曲小管的重吸收减少，从而产生利尿作用。

### （二）甘露醇的临床应用

甘露醇是治疗脑水肿、降低颅内压安全而有效的首选药物，也用于青光眼急性发作和患者术前应用以降低眼压及用于预防急性肾衰竭。

# 第 7 单元　抗过敏药

## 重点提示

本单元医师考试涉及的内容较少，题量较小，但要求熟悉 $H_1$ 受体阻滞药的药理作用特点及临床应用。

## 考点串讲

### $H_1$ 受体阻断药（马来酸氯苯那敏）

#### （一）药理作用

1. 抗 $H_1$ 受体作用　对抗组胺引起的支气管平滑肌、胃肠道平滑肌的收缩作用。对组胺直接引起的局部毛细血管扩张和通透性增加（水肿）有很强的抑制作用。

2. 中枢抑制作用　第一代药物镇静、嗜睡。第二代药物不易透过血-脑屏障，故无中枢抑制作用。

3. 其他作用　苯海拉明、异丙嗪等具有阿托品样抗胆碱作用，镇吐和防晕作用较强；咪唑斯汀对鼻塞尚具有显著疗效。

#### （二）临床应用

1. 皮肤黏膜变态反应性疾病　对荨麻疹、过敏性鼻炎、昆虫叮咬、血清病、药疹、接触性皮炎疗效佳。对支气管哮喘疗效差，对过敏性休克无效。

2. 防晕镇吐　晕动病、放射病等引起的呕吐，常用苯海拉明和异丙嗪治疗。

3. 其他　抗胆碱作用：苯海拉明、异丙嗪——镇吐、防晕；咪唑斯汀——缓解鼻塞。

# 第 8 单元　呼吸系统药

## 重点提示

本单元历年出题量较小，知识点考查主要集中在特布他林的临床应用，要求重点掌握。其次，氨茶碱的药理作用及临床应用也应熟悉。

═══════ **考点串讲** ═══════

### 平喘药

#### （一）氨茶碱的药理作用、作用机制及临床应用

1. 药理作用　茶碱是一类甲基黄嘌呤类衍生物，为常用的支气管扩张药，对气道平滑肌有直接松弛作用。

2. 作用机制　茶碱的作用机制涉及多环节，主要有如下几个方面。

（1）抑制磷酸二酯酶。

（2）阻断腺苷受体。

（3）增加内源性儿茶酚胺的释放。

（4）干扰气道平滑肌的钙离子转运。

（5）茶碱在较低的血浆浓度（5~10mg/L）时具有免疫调节作用与抗炎作用。

（6）茶碱能增加膈肌收缩力，减轻膈肌疲劳，该作用有利于慢性阻塞性肺疾病的治疗。

（7）促进纤毛运动，加速黏膜纤毛的消除速度，有助于哮喘急性发作时的治疗。

（8）近年发现茶碱具有抗炎作用，体外实验表明，治疗浓度的茶碱可抑制肥大细胞释放炎症介质。

3. 临床应用

（1）支气管哮喘：茶碱扩张支气管作用不及 β 受体激动药强，起效慢，一般情况下不采用。茶碱主要用于慢性哮喘的维持治疗，以防止急性发作。

（2）慢性阻塞性肺疾病：对患者的气促症状有明显改善的疗效。这是由于茶碱具有支气管扩张、抗炎、增加纤毛消除功能、扩张肺动脉及降低肺动脉高压、增强膈肌收缩力、增强呼吸驱动、改善通气不足等作用的综合效应。

（3）中枢性睡眠呼吸暂停综合征：由于脑部疾病或原发性呼吸中枢病变导致通气不足，茶碱对此有较好的疗效，使通气功能明显增强，改善症状。

#### （二）特布他林的药理作用、临床应用及不良反应

沙丁胺醇、特布他林是 $\beta_2$ 受体激动药，药理作用主要是松弛支气管平滑肌，其机制为：$\beta_2$ 受体激动药与平滑肌细胞膜上的 $\beta_2$ 受体结合后，引起受体构型改变，激活兴奋性 G 蛋白，从而活化腺苷酸环化酶，催化细胞内 ATP 转变为 cAMP，引起细胞内 cAMP 水平增加，转而激活 cAMP 依赖性蛋白激酶 A，再通过降低细胞内游离钙浓度、使肌球蛋白轻链激酶失活和开放钾通道3个途径，引起平滑肌松弛。用于支气管哮喘及其他伴有支气管痉挛的肺部疾病。不良反应为震颤、强直性痉挛、心悸等。

# 第 9 单元　消化系统药

═══════ **重点提示** ═══════

本单元主要考核内容为奥美拉唑的药理作用、临床应用及不良反应，应全面、熟练掌握本单元内容。了解雷尼替丁的药理作用。

═══════ **考点串讲** ═══════

### 抗消化性溃疡药

#### （一）雷尼替丁的药理作用及临床应用

1. 药理作用　$H_2$ 受体阻断药（2002，2003）。抑制胃酸分泌；保护胃黏膜。但抗酸作用较弱，对肝药酶抑制作用亦较弱。

2. 临床应用　缓解胃肠道溃疡症状，促进溃疡愈合。

（二）奥美拉唑的药理作用、临床应用

1. 药理作用　有强大持久的抑制胃酸分泌作用（2005）。每天口服40mg，连服8天，24小时胃液 pH 平均升高至5.3。抑制胃酸作用持久，一次口服40mg，3天后胃酸分泌仍部分受抑制，连续服用的效果优于单次服用。由于胃内 pH 升高，反馈性地使胃黏膜的 G 细胞分泌胃泌素，从而使血中胃泌素水平升高。但由于本药对组胺、五肽胃泌素等刺激引起的胃酸分泌亦有明显的抑制作用，所以并不影响其抑制胃酸分泌作用。动物实验证明，奥美拉唑对阿司匹林、乙醇、应激所致的胃黏膜损伤有预防保护作用。体外实验证明奥美拉唑有抗幽门螺杆菌作用。

2. 临床应用（2014）

（1）反流性食管炎：有效率达 75%～85%。

（2）消化性溃疡：服用 1～6 个月，溃疡愈合率达 97%，对其他类药物治疗无效者应用本品治疗 4 周，愈合率达 90%。

（3）幽门螺杆菌感染：83%～88%的幽门螺杆菌转阴。

（4）上消化道出血。

# 第 10 单元　子宫平滑肌收缩药

## 重点提示

本单元内容较少，对本单元的考查也较少。重点要求熟悉缩宫素的药理作用及用途，其次是麦角新碱的药理作用、用途及禁忌证。其他内容适当了解即可。

## 考点串讲

### 常用药物

1. 缩宫素

（1）药理作用：兴奋子宫平滑肌；使乳腺腺泡周围的肌上皮细胞收缩，促进排乳。大剂量还能短暂地松弛血管平滑肌，引起血压下降，并有抗利尿作用（2003）。

（2）临床应用：催产和引产；产后止血。

2. 麦角新碱

（1）药理作用：选择性兴奋子宫平滑肌，临产时或新生后子宫最敏感，作用较强而持久，剂量大时引起子宫强直性收缩，不宜用于催产和引产。

（2）临床应用：子宫出血、子宫复原。

# 第 11 单元　血液和造血系统药

## 重点提示

本单元内容较少，且考题也较少。复习时需掌握抗贫血药（铁制剂、叶酸、维生素 $B_{12}$）的临床应用，了解其药理作用及注意事项。其次是抗凝血药的代表药的临床应用，其他内容适当了解。

## 考点串讲

### 一、抗贫血药

#### （一）铁剂的药理作用及临床应用

1. 药理作用　铁是红细胞成熟阶段合成血红素必不可少的物质，吸收到骨髓的铁，吸附到有核红细胞膜上并进入细胞内的线粒体，与原卟啉结合，形成血红素，后者再与珠蛋白结合，形成血红蛋白。

2. **临床应用**　治疗缺铁性贫血效果极佳。对慢性失血、营养不良、妊娠、儿童生长发育所引起的贫血，用药后效果改善。

### （二）叶酸的药理作用及临床应用

叶酸和叶酸制剂进入体内被还原和甲基化为具有活性的5-甲基四氢叶酸。进入细胞后的5-甲基四氢叶酸作为甲基供给体使维生素 $B_{12}$ 转化成甲基 $B_{12}$，而自身变为四氢叶酸，后者能与多种一碳单位结合成四氢叶酸类辅酶，传递一碳单位，参与体内多种生化代谢，包括：

（1）嘌呤核苷酸的从头合成。

（2）从尿嘧啶脱氧核苷酸（dUMP）合成胸腺嘧啶脱氧核苷酸（dTMP）。

（3）促进某些氨基酸的互变。当叶酸缺乏时，代谢发生障碍，其中最为明显的是 dTMP 合成受阻，导致 DNA 合成障碍，细胞有丝分裂减少。由于对 RNA 和蛋白质合成影响较少，使血细胞 RNA：DNA 比率增高，出现巨幼细胞贫血，消化道上皮增殖受抑制，出现舌炎、腹泻。

叶酸用于治疗各种巨幼细胞贫血。

### （三）维生素 $B_{12}$ 的药理作用及临床应用

维生素 $B_{12}$ 参与 5-甲基四氢叶酸同型半胱氨酸甲基转移酶的合成，促使同型半胱氨酸转为甲硫氨酸和 5-甲基四氢叶酸转为四氢叶酸和甲基丙二酰辅酶 A 变位酶，可促使甲基丙二酰辅酶 A 转变为琥珀酰辅酶 A 的反应。主要用于恶性贫血和巨幼细胞贫血。

## 二、影响凝血过程药

### （一）维生素 K 的药理作用和临床应用

1. **药理作用**　维生素 K 是 γ-羧化酶的辅酶，主要作用是参与肝合成凝血因子Ⅱ、凝血因子Ⅶ、凝血因子Ⅸ、凝血因子Ⅹ、抗凝血蛋白 C 和抗凝血蛋白 S 等的活化过程，促进这些凝血因子前体蛋白分子氨基末端第10个谷氨酸残基的 γ-羧化作用，使这些因子具有活性，与 $Ca^{2+}$ 结合，再与带有大量负电荷的血小板磷脂结合，使血液凝固正常进行。维生素 $K_3$ 微量脑室注射有明显镇痛作用。

2. **临床应用**　主要用于梗阻性黄疸、胆瘘、慢性腹泻、早产儿、新生儿出血等患者，以及香豆素类、水杨酸类药物或其他原因导致凝血酶原过低而引起的出血者（2012），亦可用于预防长期应用广谱抗菌药继发的维生素 K 缺乏症（2005）。

### （二）肝素

1. 药理作用

（1）抗凝作用（2004，2012），主要依赖于抗凝血酶Ⅲ（2015）。

（2）使血管内皮释放脂蛋白酯酶，水解血中乳糜微粒和 VLDL 发挥调节血脂作用。

（3）抑制炎症介质活性和炎症细胞活动，呈现抗炎作用。

（4）抑制血管平滑肌细胞增生，抗血管内膜增生等作用。

（5）抑制血小板聚集。

2. 临床应用（2014）

（1）血栓栓塞性疾病：主要用于防治血栓形成和栓塞，如深静脉血栓、肺栓塞和周围动脉血栓栓塞等，防止血栓的形成和扩大。

（2）弥散性血管内凝血。

（3）防治心肌梗死、脑梗死、心血管手术及外周静脉术后血栓形成。

（4）体外抗凝。

# 第 12 单元　激素类药及降血糖药

## 重点提示

　　本单元在考试中所占比例较少，考查的重点是糖皮质激素，包括其药理作用、临床应用及不良反应均应熟练掌握，对于胰岛素应了解其药理作用（降糖机制）及临床应用，了解双胍类降血糖药的临床应用。

## 考点串讲

### 一、糖皮质激素类药

#### （一）药理作用（2016）

1. 对物质代谢的影响

（1）糖代谢：减少葡萄糖的利用，促进糖原异生，增加肝糖原、肌糖原含量，升高血糖。

（2）蛋白质代谢：加速蛋白质分解代谢，增高血清氨基酸和尿中氮的排泄量，造成负氮平衡；大剂量还能抑制蛋白质合成。

（3）脂质代谢：长期大剂量使用可促使皮下脂肪分解、重新分布，形成向心性肥胖。

（4）核酸代谢：可诱导某种特殊的 mRNA 合成，表达出抑制细胞膜转运功能的蛋白质，从而使细胞合成代谢抑制，分解代谢增强。

（5）水和电解质代谢：影响较弱，但也有一定的保钠排钾作用。

2. 允许作用　对有些组织细胞无直接效应，但可给其他激素发挥作用创造有利条件，称为允许作用。

3. 抗炎作用及机制　在急性炎症初期，抑制毛细血管通透性、白细胞浸润及吞噬反应，减少各种炎症介质的释放，从而减轻渗出及局部水肿；在炎症后期，抑制毛细血管和成纤维细胞的增生及胶原蛋白的合成，防止粘连及瘢痕形成。

4. 抑制免疫与抗过敏作用

（1）对免疫系统的抑制作用：糖皮质激素能干扰淋巴组织在抗原作用下的分裂和增殖，阻断致敏 T 淋巴细胞所诱发的单核细胞和巨噬细胞的募集，从而抑制皮肤迟发性过敏反应。其机制：①诱导淋巴细胞 DNA 降解；②影响淋巴细胞的物质代谢；③诱导淋巴细胞凋亡；④抑制核转录因子 NF-κB 活性。

（2）抗过敏作用：能减少过敏介质的产生，因而减轻过敏性症状。

5. 抗休克作用（2015）　抑制炎症细胞因子产生；稳定溶酶体膜，减少心肌抑制因子的形成；扩张痉挛收缩的血管和兴奋心脏、加强心脏收缩力；提高机体对内毒素的耐受力，对外毒素无防御作用。

6. 其他作用

（1）解热作用：用于严重的中毒型感染及晚期癌肿的发热，常具有迅速而良好的解热作用。

（2）中枢神经系统：可使中枢的兴奋性提高，偶可诱发精神失常，大剂量可致儿童惊厥。

（3）血液与造血系统：大剂量可使血小板、红细胞及中性粒细胞数增多；但却降低中性粒细胞的功能。此外，可使血液中淋巴细胞减少，但存在明显的动物种属差异。

（4）骨骼：大剂量长期应用可出现骨质疏松，尤其是脊椎骨，甚至发生压缩性骨折、楔形及鱼骨样畸形。

（5）心血管系统：糖皮质激素增强血管对其他活性物质的反应性。

#### （二）临床应用（2003，2017）

1. 严重感染或炎症。

（1）严重继续感染：主要用于中毒型感染或同时伴有休克的严重急性感染者，其目的在于迅速消除机体的过度炎症反应，减轻症状，以防止心、脑等重要器官的严重损害，争取时间以利于抗菌药物控制感染。宜在有效、足量抗菌药物治疗感染的前提下，给予糖皮质激素进行辅助治疗。病毒性感染一般不用糖皮质激素治疗。但其对流行性腮腺炎、严重传染性肝炎、乙型脑炎和麻疹等，也有缓解症状作用。

对于多种结核病的急性期，尤其是以渗出为主的结核病，如结核性脑膜炎、结核性心包炎、结核性胸膜炎、结核性腹膜炎等，在早期应用抗结核药物治疗的同时辅以短程糖皮质激素治疗，可迅速解热、减轻炎症渗出，使积液消退，减少愈合过程中纤维增生及粘连的发生。

（2）防止某些炎症的后遗症：应用糖皮质激素可减少炎性渗出，防止组织过度破坏，抑制粘连及瘢痕的形成，从而防止某些炎症后遗症的发生。

2. 自身免疫性疾病、器官移植排斥反应和过敏性疾病。

（1）自身免疫性疾病：如严重风湿热、全身性红斑狼疮和肾病综合征等应用糖皮质激素后可缓解症状。对多发性皮肌炎，糖皮质激素为首选药。糖皮质激素不宜单用，一般采用综合疗法，以免引起不良反应。

（2）过敏性疾病：如血管神经性水肿和过敏性休克等，此类疾病一般发作快，消失也快，主要应用肾上腺素受体激动药和抗组胺药物治疗。对严重病例或其他药物无效时，可应用糖皮质激素作辅助治疗。

（3）器官移植排斥反应：若与免疫抑制药如环孢素 A 等合用，疗效更好，并可减少两药的剂量。

3. 抗休克治疗：在有效的抗菌药物治疗下，可及早、短时间突击使用大剂量糖皮质激素用于感染中毒性休克（2012）；在补液、补充电解质或输血后效果不佳的低血容量性休克者，可合用超大剂量的糖皮质激素进行治疗。可与首选药肾上腺素合用于过敏性休克的治疗。

4. 血液病。

5. 局部应用。

6. 替代疗法：适用于急、慢性肾上腺皮质功能不全者，腺垂体功能减退及肾上腺次全切除术后。

### （三）代表药物

1. 短效糖皮质激素　氢化可的松、可的松。

2. 中效糖皮质激素　泼尼松、泼尼松龙、甲泼尼龙、曲安西龙。

3. 长效糖皮质激素　倍他米松、地塞米松。

## 二、胰岛素及口服降血糖药

1. 胰岛素

（1）药理作用：①促进脂肪合成，减少游离脂肪酸和酮体的生成，增加脂肪酸和葡萄糖的转运，使其利用增加；②促进糖原的合成和储存，加速葡萄糖的氧化和酵解，并抑制糖原分解和异生而降低血糖；③增加氨基酸的转运和核酸、蛋白质的合成，抑制蛋白质的分解；④加快心率，加强心肌收缩力和减少肾血流，在伴发相应疾病时应予以充分注意。

（2）临床应用：①胰岛素依赖型糖尿病；②非胰岛素依赖型糖尿病经饮食控制或用口服降血糖药未能控制者；③发生各种急性或严重并发症的糖尿病，如酮症酸中毒及非酮症高渗高糖性昏迷；④合并重度感染、消耗性疾病、高热、妊娠、创伤以及手术的各型糖尿病；⑤细胞内缺钾者，胰岛素与葡萄糖同用可促使钾内流。

2. 双胍类药物

（1）药理作用：促进脂肪组织摄取葡萄糖，降低葡萄糖在肠道的吸收及糖原异生，抑制胰高血糖素释放。

（2）临床应用：主要用于轻症糖尿病，尤其适用于肥胖及单用饮食控制无效者。

# 第 13 单元　抗微生物药

===== **重点提示** =====

本单元内容相对较多，也是考试经常考查的重点内容。重点掌握：①青霉素 G 的药理作用及临床应用；②红霉素的抗菌机制及应用；③各类抗结核药的药理作用及应用特点。熟悉头孢噻肟的抗菌特点及应用，庆大霉素、多西环素的应用。其他内容适当了解。

===== **考点串讲** =====

## 一、抗生素

### （一）青霉素 G

1. **抗菌作用**　青霉素 G 抗菌作用很强，在细菌繁殖期低浓度抑菌，较高浓度杀菌。对下列细菌有高度抗菌活性。

（1）大多数革兰阳性球菌。

（2）革兰阳性杆菌。

（3）革兰阴性球菌。

（4）少数革兰阴性杆菌。

（5）螺旋体、放线杆菌。

2. **临床应用**　肌内注射或静脉滴注为治疗敏感菌所致感染的首选药。如溶血性链球菌引起的蜂窝织炎、丹毒、猩红热、咽炎、扁桃体炎、心内膜炎等；肺炎球菌引起的大叶性肺炎、脓胸、支气管肺炎等；草绿色链球菌引起的心内膜炎，淋病奈瑟菌所致的生殖道淋病；敏感的金黄色葡萄球菌引起的疖、痈、败血症等；脑膜炎奈瑟菌引起的流行性脑脊髓膜炎；也可用于放线杆菌病、钩端螺旋体病（2012）、梅毒、回归热的治疗。还可用于白喉、破伤风、气性坏疽和流产后产气荚膜梭菌所致的败血症的治疗。但因青霉素 G 对细菌产生的外毒素无效，故必须加用抗毒素血清。

3. **不良反应**（2015）

（1）变态反应：为青霉素类最常见的不良反应，在各种药物中居首位。各种类型的变态反应都可出现，以皮肤过敏（荨麻疹、药疹等）和血清病样反应较多见，但多不严重，停药后可消失。最严重的是过敏性休克。

主要防治措施：①问过敏史；②避免滥用和局部用药；③避免在饥饿时注射青霉素；④不在没有急救药物（如肾上腺素）和抢救设备的条件下使用；⑤初次使用、用药间隔3天以上或换批号者必须做皮肤过敏试验，皮试呈阳性者禁用；⑥注射液需临用现配；⑦患者每次用药后需观察30分钟，无反应者方可离去；⑧一旦发生过敏性休克，应首先立即皮下注射或肌内注射肾上腺素0.5～1.0mg，严重者应稀释后缓慢静脉注射或静脉滴注，必要时加入糖皮质激素和抗组胺药。

（2）赫氏反应：应用青霉素 G 治疗梅毒、钩端螺旋体、雅司、鼠咬热或炭疽等感染时，可有症状加剧现象，表现为全身不适、寒战、发热、咽痛、肌痛、心率加快等症状。

（3）其他：肌内注射青霉素 G 可产生局部疼痛、红肿或硬结。剂量过大或静脉给药过快时可对大脑皮质产生直接刺激作用。鞘内注射可引起脑膜或神经刺激症状。

### （二）头孢噻肟

1. **抗菌作用**　第三代头孢菌素，抗菌原理与青霉素相同，杀菌力强，对革兰阳性细菌的作用不及第一、第二代头孢菌素，对革兰阴性细菌包括肠杆菌、铜绿假单胞菌及厌氧菌有较强的作用。对 β-内酰胺酶有较高的稳定性。

2. **临床应用**　危及生命的败血症、脑膜炎、肺炎、骨髓炎及尿路严重感染的治疗，能有效控制严重的铜绿假单胞菌感染。

### （三）红霉素

1. 抗菌作用

（1）抗菌机制：作用于 50S 亚基，可能与 P 位结合，抑制转肽作用及 mRNA 移位。

（2）抗菌谱：革兰阳性菌，革兰阴性球菌作用与青霉素 G 相似（较弱）。G⁻杆菌：对百日咳杆菌、流感杆菌、布氏杆菌、军团菌、空肠弯曲杆菌作用强。对螺旋体、肺炎支原体、沙眼衣原体、立克次体等有效。

2. 临床应用　用于治疗耐青霉素的金黄色葡萄球菌感染和对青霉素过敏者，还用于上述敏感菌所致的各种感染，也能用于厌氧菌引起的口腔感染和肺炎支原体、肺炎衣原体、溶脲脲原体等非典型病原体所致的呼吸系统、泌尿生殖系统感染。红霉素的不良反应主要为胃肠道反应，少数患者可发生肝损害，个别患者可有过敏性药疹、药热、耳鸣、暂时性耳聋等。

### （四）庆大霉素

1. 抗菌作用　氨基糖苷类对各种需氧革兰阴性菌如大肠埃希菌、克雷伯菌属、肠杆菌属、变形杆菌属等具高度抗菌活性。此外，对沙雷菌属、产碱杆菌属、布氏杆菌、沙门菌、痢疾杆菌、嗜血杆菌及分枝杆菌也具有抗菌作用。氨基糖苷类对革兰阴性球菌如淋球菌、脑膜炎球菌的作用较差。流感杆菌及肺炎支原体呈中度敏感，但临床疗效不显著。

2. 临床应用　庆大霉素是治疗各种革兰阴性杆菌感染的主要抗菌药，尤其对沙雷菌属作用更强，为氨基糖苷类中的首选药。可与青霉素或其他抗生素合用，协同治疗严重的球菌感染。亦可用于术前预防和术后感染。还可局部用于皮肤、黏膜表面感染和眼、耳、鼻部感染。

### （五）多西环素

1. 抗菌作用　属长效半合成四环素类，是四环素类药物的首选药；抗菌活性比四环素强 2～10 倍，具有强效、速效、长效的特点。口服吸收良好，不易受食物影响。

2. 临床应用　大部分药物随胆汁进入肠腔排泄，肠道中的药物多以无活性的结合型或络合型存在，很少引起二重感染。少量药物经肾排泄，肾功能减退时粪便中药物排泄增多，故肾衰竭时也可使用。应饭后服用，以大量水送服，服药后保持直立体位 30 分钟以上，以避免引起食管炎。静脉注射时，可能出现舌麻木及口腔异味感。易致光敏反应。其他不良反应少于四环素。

### （六）抗生素合理使用的基本原则

1. 尽早确定病原菌。

2. 按适应证选药。

3. 抗菌药物的预防应用。

4. 抗菌药物的联合应用。

5. 防止抗菌药物的不合理使用。

6. 患者的其他因素与抗菌药物的应用。

## 二、人工合成抗菌药

### （一）环丙沙星

1. 抗菌作用　对铜绿假单胞菌、流感嗜血杆菌、肠球菌、肺炎链球菌、金黄色葡萄球菌、军团菌、淋球菌的抗菌活性高于大多数氟喹诺酮类药物。氨基糖苷类或第三代头孢菌素耐药菌株对环丙沙星仍敏感，但大多数厌氧菌不敏感。

2. 临床应用　对其他抗菌药产生耐药的革兰阴性杆菌所致的呼吸道感染、泌尿生殖道感染、消化道感染、骨与关节和皮肤软组织感染。

### （二）磺胺类

1. 抗菌作用　对大多数革兰阳性菌和革兰阴性菌有良好的抗菌活性，其中最敏感的是 A 群链球菌、肺炎链球菌、脑膜炎奈瑟菌、淋病奈瑟菌、鼠疫耶尔森菌和诺卡菌属；也对沙眼衣原体、疟原虫、卡氏肺孢子虫和弓形虫滋养体有抑制作用。但对支原体、立克次体和螺旋体无效，甚至可促进立克次体生长。磺胺米隆和磺胺嘧啶银尚对铜绿假单胞菌有效。

2. **作用机制**　磺胺药是抑菌药，通过干扰细菌的叶酸代谢而抑制细菌的生长繁殖。与人和哺乳动物细胞不同，对磺胺药敏感的细菌不能直接利用周围环境中的叶酸，只能利用对氨苯甲酸（PABA）和二氢蝶啶，在细菌体内经二氢叶酸合成酶的催化合成二氢叶酸，再经二氢叶酸还原酶的作用形成四氢叶酸。四氢叶酸的活化型是一碳单位的传递体，在嘌呤和嘧啶核苷酸形成过程中起着重要的传递作用。磺胺药的结构和 PABA 相似，因而可与 PABA 竞争二氢叶酸合成酶，阻碍二氢叶酸的合成，从而影响核酸的生成，抑制细菌生长繁殖。

3. **临床应用**

(1) 磺胺嘧啶：预防流行性脑脊髓炎的首选药物（2015）。首选用于治疗诺卡菌属引起的肺部感染、脑膜炎和脑脓肿。

(2) 磺胺甲噁唑：也可用于流行性脑脊髓炎的预防，主要与甲氧苄啶合用，扩大临床适用范围。

(3) 柳氮磺吡啶：口服或灌肠治疗急性或慢性溃疡性结肠炎、节段性回肠炎，可防止复发；栓剂用于治疗溃疡性结肠炎。

4. **不良反应**　泌尿系统损害、过敏反应、血液系统反应、神经系统反应、其他（恶心、呕吐、上腹部不适和食欲缺乏）。

### （三）甲硝唑

1. **药理作用**　在细胞内无氧环境中被还原成氨基，抑制 DNA 合成而发挥抗厌氧菌的作用（2003，2017）。

2. **临床应用**　治疗由厌氧菌引起的口腔、腹腔、女性生殖器、下呼吸道、骨和关节部位感染。

## 三、抗结核病药

### （一）异烟肼

1. **临床应用**　用于各种类型的结核病，除早期轻症肺结核或预防应用外，均宜与其他第一线药联合应用。对急性粟粒性结核和结核性脑膜炎应增大剂量，必要时采用静脉滴注。

2. **不良反应**

(1) 神经系统：常见反应为周围神经炎，表现为手足麻木、肌肉震颤和步态不稳等。大剂量可出现头痛、头晕、兴奋和视神经炎，严重时可导致中毒性脑病和精神病。

(2) 肝毒性：以35岁以上及快代谢型患者较多见，可有暂时性转氨酶升高。用药时应定期检查肝功能，肝病患者慎用。

(3) 其他：可发生各种皮疹、发热、胃肠道反应、粒细胞减少、血小板减少和溶血性贫血，用药期间亦可能产生脉管炎及关节炎综合征。

### （二）利福平

1. **临床应用**　与其他抗结核药联合使用可治疗各种类型的结核病，包括初治及复发患者（2005）。也可治疗麻风病和耐药金黄色葡萄球菌及其他敏感细菌所致的感染。因利福平在胆汁中浓度较高，也可用于重症胆道感染。此外，利福平局部用药可用于沙眼、急性结膜炎及病毒性角膜炎的治疗。

2. **不良反应**　较常见的为胃肠道刺激症状，少数患者可见肝损害而出现黄疸，有肝病或与异烟肼合用时较易发生。过敏反应如皮疹、药物热、血小板和白细胞计数减少等多见于间歇疗法，出现过敏反应时应停药。利福平可激活肝微粒体酶，加速皮质激素和雌激素等的代谢，因而它能降低肾上腺皮质激素、口服避孕药、双香豆素和甲苯磺丁脲等的作用。对动物有致畸胎作用。妊娠早期的妇女和肝功能不良者慎用。

（三）乙胺丁醇

1. 药理作用　对繁殖期结核杆菌有较强的抑制作用。乙胺丁醇对其他细菌无效。单独使用可产生耐药性，降低疗效，因此常联合其他抗结核药使用，目前无交叉耐药现象。

2. 临床应用　用于各型肺结核和肺外结核的治疗，一线抗结核药。

# 第14单元　抗寄生虫药

## 重点提示

本单元内容相对较少，且考试出题量也较少。重点在于掌握氯喹的抗肠道外阿米巴病作用，其次是乙胺嘧啶的作用及用途。主要记忆各种代表药的特征，区别记忆。其他内容适当了解。

## 考点串讲

### 一、抗疟药

（一）氯喹

1. 抗疟作用　氯喹对各种疟原虫的红细胞内期裂殖体均有较强的杀灭作用，能迅速有效地控制疟疾的临床发作；但对子孢子、休眠子和配子体均无效，不能用于病因预防及控制远期复发和传播。氯喹具有在红细胞内尤其是被疟原虫入侵的红细胞内浓集的特点，有利于杀灭疟原虫，具有起效快、疗效高、作用持久的特点。氯喹也能预防性抑制疟疾症状发作，在进入疫区前1周和离开疫区后4周期间，每周服药一次即可。

2. 抗肠道外阿米巴病作用　氯喹对阿米巴痢疾无效，但由于它在肝组织内分布的浓度比血药浓度高数百倍，对阿米巴肝脓肿有效。

3. 免疫抑制作用　大剂量氯喹能抑制免疫反应，偶尔用于类风湿关节炎、系统性红斑狼疮等免疫功能紊乱性疾病。

（二）伯氨喹

伯氨喹对间日疟和卵形疟肝中的休眠子有较强的杀灭作用，是防治疟疾远期复发的主要药物。与红细胞内期抗疟药合用，能根治良性疟，减少耐药性的产生。能杀灭各种疟原虫的配子体，阻止疟疾传播。对红细胞内期的疟原虫无效。伯氨喹抗疟原虫作用的机制可能是其损伤线粒体以及代谢产物6-羟衍生物促进氧自由基生成或阻碍疟原虫电子传递而发挥作用。尽管有对伯氨喹敏感性下降的间日疟原虫株出现的报道，但对伯氨喹的耐药的发生是很罕见的。

（三）乙胺嘧啶

乙胺嘧啶是目前用于病因性预防的首选药。乙胺嘧啶对恶性疟和间日疟某些虫株的原发性红细胞外期有抑制作用，用作病因预防药，作用持久，服药1次，预防作用可维持1周以上。对红细胞内期的未成熟裂殖体也有抑制作用，对已成熟的裂殖体则无效。用于控制耐氯喹株恶性疟的症状发作，生效较慢，常需在用药后第2个无性增殖期才能显效（2003）。

### 二、抗肠虫药

1. 阿苯达唑的药理作用及临床应用　为高效、低毒的广谱驱虫药。能杀灭多种肠道线虫、绦虫和吸虫的成虫和虫卵，用于多种线虫的混合感染，也可用于治疗棘球蚴病与囊尾蚴病，对肝片吸虫病及肺吸虫病也有良好疗效。

2. 噻嘧啶的药理作用及临床应用　广谱抗肠蠕虫药，抑制虫体内的胆碱酯酶。对钩虫、蛲虫、蛔虫等均有抑制作用，用于蛔虫、钩虫、蛲虫单独或混合感染。

# 第三部分

# 预防医学综合

# 第11章 口腔预防医学

## 第1单元 绪论

========= **重点提示** =========

本单元内容考试涉及较少，具体要求掌握口腔三级预防的整体内容。其余部分适当了解。

========= **考点串讲** =========

**口腔预防医学概述**

1. 定义　通过有组织的社会努力，预防口腔疾病，维护口腔健康和提高生命质量的科学和艺术。

2. 三级预防的原则（2012，2015）

初级预防：如氟化物应用、饮食控制、窝沟封闭、保护牙髓。

二级预防（干预）：牙体外科、牙周病学、正畸学及其他领域问题早期诊断与治疗（2003）。

三级预防（修复）：固定义齿与活动义齿修复学方面的功能恢复与健康。

## 第2单元 口腔流行病学

========= **重点提示** =========

本单元内容十分重要，出题量多，又是掌握的难点，结合预防医学，融会贯通。要求掌握口腔流行病学的定义和方法，理解记忆；掌握氟斑牙的 Dean 分类；掌握调查误差的种类及其预防方法。本单元复习时要注重理论与病例结合复习，不可死记硬背。

========= **考点串讲** =========

### 一、概况

1. 定义　口腔流行病学是流行病学的一个分支，用流行病学原则、基本原理和方法，研究人群口腔疾病发生、发展和分布规律及其影响因素，同时研究口腔健康及其影响因素，为探讨口腔疾病的病因和流行因素，制订口腔保健计划，选择防治策略和评价服务效果打下良好基础。

2. 作用（2016）

（1）描述人群口腔健康与疾病的分布状态。

（2）研究口腔疾病的病因和影响流行的因素。

（3）用于研究疾病预防措施并评价其结果。

（4）用于口腔疾病监测。

（5）为制订口腔卫生保健规划提供依据。

### 二、口腔健康状况调查

1. 目的（2015）

（1）查明口腔疾病在特定时间发生频率和分布特征及其流行规律（2000）。

（2）了解和分析影响口腔健康的有关因素。

（3）为探索病因，建立和验证病因假设提供依据。

（4）选择预防保健措施和评价预防保健措施效果。

（5）评估治疗与人力需要。

2．项目　一般项目（姓名、性别、年龄、职业、民族、籍贯、文化程度、经济状况、宗教信仰、出生地区、居住年限等）；健康状况项目（各种口腔疾病）；问卷调查项目（口腔卫生知识、态度信念、行为与实践）。

3．表格设计　口腔健康状况调查项目确定后，应根据具体调查项目设计调查表。

4．指数和标准　常用的龋病指数有 DMFT、DMFS 等，牙周健康状况用 CPI 指数，氟牙症用 Dean 指数。

5．方法（2015）

（1）普查：能发现全部病例并给予治疗，但工作量大，成本太高。

（2）抽样调查（2012）

①单纯随机抽样：按一定方式以同等概率抽样。

②系统抽样：又称为机械抽样，按一定间隔随机抽样（2002，2012）。

③分层抽样：先分层，每层中随机抽样。

④整群抽样：以整群为抽样单位。

⑤多级抽样：多个阶段，每个阶段可采用单纯随机。

6．样本含量　$N=k \times Q/P$，允许误差 10% 时，$k=400$（2015）；允许误差 15%，$k=178$；允许误差 20%，$k=100$。

7．误差及预防方法　影响口腔健康调查结果真实性的因素主要有随机误差和偏倚。随机误差是在抽样调查过程中产生的变异，由于机遇的不同，不可避免。偏倚是某种原因造成检查结果与现实不符，属系统误差，不可避免，常见种类有以下几种。

（1）选择性偏倚（2005，2016）：调查对象选择性很差，造成偏差。如用医院病例说明人群患病情况。

（2）无应答偏倚（2014，2016）：受检者由于主观或客观未能接受调查，难以估计总体的现患率，如漏查。

（3）信息偏倚（2005）：①检查器械造成测量偏倚：使用标准器械并保持稳定环境条件；②调查对象引起偏倚（回忆偏倚，2016）：尽量提供可供回忆目标；③检查者引起偏倚：诊断标准明确，认真培训；④标准一致性试验：Kappa 统计法 <0.40 可靠度不合格，0.41～0.60 可靠度中等，0.61～0.80 可靠度优，0.81～1.0 完全可靠（2015）。

8．数据整理和分析

（1）数据整理和统计指标

①数据整理：核对、分组、计算。

②统计指标：平均数，反映一组性质相同的观察值的平均水平或集中趋势的统计指标。标准差，说明一组观察值之间的变异程度。标准误，反映样本均数与总体均数之间的差别。可信区间，用样本均数（或率）和标准误对总体均数（或率）做出的区间估计。率，说明某种现象发生的频率。构成比，说明某事物内部各构成部分所占的比重。

（2）统计分析

①计量资料统计分析

两样本均数比较：样本均数小采用 $t$ 检验，均数大采用 $u$ 检验。

多个样本均数比较：通常用方差分析、秩和检验方法。

②计数资料统计分析

两样本率差异假设检验：一般用 $Z$ 检验。

两个或两个以上样本率和构成比之间差别的假设检验常用卡方检验。

# 第 3 单元　龋病预防

## ═══ 重点提示 ═══

本单元内容十分重要，出题所占比例很大。出题重点集中在：①龋病常用指数的计算，要掌握每个指数评分区别点；②龋病三级预防及方法，需要记忆；③氟防龋是个大内容，考题丰富，还结合氟斑牙等考查；④窝沟封闭的临床操作要点及乳牙和第一恒磨牙窝沟封闭的时间。其他内容适当了解。

## ═══ 考点串讲 ═══

### 一、龋病流行病学

1. 龋病常用指数

（1）恒牙龋、失、补指数（DMFT/DMFS）：龋（患龋未充填）、失（因龋缺失的牙）、补（因龋已做充填的牙）牙数或牙面数之和（2000）。注意 45 周岁以上者，不再区分是龋病还是牙周病导致的失牙，其失牙数按口腔内实际丧失牙数计。

（2）乳牙龋、失、补指数（dmft/dmfs）：意义与恒牙相同。

（3）龋均：指受检查人群中每人口腔中平均龋、失、补牙数（2014，2015，2016）；龋面均：指受检人群每人口腔中平均龋、失、补牙面数（2005）。

（4）患龋率：指调查期间某一人群患龋率的频率，人口基数以百人计算。患龋病人数除以受检人数（2005，2016）。

（5）龋病发病率：受检人群在一段时间内（通常是 1 年）新发生的龋病的频率。

（6）龋面充填构成比：受检人群已充填牙面数/受检人群龋、失、补牙面数之和。

（7）根龋指数（RCI）：根龋数/牙龈退缩牙面数。

（8）无龋率：该年龄组全口无龋人数占受检年龄组人数的百分率。

2. 流行特征及其影响因素

（1）流行特征

①地区分布：以 12 岁儿童龋均为衡量标准（2014），工业发达国家的龋均普遍处于中等以下水平，而目前排在前面的发展中国家占大多数。

②时间分布：西方发达国家 20 世纪 60 年代龋均较高，之后开始下降，发展中国家一直上升。

③人群分布：年龄上 5～8 岁乳牙患龋率最高，下颌第一磨牙易患龋，12～15 岁是恒牙患龋易感时期，50 岁后患龋率上升；性别上乳牙男多于女，恒牙龋女性高于男性；城乡差别上，发展中国家一般城市高于农村；民族也有差异，彝族最高。

（2）影响因素：除上述因素外，还与以下因素有关。

①氟摄入量：一般 0.6～0.8mg/L，龋均最低，高于 0.8mg/L 时患龋率上升。

②饮食习惯：糖摄入量多、频率高患龋率高。

③家族影响。

### 二、龋病的预防

1. 龋病的三级预防

（1）一级预防：口腔健康教育；窝沟封闭、防氟涂料等（2000，2003，2005）。

（2）二级预防：早期龋及时充填。

（3）三级预防：牙髓炎、根尖周炎及时治疗；牙体缺损或牙列缺失及时修复。

2. 龋病的预防方法

（1）牙菌斑控制（2012）：机械法清除菌斑（刷牙、使用牙签、牙间隙刷、牙线）（2014）、化学方法（氯己定、三氯生）、生物方法（酶类）、免疫方法（疫苗、特异性抗体）、替代疗法（致龋菌毒性因子缺陷株）。

（2）糖代用品：木糖醇、山梨醇、甘露醇、异麦芽酮糖醇。

（3）增强宿主抵抗力：氟防龋、激光防龋。

（4）定期进行口腔健康检查：对于学龄前儿童建议每 3～6 个月进行定期口腔检查 1 次（2014），对于学龄儿童应每 6 个月进行口腔检查 1 次，而成年人则每 6～12 个月进行口腔检查 1 次。

## 三、氟化物与牙健康

1. 人体氟来源　饮水（65%）（2003）；食物（25%）；空气、其他途径（口腔局部用氟）、氟的总摄入量：每千克体重每天 0.05～0.07mg 为宜（2002，2003）。

2. 人体氟代谢

（1）吸收：消化道、呼吸道和皮肤接触等途径进入人体。

（2）分布：75%氟存在血浆中，乳汁、软组织、脑、骨和牙、唾液和菌斑也有部分（2012）。

（3）排泄：主要是经肾排泄，尿占总排泄的 75%，其他经粪便或汗腺排出。

3. 氟化物防龋机制（2000）

（1）氟能够降低釉质溶解度和促进釉质再矿化。

（2）氟对微生物作用（抑制糖酵解和细胞氧化有关的酶、抑制细菌摄入葡萄糖、抑制细菌产酸）；影响牙的形态学结构，增强牙的抗龋能力。

4. 氟的毒性作用　目前推荐 5mg/kg 氟离子的摄入量为氟化物的可能中毒剂量。

（1）急性氟中毒：恶心、呕吐、腹泻甚至肠道出血，血钙平衡失调，肌肉痉挛。虚脱、呼吸困难；重者心、肝、肾器官性损害。一般 4 小时内可能死亡（2013）。

急救氟中毒措施：催吐、洗胃、口服或静脉注射钙剂、补糖、补液以及对症治疗（2017）。

（2）慢性氟中毒（2014）：氟牙症（口腔表现，2012）、氟骨症（全身表现，2012）以及神经系统、骨骼肌和肾等非骨相损害。

预防：①寻找合适水源和采取饮水除氟措施，选用适合氟浓度的饮水来源；②改变生活方式，消除氟污染；③合理处理工业"三废"；④预防工业氟污染。

（3）氟牙症：多发生在恒牙，出生在高氟区全口牙受侵害，6～7 岁以后迁入高氟区不出现氟牙症（2003），牙齿白垩色，有些出现黄色色染，严重的出现牙体缺损。一般用 Dean 分类法分类（中度，2012）。

预防：限制氟摄入量，选择合适氟含量水源，消除高氟摄入的其他因素。

5. 氟化物防龋的全身应用

（1）饮水氟化：浓度保持在 0.7～1.0mg/L（2003，2005，2014），需要通过立法程序实施（2014）。

（2）食盐氟化：90～350mg/kg 氟化食盐。

（3）牛奶氟化：每天 0.5mg。

（4）氟片、氟滴剂（2003，2014）。

6. 氟化物防龋的局部应用　（2014，2015）

（1）含氟牙膏：单氟磷酸钠、氟化亚锡、氟化钠、氟化胺（2001）。

（2）含氟漱口液：0.2%氟化钠溶液每周 1 次；0.05%氟化钠溶液每天 1 次，5～6 岁每次 5ml，6 岁每次 10ml，含漱 1 分钟，30 分钟内不进食，5 岁以下者不建议使用。

（3）局部涂氟：酸性磷酸氟；含氟涂料；含氟凝胶（$SnF_2$ 凝胶的个人使用浓度，2017）和含氟泡沫。

## 四、窝沟封闭（2000）

1. 定义　又称点隙裂沟封闭，是指不去除牙体组织，在𬌗面、颊面或舌面点隙裂沟涂布一层黏结性树脂，保护牙釉质不受细菌及代谢产物侵蚀，达到预防龋病发生的一种有效防龋方法。

2. 窝沟解剖形态及龋患情况　第一，点隙裂沟解剖形态容易为细菌聚集定殖；第二，点隙裂沟的深度不能直接为患者与专业人员清洁所达到；第三，点隙裂沟口被有机填塞物、再生釉质上皮、食物残渣，甚至菌斑组成阻挡，阻止局部用氟的进入；第四，点隙裂沟可能接近釉牙本质界，在一定情况下，可能实际位于牙本质内，由于覆盖牙本质上的牙釉质层较薄，龋病发生较光滑面早而深。

龋损呈金字塔形，窝沟龋较平滑面容易发生，发展迅速。

3. 窝沟封闭剂组成、类型及特点

（1）组成：树脂基质、稀释剂、引发剂。

（2）类型：光固化、自凝固化。

（3）特点：光固化常用 430～490nm 可见光，自凝固化应在 1～2 分钟操作，最好不产生气泡。

4. 适应证和非适应证

（1）适应证：窝沟深，可以插入或卡住探针；患者其他牙，特别是对侧同名牙患龋或有倾向。

（2）非适应证：牙𬌗面无深沟裂点隙，自洁作用好；患较多邻面龋损者；患者不合作，不能配合正常操作；牙齿尚未完全萌出，被牙龈覆盖。

5. 操作方法及步骤

（1）清洁牙面。

（2）酸蚀：恒牙 20～30 秒，乳牙 60 秒。

（3）冲洗和干燥：保持干燥，不被唾液污染是封闭成功的关键（2015）。唾液污染是造成临床窝沟封闭失败的主要原因。

（4）涂布封闭剂：自凝固化调拌的 45 秒内应涂布。光固化直接涂封闭剂。

（5）固化：自凝固化 1～2 分钟固化，光固化可见光光照 20～40 秒固化。

（6）检查：固化程度，边缘封闭性，有无遗漏，咬合高低。

6. 临床效果评价

封闭剂保留率＝封闭剂保留牙数/复查牙总数×100%

龋降低相对有效率＝（对照组龋数－实验者龋数）/对照组龋数×100%

## 五、预防性树脂充填（2012）

1. 定义　即对小的窝沟龋和窝沟可疑龋进行树脂充填术。预防性树脂充填方法仅去除窝沟处的病变釉质或牙本质，根据龋损的大小，采用酸蚀技术和树脂材料充填龋洞并在牙面上涂一层封闭剂。

2. 适应证　窝沟有龋损能卡住探针；深的点隙窝沟有患龋倾向；沟裂有早期龋迹象，釉质浑浊或白垩色；无邻面龋损。

3. 分类

（1）类型 A：小号圆钻去除脱矿釉质，用不含填料封闭剂充填。

（2）类型 B：小号或中号圆钻去除龋损组织，洞深基本在牙釉质内，通常用稀释树脂充填。

（3）类型 C：中号或较大圆钻去除龋坏组织，洞深达牙本质需垫底，涂布粘固剂后用复合树脂充填。

4. 操作步骤

（1）去除点隙窝沟龋坏组织，不做预防性扩展。

（2）清洁牙面，彻底冲洗、干燥、隔湿。

（3）C 型酸蚀前将暴露牙本质用氢氧化钙垫底。

（4）酸蚀牙𬌗面及窝洞。

（5）C 型在窝洞内涂布一层牙釉质粘固剂后用复合树脂充填；B 型用稀释的树脂或加填料的封

闭剂充填；A 型仅用封闭剂涂布牙骀面及窝洞。注意避免唾液污染。

（6）术后检查充填及固化情况，有无漏涂，咬合是否过高等。

## 六、非创伤性修复治疗

1. 定义　用手用器械清除龋坏组织，然后用有黏结性、耐压和耐磨性能好的新型玻璃离子材料将龋洞充填。

2. 适应证　恒牙、乳牙中、小龋洞，允许最小挖器进入；无牙髓暴露，无可疑牙髓炎。

3. 材料和器械

（1）材料：玻璃离子粉、液，牙本质处理剂。

（2）器械：口镜、镊子、探针、挖匙、牙用手斧、雕刻刀等。

4. 临床操作步骤　①洞形准备；②清洁；③混合与调拌；④充填。

# 第 4 单元　牙周病预防

## ＝＝＝＝＝ 重点提示 ＝＝＝＝＝

本单元内容也很重要，出题数多。常考的知识点有 CPI、三级预防、刷牙，要求掌握 CPI 的检查牙位、检查内容及计分标准；牙周三级预防的内容；牙膏的成分及牙刷毛的直径。具体复习时应注意结合真题，把容易出题的细节内容都掌握起来。

## ＝＝＝＝＝ 考点串讲 ＝＝＝＝＝

### 一、牙周病流行病学

1. 牙周健康指数

（1）简化口腔卫生指数（OHI-S），包括简化牙垢指数（DI-S）和简化牙石指数（CI-S）（2016）。

记分：0＝无软垢或牙石。

　　　　1＝软垢或龈上牙石覆盖牙面 1/3 以下。

　　　　2＝软垢或龈上牙石覆盖牙面 1/3～2/3，或牙颈部有散在龈下牙石。

　　　　3＝软垢或龈上牙石覆盖牙面 2/3 以上，或牙颈部有连续而厚的龈下牙石。

（2）菌斑指数（PLI）（2005）：评价口腔卫生状况和衡量牙周病的防治效果。

记分：0＝龈缘区无菌斑。

　　　　1＝龈缘区牙面有薄菌斑，视诊不可见，探针尖侧面可刮出菌斑。

　　　　2＝龈缘区或邻面可见中等量菌斑。

　　　　3＝龈沟内或龈缘区及邻面有大量软垢。

（3）改良 Q-H 菌斑指数

记分：0＝牙面无菌斑。

　　　　1＝牙颈部龈缘处有散在点状菌斑。

　　　　2＝牙颈部菌斑宽度不超过 1mm。

　　　　3＝牙颈部菌斑覆盖宽度超过 1mm，但在牙面 1/3 以下（2015）。

　　　　4＝菌斑覆盖面积占牙面 1/3～2/3。

　　　　5＝菌斑覆盖面积占牙面 2/3 以上。

（4）牙龈指数（GL）

记分：0＝牙龈健康。

　　　　1＝牙龈轻度炎症，牙龈色有轻度改变并轻度水肿，探诊不出血。

　　　　2＝牙龈中等炎症，牙龈色红，水肿光亮，探诊出血。

3＝牙龈严重炎症，牙龈明显红肿或有溃疡，并有自动出血倾向。

（5）龈沟出血指数（SBI）（2005）

记分：0＝龈缘和乳头外观健康，轻探龈沟不出血。

1＝龈缘和乳头轻度炎症，轻探龈沟不出血。

2＝牙龈轻度炎症，颜色改变，无肿胀或水肿，探诊点状出血。

3＝牙龈中度炎症，颜色改变，轻度水肿，探诊后出血，血溢在龈沟内。

4＝牙龈重度炎症，不但有色的改变，并且明显肿胀，探诊后出血，血溢出龈沟。

5＝牙龈有色的改变，明显肿胀，有时有溃疡，探诊后出血或自动出血。

（6）社区牙周指数（CPI）（2002，2005，2014，2015）

检查器械：牙周探针尖端小球直径 0.5mm，距顶端 3.5～5.5mm 为黑色部分，距顶端 8.5mm 和 11.5mm 处有两条环线所使用的力不超过 20g。

检查牙位：将口腔分为 6 个区段，20 岁以上检查 10 颗指数牙（11、16、17、26、27、31、36、37、46、47）。

20 岁以下，15 岁以上，检查 6 颗指数牙：11、16、26、31、36、46。

检查项目：牙龈出血、牙石、牙周袋深度（2000）。

记分标准：0＝牙龈健康。

1＝龈炎，探诊出血。

2＝探诊发现牙石，探针黑色部分全在龈袋外。

3＝早期牙周病，龈缘覆盖部分探针黑色部分，牙周袋深度 4～5mm。

4＝晚期牙周病，探针黑色部分被龈缘完全覆盖，牙周袋深度 6mm 或以上。

X＝除外区段（少于两颗功能牙存在）。

9＝无法检查（不记录）。

2．流行特征及其影响因素

（1）流行特征（2000）

①地区分布：发展中国家的牙龈炎和牙石等的患病程度高于发达国家，农村高于城市。

②时间分布：20 世纪 60 年代发病率高。

③年龄分布：牙周炎患病率逐渐上升。

④性别分布：男性重于女性。

⑤民族分布：差异很大。

（2）影响因素：口腔卫生；吸烟；营养；系统性疾病。

## 二、牙周病的分级预防（2000）

1．一级预防　把口腔卫生知识传播给大家，使他们自觉地执行各种家庭口腔卫生措施，并定期进行口腔保健，维护口腔健康。

2．二级预防

目的：早发现、早诊断、早治疗，减轻严重程度，控制发展。

方法：X 线检查，洁治、治疗牙周脓肿、袋内刮治、根面平整、牙周手术、拔除不能治疗的牙。

3．三级预防　义齿修复缺牙；随访、精神疗法和口腔健康维护；治疗相关全身性疾病。

## 三、控制菌斑及其他局部相关危险因素

O'Leary 菌斑记录方法为：记录全口每一颗牙的 4 个牙面（唇侧、舌侧、近中、远中）（2015），凡显示有菌斑存在的牙面，可在记录卡中相应部位的格内用"－"表示；凡未萌出或缺失的牙，用"×"表示。

1．机械性控制菌斑方法　刷牙；牙线；牙签；牙间刷及橡胶按摩器；龈上洁治术和根面平整术。

2. 化学性控制菌斑方法　0.12%～0.2%氯己定（浓度，2012，2014）；甲硝唑；替硝唑；抗生素（螺旋霉素、四环素）其他药物（酚类化合物；季铵化合物；血根碱；氟化亚锡；三氯羟苯醚）。

3. 其他局部相关危险因素控制方法　改善食物嵌塞；调𬌗；破除不良习惯；预防、矫治错𬌗畸形；制作良好的修复体。

4. 菌斑控制的临床评估　O'Leary 菌斑控制记录卡、Turesky 改良菌斑指数、口腔卫生指数。

## 四、提高宿主抵抗力

1. 合理的营养　富含蛋白质、维生素 A、维生素 D、维生素 C 及钙和磷的营养物质。
2. 控制全身疾病　内分泌紊乱、糖尿病及遗传性疾病等。

## 五、自我口腔保健方法（2014）

1. 漱口
（1）目的与用途：家庭用，临床用。
（2）种类：一般用自备清洁水或盐水，常加入某些药物作为含漱液。
（3）应用：时间常为饭后，每次用量适当，药物漱口液不作为日常口腔护理。
（4）作用：防龋，减少口腔致病微生物数量，镇痛作用。
（5）有效的特点：无毒害，不吸收或吸收有限，独立性，细菌特异性，耐药性低。

2. 刷牙
（1）牙刷：刷毛尼龙丝直径一般在 0.20mm 以下；刷毛排列合理，一般为 10～12 束长，3～4 束宽，各束之间有一定间距，既有利于有效清除牙菌斑，又使牙刷本身容易清洗；刷毛较软，刷毛长度适当，刷毛顶端磨圆钝，避免牙齿和牙龈损伤（2012，2014）。
（2）牙膏：基本成分包括摩擦剂、洁净剂、润湿剂、胶黏剂、防腐剂、甜味剂、芳香剂等。
①摩擦剂：占牙膏含量的 20%～60%，常用碳酸钙、焦磷酸钙、磷酸氢钙、氢氧化铝、二氧化硅、硅酸盐等。
②洁净剂：又称发泡剂，为活性成分，可以降低表面张力（2017），占 1%～2%。如月桂醇硫酸钠，N-十二烷基氨酸钠。
③润湿剂：占 20%～40%，常用甘油、聚乙二醇和山梨醇。
④胶粘剂：占 1%～2%，常用有机亲水胶体，如藻酸盐。
⑤防腐剂：常用乙醇、苯甲酸盐及二氯化酚，三氯羟苯醚。
⑥甜味剂等：占 2%～3%，如山梨醇。水分作溶媒，占 20%～40%。
⑦用量：6 岁以下儿童黄豆粒大小。
（3）刷牙方法：巴斯刷牙法（水平颤动法）；Fones 刷牙法（圆弧法）（2015）。
①每次牙刷占 1～3 颗牙面距离，每次设置至少刷 5～10 次，每天至少刷 2 次。
②建议普通人群每次刷牙时间至少为 2 分钟（2016）。
③难刷的部位需要补充一些刷牙动作或需要用牙线或牙间隙刷加以补充。

3. 牙间隙清洁（2014）
（1）牙签：污物去除率约 50%。
（2）牙线：约能去除 90%的菌斑。
（3）牙间隙刷（2014）：牙列不齐、复杂修复体或牙龈萎缩、根分叉暴露（2015）。

# 第 5 单元　其他口腔疾病预防

## 重点提示

本单元内容相对较少，出题也不多，常考知识点是口腔癌流行情况及预防方法。考生只要掌握标注的重点内容即可。

=================== 考点串讲 ===================

## 一、口腔癌

### （一）流行病学

1. 地区分布　<u>东南亚国家好发（2015）</u>。我国口腔恶性肿瘤占全身恶性肿瘤的 8.2%。
2. 时间分布　不同国家和地区的口腔癌发病随时间而变化。
3. 年龄分布　<u>40～60 岁高发。随年龄增长呈升高趋势。</u>
4. 性别分布　男性：女性＝2：1。
5. 种族差异　不同种族发病率不同。

### （二）危险因素（2014）

1. <u>不良生活方式</u>　吸烟；嚼槟榔；饮酒；营养缺乏（维生素缺乏）。
2. <u>环境因素</u>　光辐射；核辐射；空气污染。
3. <u>生物因素</u>　口腔感染与局部刺激；病毒与梅毒。

### （三）预防方法

<u>口腔癌预防的含义包括预防口腔癌的发生、预防口腔癌的转移、预防口腔癌对邻近组织的损害、预防因口腔癌丧失生命（2015）</u>。

1. 口腔健康教育

（1）减少致病因素：避免吸烟、饮酒和嚼槟榔；注意对光辐射的防护；平衡饮食；不饮过热的饮料；避免不良刺激；保持良好的口腔卫生。

（2）提高公众对口腔癌警告标志的认识：<u>口腔癌的警告标志如下①口腔内溃疡 2 周以上尚未愈合；②口腔黏膜有白色、红色和发暗斑；③口腔与颈部有不正常肿胀和淋巴结肿大；④口腔不明原因的反复出血；⑤面部、口腔、咽部和颈部不明原因的麻木与疼痛（2012）</u>。

2. 定期口腔检查　对 40 岁以上长期吸烟，每日 20 支以上，既吸烟又饮酒、已有白斑以及长期嚼槟榔者应定期口进行腔检查，至少每 6 个月 1 次。

## 二、酸蚀症

### （一）危险因素

<u>牙酸蚀症的确切病因尚未明确。</u>

1. 化学因素

（1）<u>内源性酸</u>。体内的酸进入口腔。常见疾病包括持续性反酸、慢性呕吐、神经性呕吐、神经性厌食、神经性贪食、代谢及内分泌紊乱、长期酗酒、一些药物不良反应等。

（2）外源性酸。①饮食因素：各类酸性水果或果汁、各种碳酸类饮料与牙酸蚀症的发生发展有关，而且与这些食物和饮料的摄入时间、频率及方式关系密切；②药物因素：维生素 C 片剂、补铁剂、阿司匹林等；③环境因素：暴露于酸性环境易患牙酸蚀症（2017）。

2. 生物因素　唾液的缓冲能力、获得性膜、牙的结构和矿化程度、牙和软组织的位置关系等。

3. 行为因素　生活方式、口腔卫生习惯。

### （二）预防方法

1. 加强口腔健康教育。
2. 治疗可引起牙酸蚀症的疾病。
3. <u>减少饮食中的酸对牙的侵蚀（2015）</u>。
4. 避免酸性环境中牙与酸的接触。

5. 增强牙对酸的抵抗力。

6. 改变不良的饮食习惯及口腔卫生习惯。

### 三、牙外伤

#### （一）危险因素

1. 摔倒、碰撞。

2. 交通意外伤害。

3. 运动损伤：体育运动是牙外伤的主要原因之一。

4. 暴力。

5. 行为因素。

#### （二）预防方法

1. 增强保健意识。

2. 环境保护：①清除可能造成创伤的坚硬物品；②尽可能进行草坪建设或其他软化地面的方法，尽量减少不规则的小台阶或意外障碍物；③应建立安全的娱乐场所和人性化的生活交通设施，如专用的活动场所；④体育设施和游乐设施应提高安全性能；⑤加强专用校车的管理，公共汽车设置专用扶手，专用盲道建设和管理等。

3. 护牙托：①保护牙齿和口内其他组织；②防止颌骨骨折，特别是保护颞下颌关节；③预防外力对颅脑的冲击伤害，降低脑震荡发生的可能；④增强运动员的安全感。

# 第6单元　口腔健康促进

======== **重点提示** ========

本单元内容相对较多，但考试涉及本单元的内容较少。总体来说，这个部分出题虽不多，但容易丢分，主要还是概念混淆，考生复习时应加以注意。

======== **考点串讲** ========

### 一、口腔健康促进概念

口腔健康促进（2014）：除各种具体的预防措施之外，保证和维护口腔健康所需条例、制度和法律等措施，也包括专业人员建议等。如调整自来水氟浓度和含氟牙膏的应用及推广使用窝沟封闭剂等，在社区开展有指导的口腔卫生措施。

### 二、口腔健康教育

1. 概念　口腔健康教育：以教育的手段促使人们主动采取有利于口腔健康的行为。如行为矫正、口腔健康咨询、信息传播等。

2. 任务和方法

（1）任务（2014）

①提高社会人群口腔预防保健知识水平，建立口腔健康行为。

②深化口腔健康教育内容，扩大教育面，提高口腔教育能力。

③引起各方人员对口腔健康问题的关注，为寻求口腔预防保健资源做准备。

④争取各级行政领导和卫生行政领导支持，合理分配资源，制订方针政策。

⑤传递最新科学信息，积极参加新的口腔保健措施的应用与推广。

（2）方法（2012，2014，2015）：大众传媒、社区活动、小型讨论会、个别交谈。

3. 计划、实施和评价

（1）计划（2004，2012）

①计划的基本步骤：确定与口腔健康有关的问题；制订可以达到和可以测量的目标；确定实现目标的策略。

②设计计划应考虑的方面：确定有待解决的问题，确定目标，评估本目标实施的条件，确定内容的选择方法，充分估计执行中的困难，评估效果。

（2）实施

①学会如何确定和分析口腔健康及其相关问题。

②使口腔健康信息容易达到社区的每个人。

③推荐可供选择的解决办法。

④强调进行有效交流的重要性。

⑤把目标变成简单，可以理解、实现的口号或海报。

⑥为各年龄组或特殊人群准备口腔健康教育手册。

⑦模拟或示范个人与家庭口腔保健的适宜技术。

⑧建立个人与社区参与监督过程的标准与方法。

⑨口腔健康教育项目中监督口腔健康教育内容所取得的效果。

⑩口腔卫生保健项目中建立与其他相关单位的合作。

⑪口腔健康教育项目是社区卫生发展项目的一部分。

⑫随访与复诊。

（3）评价

①评价的内容：口腔健康目标达到的程度、项目的计划与内容是否合理有效以及项目的投入与效益。

②评价的时间：在口腔健康教育之前了解个人与社区口腔健康需要与兴趣，收集、分析、整理行为流行病学的基线资料；在教育期间，了解项目进展情况，获取反馈信息，适当调整现行项目；在教育之后评价教育的效果，重新发展和改进教育项目。

③评价方法：书面测试、自我评价、个别交谈。

# 第 7 单元　特殊人群的口腔保健

## ═══ 重点提示 ═══

本单元内容涉及的是特殊人群的口腔保健，像婴幼儿、妊娠期妇女、老年人的口腔保健都涉及很多其他科目内容，可以结合起来一起复习。总体来说，本部分内容趋向出题综合化，但又要考虑特殊人群的特殊特点，有针对性地采取治疗方法或对策，预计只要掌握了特点，得分不是很难。

## ═══ 考点串讲 ═══

1. **妊娠期妇女（2017）**　保健内容如下。

（1）做好妊娠前准备工作。

（2）合理营养，膳食平衡。

（3）良好生活习惯，谨慎用药。

（4）加强口腔健康教育，定期口腔检查。

2. **婴儿口腔保健的主要内容**

（1）保持口腔清洁。

（2）避免致龋菌早期定植。

（3）预防早期婴幼儿龋。

（4）关注颌面部生长发育。

（5）首次口腔检查　应在第一颗乳牙萌出后 6 个月内（2015）。

3. 幼儿口腔保健的主要内容（2012）

（1）养成良好口腔清洁习惯。

（2）养成良好的饮食习惯。

（3）适量补充氟化物。

（4）定期检查和治疗乳牙龋。

（5）预防乳牙外伤。

4. 学龄儿童口腔保健主要内容

（1）家庭口腔保健：良好口腔卫生习惯（含氟牙膏）；注意营养、合理甜食。

（2）定期口腔检查。

（3）乳牙早期窝沟封闭（2015）。

5. 老年人口腔保健方法

（1）提高自我口腔保健能力（正确刷牙，按摩牙龈，经常漱口，合理膳食）。可选用含氟牙膏，帮助预防根面龋（2015）。

（2）定期洁治，定期口腔健康检查。

（3）康复口腔基本功能（至少 20 颗功能牙）。

6. 残疾人口腔保健方法

（1）重视残疾人口腔保健。

（2）口腔卫生保健和特殊口腔护理。

（3）定期口腔健康检查。

# 第 8 单元　社区口腔卫生服务

## 重点提示

本单元内容较少，考试对本章的考查也较少，因此考生在复习时要有的放矢，对本单元内容加以了解。

## 考点串讲

### 一、基本概念

1. 社区　功能相互联系在一起的人类社会群体，某一特定时期生活在某一特定地区，处于相同社会结构中，具有基本一致文化传统和价值观念，共同感觉到自己是一个具有相对独立和一定自治性的社会实体。

2. 社区卫生服务　以社区人群和家庭为基础提供的医疗保健服务，通常会超越传统意义上的医疗服务范畴，融入许多社会服务措施。其特点包括以健康为中心、以人群为对象、以家庭为单位、以基层卫生保健为主要内容，提供综合服务、提供协调性服务、提供可及性服务。

3. WHO 倡导的基本口腔保健　口腔急诊治疗；可负担起的含氟牙膏；非创伤修复治疗。

### 二、任务、基本原则、内容

1. 任务　提高人群口腔健康水平、改善生活质量；提供基本口腔卫生服务、满足社区居民日益增长的口腔卫生服务需求；营造口腔健康社区；保证区域卫生规划的实施、保证医疗卫生体制改革和城镇职工基本医疗保险制度改革的实施；完善社区口腔卫生服务机构的功能。

2. 基本原则

（1）坚持为社区居民服务的宗旨，依据社区人群对口腔卫生的实际需求，正确处理社会效益和经济效益的关系，并应把社会效益放在首位。

（2）坚持政府领导，各部门协同，社会广泛参与，多方集资，公有制为主导的原则。

（3）坚持预防为主、防治结合的方针，提供综合性口腔卫生服务，促进社区居民口腔健康。

（4）坚持以区域卫生规划为指导，引进竞争机制，合理配置和充分利用现有的口腔卫生资源；努力提高口腔卫生服务的可及性，做到低成本、广覆盖、高效益、方便群众。

（5）坚持社区口腔卫生服务与社区发展相结合，保证社区口腔卫生服务可持续发展。

（6）坚持因地制宜，分类指导，以点带面，逐步完善的工作方针。

3. 内容　口腔健康教育、口腔预防、口腔医疗、口腔保健、康复等初级口腔卫生保健的内容。

# 第 9 单元　口腔医疗保健中的感染与控制

=== **重点提示** ===

本单元内容相对比较重要，有几个知识点考试经常出现，其中无菌意识和消毒方法应该重点掌握，而且本部分内容需要记忆性内容多，考生应该认真总结，深刻记忆。

=== **考点串讲** ===

## 一、口腔医疗保健中的感染传播及感染控制

1. 口腔医疗保健中的感染

（1）HIV 与艾滋病。AIDS 在口腔的传播方式有两种：一种是直接传播（接触患者的唾液、血液）；另一种是间接传播（污染的器械、飞溅到皮肤上的血液或唾液、空气中的微生物）。常见的艾滋病在口腔中的表现：口腔念珠菌病；口腔毛状白斑；卡波西肉瘤是感染 HIV 口腔病损（2013，2014）。

（2）乙型病毒性肝炎。95℃，5 分钟才能杀灭，工作台表面能存活几周。

（3）结核分枝杆菌、腮腺炎病毒。经飞沫由空气传播。

（4）梅毒螺旋体。常因不戴手套接触患者的口腔黏膜感染。

2. 感染传播方式与途径（2016）　经污染器械伤害传播（2014），经术者手部伤口传播，空气飞溅传播。

## 二、感染控制的措施及方法

1. 检查与评价　采集病史；社会史；口腔软组织检查。

2. 患者防护　治疗前用抗生素漱口水漱口；治疗中为患者提供防护眼罩和胸巾；治疗后用三用枪冲洗口腔，清理颗粒碎片。

3. 医护人员防护　建立职业安全防护的意识；接种疫苗；使用个人防护用品（手套、口罩、防护眼镜和面罩、工作服和工作帽）（2012，2017）。

4. 环境防护

（1）戊二醛：2%浓度，3 小时杀灭芽孢，5 分钟 HBV 被灭活（2002）。戊二醛酚溶液一般用 1∶16 稀释度。

（2）次氯酸钠：0.5%抗感染，需每日配制。亚氯酸和二氧化氯作为 3 分钟强消毒剂。

（3）酚类：1∶32 稀释度，对芽孢无作用。作为表面消毒和浸泡消毒需 10 分钟接触时间（2005）。

（4）碘伏：1∶213 稀释液，常用于外科手术前皮肤的消毒，医疗器械浸泡 1～2 小时（2002，2003）。

（5）乙醇：对芽孢无效。不建议用于表面消毒或浸泡消毒。

（6）对诊室的空气消毒可采用①臭氧消毒：要求达到臭氧浓度≥20mg/m³（2015），在相对湿度 RH≥70%条件下，消毒时间≥30 分钟；②紫外线消毒：紫外灯照射时间应≥30 分钟；③化学消毒剂或中草药消毒剂进行喷雾或熏蒸消毒方式。

（7）物理消毒：热力消毒（含干热或热加水）、辐射消毒、超声波消毒和微波消毒等（2016）。

**5．器械灭菌**

（1）灭菌前预清洗（浸泡清洗，一般选 1∶32 稀释的合成酚）。

（2）包裹器械。

（3）灭菌。

①高压蒸汽灭菌：手机（2005，2014）、金刚砂石钻和钨钢钻可用此法，针头、油类、粉类、蜡类不应高温灭菌。

②干热灭菌：玻璃陶瓷器具，不宜用于吸收性明胶海绵、凡士林、油脂、液状石蜡和粉剂灭菌。设备灭菌需 6 分钟，包扎物品需 12 分钟。

③化学熏蒸灭菌（碳钢钻针）；玻璃球/盐灭菌。

**6．牙科设备消毒**　消毒区划定；牙科设备消毒。

**7．医疗废物处理**　医疗废物的处理原则是：防止污染扩散。主要方法是分类收集，集中并分别进行无害化处理。在临床医疗中设置 3 种颜色的废物袋，黑色袋装生活废物，黄色袋装除了尖锐性物品外的医疗废物，红色袋装放射性废物。尖锐性的损伤性废物应放于专门的利器容器内，容器内的废物不能超过 2/3，安全运送到指定地点做无害化处理。

# 第12章　预防医学

## 第1单元　绪论

=== 重点提示 ===

本单元理论性内容较多，出题量较少，重点为预防医学的概念，要求考生深刻理解、准确记忆。

=== 考点串讲 ===

### 一、预防医学概述

1. 定义　以环境-人群-健康为模式，以人群为主要对象。利用流行病学统计原理和方法，充分利用对健康有益的因素，控制或消除环境中的有害因素，达到预防疾病、增进身心健康的目的。

2. 特点　研究对象包括个体和群体；重点是健康人；环境和机体相联系；对策和效益产生于疾病之前；宏观和微观相结合。

### 二、健康及其影响因素

1. 当代健康观　没有疾病，且躯体、精神和社会适应方面的完好状态。

2. 影响健康的主要因素　环境因素、行为生活方式、医疗卫生服务、生物学因素。

### 三、三级预防策略

第一级预防：病因预防。

第二级预防：临床前期预防，早发现、早诊断、早治疗。

第三级预防：临床预防，有效地治疗和康复。

## 第2单元　医学统计学方法

=== 重点提示 ===

本单元内容相对较多，而且难度较大。考试的重点为标准差的应用、假设检验的基本步骤、总体率95%可信区间的估计。应熟悉 $t$ 检测与 $\chi^2$ 检验的应用，其他内容适当了解即可。本单元的复习可结合真题加以理解。

=== 考点串讲 ===

### 一、基本概念和基本步骤

1. 统计学中的几个基本概念

(1) 总体和样本：总体是根据研究目的确定同质的观察单位的某个变量值的全部。样本是根据随机化的原则，从总体中抽出的有代表性的一部分观察单位组成的子集。

(2) 变量和误差：变量是具有变异的数据，分为数值变量和分类变量。误差是测得值和真实值的差别，包括过失误差、系统误差和随机误差。

（3）计量资料与计数资料

①计量资料：对观察单位量取的数值，其值一般有度量单位的为计量资料。

②计数资料（2014）：先按类别分组计数，然后汇总各组观察单位数后而得到的资料为计数资料。

2．统计工作的基本步骤　设计、搜集资料、整理资料、分析资料。

## 二、定量资料的统计描述

1．集中趋势指标

（1）算术平均数（2014）：简称均数（mean）。习惯上以 $X$ 表示样本均数，以希腊字母 μ 表示总体均数。均数适用于对称分布，特别是正态分布或近似正态分布的计量资料。

（2）几何均数（G）：适用于原始数据呈倍数关系或偏态分布，取其对数后呈近似正态分布的资料。

（3）中位数（M）：一组观察值从小到大排列，位置居中的数即为中位数，适用于非正态分布。

2．离散程度指标（2014）

（1）极差：全距（R），最大最小值之差。

（2）四分位数间距（Q）：常用于描述偏态分布以及分布的一端或两端无确切数值资料的离散程度。

（3）标准差：标准差的应用①说明观察值离散程度的大小（2005）；②与均数一起描述正态分布资料的特征；③计算变异系数；④计算标准误差。

（4）变异系数（CV）：常用于比较度量单位不同或均数相差悬殊的两组（或多组）资料的变异度。

## 三、分类资料的统计描述

常用相对数的种类有以下几种。

1．率　又称频率指标，指在大量观察的基础上，某现象实际发生数与可能发生该现象总数之比。用以说明某现象发生的频率或强度。

2．构成比　又称构成指标，为事物内部某组分例数与该事物各组分总例数之比。用以表示某事物内部各构成部分所占的比重。

3．相对比　两个有关指标之比。两个指标可能性质相同或性质不同。

## 四、统计表和统计图

1．统计表的基本结构和要求　基本原则：重点突出，简单明了（一张表包括一个中心内容）；主谓分明，层次清楚（标目安排合理）。

（1）表号及标题：表号后加空格，然后是标题，标题需要高度概括表的中心内容，用词确切、简练，置于表的上端。

（2）标目：有纵标目和横标目。横标目通常置于表的左侧，纵标目列在表的上方。

（3）线条：力求简洁，统计表两侧的封口线和斜线一律不用。

（4）数字：用阿拉伯数字，同栏数值的位数及小数点位置上下对齐，小数点后所取位数也应上下一致。

（5）备注：不是必备部分，一般不列入表内，必要时可用"*"号或其他符号标注在某数字或指标的右上方，在表的下方解释。

2．统计图形的类型及选择　常见的统计图有直方图、累计频率分布图、箱式图、直条图、百分条图、圆图、线图、半对数线图、散点图和统计地图等。

（1）直条图（2004）

资料性质：适用于彼此独立的资料。

分析目的：直条图是用等宽直条的长短来表示各统计量的大小，进行比较。

（2）圆图（2015）：事物内部各部分的百分构成比资料，目的是用面积大小表达各部分所占的比重大小。

（3）线图（2014）。

（4）直方图（2015）：表达某连续型变量各组段的数或频度。

# 第3单元　流行病学原理和方法

## 重点提示

本单元历年来出题量相对较大。主要的出题点是流行病学研究中的常用方法（病例对照研究、队列研究、现况调查），题型多为记忆型，要求熟练掌握相关概念。另一重要的出题点是偏倚的分类和控制方法，多是对概念的考查，应牢固记忆。描述疾病流行强度的术语也应掌握，要能判断何种情况属于暴发。

## 考点串讲

### 一、流行病学概论

1. 定义　研究人群中疾病与健康状况的分布及其影响因素，并研究如何防治疾病及促进健康的策略和措施的学科。

2. 流行病学的原理及方法

（1）原理：包括疾病与健康在人群中分布的原理、疾病的发病过程、人与环境的关系、病因推断的原则、疾病防制的原则和策略。

（2）方法：包括观察法、试验法。病例对照研究是选择一定数量的病例，调查其中假设因素出现的频率，并与对照组比较，分析假设因素与疾病的联系。这种研究方法可对假设因素进行初步检验，但不能决定某因素与某疾病的因果关系。

3. 流行病学的用途　疾病预防和健康促进；疾病监测；病因和危险因素的研究；疾病的自然史；疾病防治的效果评价。

### 二、流行病学资料的来源与疾病分布

1. 健康相关资料的来源　根据信息来源可将数据分为3类：第一类为常规的工作记录。例如，住院患者的病案资料、户籍与人口资料、医疗保险资料等。第二类为各种统计报表。如人口出生报告，居民的疾病、损伤、传染病的分月、季度与年报等资料。第三类为专题科学研究工作所获得的现场调查资料或实验研究资料。

2. 描述疾病分布的指标

（1）罹患率：是测量新发病例频率的指标。它常用来衡量人群中较短时间内新发病例的频率，观察时间可用日、周、旬、月为单位，常用于疾病流行或暴发的病因调查。

（2）患病率：常用于慢性病调查统计，它主要用来描述病程长的慢性病的发生或流行情况，如冠状动脉粥样硬化性心脏病、糖尿病、肺结核等。

（3）发病率（2012，2016）：一定时间内，一定人群某病新病例出现的频率，观察时间多以年为单位。

（4）续发率：某些传染病最短潜伏期到最长潜伏期之间，易感接触者中发病的人数占所有易感接触者总数的百分率。

（5）病死率（2016）：一定时期内，患某病的全部患者中因该病死亡者所占的比例。

（6）死亡率（2012）：在一定期间（通常为 1 年）内，某人群中死于某病（或死于所有原因）的频率。

3．描述疾病流行强度的术语　①散发；②流行：指某地区某病发病率明显超过历年的散发发病率水平（＞历年水平）；③大流行；④暴发（2003，2014）。

4．疾病三间分布　人群、时间、地区。出生队列研究也是一种对疾病的人群、时间和地区分布的一种综合描述。

### 三、常用流行病学研究方法

1．描述流行病学

（1）描述流行病学概念：描述流行病学又称描述性研究。它是将专门调查或常规记录所获得的资料，按照不同地区、不同时间和不同人群特征分组，以展示该人群中疾病或健康状况分布特点的一种观察性研究。

（2）现况研究（2005）：又称横断面研究或患病率研究，它是在某一人群中，用普查或抽样调查的方法收集特定时间内，特定人群中疾病、健康状况及有关因素的资料，并对资料的分布状况、疾病与因素的关系加以描述。

（3）普查和抽样调查

①普查：特定时点或时期、特定范围内的全部人群均为研究对象的调查（2012）。

②抽样调查：通过随机抽样的方法，对特定时点、特定范围内人群的一个代表性样本的调查。

（4）抽样方法及样本含量的估计

①方法：随机抽样［单纯随机抽样、系统抽样（2003）、分层抽样、整群抽样、多级抽样］和非随机抽样。

②样本含量：预期的现患率，对调查结果精确性的要求（2014）。

2．分析流行病学。

3．试验流行病学。

### 四、疾病监测

1．概念　指连续地、系统地收集疾病的资料，经过分析、解释后及时将信息反馈给所有应该知道的人，并且利用监测信息的过程。

2．目的　①确定主要的健康问题，掌握其分布和趋势；②查明原因，采取干预措施；③评价干预措施效果；④预测疾病流行；⑤制订公共卫生策略和措施。

3．种类　传染病监测和非传染病监测。

# 第 4 单元　临床预防服务

## ═══════════ 重 点 提 示 ═══════════

本单元内容在考试中涉及较少，出题量也较少，考生适当了解即可。

## ═══════════ 考 点 串 讲 ═══════════

### 一、临床预防服务概述

1．临床预防服务的概念

（1）定义：又称个体预防，医务人员在临床医疗卫生服务过程中，在对导致健康损害的主要危险因素进行评价的基础上，对患者、健康者和无症状患者实施的具体的个体预防干预措施。

（2）内容：①对就医者的健康教育和健康咨询（2012）；②周期性健康检查；③筛查；④免疫

预防；⑤化学预防；⑥临床营养指导。

2. 健康危险因素评估

（1）健康危险因素评估。

（2）健康危险因素收集。

（3）危险度评估方法。

3. 健康维护计划的制订与实施

（1）健康维护计划：根据个体的健康危险因素，由医护人员等进行个体指导，设定个体目标，并动态追踪结果。

（2）健康维护计划制订的原则：健康为向导；个性化；综合性利用；动态性；个人积极参与。

（3）健康维护计划的实施：首先建立健康维护流程表，在此基础上还需与"患者"共同制订一份某项健康危险因素干预行动计划。实施过程中为患者提供健康教育资料。

## 二、健康相关行为干预

1. 健康咨询的基本模式——5A 模式及健康咨询的原则

（1）5A 模式：评估、劝告、达成共识、协助、安排随访。

（2）原则：建立友好关系、鉴定需求、移情、调动参与、保守秘密、尽量提供信息和资源。

2. 烟草使用的行为干预

（1）烟草使用与二手烟概念：烟草使用主要包括两大类型，有烟烟草和无烟烟草。二手烟是指不吸烟者吸入吸烟者呼出的主流烟雾及卷烟燃烧产生的侧流烟雾。

（2）烟草使用与二手烟流行与健康的主要危害：①长期危害是引发疾病和死亡；②对女性有特殊危害，且吸烟孕妇的胎儿易发生早产和体重不足；③被动吸烟者也遭到健康危害；④含有大量有害化学物质。

（3）烟草依赖疾病的概念：烟草依赖是一种慢性成瘾性疾病（2014），指带有强制性的使用与觅求烟草，并于戒断后不断产生再次使用倾向的行为方式。

（4）临床戒烟指导：①针对愿意戒烟者采用5A戒烟法；②为愿意戒烟者提供强化干预服务；③对于不愿意戒烟者采用提高戒烟动机5"R"法；④针对最近已戒烟者采用基本干预和规范干预预防复吸；⑤针对从未吸烟者表扬，并鼓励继续远离烟草。

# 第 5 单元 社区公共卫生

## 重点提示

本单元内容相对较多，突发性公共卫生事件的定义及分类需重点掌握，传染病的控制方法、职业病的危害因素及常见职业病的种类也需掌握，熟悉食品中毒的定义及特点，了解人群健康与社区卫生服务、环境卫生及医院安全管理相关内容。

## 考点串讲

### 一、传染病的预防与控制

1. 传染病的流行过程 任何传染病的发生、发展和传播都是病原体、宿主和外界环境相互作用的结果。流行过程 3 个条件：传染源、传播途径和易感人群。影响因素包括：自然因素和社会因素。

2. 传染病预防控制的策略与措施 早发现、早诊断、早报告、早隔离、早治疗。切断传播途径，增强免疫，停工、停课、停业，临时征用房屋、交通工具，封闭被污染的公共饮水源。

3. 计划免疫

（1）定义：是指根据疫情监测和人群免疫状况分析，按照规定的免疫程序，有计划地进行预防接种，以提高人群免疫水平，达到控制乃至最终消灭相应传染病的目的。

（2）预防接种的种类：人工自动免疫、人工被动免疫和被动自动免疫。

（3）计划免疫方案：①扩大免疫规划；②计划免疫工作的主要内容，包括接种四苗，预防六病。最新计划还要求添加乙肝疫苗免疫，并在部分地区增加对流行性乙型脑炎、流行性脑脊髓膜炎等的免疫接种工作。

（4）疫苗的效果评价：通过测定接种后人群抗体阳转率、抗体平均滴度和抗体持续时间来评价疫苗的效果。

## 二、环境卫生

1. 环境卫生的概念　是以人类及其周围的环境为对象，阐述环境因素对人群健康影响的发生与发展规律，并通过识别、评价、利用或控制与人群健康有关的各种环境因素，达到保护和促进人群健康的目的。

2. 环境污染及其来源　生产性、生活性、其他（噪声、尾气、微电波、放射性污染等）。

3. 环境有害因素对健康的危害

（1）远期作用：①致癌；②致畸胎；③致突变。

（2）间接效应：①温室效应；②臭氧层的破坏；③酸雨。

## 三、职业卫生

1. 职业卫生的概念　人类从事各种职业劳动过程中的卫生问题。

2. 职业人群健康监护

（1）概念：通过检查和分析，评价职业性有害因素对接触者健康的影响及其程度，掌握职工健康状况，及时发现健康损害征象，以便采取相应的预防措施，防止有害因素所致疾病的发生和发展。

（2）职业人群健康检查：就业前健康检查、定期健康检查、离岗或转岗时体格检查、职业的健康筛检。

（3）职业环境监测：对作业者工作环境进行有计划、系统的检测，分析工作环境中有毒有害因素的性质、强度及其在时间、空间的分布及消长规律。

## 四、营养与食品安全

1. 营养、营养素及平衡膳食

（1）营养：食物中的营养素和其他物质间的相互作用与平衡对健康和疾病的关系，以及机体摄食、消化、吸收、转运、利用和排泄物质的过程。

（2）营养素：食物中含有的可给人体提供能量、构成机体成分和组织修复、维持生理调节功能的化学成分。

（3）平衡膳食：膳食所提供的能量及营养素在数量上能满足不同生理条件、不同劳动条件下用膳者的要求，并且膳食中各种营养素之间比例适宜的膳食。

2. 食品中毒（2013，2017）　特点：潜伏期短，多为集体暴发；临床表现相似，多以胃肠道症状为主；发病与某种食物有明显关系，不食者不发病，停用该食物后，发病即停止；一般无传染性的特点。

（1）依据病原学分类法，可分为 4 类：细菌性食物中毒、有毒动植物食物中毒、化学性食物中毒、真菌毒素和霉变食物中毒，在我国发生的食物中毒中，以细菌性食物中毒占绝大部分，其中又以沙门菌属引起者为多。

（2）几种常见的细菌性和非细菌性食物中毒：①副溶血弧菌，不耐酸、不耐热、嗜盐；②亚硝酸盐（2015）：高铁血红蛋白不能与氧结合，临床症状组织缺氧、皮肤发绀；③河豚中毒；④毒蘑菇中毒。

### 五、突发公共卫生事件及其应急策略

突发公共卫生事件的概念、分类、分级及应急报告制度。

1. 概念 突发公共卫生事件是指突然发生，造成社会公众健康严重损害的重大传染病疫情、群体性不明原因疾病、重大食物和职业中毒及其他严重影响公众健康的事件。

2. 分类 重大传染病疫情，群体性不明原因疾病，重大食物中毒和职业中毒，新发传染性疾病，群体性预防接种反应和群体性药物反应，重大环境污染事故，核事故和放射事故，生物、化学、核辐射恐怖事件，自然灾害及其他影响公众健康的事件。

3. 应急预案

（1）应急组织体系及职责。

（2）突发公共卫生事件的监测、预警与报告。

（3）突发公共卫生事件的应急反应和终止。

（4）善后处理。

（5）突发公共卫生事件应急处置的保障。

（6）预案管理与更新。

# 第四部分

# 医学人文综合

# 第13章　卫生法规

======================= 重点提示 =======================

本章在历年考试中所占比例很小，且出题点相当集中，知识点反复考查。不建议考生通读教材，而结合本篇内容精要，对历年真题进行透彻的理解，以提高应试效率。

======================= 考点串讲 =======================

**历年考点和重点辑要**

1.《执业医师法》辑要

（1）执业条件：具有高等学校医学专业本科以上学历，在执业医师指导下，在医疗、预防、保健机构中试用期满一年的可以参加执业医师考试（2000）。在乡、民族乡镇的医疗、预防、保健机构中工作的执业助理医师，可以根据医疗诊疗的情况和需要独立从事一般的执业活动。

（2）执业注册：医师资格考试合格者，可以向所在地县级以上卫生行政部门申请注册，注册主管部门应当自收到注册申请之日起30日内，对申请人提交的申请材料进行审核。审核合格的，予以注册，对不符合注册条件的，注册主管部门应当自收到注册申请之日起30日内，书面通知本人，并说明理由。

（3）不予以执业医师注册的情形：①不具有完全行为能力的。②因受刑事处罚，自刑罚完毕之日起至申请注册之日止不满两年的。③受吊销医师执业证书行政处罚，自处罚决定之日起至申请注册之日止不满两年的。④有国务院卫生行政部门规定不宜从事医疗、预防、保健业务的其他情形的（2000，2003）。

（4）执业变更：医师变更执业地点、执业类别、执业范围等注册事项的，应当到准予注册的卫生行政部门依照相关规定办理变更注册手续。

中止医师执业活动2年以上以及有相关规定情形消失的，申请重新执业，应当由相应机构接受3～6个月的培训，考核合格，并依照相关规定重新注册（2012）。

被注销注册的当事人有异议的，可以自收到注销注册通知之日起15日内，依法申请复议或者向人民法院提起诉讼。

（5）执业规则

1）医师在执业活动中享有的权利：①在注册的执业范围内，进行医学诊查、疾病调查、医学处置、出具相应的医学证明文件，选择合理的医疗、预防、保健方案；②按照国务院卫生行政部门规定的标准，获得与本人执业活动相当的医疗设备基本条件；③从事医学研究、学术交流，参加专业学术团体；④参加专业培训，接受继续医学教育；⑤在执业活动中，人格尊严、人身安全不受侵犯（2000）；⑥获取工资报酬和津贴，享受国家规定的福利待遇；⑦对所在机构的医疗、预防、保健工作和卫生行政部门的工作提出意见和建议，依法参与所在机构的民主管理等权利。

2）医师在执业活动中履行义务：①遵守法律、法规，遵守技术操作规范（2000）；②树立敬业精神，遵守职业道德，履行医师职责，尽职尽责为患者服务；③关心、爱护、尊重患者，保护患者的隐私；④努力钻研业务，更新知识，提高专业技术水平；⑤宣传卫生保健知识，对患者进行健康教育等义务。

3）①医师实施医疗、预防、保健措施，签署有关医学证明文件，必须亲自诊查、调查，并按照规定及时填写医学文书，不得隐匿、伪造或者销毁医学文书及有关资料。②医师不得出具与自己执业范围无关或者与执业类别不相符的医学证明文件。③对急危患者，医师应采取紧急措施进行抢救，不得拒绝急救处理。④应当使用经国家有关部门批准使用的药品、消毒药剂和医疗器械（2000）。

（6）执业考核：医师由县级以上人民政府卫生行政部门委托的机构或者组织，按照医师执业标准，对医师的业务水平、工作成绩和职业道德状况进行定期考核。

（7）法律责任：医师在执业活动中，违反执业医师法规定，有下列行为由县级以上人民政府卫生行政部门给予警告或者责令暂停六个月以上一年以下执业活动（2015）；情节严重的，吊销其执业证书；构成犯罪的，依法追究刑事责任。①违反卫生行政规章制度或者技术操作规范，造成严重后果的。②由于不负责任延误急危患者的抢救和诊治，造成严重后果的。③造成医疗责任事故的。④未经亲自诊查、调查，签署诊断、治疗、流行病学等证明文件或者有关出生、死亡等证明文件的。⑤隐匿、伪造或者擅自销毁医学文书及有关资料的。⑥使用未经批准使用的药品、消毒药剂和医疗器械的。⑦不按照规定使用麻醉药品、医疗用毒性药品、精神药品和放射性药品。⑧未经患者或者其家属同意，对患者进行实验性临床医疗的。⑨泄露患者隐私，造成严重后果的。⑩利用职务之便，索取、非法收受患者财物或者牟取其他不正当利益的。⑪发生自然灾害、传染病流行、突发重大伤亡事故以及其他严重威胁人民生命健康的紧急情况时，不服从卫生行政部门调遣的。⑫发生医疗事故或者发现传染病疫情，患者涉嫌伤害事件或者非正常死亡，不按照规定报告的。

2. 《医疗机构管理条例》辑要

床位不满 100 张的医疗机构，其《医疗机构执业许可证》每年校验 1 次；床位在 100 张以上的医疗机构，其《医疗机构执业许可证》每 3 年校验 1 次。校验由原登记机关办理。

未经批准擅自开办医疗机构行医或者非医师行医的，由县级以上人民政府卫生行政部门予以取缔，没收其违法所得及其药品、器械，并处十万元以下的罚款；对医师吊销其执业证书；给患者造成损害的，依法承担赔偿责任；构成犯罪的，依法追究刑事责任（2000）。

医疗机构开展诊疗活动的规定：①医疗机构执业，必须遵守法律、法规和医疗技术规范，按照核准登记的诊疗科目开展诊治活动，不得使用非卫生技术人员从事卫生技术工作。②医疗机构必须将《医疗机构执业许可证》、诊疗科目、诊疗时间和收费标准悬挂于明显处所（2000）。③医疗机构工作人员上岗工作，必须佩戴载有本人姓名、职务或职称的标牌。④医疗机构的门诊病历的保存期不得少于 15 年，住院病历的保存期不得少于 30 年（2016）。⑤医疗机构对危重病人应当立即抢救。对限于设备或者技术条件不能诊治的病人，应当及时转诊。

医疗机构施行手术、特殊检查或者特殊治疗时，必须征得患者同意，并应当取得其家属或者关系人同意并签字（2015）；无法取得患者意见时，应当取得家属或者关系人同意并签字；无法取得患者意见又无家属或者关系人在场，或者遇到其他特殊情况时，经治医师应当提出医疗处置方案，在取得医疗机构负责人或者被授权负责人员的批准后实施（2016）。

3. 《医疗事故处理条例》辑要

（1）医务人员在医疗事故中的主观过错属于技术水平欠缺的技术过失。

（2）医疗事故分级

一级：造成患者死亡、重度残疾。

二级：造成患者中度残疾，器官、组织损伤导致严重功能障碍的。

三级：造成患者轻度残疾，器官、组织损伤导致一般功能障碍的。

四级：造成患者明显人身损害的其他后果的。

（3）根据《医疗事故处理条例》规定，医院对参加事故处理的患者近亲属交通费、误工费和住宿费的损失赔偿人数不超过 2 人（2003）。

根据《医疗事故处理条例》规定，残疾生活补助费自定残之月起最长赔偿 30 年，但是 60 周岁以上的，不超过 15 年；70 周岁以上的，不超过 5 年（2003）。

（4）发生医疗事故争议时，死亡病例讨论记录、疑难病例讨论记录、上级医师查房记录、会诊意见、病程记录应当在医患双方在场的情况下封存和启封（2015）。封存的病历资料可以是复印件，由医疗机构保管。

（5）患者有权复印或者复制其门诊病历、住院志、体温单、医嘱单、化验单（检验报告）、医学影像检查资料、特殊检查同意书、手术同意书、手术及麻醉记录单、病理资料、护理记录以及国务院卫生行政部门规定的其他病历资料（2014）。

（6）因抢救危急患者，未能及时书写病历的，有关医务人员应当在抢救结束后法定时限内据实补记，并加以注明。其法定时限是 6 小时内（2005）。

（7）患者死亡，医患双方当事人不能确定死因或者对死因有异议的，应当在患者死亡后 48 小时内进行尸检，具备尸体冻存条件的，可以延长至 7 日。尸检应当经死者近亲属同意并签字（2005）。

4. 《侵权责任法》辑要

（1）医务人员在诊疗活动中未尽到与当时的医疗水平相应的诊疗义务，造成患者损害的，医疗机构应当承担赔偿责任。

（2）医疗机构及其医务人员应当按照规定填写并妥善保管住院志、医嘱单、检验报告、手术及麻醉记录、病理资料、护理记录、医疗费用等病历资料。

5. 《母婴保健法及其实施办法》辑要

（1）婚前医学检查包括对下列疾病的检查：①严重遗传性疾病；②指定传染病；③有关精神病。

（2）从事医学技术鉴定的人员，必须具有临床经验和医学遗传学知识，并具有主治医师以上的专业技术职务（2015）。

（3）医疗保健机构和从事家庭接生的人员按照国务院卫生行政部门的规定，出具统一制发的新生儿出生医学证明；有产妇和婴儿死亡以及新生儿出生缺陷情况的，应当向卫生行政部门报告（2012）。

（4）县级以上地方人民政府可以设立医学技术鉴定组织，负责对婚前医学检查、遗传病诊断和产前诊断结果有异议的进行医学技术鉴定。

（5）对患有医学上不宜生育的严重遗传性疾病的，医师应当向男女双方说明情况，提出医学意见，经男女双方同意，采取长期避孕措施或者实行结扎手术后，可以结婚，但《婚姻法》规定禁止结婚的除外。

6. 《中华人民共和国传染病防治法》《突发公共卫生事件应急条例》辑要

（1）传染病应实行预防为主的方针，防治结合，分类管理。

（2）《中华人民共和国传染病防治法》规定的甲类传染病包括：鼠疫、霍乱（2000，2005）。对乙类传染病中传染性非典型肺炎、炭疽中的肺炭疽，采取本法所称甲类传染病的预防、控制措施（2014）。

（3）传染病暴发、流行时，当地政府应当立即组织力量进行防治，切断传染病的传播途径；必要时，报经上一级地方政府决定，可以采取：①限制或者停止集市、集会、影剧院演出或者其他人群聚集的活动。②停工、停业、停课。③临时征用房屋、交通工具。④封闭被传染病病原体污染的公共饮用水源等紧急措施。

（4）在自然疫源地和可能是自然疫源地的地区兴办的大型建设项目开工前，建设单位应当申请当地卫生防疫机构对施工环境进行卫生调查（2001，2003）。

（5）医疗保健机构、卫生防疫机构对传染病病人、病原携带者、疑似传染病人污染的场所、物品和密切接触的人员，实施：①对病人、病原携带者，予以隔离治疗，隔离期限根据医学检查结果确定；②对疑似病人，确诊前在指定场所单独隔离治疗（2005）；③拒绝隔离治疗或者隔离期未满擅自脱离隔离治疗的，可以由公安机关协助医疗机构采取强制隔离治疗措施；④医疗机构对本单位内被传染病病原体污染的场所、物品以及医疗废物，必须依照法律、法规的规定实施消毒和无害化处置（2016）；⑤为了查找传染病病因，医疗机构在必要时可以按照国务院卫生行政部门的规定，对传染病病人尸体或者疑似传染病病人尸体进行解剖查验，并应当告知死者家属等必要的卫生处理和预防措施。

（6）医疗保健人员未按规定报告传染病疫情，造成传染病传播、流行或者其他严重后果，尚未构成犯罪的，由卫生行政部门给予的行政处分是降级、撤职或开除（2005）。

（7）《突发公共卫生事件应急条例》规定医疗卫生机构应当对传染病做到早发现、早报告、早隔离、早治疗。

（8）医疗机构发现发生或者可能发生传染病暴发流行时应当在 2 小时内向所在地县级人民政府卫生行政主管部门报告（2014，2015）。

（9）县级以上地方人民政府及其卫生行政主管部门未依照本条例的规定履行报告职责，对突发事件隐瞒、缓报、谎报或者授意他人隐瞒、缓报、谎报的，对政府主要领导人及其卫生行政主管部门主要负责人，依法给予降级或者撤职的行政处分；造成传染病传播、流行或者对社会公众健康造成其他严重危害后果的，依法给予开除的行政处分；构成犯罪的，依法追究刑事责任。

7.《药品管理法》《麻醉药品和精神药品管理条例》辑要

（1）禁止生产（包括配制，下同）、销售假药。有以下情形之一的，为假药：①药品所含成分与国家药品标准规定的成分不符的；②以非药品冒充药品或者以他种药品冒充此种药品的（2015）。

（2）国家实行药品不良反应报告制度。药品生产企业、药品经营企业和医疗机构必须经常考察本单位所生产、经营、使用的药品质量、疗效和反应。发现可能与用药有关的严重不良反应，必须及时向当地省、自治区、直辖市人民政府药品监督管理部门和卫生行政部门报告（2014）。

（3）药品的生产企业、经营企业、医疗机构在药品购销中暗中给予、收受回扣或者其他利益的，药品的生产企业、经营企业或者其代理人给予使用其药品的医疗机构的负责人、药品采购人员、医师等有关人员以财物或者其他利益的，由工商行政管理部门处 1 万元以上 20 万元以下的罚款，有违法所得的，予以没收；情节严重的，由工商行政管理部门吊销药品生产企业、药品经营企业的营业执照，并通知药品监督管理部门，由药品监督管理部门（2003）吊销其《药品生产许可证》《药品经营许可证》；构成犯罪的，依法追究刑事责任。

（4）医疗机构取得印鉴卡应当具备下列条件：①有专职的麻醉药品和第一类精神药品管理人员；②有获得麻醉药品和第一类精神药品处方资格的执业医师；③有保证麻醉药品和第一类精神药品安全储存的设施和管理制度。

（5）医疗机构应当对麻醉药品和精神药品处方进行专册登记，加强管理。麻醉药品处方至少保存 3 年，精神药品处方至少保存 2 年。

（6）定点批发企业违反本条例的规定销售麻醉药品和精神药品，或者违反本条例的规定经营麻醉药品原料药和第一类精神药品原料药的，由药品监督管理部门责令限期改正，给予警告，并没收违法所得和违法销售的药品；逾期不改正的，责令停业，并处违法销售药品货值金额 2 倍以上 5 倍以下的罚款；情节严重的，取消其定点批发资格。

8.《处方管理办法》辑要

（1）开具西药、中成药处方，每一种药品应当另起一行，每张处方不得超过 5 种药品。

（2）处方一般不得超过 7 日用量；急诊处方一般不得超过 3 日用量；对于某些慢性病、老年病或特殊情况，处方用量可适当延长，但医师应当注明理由。

（3）为门（急）诊患者开具的麻醉药品注射剂，每张处方为一次常用量；控缓释制剂，每张处方不得超过 7 日常用量；其他剂型，每张处方不得超过 3 日常用量。

（4）为门（急）诊癌症疼痛患者和中、重度慢性疼痛患者开具的麻醉药品、第一类精神药品注射剂，每张处方不得超过 3 日常用量；控缓释制剂，每张处方不得超过 15 日常用量；其他剂型，每张处方不得超过 7 日常用量。

（5）普通处方、急诊处方、儿科处方保存期限为 1 年，医疗用毒性药品、第二类精神药品处方保存期限为 2 年，麻醉药品和第一类精神药品处方保存期限为 3 年。

（6）医疗机构应当要求长期使用麻醉药品和第一类精神药品的门（急）诊癌症患者和中、重度慢性疼痛患者，每 3 个月复诊或者随诊一次（2014）。

（7）医疗机构有下列情形之一的，由县级以上卫生行政部门按照《医疗机构管理条例》第四十八条的规定，责令限期改正，并可处以 5000 元以下的罚款；情节严重的，吊销其《医疗机构执业许可证》：①使用未取得处方权的人员、被取消处方权的医师并具处方的；②使用未取得麻醉药品和第一类精神药品处方资格的医师开具麻醉药品和第一类精神药品处方的；③使用未取得药学专业技术职务任职资格的人员从事处方调剂工作的。

9. 《献血法》《医疗机构临床用血管理办法》辑要

（1）血站、单采血浆站应当对采集的人体血液、血浆进行艾滋病检测；不得向医疗机构和血液制品生产单位供应未经艾滋病检测或者艾滋病检测阳性的人体血液、血浆。

（2）医疗机构临床用血应当制订用血计划，遵循合理、科学的原则（2003），不得浪费和滥用血液。

（3）公民临床用血时只交付用于血液的采集、储存、分离、检验等费用；具体收费标准由国务院卫生行政部门会同国务院价格主管部门制定。无偿献血者临床需要用血时，免交前款规定的费用；无偿献血者的配偶和直系亲属临床需要用血时，可以按照省、市、自治区、直辖市人民政府的规定免交或者减交前款规定的费用（2012）。

（4）申请输血应由经治医师逐项填写《临床输血申请单》，由主治医师核准签字，连同受血者血样于预定输血日期前送交输血科（血库）备血。

（5）血液发出后，受血者和供血者的血样保存于 2～6℃冰箱，至少 7 天，以便对输血不良反应追查原因。

（6）二级以上医院应设置独立的输血科（血库），负责临床用血的技术指导和技术实施，确保贮血、配血和其他科学、合理用血措施的执行。

（7）医疗机构用血要求：①国家提倡健康公民自愿献血的年龄是 18～55 周岁（2000）。②输血过程中应先慢后快，再根据病情和年龄调整输注速度，并严密检查受血者有无输血不良反应，如出现异常情况应及时处理。③输血完毕后，医护人员将输血记录单（交叉配血报告单）贴在病历中，并将血袋送回输血科（血库）至少保存 1 天。④血站是采集、提供临床用血的机构，是不以营利为目的的公益性组织。设立血站向公民采集血液，必须经国务院卫生行政部门或者省、自治区、直辖市人民政府卫生行政部门批准。血站应当为献血者提供各种安全、卫生、便利的条件。血站的设立条件和管理办法由国务院卫生行政部门制定。⑤血站对献血者每次采集血液量一般为 200ml，最多不得超过 400ml，两次采集间隔期不少于 6 个月（2000）。

（8）法律责任有：①非法采集血液的；②血站、医疗机构出售无偿献血的血液的；③非法组织他人出卖血液的行为之一的，由县级以上地方人民政府卫生行政部门予以取缔，没收违法所得，可以并处 10 万元以下的罚款；构成犯罪的，依法追究刑事责任。

（9）同一患者一天申请备血量少于 800ml 的，由具有中级以上专业技术职务任职资格的医师提出申请，上级医师核准签发后，方可备血（2015）。同一患者一天申请备血量在 800～1600ml，由具有中级以上专业技术职务任职资格的医师提出申请，经上级医师审核，科室主任核准签发后，方可备血。同一患者一天申请备血量达到或超过 1600ml 的，由具有中级以上专业技术职务任职资格的医师提出申请，科室主任核准签发后，报医务部门批准，方可备血。

（10）医疗机构有下列情形之一的，由县级以上人民政府卫生行政部门责令限期改正；逾期不改的，进行通报批评，并予以警告；情节严重或者造成严重后果的，可处 3 万元以下的罚款，对负有责任的主管人员和其他直接责任人员依法给予处分：①未设立临床用血管理委员会或者工作组的；②未拟定临床用血计划或者一年内未对计划实施情况进行评估和考核的；③未建立血液发放和输血核对制度的；④未建立临床用血申请管理制度的；⑤未建立医务人员临床用血和无偿献血知识培训制度的；⑥未建立科室和医师临床用血评价及公示制度的；⑦将经济收入作为对输血科或者血库工作的考核指标的；⑧违反本办法的其他行为。

10. 《放射诊疗管理规定》辑要

（1）医疗机构开展放射诊疗工作，应当具备以下基本条件：①具有经核准登记的医学影像科诊疗科目；②具有符合国家相关标准和规定的放射诊疗场所和配套设施；③具有质量控制与安全防护专（兼）职管理人员和管理制度，并配备必要的防护用品和监测仪器；④产生放射性废气、废液、固体废物的，具有确保放射性废气、废液、固体废物达标排放的处理能力或者可行的处理方案；⑤具有放射事件应急处理预案。

（2）医疗机构应当定期对放射诊疗工作场所、放射性核素储存场所和防护设施进行放射防护检测，保证辐射水平符合有关规定或者标准。

（3）医疗机构有下列情形之一的，由县级以上卫生行政部门给予警告、责令限期改正，并可以根据情节处以 3000 元以下的罚款；情节严重的，吊销其《医疗机构执业许可证》。①未取得放射诊疗许可从事放射诊疗工作的；②未办理诊疗科目登记或者未按照规定进行校验的；③未经批准擅自变更放射诊疗项目或者超出批准范围从事放射诊疗工作的。

（4）医疗机构使用不具备相应资质的人员从事放射诊疗工作的，由县级以上卫生行政部门责令限期改正，并可处以 5000 元以下的罚款；情节严重的，吊销其《医疗机构执业许可证》。

11. 《抗菌药物临床应用管理办法》辑要

（1）清退或者更换的抗菌药物品种或者品规，原则上 12 个月内不得重新进入本机构抗菌药物供应目录。

（2）抢救生命垂危的患者等紧急情况，医师可以越级使用抗菌药物。越级使用抗菌药物应当详细记录用药指征，并应当于 24 小时内补办越级使用抗菌药物的必要手续。

（3）医疗机构应当对出现抗菌药物超常处方 3 次以上且无正当理由的医师提出警告，限制其特殊使用级和限制使用级抗菌药物处方权。

12. 《精神卫生法》辑要

（1）精神疾病的诊断应当由精神专科执业医师做出。

（2）精神疾病患者或者其监护人对诊断有异议的，可以在接到书面诊断结论后 10 日内向做出诊断的医疗机构提出复诊申请。医疗机构应当在接到申请后 3 日内组织原诊断医师以外的 2 名以上精神专科执业医师进行复诊（2016）。

（3）医疗机构及其医务人员应当在病历资料中如实记录精神障碍患者的病情、治疗措施、用药情况、实施约束、隔离措施等内容，并如实告知患者或者其监护人。患者及其监护人可以查阅、复制病历资料；但是，患者查阅、复制病历资料可能对其治疗产生不利影响的除外。病历资料保存期限不得少于 30 年。

# 第14章　医学伦理学

## 第1单元　伦理学与医学伦理学

===== **重点提示** =====

本单元内容较少，且主要为概念性内容。熟悉医学伦理学的概念（特征、对象及任务等）。了解道德的概念、类型及作用等。

===== **考点串讲** =====

### 一、伦理学

#### （一）伦理学的概念和类型

1. 概念　伦理学又称道德哲学，是专门、完全以道德作为研究对象的学说体系，即研究道德现象并揭示其起源、本质、作用及其发展规律的学科或科学。如前所述，伦理与道德同义而通用。

2. 类型　现代伦理学的分支学科，主要有：理论伦理学、描述伦理学、规范伦理学、比较伦理学、实践伦理学、应用伦理学。

#### （二）伦理学的研究对象

研究对象为道德现象。

#### （三）伦理学的基本理论

1. 效果论　其功利论（又称功利主义）与公益论都属于效果论或目的论。

2. 义务论　判断行动是否该做或行动的对错，要看行动本身是否按照规定的义务办，动机论的道德判断标准是产生行为的原则规范本身是否是道义的。

3. 美德论　主要研究作为人所应该具备的品德、品格等。

### 二、医学伦理学

#### （一）医学伦理学的概念

医学伦理学是以医德为研究对象的一门科学，是人类尤其医者认识医德生活的产物；是运用一般伦理学原理和主要准则，在解决医学实践中人们之间、医学与社会之间、医学与生态之间的道德问题而形成的学说体系；是医学与伦理学相互交叉的新兴学科，属于规范伦理学的范畴。医学伦理学的3个具体显著特征：实践性、继承性、时代性。

#### （二）医学伦理学的历史发展

狭义的医学伦理学诞生于1803年，具体标志是英国著名医师托马斯·帕茨瓦尔于这一年出版的一本书即《医学伦理学》。

#### （三）医学伦理学的研究对象和内容

1. 研究对象　医学领域中医务人员的医德意识和医德活动。

（1）医务人员与患者及其家属的关系。

（2）医务人员相互之间的关系。

（3）医务人员和社会的关系。

（4）医务人员和医学科学发展之间的关系。

2．研究内容

（1）医学伦理学的基本理论。

（2）医学伦理学的规范体系。

（3）医学伦理学的基本实践。

（4）医学伦理学的现实难题。

**（四）医学伦理学的基本观点与学科属性**

1．基本观点　生命神圣观、生命质量观与生命价值观、人道观和权力观。

2．学科属性　医学伦理学是医学与伦理学相互交叉的新兴学科，属于规范伦理学的范畴（2012）。

**（五）学习医学伦理学的意义和方法**

1．意义

（1）有利于医务人员的自我完善及培养德才兼备的医学人才。

（2）有利于医务人员实现技术与伦理的统一及提高医疗、教学、科研、预防、管理的质量。

（3）有利于医务人员解决医德难题及促进医学科学的发展。

（4）有利于医药卫生单位及社会的精神文明建设。

2．方法

（1）坚持历史唯物主义的方法。

（2）坚持理论联系实际的方法。

# 第 2 单元　医学伦理学的基本原则与规范

## ══════ 重点提示 ══════

　　本单元内容较多，是考试的重点内容。复习时重点掌握医学伦理学的基本原则，多以理解记忆型题为主，考生要在熟练记忆的基础上加强理解分析能力。熟悉医学伦理学的基本范畴。了解医学伦理学的基本规范。

## ══════ 考点串讲 ══════

### 一、医学伦理学的基本原则（2003，2005）

1．<u>不伤害原则</u>：不伤害不是绝对的，该原则要求对不可避免的伤害一定要控制在最低程度之内，而不可放任。

2．<u>有利（有益）原则（2005）</u>。

3．<u>尊重原则</u>

4．<u>公正原则（2012）</u>：公正即公平或正义的意思。公正有程序性公正、回报性公正和分配性公正等，这里主要指分配性公正，它是指收益和负担的合理分配，也包括形式上的公正和实质上的公正。

### 二、医学伦理学的基本规范

**（一）医学伦理学规范的含义和本质**

1．医学伦理学规范的含义　指衡量医务人员的医德意识和医德行为善恶的具体标准。

2．医学伦理学规范的本质　医德规范是医务人员在医学活动中的道德行为和道德关系普遍规律的反映，是社会对医务人员的基本要求，是医德原则的具体体现和补充。

（二）医学伦理学规范的形式和内容

1. 医学伦理学规范的形式

（1）总的表述方式：写清"哪些应该做、哪些不应该做"。

（2）具体的表现形式："戒律""宣言""誓言""誓词""法典""守则"等。

2. 医学伦理学规范的内容

（1）中华人民共和国卫生部2012年6月26日颁布的《医疗机构从业人员行为规范》：①以人为本，践行宗旨；②遵纪守法，依法执业；③尊重病人，关爱生命；④优质服务，医患和谐；⑤廉洁自律，恪守医德；⑥严谨求实，精益求精；⑦爱岗敬业，团结协作；⑧乐于奉献，热心公益。

（2）中国医学生誓言。

（3）医学道德的基本范畴。

# 第 3 单元　医疗人际关系伦理

## 重点提示

本单元内容较多，但考查的知识点较重复，医患关系是信托关系这个知识点多年涉及，必须掌握。其次，医患关系中患者的权利及义务、各医患关系模式的特点及适用情况也要重点掌握。了解医务人员之间关系道德原则、意义及道德要求。

## 考点串讲

### 一、医患关系伦理

#### （一）医患关系的含义和特点

1. **医患关系的含义**　医患关系是医方与患方在医疗实践活动过程中基于患者健康利益所构成的医疗人际关系。

2. **医患关系的特点**

（1）明确的目的性和目的的高度一致性。

（2）利益满足和社会价值实现的统一性。

（3）尊严权利上的平等性和医学知识上的不对称性。

（4）医患冲突或纠纷的不可避免性。

#### （二）医患关系的性质

医患关系是以诚信为基础的具有契约性质的信托关系（2003）。

#### （三）医患关系的模式

萨斯-荷伦德医患关系模式：提出了医师与患者关系的 3 种不同的模型，即主动-被动型（昏迷、休克、精神病发病期、低智商儿）、指导-合作型（大多数患者，普遍形式）和共同参与型（最理想）。

#### （四）医患双方的道德权利与道德义务

1. **医患关系中患者的道德权利（2014）**

（1）**基本的医疗权**：患者享有平等的基本医疗保健权，即每一位患者都享有基本的合理的诊治、护理的权利，有权得到公正、一视同仁的待遇。

（2）**对疾病的认知权**。

（3）**知情同意权（2015）**：拒绝治疗是患者知情同意自主权的特殊体现，但这种拒绝首先必须是患者理智的决定。

（4）保护隐私权：患者对于自己生理、心理及其他隐私，有权要求医务人员为其保密。

（5）获得休息和免除社会责任权：患者有获得休息和免除社会责任的权利，但患者免除社会责任权是有限度的。

2. 医患关系中患者的道德义务

（1）如实提供病情和有关信息。

（2）在医师指导下积极接受和配合医师诊治。

（3）遵守医院规章制度。

（4）支持医学学习和医学发展。

3. 医师的道德权利与义务

（1）医师的权利。1999 年颁布实施的《中华人民共和国执业医师法》第 21 条规定，医师在执业活动中享有下列权利：①在注册的执业范围内进行医学检查、疾病调查、医学处置、出具相应的医学证明文件，选择合理的医疗、预防、保健方案；②按照国务院卫生行政部门规定的标准，获得与本人执业活动相当的医疗设备基本条件；③从事医学研究、学术交流，参加专业学术团体（2015）；④参加专业培训，接受继续医学教育；⑤在执业活动中，人格尊严、人身安全不受侵犯；⑥获取工资报酬和津贴，享受国家规定的福利待遇；⑦对所在机构的医疗、预防、保健工作和卫生行政部门的工作提出建议，依法参与所在机构的民主管理。

医师行驶权利时具有 3 个显著特点：①自主性；②权威性；③特殊性。

医师享有的道德权利较为广泛。其中，最主要的是特殊的医疗干涉权，医疗干涉权行使的基本依据：只有当患者自主性与生命价值原则、有利原则、公正原则以及社会公益原则发生矛盾时，使用这种权利才是正确的。

（2）医师的义务。《中华人民共和国执业医师法》第 22 条规定了义务：①遵守法律、法规，遵守技术操作规范；②树立敬业精神，遵守职业道德，履行医师职责，尽职尽责为患者服务；③关心、爱护、尊重患者，保护患者的隐私；④努力钻研业务，更新知识，提高专业技术水平；⑤宣传卫生保健知识，对患者进行健康教育。

另外，第 24、第 26、第 27、第 28、第 29 等条款还规定：医师不得拒绝急救处置；对患者交代病情时避免引起对患者的精神压力、产生不利的后果；不得利用职务之便获取不当利益；遇有灾情、疫情等威胁人民生命健康的紧急情况时，应服从卫生行政部门的调遣和及时向有关部门上报等。

## （五）构建和谐医患关系的伦理要求

1. 医患关系民主化趋势对医师的道德要求

（1）医患关系的民主化趋势的增强。

（2）医患关系的民主化趋势对医师的道德要求：恪守职业道德，一视同仁。

2. 医患关系法制化趋势对医师道德的要求

（1）医患关系法制化趋势的出现。

（2）医患关系法制化趋势对医师提出了越来越高的道德要求：法律反映着道德进步的要求。法治的力量只有以道德建设为依托、只有同德治力量有机结合起来，才能取得预期的成果。

3. 医患关系物化趋势对医师的道德要求

（1）医患关系物化趋势的形成。

（2）医患关系物化趋势对医师的道德要求：加强职业道德修养，在应用高新技术时强调关心患者、尊重患者、融洽与患者之间的关系，克服"高技术——低情感"现象。

# 二、医务人员之间关系伦理

## （一）医务人员之间关系的含义和特点

医务人员之间关系是指医务人员之间及其与其他医疗活动主体之间在医疗活动中形成的关系。

**（二）处理好医务人员之间关系的意义**

1. 有利于医学事业的发展

（1）当代医学之综合的特征。

（2）医学综合化趋势的道德要求：不同专业的医务人员之间必须加强协作和互相配合。这种协作和配合主要还是依靠医务人员的医德自律和建立在共同医德基础上的良好的医疗人际关系。

2. 有利于医院整体效应的发挥

（1）医院整体效应。

（2）医院整体效应的道德要求：正确处理医务人员之间的关系。具体来说，就是坚持团结协作，合理开展竞争（公开、公平、公正），并且处理好团结与竞争之间的关系。

3. 有利于医务人员成才

（1）医务人员成才的3项条件：社会的宏观条件、单位的微观条件、个人的主观条件。其中，人际关系是很重要的宏观与微观的综合条件。

（2）处理医际关系与成才问题的要求：处在医际关系中的每个医务人员都应经常反省自己在其中的表现；组织上也要加强协调并促进人才流动，使医务人员能够健康成长。

4. 有利于建立和谐的医患关系

（1）在医疗实践过程中，医务人员之间的相互联系和交往是以患者为中心进行的。

（2）医务人员之间的相互支持和密切协作，有利于患者的诊治和康复。正确处理医务人员之间的关系，有利于医学事业的发展，有利于医院整体效应的发挥，有利于医务人员成才，有利于建立和谐的医患关系。总之，在某种意义上说，医务人员之间的相互关系是医患关系的依存条件；良好的医际关系有助于融洽医患关系的建立，不良的医际关系是引起医患矛盾和纠纷的根源之一。

**（三）协调医务人员之间关系的伦理要求**

1. 共同维护患者的利益和社会公益。①维护患者利益：维护患者利益即"患者利益至上"，是医务人员的共同义务和天职，是医务人员应共同遵守的道德原则，也是建立医务人员之间良好关系的思想基础。②维护社会公益。

2. 彼此平等、互相尊重。

3. 彼此独立、互相支持和帮助。

4. 彼此信任、互相协作和监督。

5. 互相学习、共同提高和发挥优势。

# 第4单元　临床诊疗伦理

## 重点提示

本单元在考试中所占比重较小，考点主要集中在安乐死相关的内容，要求重点掌握。熟悉脑死亡的判断标准及道德意义。了解临床诊疗的道德原则及道德要求。

## 考点串讲

### 一、临床诊疗的伦理原则

1. 患者至上原则。

2. 最优化原则：就是在选择诊疗措施时，做出以最小代价获得最大效果的决策。

3. 知情同意原则（2014）：医务人员在选择和确定疾病的诊疗方案时，需要让患者了解这些方案，让他们在这个基础上进行自由的选择与决定。患者在诊疗过程中，有询问病情、接受或拒绝或选择诊疗方案的自主权。

4．保密守信原则。

## 二、临床诊断的伦理要求

### （一）询问病史的伦理要求

1．举止端庄、态度热情。

2．全神贯注、语言得当。

3．耐心倾听、正确引导。

### （二）体格检查的伦理要求

1．全面系统、认真细致。

2．关心体贴、减少痛苦。

3．尊重患者、心正无私。

### （三）辅助检查的伦理要求

在辅助检查中，临床医师应遵循以下伦理要求。

1．从诊治需要出发、目的合理。

2．知情同意、尽职尽责。

3．综合分析、切忌片面。

4．密切联系、加强协作。

## 三、临床治疗的伦理要求

### （一）药物治疗的伦理要求

1．对症下药、剂量安全。

2．合理配伍、细致观察。

3．节约费用、公正分配。

4．严守法规、接受监督。

### （二）手术治疗的伦理要求

1．术前准备的伦理要求　①严格掌握手术指征、动机正确。②尊重患者的知情同意权。③认真制订手术方案。④帮助患者做好术前准备。

2．术中的医德伦理要求　严密观察、处理得当；认真操作、一丝不苟；互相支持、团结协作。

3．术后的伦理要求（2015）　①严密观察病情；②努力解除患者的不适。

4．手术治疗中的特殊伦理问题　患者丧失自主选择能力时，医务人员可以不考虑他的拒绝，通过征得监护人（家属）的同意而进行手术。对于具有自主选择能力的患者，如果拒绝手术治疗，则应视具体情况而定。　正确对待"红包"问题。

### （三）其他治疗的伦理要求

1．心理治疗工作中的伦理要求（2015）　①要运用心理治疗的知识、技巧去开导患者；②要有同情、帮助患者的诚意；③要以健康、稳定的心理状态去影响和感染患者；④要保守患者的秘密、隐私。

2．康复治疗工作中的伦理要求　①理解尊重、平等相待；②热情关怀、耐心帮助；③合作密切、加强协作。

## 四、临床急救的伦理要求

1．临床急救工作的特点　①病情变化急骤，带有突发性；②病情严重，救治难度大；③病情复杂，工作量较大；④生命所系，责任重大。

2．临床急救的伦理要求　①要争分夺秒、积极抢救患者；②要团结协作、勇担风险；③要满腔热忱，重视心理治疗；④要全面考虑，维护社会公益；⑤要加强业务学习，提高抢救成功率。

# 第 5 单元　临终关怀与死亡的伦理

## 重点提示

本单元内容较重要，出题的可能性较大。主要掌握临终关怀的伦理要求、安乐死的伦理争议与现状及死亡标准，重点掌握安乐死内容。

## 考点串讲

### 一、临终关怀伦理

#### （一）临终关怀的含义和特点

1967 年，英国桑德斯博士创立了现代临终关怀事业。现代意义上的临终关怀是一种新兴的医疗保健服务，即对临终患者及其家属所提供的一种全面照顾，包括医疗、护理、心理、伦理和社会等方面，目的在于使临终患者的生存质量得到提高，能够在舒适和安宁中走完人生的最后旅程，并使家属得到慰藉和居丧照护。

#### （二）临终关怀的伦理意义和要求

1. 伦理意义　①人道主义的升华；②生命神圣、质量与价值的统一；③人类文明的进步和生死观念的更新。

2. 伦理要求　①认识和理解临终患者；②保护临终患者的权利；③优化临终患者的生活；④关心临终患者的家属。

### 二、安乐死伦理

1. 现代安乐死的定义　现代意义的安乐死是指患有不治之症、濒临死亡并且痛苦不堪的患者，因为在目前的医学条件下救治无望和病痛无法解除，而由患者本人或其家属经深思熟虑后做出理性决定，运用药物或其他方式，在无痛苦状态下提前结束生命的一种临终处置。

2. 安乐死的伦理争议

（1）支持者认为

①对患者本人来说是人道主义的体现，尊重患者的自主权和对死亡的决定选择权。

②对患者家属来说，可以解除他们心理和经济上的负担。

③对社会而言也符合社会公益原则。

（2）反对者认为

①医道与人道冲突：救死扶伤、治病救人被认为是天经地义之事，是医德、医道的根本体现。若允许安乐死，一者会造成伦理原则的冲突和观念上的混乱。二来会使医务人员在医疗实践中发生角色混淆，心理上也不堪承受；还容易使患者产生医务人员草率医治、不负责任的担忧，削弱医患之间信任合作的基础。

②新旧观念的冲突：在西方人的生存权只有上帝才能拿走，在我国也是受中国传统生死观以及广泛的社会心理影响，如孝亲、亲情、重生、讳死等观念。

③尚未立法，没有法律依据，可能触犯法律。

④无法保证家属的要求真正代表患者的意愿，可能造成谋杀。

⑤不利于科学研究的进步。

3. 安乐死的实施现状

（1）美国。

（2）澳大利亚。

（3）荷兰（2004）：2001 年 4 月 10 日，荷兰最终通过有条件的主动安乐死立法，使荷兰成为世界上第一个安乐死合法化的国家。

（4）比利时：2002 年 4 月，比利时成为世界上第二个使安乐死合法化的国家。

### 三、死亡伦理

1. 死亡及其标准　死亡是生命活动和新陈代谢的不可逆终止。迄今为止，判定一个人是否死亡已有两个标准：一是以心肺功能不可逆停止为尺度的传统死亡标准；二是以脑功能不可逆丧失为尺度的现代死亡标准。

2. 脑死亡哈佛标准　在 1968 年召开的世界第 22 届医学大会上，美国哈佛大学医学院特设委员会提出了"脑功能不可逆性丧失"即脑死亡的新概念，将脑死亡作为确定人死亡的新标准。

哈佛大学医学院提出判断脑死亡的 4 条具体标准，简称哈佛标准。4 条具体标准如下。

（1）对外部刺激和内部需要无接受性和反应性，即患者处于不可逆的深度昏迷，完全丧失了对外界刺激和内部需要的所有感受能力，由此引起的反应性全部消失。

（2）自主的肌肉运动和自主呼吸消失。

（3）诱导反射消失。

（4）脑电图示脑电波平直。

对以上 4 条标准还要持续 24 小时连续观察，反复测试其结果无变化，并排除体温过低（<32.2℃）或刚服用过巴比妥类药等中枢神经系统抑制药的病例，即可宣布患者死亡。

3. 脑死亡标准的伦理意义　有利于科学地确定死亡，维护了死者的尊严；有利于节约卫生资源；有利于器官移植的开展。

# 第 6 单元　公共卫生伦理

## 重点提示

本单元不常考。适当了解即可。

## 考点串讲

### 一、公共卫生伦理的含义和理论基础

1. 公共卫生伦理的含义。
2. 公共卫生伦理的理论基础。

### 二、公共卫生伦理原则

1. 全社会参与原则。
2. 社会公益原则。
3. 社会公正原则（2012，2014）。
4. 互助协同原则。
5. 信息公开原则。

### 三、公共卫生工作伦理要求

1. 疾病控制的伦理要求

（1）传染病防治中防治人员的道德要求：①积极展开传染病的预防，对广大群众的健康负责；②认真做好传染病的检测和报告，履行其道德和法律责任；③尊重科学，具有奉献精神；④尊重传

染病患者的人格和权利。

（2）防治慢性非传染性疾病中防治人员的道德要求：①履行健康教育的义务，促进人们行为、生活方式的改变；②加强监测、筛查和普查等，履行早发现、早诊断和早治疗的道德责任。

2. 职业性损害防控的伦理要求　改善工作和学习环境，关怀劳动场所和学校卫生水平。

在职业性损害防制中对医疗卫生保健人员提出以下道德要求：

（1）依法开展卫生管理和监督，对职工的健康和安全负责。

（2）积极开展职业健康教育、卫生监测和健康监护，维护职工的健康。

（3）职业病的诊断要慎重，维护职工、企业和国家的利益。

3. 健康教育和健康促进的伦理要求

（1）要履行法律义务，充分利用一切机会和场所，积极主动地开展健康教育以及积极参加健康促进的公共政策的制定和创建支持性环境。

（2）深入农村、社区，把健康教育和健康促进有针对性地作为初级卫生保健工作的重要任务和内容，并积极参与建立有利于健康促进的卫生保健体系。

（3）不断自我完善，以科学的态度和喜闻乐见的形式开展健康教育和健康促进活动。

4. 应对突发公共卫生事件的伦理要求　科学严谨，实事求是，信息透明、公开，尊重民众知情权。给应对突发公共卫生事件的有关人员提出以下道德要求：恪守职责和加强协作，发扬敬畏生命的人道主义精神；树立崇高的职业责任感和科学态度；勇于克服困难，具有献身精神。

# 第7单元　医务人员医学伦理素质的养成与行为规范

## 重点提示

本单元内容较少，历年的出题量并不大，适当了解。

## 考点串讲

### 一、医学道德修养

#### （一）医德修养的含义和意义

1. 含义　医德修养是指医务人员在医学道德方面所进行的自我教育、自我锻炼和自我陶冶的过程，以及在此基础上所达到的医德境界。

2. 意义　医德修养与医德教育、医德评价相辅相成，是医务人员养成良好医德品质和实现人格提升的根本途径，是促进医疗卫生保健单位良好医德医风和精神文明建设的重要内容（2005）。

#### （二）医德修养的目标和境界

1. 在为人民服务的实践过程中，做到身体力行，并以此对照自己的言行，克服不足，同时帮助别人纠正不足。

2. 在加强医德修养教育时应该敢于面对旧思想、旧道德和不良医疗作风展开批评斗争。

3. 一个医务工作者有了良好的医德修养，并能达到"慎独"的境界，那么他就可以自觉地按照社会主义医德的内心信念，去为患者服务，不做任何不利于患者的事，即使有了某些缺点或错误，自己也会感受到良心责备，能自觉地予以纠正和改进。

#### （三）医德修养的途径和方法

1. 根本途径和方法　坚持在医疗卫生保健实践中进行修养。

2. 具体途径或方法　坚持自觉地学习医德理论知识，有的放矢，持之以恒，追求慎独等。

## 二、医学道德评价

### （一）医德评价的含义和意义

1. 含义　医德评价是指患者、社会其他成员以及医务人员依据一定的医德理论、规范，对医务人员的行为和医疗卫生保健单位的活动的道德价值所做出的善恶评判。依据评价主体的不同，医德评价可分为两种：社会评价和自我评价。

2. 医德评价的意义　医德评价是医务人员行为、医疗卫生保健单位活动的监视器和调节器；是维护医德原则、规范和准则的重要保障；是使医德原则、规范和准则转化为医务人员行为和医疗卫生保健单位活动的中介和桥梁。

### （二）医德评价的标准

1. 医德评价标准的概念　医德评价标准是衡量医德行为善恶的尺度。它是道德的善恶评价标准在医疗卫生保健实践活动中的具体化。

2. 医德评价的主要标准（2015）

（1）是否有利于患者疾病的缓解和康复。

（2）是否有利于人类生存和环境的保护与改善。

（3）是否有利于优生和人群的健康长寿。

（4）是否有利于医学科学的发展和社会的进步。

### （三）医德评价的依据

1. 医德评价依据的概念　在评价医德行为和活动时，用客观标准衡量什么以定善恶。

2. 医德行为和活动中两对主要矛盾　主观动机与客观效果；主观目的与客观手段。

3. 科学的医德评价依据观　医德评价应坚持动机与效果、目的与手段的辩证统一论，防止片面的动机论或效果论、目的论或手段论。

### （四）医德评价的方式

1. 3种评价方式　社会舆论、传统习俗和内心信念。

2. 3种方式的关系

（1）相互联系：医德评价应坚持动机与效果、目的与手段的辩证统一论，防止片面的动机论或效果论、目的论或手段论。

（2）相互区别：社会舆论和传统习俗是社会评价方式，是一种客观评价力量；内心信念是一种自我评价方式，是一种主观评价力量。

### （五）医学道德评价的方法

1. 定性评价

（1）听取组织领导和社区群众的反映。

（2）听取患者反映。

（3）听取同行的反映。

（4）其他：设立医德医风意见箱、医德医风举报电话、聘请医德医风监督员、实行院长接待日、召开各种座谈会、请新闻媒体监督、问卷调查、走访患者、致社会公众的公开信、医务人员挂牌服务和公开医疗收费价格等。

2. 定量评价

（1）四要素评价法：德、能、勤、绩。

（2）百分制评分法。

（3）模糊综合评价法。

（4）综合指数法。

### 三、医疗机构从业人员行为规范

1. 医疗机构从业人员基本行为规范

（1）<u>以人为本，践行宗旨（2015）</u>。

（2）遵纪守法，依法执业。

（3）尊重患者，关爱生命。

（4）优质服务，医患和谐。

（5）廉洁自律，恪守医德。

（6）严谨求实，精益求精。

（7）爱岗敬业，团结协作。

（8）乐于奉献，热心公益。

2. 医师行为规范

（1）遵循医学科学规律，不断更新医学理念和知识，保证医疗技术应用的科学性、合理性。

（2）规范行医，严格遵循临床诊疗和技术规范，使用适宜的诊疗技术和药物，因病施治，合理医疗，不隐瞒、误导或夸大病情，不过度医疗。

（3）认真执行医疗文书书写与管理制度，规范书写、妥善保存病历材料，不隐匿、伪造或违规涂改、销毁医学文书及有关资料，不违规签署医学证明文件。

（4）认真履行医师职责，积极救治，尽职尽责为患者服务，增强责任安全意识，努力防范和控制医疗责任差错事件。

3. 违反行为规范的处理原则　医疗机构从业人员违反本规范的，由所在单位视情节轻重，给予批评教育、通报批评、取消当年评优评职资格或低聘、缓聘、解职待聘、解聘。其中需要追究党纪、政纪责任的，由有关纪检监察部门按照党纪、政纪案件的调查处理程序办理；需要给予行政处罚的，由有关卫生行政部门依法给予相应处罚；涉嫌犯罪的，移送司法机关依法处理。

# 第 15 章　医学心理学

## 第 1 单元　绪论

========== **重点提示** ==========

本单元内容较少，考试涉及也较少。主要掌握医学心理学的概念、研究对象、医学模式转换以及医学心理学的基本观点。所考多为记忆型题，要求考生熟练掌握相关概念。

========== **考点串讲** ==========

### 一、医学心理学的概述

1. 医学心理学的概念与性质

（1）定义：医学心理学是以医德为研究对象的一门科学，是人类尤其医者认识医德生活的产物；是运用一般伦理学原理和主要准则，在解决医学实践中人们之间、医学与社会之间、医学与生态之间的道德问题而形成的学说体系。

（2）性质：医学与伦理学相互交叉的新兴学科，属于规范伦理学的范畴（2014）。

2. 医学模式的转化　医学心理学在现代医学中占据重要地位，它促进了医学模式的转变、疾病谱的转变，符合临床医疗工作的需要，有利于改善医患关系。

（1）医学模式转变：生物-心理-社会医学模式（1977 年美国医学家恩格尔）。

（2）疾病谱的改变：提出心身疾病的概念并重视预防和提倡健康的生活方式。

（3）医学心理学促进了医学模式的转变，符合临床医疗工作的需要，有助于改善医患关系。

### 二、医学心理学的任务与观点

1. 医学心理学的任务　将心理学的理论和技术应用于医学领域，以达到防病、治病和增进健康的目的。

2. 医学心理学的基本观点（2014，2015）

（1）身心统一的观点。

（2）社会对个体影响的观点。

（3）认知评价的观点。

（4）主动适应和调节的观点。

（5）情绪因素作用的观点。

（6）个性特征作用的观点。

## 第 2 单元　医学心理学基础

========== **重点提示** ==========

本单元是医学心理学的重点内容，出题重点首先集中在认知过程这一知识点，其中，感觉与知觉的概念与特征方面是重点中的重点，多以理解记忆型为主，要记牢、记熟。其次为意志的特征、冲突的分类，也要求掌握。熟悉气质的分类、性格的分型。熟悉心理的实质。了解心理学的相关概念。了解情绪和情感的分类及情绪的作用。

=== **考点串讲** ===

## 一、心理学的概述

1. **心理学的概念**　心理学是研究心理现象发生、发展和活动规律的一门科学。
2. **心理现象的分类**　见图 15-1。

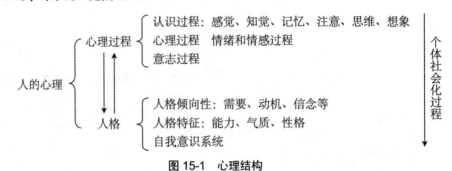

**图 15-1　心理结构**

3. **心理的实质的内容**　心理的实质是人脑对客观现实主观能动的反映（2004）。

## 二、认识过程

### （一）感觉与知觉的概念、种类与特征

1. **感觉（2012）**　是人脑对直接作用于感觉器官的客观事物的个别属性的反映。分类包括视觉、听觉、嗅觉、味觉、皮肤觉。特征包括感受性与感觉阈限；适应；对比；相互作用；感受性的补偿与发展；联觉。

2. **知觉**　是人脑对直接作用于感觉器官的客观事物的整体属性的反映。分类包括空间知觉、时间知觉、运动知觉。特征包括选择性、整体性、理解性、恒常性。

### （二）记忆的概念、种类与过程

记忆：是头脑中积累和保持个体经验的心理过程。种类包括形象记忆、逻辑记忆、情绪记忆和运动记忆（内容区分）；感觉记忆、长时记忆和短时记忆（长短区分）。过程为识记、保持、再认和再现。

### （三）思维的概念、特征与种类

1. **概念**　思维是人脑以已有的知识为中介，对客观现实间接的和概括的反映。
2. **特征**
（1）间接性：借助于一定的媒介和知识经验对客观事物进行间接的反映。
（2）概括性：在大量感性材料的基础上，人们把一类事物的共同特征和规律抽取出来，加以概括。
3. **分类**
（1）方式：动作思维、形象思维、抽象思维。
（2）指向性：聚合思维和发散思维。
（3）独立程度：常规思维和创造性思维。

## 三、情绪过程

### （一）情绪与情感的概念

1. **情绪**　是人脑对客观事物是否符合自身需要而产生的态度的体验。
2. **情感**　情绪的高级形式，是人对精神性和社会性需要的态度性体验，是人类特有的。

（二）情绪与情感的分类

1. 基本的情绪形式 喜悦、愤怒、悲哀、恐惧 4 类。

2. 情绪状态的分类 情绪状态是指某种事件或情境影响下，在一定时间内所产生的某种情绪。其中，最典型的情绪状态有心境、激情和应激。

3. 情感的分类 人类高级的社会性情感主要包括道德感、理智感和美感。

（三）情绪的作用与调节

1. 情绪是适应生存的工具。

2. 激发行为动机。

3. 心理活动的组织作用。

4. 成为人际交往的手段。

## 四、意志过程

（一）意志的概念与特征

1. 定义 意志是指人能自觉地确立目的，克服困难、调节行为实现目的的心理过程。意志坚定是良好的心理品质，是心理健康的标志。

2. 特征（2014）

（1）目的性：人类的意志活动是有意识、有目的、有计划的自觉行动。

（2）克服困难：人类的意志活动作为一种有计划、有目的、有意识的主动活动，总是与克服困难的过程相伴随的。意志活动中的困难大致可分为内部和外部两大类。

（3）以随意活动为基础：人类的意志活动是自觉地将主观目的付诸实践，使内部的意识向外部的动作转化的过程。

（二）意志品质

在意志活动的各个阶段中所形成并表现出来的稳定的行为特点，就形成了意志的品质。不良的意志品质包括：自觉性、果断性、坚韧性、自制性。

## 五、需要与动机

（一）需要层次论（2016）

马斯洛把人的需要分为 5 个层次，由低到高排列分别是：

1. 生理的需要。

2. 安全的需要。

3. 归属和爱的需要。

4. 尊重的需要。

5. 自我实现的需要。

（二）动机定义与分类

1. 定义 动机是为满足需要而产生并维持行动，以达到目的的内部驱动力。

2. 分类 ①根据动机的内容：生理性动机和心理性动机；②根据动机持续的时间分类，分为长远性动机和短暂性动机；③根据动机在活动中所起的作用分类，分为主导动机和辅助动机；④根据引起动机的原因分类，分为内部动机和外部动机。

（三）动机冲突的类型

1. 双趋冲突——鱼和熊掌不能兼得。

2. 双避冲突——前遇断崖，后有追兵。

3. 趋避冲突——既向往，又拒绝。

4. 双重或多重趋—避冲突。

## 六、人格

### （一）人格的定义

人格是指一个人的整个精神面貌，即具有一定倾向性、比较稳定的心理特征的总和。

### （二）能力与智力的概念

1．能力　是指人顺利地完成某种活动所必备的心理特征。

2．智力　指认识方面的各种能力的综合，其核心是抽象逻辑思维能力。

### （三）气质的概念、类型与意义

1．定义　气质是指人的典型的、稳定的心理特征，与人的生物学素质有关，在行为方式上表现出心理活动的动力特征。

2．类型

（1）强而不平衡型（兴奋型）：对应胆汁质气质类型。

（2）强而平衡、灵活型（活泼型）：对应多血质气质类型。

（3）强而平衡、不灵活型（安静型）：对应黏液质气质类型。

（4）弱型（抑郁型）：对应抑郁质气质类型。

3．意义

（1）了解人与人之间不同的气质特征，是因人施治、因材施教，使人尽其才的基础。

（2）我们学习、分析气质，就是要认识气质、把握气质，尽力发挥其积极的一面，克制其消极面，做气质的主人。

### （四）性格的概念与分型

1．定义　性格是指个体在生活过程中形成的，对客观现实稳固的态度以及与之相适应的习惯了的行为方式。性格是人格的核心部分。

2．分型　内倾向型、外倾向型、中间型；理智型、情感型、意志型（2005）。

### （五）人格形成的标志与决定因素

1．自我意识的确立。

2．社会化程度。

# 第3单元　心理卫生

## 重点提示

本单元考试内容涉及较少，出题量也较少，适当了解即可。

## 考点串讲

### 一、心理卫生概述

#### （一）心理卫生的概念

依据不同年龄阶段的心理特征，通过各种措施预防心理障碍和各种心身疾病，促进人格的健康发展，对自然环境和社会环境做出更好地适应。

#### （二）心理卫生简史

它的起源首先是从改善精神病患者的待遇开始的。1792年，法国精神科医师比奈尔首先提出要使精神病患者从事有益的劳动，以利于其康复。一般认为，这是心理健康历史的起点。

## 二、心理健康的研究与标准

### （一）心理健康的研究角度

1. 统计学角度　用统计学的方法，把大多数在统计学上接近平均数者视为正常，把两端者视为异常（2016）。

2. 病理学角度　虽较客观，但局限性较大。

3. 文化学角度　可以从人的心理和行为是否符合其生活环境的要求，是否符合社会行为规范、道德标准等方面来判断（2015）。

### （二）心理健康的标准（2014）

1. 智力正常。

2. 情绪良好。

3. 人际和谐。

4. 人格完整。

5. 适应环境。

# 第 4 单元　心身疾病

## 重点提示

本单元医师考试涉及的题量不大，重点掌握心身疾病的定义、诊断标准及治疗原则，其他适当了解。

## 考点串讲

### 一、心理应激与应对

#### （一）心理应激定义

应激是个体对外界刺激和威胁经觉察和认知评价后，所做出的生理、心理行为的适应性反应过程。

#### （二）心理应激对健康的影响

1. 适应　促进心身成长，维系健康，是心身健康发展的必要条件。

2. 不适应　持久或过强会造成不同程度的生理、心理和社会功能障碍引起疾病。是维持正常心理和生理功能的必要条件。

#### （三）应对心理应激的方法（2014）

1. 提高应对能力。

2. 学会放松和自我调节。

3. 取得社会支持和安慰，利用各种有效的资源。

### 二、心身疾病的概述

#### （一）心身疾病的定义

心理社会因素在疾病的发生、发展、转归、临床特征、诊断、治疗、护理、康复、预防上起重要的作用。我们把这些疾病称为心身疾病（或称心理生理疾病、心理生理障碍、心身症）。

#### （二）心身疾病的诊断标准

1. 有明确的临床症状、体征和病理改变，如冠状动脉粥样硬化性心脏病患者的动脉粥样硬化改变。

2. 有明确的心理-社会因素，与上述改变构成因果关系，且疾病的发生、发展与心理-社会因素相平行。

3．排除神经症、精神病和理化因素、生物学因素引起的疾病。

# 第 5 单元　心理评估

## ■■■■ 重点提示 ■■■■

本单元是心理学考查的重点内容，重点掌握心理评估的常用方法（多以记忆型考查为主）、心理测验的定义、分类及应用原则、常用心理测验评定量表。其他内容适当了解。

## ■■■■ 考点串讲 ■■■■

### 一、心理评估概述

#### （一）心理评估的概念

依据心理学的理论和方法对人的心理品质及水平所做出的鉴定，称为心理评估。

#### （二）心理评估的基本程序和常用方法

1．基本程序　确定目的→明确问题与方法→了解特殊问题→结果描述与报告。

2．常用方法（2000，2005）

（1）观察法：是通过被评估者的行为表现直接或间接（通过录像设备等）的观察或观测而进行心理评估的一种方法。

（2）会谈法：基本形式是主试者与被评估者面对面的语言交流，也是心理评估中最常用的一种基本方法。会谈的形式包括自由式会谈和结构式会谈两种。

（3）调查法：即当有些资料不可能从当事人那里获得时，就从相关的人或材料那里得到。因此，调查法是一种间接的、迂回的方式。

（4）作品分析法：所谓"作品"指被评估者所做的日记、书信、图画、工艺等文化性的创作，也包括了他（她）生活和劳动过程中所做的事和东西。通过分析作品（产品）可以有效地评估其心理水平和心理状态，并且可以作为一个客观依据留存。

（5）心理测验法及临床评定量表：心理测验是一种测量的工具。在心理评估中有着十分重要的地位。因为测验可对心理现象的某些特定方面进行系统评定，并且测验一般采用标准化、数量化的原则，故得到的结果可以参照常模进行比较，使结果评定更为客观。

#### （三）对心理评估者的要求

1．技术要求。

2．心理素质要求。

3．职业道德要求。

### 二、心理测验的分类

#### （一）按测验的目的分类

1．智力测验。

2．人格测验。

3．神经心理学测验（2004）。

4．评定量表。

#### （二）按测验材料的性质分类

1．文字测验。

2．非文字测验。

**（三）按测验方法分类（2003）**

1. 问卷法。
2. 作业法。
3. 投射法：洛夏测验。

**（四）按测验的组织方式分类**

1. 根据一次测验的人数可分为个别测验和团体测验。
2. 根据沟通方式可分为言语测验和非言语测验。

# 第6单元　心理治疗

## ═══════════ 重点提示 ═══════════

本单元是历年考试的重点内容。重点掌握心理治疗的主要方法（精神分析疗法、行为主义疗法、人本主义疗法，各疗法的具体操作方式及指导原则，多以理解分析为主，难度颇大，区分不同疗法间的异同）及心理治疗的一般原则（多为记忆题）。了解心理治疗的概念及发展状况。

## ═══════════ 考点串讲 ═══════════

### 一、心理治疗概述

**（一）心理治疗的概念与发展状况**

心理治疗是以良好的医患关系为桥梁，应用心理学的理论和技术，影响和改变患者的认识、情绪和异常行为，促使其减轻病痛，达到与环境的适应。

**（二）心理治疗的性质、区分和适应证**

1. 性质　自主性、学习型、实效性。
2. 心理治疗与思想政治工作、心理咨询的区分

（1）心理治疗与思想政治工作的区别（表 15-1）。

表 15-1　心理治疗与思想政治工作的区别

|  | 思想政治工作 | 心理治疗 |
|---|---|---|
| 目标不同 | 以团体利益为中心展开工作 | 解决个人问题 |
| 范围不同 | 政治、哲学、伦理学范畴 | 心理学范畴 |
| 理论和方法不同 | 以政治理论为基础讲解政治观点和基本方法 | 心理学理论和方法 |

（2）心理治疗与心理咨询的区别（表 15-2）。

表 15-2　心理治疗与心理咨询的区别

|  | 心理咨询 | 心理治疗 |
|---|---|---|
| 施者 | 心理学家、社会工作者、教师、思想工作者 | 医师、医学心理学家及心理治疗家 |
| 对象 | 来访者（正常人） | 心理疾病（患者） |
| 解决问题 | 适应和发展方面的问题 | 病理心理和病态行为 |
| 工作模式 | 发展性指导 | 矫正病态 |
| 工作情境 | 学校、社区等心理咨询机构 | 精神专科医疗单位 |
| 手段 | 晤谈 | 专门心理治疗技术 |
| 治疗时间 | 短 | 长 |

3. 适应证　①临床各科出现情绪问题的患者；②各种心身疾病患者；③慢性疾病患者；④癌症患者；⑤各种神经症患者；⑥精神病与抑郁症患者；⑦各种行为问题者；⑧社会适应不良者；⑨婚恋与家庭问题者；⑩学生心理问题。

（三）心理治疗的分类

按治疗方法分类：精神分析、认知行为疗法、暗示和催眠疗法、森田疗法、家庭治疗、团体心理治疗等。

## 二、心理治疗的理论基础

### （一）精神分析学派

弗洛伊德的精神分析论是人格理论中内容最完整的，他不仅解释了人格的结构和人格的动力，而且详述了人格的发展。其中有精华也有糟粕。他和冯德被认为是现代心理学史上两位重要的人物。

### （二）行为主义学派

行为学习理论涉及范围很广，以各种学习理论为依据的行为治疗方法已成为目前国内外许多心理治疗者的主流方法，通过行为矫正方法以改变各种不良行为、促进对工作和生活环境的适应、协助治疗许多临床疾病特别是心身疾病。

### （三）人本主义学派

人本主义心理学的兴起对心理学的研究和发展具有一定的促进作用。其优点是从研究人的外显行为转为研究人们自身内部心理因素，这对促进心理学科全面发展产生了积极影响。但人本主义心理学过分地强调主观的自我，强调个体的作用，将一切心理障碍归之于自我失调而无视传统的心理疾病分类等缺乏严格的科学性，曾引起人们的争论。

## 三、心理治疗的主要方法（2016）

### （一）精神分析的治疗

1. 自由联想（2003）　是精神分析疗法的主体。让患者舒适地躺着或坐好，把自己想到的一切都讲出来，治疗者对对方所报告的材料加以分析和解释，从中找到患者无意识的矛盾冲突，借此发掘症结所在。

2. 梦的分析　通过对梦的分析，把梦的"显像"还原成它的隐意，进而发现潜意识中的动机和愿望。

3. 移情　患者把治疗者当作倾诉或发泄对象，将自己的情绪转移到治疗者身上。

4. 阻抗　患者回避某些敏感问题，有意或无意地使治疗重心偏移，治疗者需要经过长期努力，通过对阻抗产生的原因的分析，帮助患者。

### （二）行为主义的治疗

1. 系统脱敏法　通过渐进性暴露于恐惧刺激，使已建立的条件反射消失，用以治疗心理或行为障碍。

2. 厌恶疗法　将令患者厌恶的刺激与对他有吸引力的不良刺激相结合，形成条件发射以消退不良刺激对患者的吸引力，使症状消失（2003，2015）。

3. 放松训练　按一定的练习程序，学习有意识地控制或调节自身的心理生理活动，以达到降低机体唤醒水平，调节紧张状态（2015）。

4. 生物反馈治疗　借助仪器将心理生理过程在体内产生的信息传递给人，人通过学习有意识地控制自己的心理活动，达到调整机体功能、防治疾病的目的（2003）。

### （三）人本主义疗法

以咨询者为中心，将治疗作为一个转变过程，非指令性治疗的技巧。人本主义心理学的兴起对心理学的研究和发展具有一定的促进作用。其优点是从研究人的外显行为转为研究人们自身内部心理因素，这对促进心理学科全面发展产生了积极影响。 但人本主义心理学过分地强调主观的自我，强调个体的作用，将一切心理障碍归之于自我失调而无视传统的心理疾病分类等缺乏严格的科学性，曾引起人们的争论。

（四）其他疗法

### 四、心理治疗的原则

#### （一）治疗关系的建立原则

1. 患者对医师要有信任感和权威感，同时医师向患者提出的各种治疗要求也能得到遵守和认真执行。

2. 要求医师从始至终对患者保持尊重、同情、关心、支持的态度，密切与患者的联系，积极主动地与其建立相互信赖的人际关系。

#### （二）心理治疗的原则

良好的医患关系原则、保密性原则、计划性原则、综合性原则、中立性原则、灵活性原则、回避性原则。

#### （三）心理治疗对治疗师的要求

1. 基本的医学知识，尤其是神经系统疾病与精神病学知识。

2. 基本的心理学知识。

3. 丰富的人文科学、自然科学知识和生活经验。

4. 积极向上的人生态度。

5. 热爱心理治疗事业。

6. 良好的文学修养、流利的口才表达能力和熟练的文字水平。

7. 相对稳定、成熟的人格及健全的心理素质。

8. 高尚的道德情操与品质，严格遵守职业道德规范。

# 第 7 单元　医患关系

## ═══ 重 点 提 示 ═══

本单元不常考。重点掌握医患关系模式的具体表现，其他内容适当了解。

## ═══ 考 点 串 讲 ═══

### 一、医患关系的概述

#### （一）医患关系的概述（2012）

医患关系是医疗保健活动中的人际关系。是人们在医疗活动中相互交往而形成的心理关系，它是个体在医疗活动中寻求满足需要的心理状态的概括，反映了交往双方需要满足的程度。

#### （二）医患关系的重要性

1. 良好的医患关系是医疗活动顺利开展的必要基础。

（1）医疗服务的特点要求医师掌握患者的综合、连续的信息。

（2）患者管理方案的制订需要患者及其家庭的密切配合，医师要从以患者为中心（2014）、家庭为单位的观点出发，考虑每一个患者的客观需要和主观愿望，结合家庭背景确定特定的、切实可行的，并经医患双方都同意的健康目标和健康管理计划。

2. 融洽的医患关系会造就良好的心理气氛和情绪反应。

## 二、医患交往的两种形式和两个水平

### （一）医患交往的两种形式

1. 语言交往　语言交往即用语言来传递信息，又称口头信息交流，包括使用文字的书面语言，但以口头为主。

2. 非语言交往（2015）　包括面部表情、身段表情、目光接触、人际距离、语调表情。

### （二）医患交往的两个水平

1. 技术水平（2012）。

2. 非技术水平。

## 三、医患交往与沟通方法的问题

### （一）医患交往时的心理状态

心理应激是影响医患交往最常见的因素之一。在医疗活动中，医师不仅需要对患者做出正确的诊断与治疗，而且要帮助解决某些心理、社会问题。当医师认为自己的能力不足以满足上述的需要时，就会对自己的患者的处理感到忧虑或担心自己不受患者欢迎，从而造成心理应激和危及医患关系的心理反应。

### （二）医患沟通的基本方法

1. 选择正确的沟通形式　言语沟通、书面沟通、非言语沟通。

2. 选择恰当的沟通场所　床旁沟通、医师办公室、专门的接待室或心理治疗室。

3. 沟通技巧　①尊重、接纳患者；②聆听与共情能力（2014）；③明确沟通目标，围绕沟通目标提问；④控制沟通中的信息；⑤把握沟通的语言、语调和语速；⑥尽可能符合患者的文化背景；⑦确认彼此是否信任、真诚。

### （三）医患间的交往障碍

信息缺乏或不足；沟通障碍；回忆不良；缺乏同情心和责任感；依从性差。

# 第8单元　患者的心理问题

## ═══ 重点提示 ═══

本单元内容不多，题量不大，重点掌握患者角色变化，须牢记概念。其他内容适当了解。

## ═══ 考点串讲 ═══

## 一、患者角色和求医行为

### （一）患者角色的概念

身感病痛，有求医行为并负担相应医疗责任的人群。

### （二）患者角色的转化

患者角色的适应不良大致有5种类型。

1. 角色行为缺如　否认有病，未能进入患者角色。

2. 角色行为冲突　患者角色与其他角色发生矛盾，使患者产生心理冲突。

3. 角色行为减退　患者从事不应当承担的活动。

4. 角色行为强化　安于患者角色，小病大养或希望继续享用患者的角色所获得的利益。

5. 角色行为异常　患者受病痛折磨感到悲观失望，不良心境导致行为异常。

（三）求医行为

求医行为即求助于医务人员的帮助。

1. 求医行为的类型　①主动求医型。②被动求医型。③强制求医型。

2. 求医行为的原因　①躯体原因。②心理原因。③社会原因。

3. 影响求医行为的因素　①个体对疾病的认知程度；②个体以往求医经历；③个体人格特征；④个体承受医疗费用的能力；⑤医疗保健设施的因素；⑥社会经济发达程度。

## 二、患者的一般心理问题

### （一）对疾病的认识和态度

人知道自己有病后，会很快把注意力由外部世界转向自身的体验和感受，由于感知觉的指向性、选择性、理解性和范围都受到情绪和性格特征的影响，所以患者往往只关心本身的功能状态，对各种症状的敏感度都会增强。

### （二）情绪和情感活动

情绪不稳定，易冲动。患者焦虑、愤怒、束手无策、绝望、罪恶、羞愧、厌恶等情绪表现。 当人对涉及自身利害的事物失去了控制能力，恐惧与焦虑都是对危险的恰当反应。疾病从根本上动摇着人们的正常生活，把一些人从社会生活中排斥出去。患者只能落后于同事，并且失去了应有的社会地位和作用。另外，疾病也加重人们的经济负担，不仅使家庭沉闷，甚至使家庭生活陷入破裂的危险。疾病会使人感到在人生道路上受到很大挫折，悲观与孤独感油然而生。

## 三、不同年龄阶段患者的心理活动特征

### （一）儿童患者的心理

儿童患者的特点是年龄小，对疾病认识较浅薄，心理活动多随病情而迅速变化。因为他们注意力转移较快，情感表露又比较直率、外露和单纯，不善于掩饰病情，所以只要依据其心理活动特点进行护理，易于引导他们适应新的环境。

### （二）青年患者的心理

青年人正是人生朝气蓬勃的时期，对于自己患病这一事实会感到很大的震惊。他们往往不相信医师的诊断，否认自己患病，直到真正感到不舒服和体力减弱时才逐渐默认。

### （三）老年患者的心理

希望长寿，不服老。老年人一般有慢性疾病，所以当某种疾病较重而就医时，多表现为较悲观，心理上表现为无价值感和孤独感。有时为不顺心的小事而哭泣，为某处照顾不周而生气。

## 四、特殊患者的心理问题

### （一）危重患者的心理问题

危重患者入院后自然受到特殊的对待，这些特殊对待对于他们的救治是必要的。但也可能向患者提示其疾病的严重程度而引起一些心理问题，表现为焦虑状态、恐惧。

国外对冠状动脉粥样硬化性心脏病监护病房（CCU）及加强监护病房（ICU）的患者心理研究表明，这种病房中的患者的心理问题除疾病本身的影响外，环境因素也参与其中。

### （二）不治之症患者的心理问题

得知自己身患"绝症"后，患者往往引起巨大的痛苦，这些痛苦本身即可导致死亡。癌症患者的心理变化可以分为四期。

1. 休克-恐惧期　患者初次得知患癌症消息，震惊、恐惧，反应强烈。

2. 否认-怀疑期　患者从震惊情绪冷静下来，借助否认机制来应对疾病带来的痛苦。

　　3. 愤怒-沮丧期　患者的努力并不能改变癌症的诊断时，情绪上易怒，具有攻击性；同时悲哀、沮丧情绪油然而生。

　　4. 接受-适应期　患病事实无法改变，患者进入慢性抑郁和痛苦中。

更多本书相关免费学习资料，请下载 App